陳潮宗 博士

中華民國中醫師公會全聯會 著

365日日食材&藥膳事典

中醫教你用200種日常食材／藥材＋300道料理對症食療，節氣調養，改變體質

｜推薦序｜

醫食同源，源遠流長

中國傳統醫學淵遠流長，是為我國傳統文化的重要資產之一。在經濟繁榮、工商業進步的時代，有越來越多人開始重視健康，養生保健逐漸成為了一股潮流。因為外食者增加，營養很難均衡，使得靠「吃」來養生，更讓大家趨之若鶩。想要吃得好、吃得健康，成了現代的飲食新主張，從四處林立、標榜著養生料理的餐廳便可略知一二。

其實從上古時期神農氏嚐遍百草開始，便建立了「藥食同源」的觀念。吃，不只為了讓生命延續，補充身體熱量所需，更是為了讓機體能夠強健。許多人誤解了「養生」的真意，除了沒有順應四時養生之外，在飲食內隨意添加人蔘、當歸，就以為是「養生」，卻忽略自身體質需求，實屬亂補一通。孰不知保健養生首重「天人合一」的觀念，沒有掌握四季氣候的變化，《內經・靈樞》：「故智者之養生也，必順四時而適寒暑……如是，則僻邪不至、長生久視。」由此可知，養生除了配合四季氣候，來調整生活型態或步調，並且還得和五臟器官相互對應，因應自身體質虛實冷熱，才能算是真正的養生之道。

陳潮宗醫師家學淵源、是祖傳三代的中醫師，也獲取本校中醫系研究所博士學位，行醫已三十餘年，在教學及臨床實務上有相當豐富之經驗，自小生長在中醫藥環境中，耳濡目染下接受許多醫學知識的薰陶，因而對中醫培養起濃厚的興趣，進而走入中醫的世界。陳醫師憑藉著其嫻熟深厚的中醫專業知識，匯集多年的行醫經驗，將其轉為淺顯易懂的珍貴資料，歷年來所出版及審訂之刊物二十餘本，其專業醫學知識不容置喙，文筆亦是精妙。

本人希望能藉由這本書傳達更多的保健知識，讓大家明白「吃得好」不如「吃得巧」，機體順應四時變化而活動、起居、飲食，再加上新鮮美味的當季食材來輔佐運用，只要能掌握此原則，就能輕鬆透過飲食而達到祛病、強身、健體、養生的目的。同時亦由衷期盼能透過陳醫師之手，將此書的健康概念分享給注重養生的朋友們，讓他們能擁有健康的人生！

中國醫藥大學中醫學院院長
中國醫藥大學附設醫院中醫副院長
孫茂峰 博士

推薦序

人與大自然的四季養生

人體與大自然取得協調滋養才能達到養生防病的目的。這樣的概念早在兩千年前《黃帝內經》就完整地提出來了。其中提倡人應順應大自然「春生、夏養、秋收、冬藏」四時氣候的變化，因為春天之時沒有順時養生，將影響夏季的身體，夏影響秋，秋影響冬，冬又影響春，即所謂的「不治已病，治未病」的概念；而這正是《黃帝內經》四時養生的大原則。

傳統的飲食文化，講究美食，更講究健康飲食。相傳神農嚐百草而醫藥興，神農採食物以養生，採藥物以治病。實際上，人們日常所吃的各種食品，很多都有藥用價值；同時，很多的中藥材其本身就是食品。這是因為食物與藥物的性能一致，包括氣、味、升、浮、沉、降、歸經、補瀉等內容，搭配在陰陽、五行、臟腑、經絡、病因、病機、治則、治法等中醫基礎理論指導下應用。倘若能運用得當，食物除了可供人們果腹充飢、品嚐美味之外，亦具有滋補強身、防病、治病和延年益壽的功效，對於人體健康將具有莫大正面的影響。但問題是「如何將日常飲食與健康達到最佳的協調作用？」是飲食養生中必需學習的一大課題。

台北市中醫師公會名譽理事長陳潮宗醫師，以其豐富學養帶領讀者認識各式道地藥材及當令食材，並經由陳醫師的巧思，細心搭配各式節氣養生食譜，運用深入淺出的文筆，為讀者介紹了季節變換、節氣交替中的飲食養生方法，同時收錄了最行之有效、最簡便、最具價值的養生之道，提供在不同時令裡日常起居的指導性範本，在此衷心期盼讀者跟隨此書進行食療養生，讓身體順應大自然運行，維持一整年不生病的最佳狀態，輕鬆擁有健康與好氣色！

義守大學學士後中醫系教授
高雄義大醫院中醫部主任
蔡金川 博士

推薦序

最 Nice 的中醫師之精準食療

陳潮宗院長的養生書是一大福音。鐵錚錚的事實！

院長是『聚焦2.0』的常客。每次來上節目，播出後，觀眾詢問度之高，可說列為眾多醫師中的前三名之首。可以說是觀眾票選，非常喜愛的中醫師。

首先，院長有一張娃娃臉，因此頗有「病患緣」，被稱為是最Nice的中醫師。再來，院長身體力行，在自己的健康管理上，節目單位親眼所見，他勤走自己的飲食計畫，運動計畫，以及精準服用自己開的中藥方，短短的時間，成功健康的減重。他是最佳見證。很多人說，喜歡「陳潮宗的方子」！除了方子，千萬不可錯過的則是「食療」。

對觀眾而言，中醫食療，其實是一種頓悟。端看每位觀眾自身的生活習慣與食療如何對話。從節目收視率分析，閱聽眾對食療的仰賴度以及需求度極高。特別是這幾年民眾對中醫茶飲、藥方、食療的需求越來越大，廣而遠，幾乎像呼吸一樣，食療是一件很簡單，必須的事情。食療也需精準食療，有時需要跳脫自己認知的框架。我在節目中也邊做邊學，學到太多。家有小薑，小病不慌。家裡有中藥材嗎？有黃耆嗎？有無花果乾材料嗎？陳院長的新書中，有「黃耆抗敏粥」，可以改善皮膚搔癢的症狀。無花果開胃飲，更是清腸健胃。書中很多道健康保健好方都是葵花寶典，是一本好書，值得珍藏。陳潮宗也是精準中醫師。

節目主持人 **高文音**

|自 序|

365日日食療，結合「美食養生」與「防病治病」

在原始時代，人類通過採食植物和狩獵動物來滿足生理上之所需，累積了經驗逐漸了解各種植物和動物對健康的生理特性，有的只可果腹，有的則可減緩病痛，但有的則可能引起中毒，嚴重時甚至可導致死亡。

根據《淮南子・修務訓》：「神農嘗百草之滋味.......一日而遇七十毒」可看出當時在神農氏時期前，對於可供於人類的食物是否可以安全食用完全沒有清楚了解，還需要神農氏一一去試驗呢！並教導人們哪些食物是無毒者可食用，若遇到有毒性的則要避開；《神農本草經》約成書於秦漢時期，書內記載的藥物凡365種，分上品、中品和下品三品。

上品120種，功能滋補強壯，延年益壽，可以久服；中品120種，功能治病補虛，有毒或無毒，當斟酌使用；下品125種，治病攻邪，多具毒性，不可久服；《備急千金藥方》中指出，「凡不欲治療，先以食療，既食療不愈，後乃用藥耳。」古代人們也會利用時食物、藥物的偏性來治療調整身體的不適感，但只透過食物未調整生活作息或壓力環境等則病情未癒就需透過藥物來治病。

隨著時代的不同也經歷不同醫者的考究，如明代的李時珍《本草綱目》、清代《醫宗金鑑》、民國的《評註飲食譜》等著作，除此之外，食物及藥物也被現代科技更精準分析歸類，可安全食用，我利用現代化的知識結合傳統的養生概念，來頗析及每樣食材的應用。藥食同源 ，人們歷經過千年無數次的試驗、觀察，隨著經驗的積累，食療與藥療的結合，被我們的前人廣泛應用。利用許多既是食物也是藥物的食材應用於養生。

出版此書是希望透過介紹各種天然食材，讓大家學會在每一年的365日中去靈活運用食材成為藥膳，並適時為我們健康的身體提供了有效率保健，若處於亞健康的狀態，能巧妙運用食材的特性作為調理，教導民眾根據個人不同的體質或不同的病情，例如辣椒是促進食欲、大蒜能解毒、木耳益氣補血、蕃茄能健胃消食等等，選取具有一定保健作用或治療作用的食物，通過合理的烹調加工，成為具有一定的色、香、味、形的美味食品，當瞭解了各種的天然食材也才能做出對身體有益又可口的食物，也能如同醫師一樣用藥物來防治疾病，

我國自古就有「寓醫於食」、「醫食同源」之說，故利用「食療」與「養生」的概念彼此相結合，既是美味佳肴，又具有養生保健、防病治病，能吃出健康，益壽延年。把「美食養生」和「防病治病」兩者相互結合，融為一體，能補、能治，亦能養生。

陳潮宗

目錄

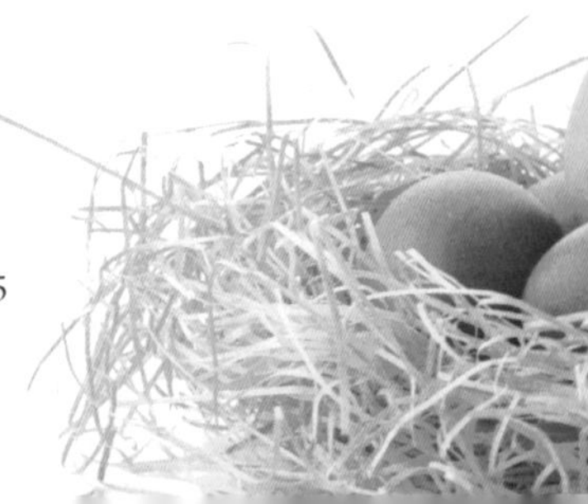

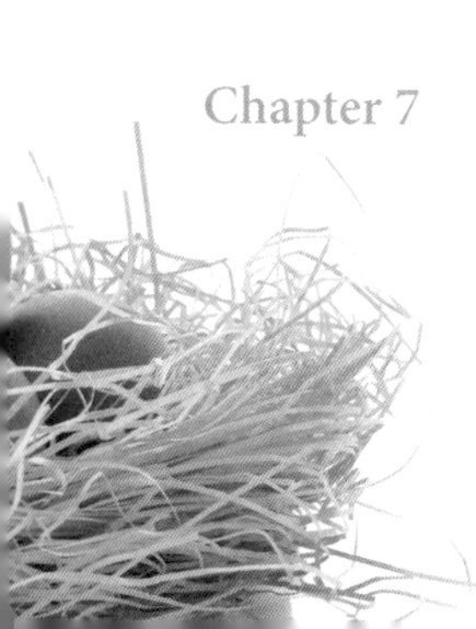

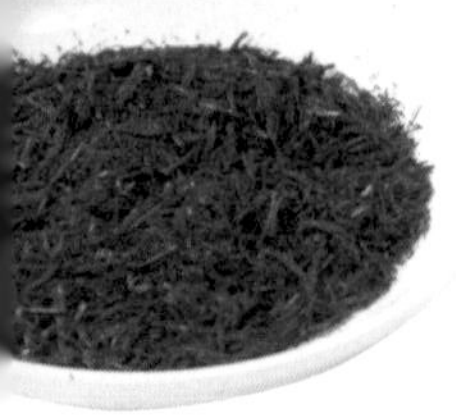

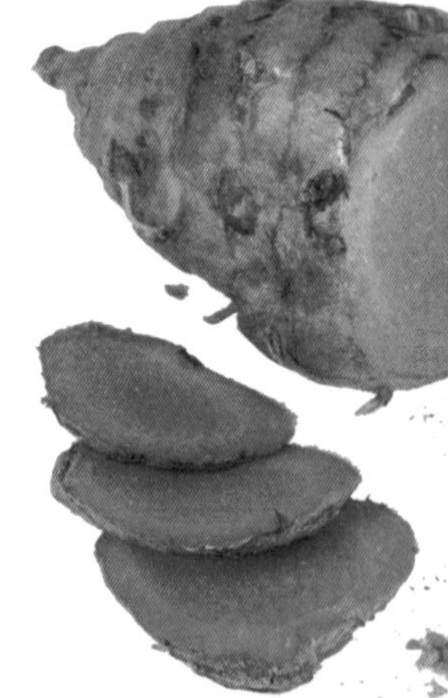

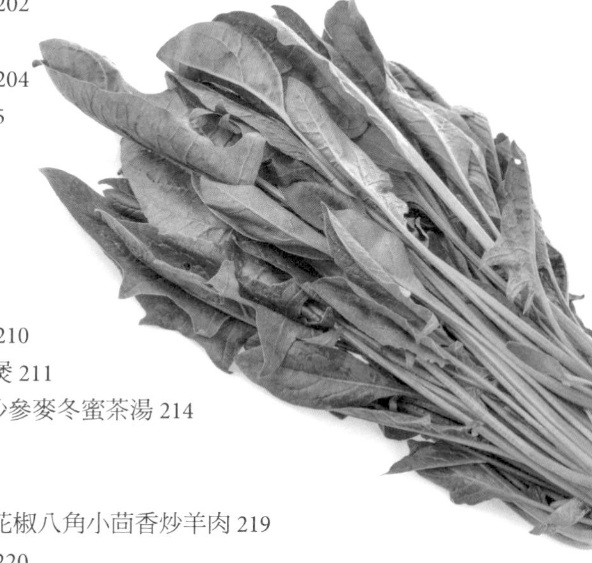

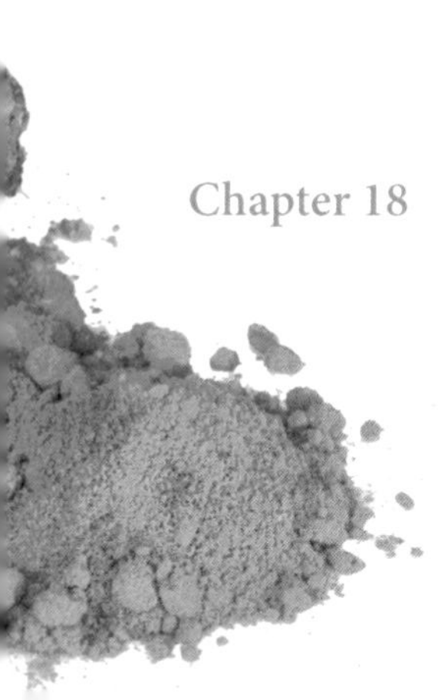

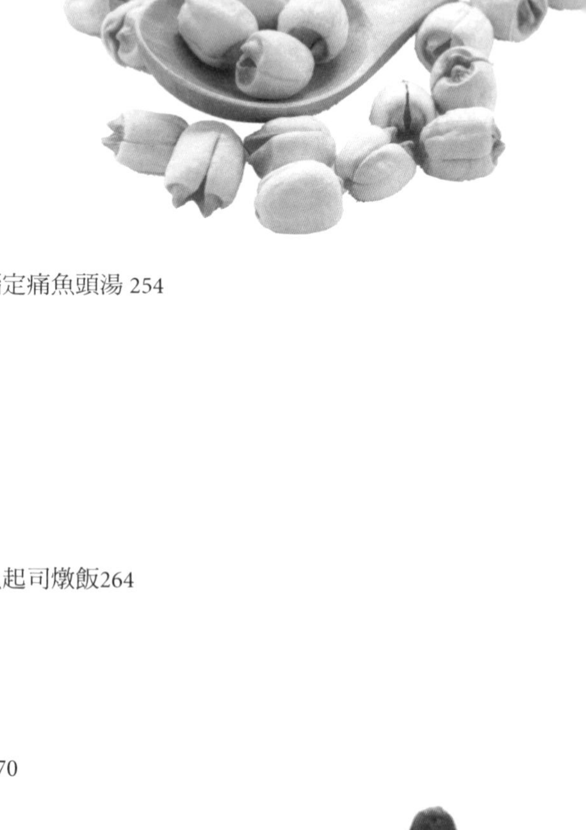

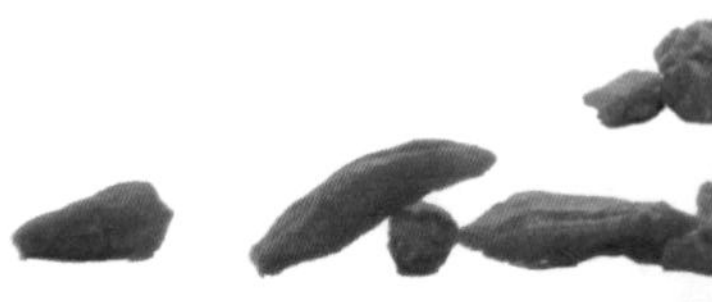

Chapter 24 少兒疾病 286

Chapter 25 老年疾病 292

Chapter 26 其他疾病 302

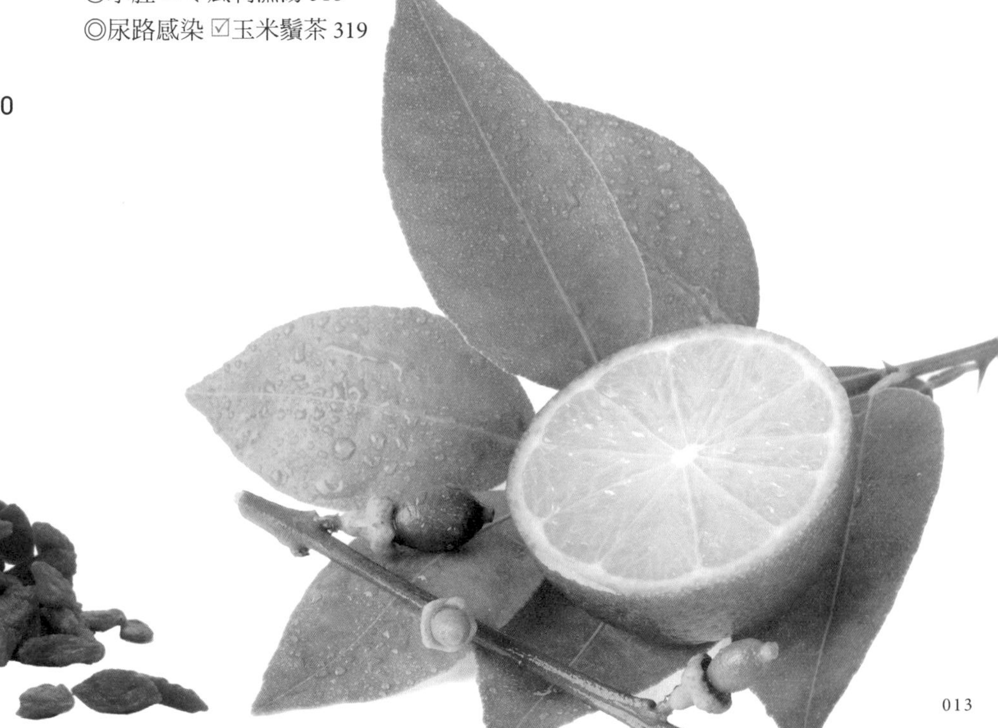

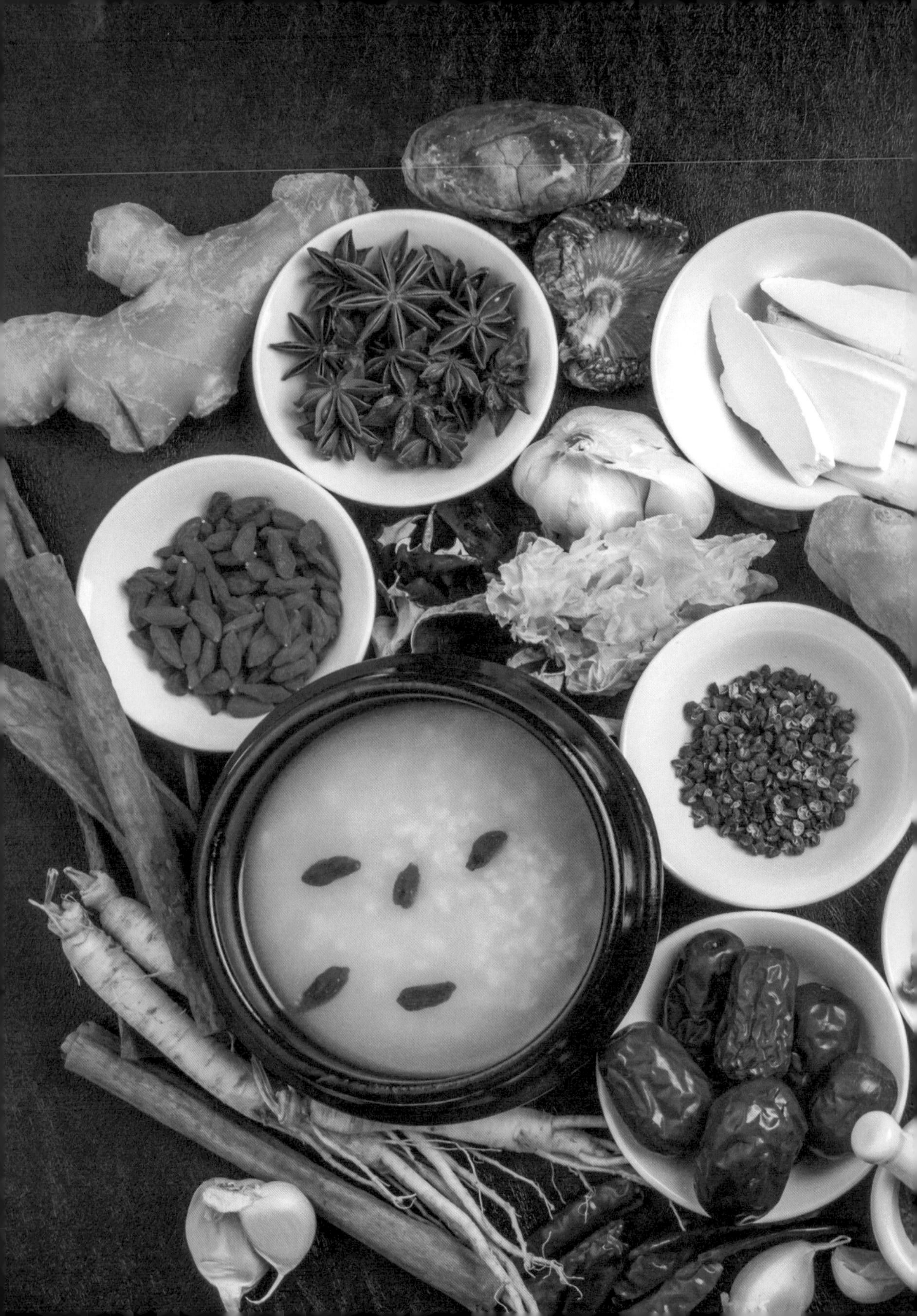

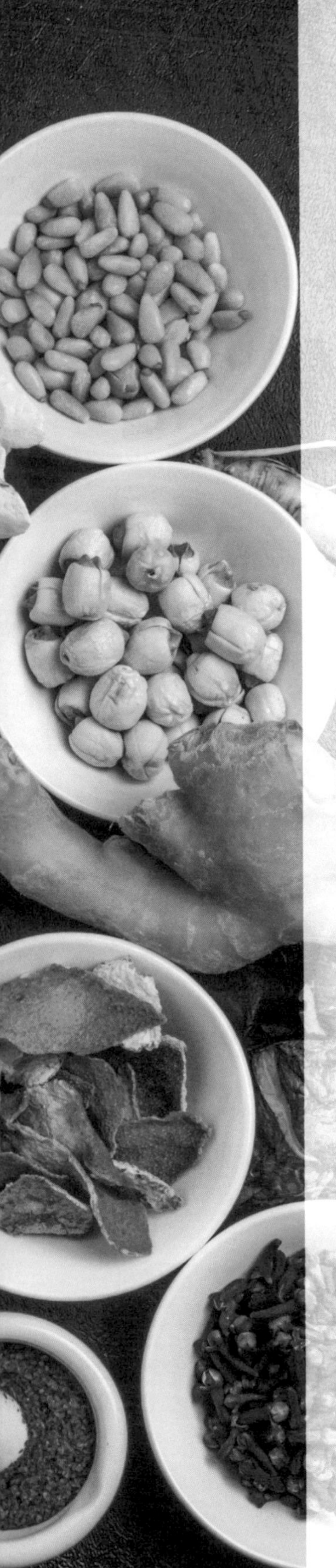

PART I

藥食同源，天然食材是最好的良藥

現代人提倡自然養生的觀念，但往往在忙碌的生活中，忽視了健康問題，很難有時間做好日日養生，而沒時間可能是大多數現代人的藉口。

藥食同源的養生觀流傳千古，自古以來，許多食物也能起到養生保健的功效，食物自身的屬性結合五臟與性味歸經的特性，兩者相輔相成，能提高療效。氣血是維持人體生命活動的主要基本物質。陰陽學說亦應用於中醫學上，用來解釋人體生理現象及病理變化的規律。四季養生是人體隨著自然界的氣候改變，而順應不同的保養方法，起到未病先防，既病防變的作用。而體質來源於先天與後天的調養，都會在飲食與生活習慣中轉變，當氣血不調，產生了病理物質囤積體內則會改變體質。

Chapter 1

要美食，也要健康

中國的醫藥及飲食文化，講究美食，也講究健康飲食。中國人素來關心食物對人體內臟性能所發揮的作用。相傳神農嚐百草而醫藥興，神農採食物以養生，採藥物以治病。實際上，人們日常所吃的各種食品，很多是有藥用價值，同時，很多中藥材本身就是食品。問題是，怎樣使日常飲食與健康達到很好的協調作用。

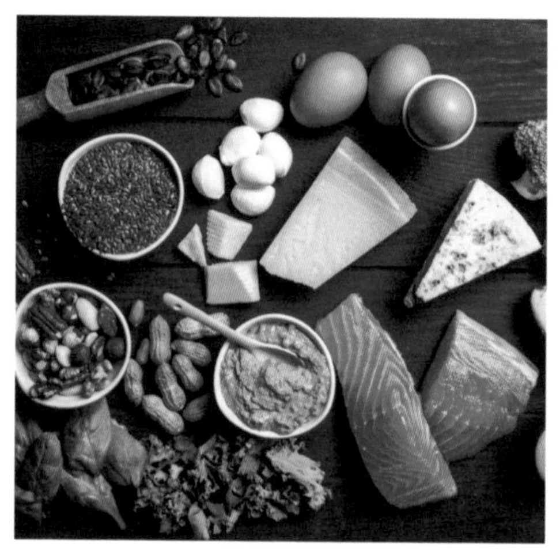

藥膳食療與藥物治療比較，具有多項特點：首先藥膳食療的原料大多是常見的食材，如五穀雜糧、瓜果、糕點，不僅色香味俱全，更易於吸收消化。另一項優勢是，藥膳食療以吃為主，著重調補脾胃。所謂「脾胃為後天之本」，藥氣、食物經口而入，配用強壯滋養的中藥材，如人蔘、當歸，便能強化療效；若配用藥效反應較強的藥物，則加薑、粳米共煮成粥，可緩和藥物對腸胃道的刺激。也就是所謂「峻烈者，可緩其力；和平者能倍其功」的用藥精神體現。而藥膳素來有預防保健、防病於未然之效，如山楂防治高血脂症、綠豆防中暑等，都是食藉藥力，藥藉食助的佳例。

食物是人們賴以生存，人體發育、生長、成熟等生命過程中，必需的原料和能源。各種食物在人體新陳代謝過程中，起協調作用。人吃五穀雜物以及感應天氣寒暑，誰能無病，食物與身體的關係是：無病可以增強人體免疫能力，起到防病作用；有病可以治病，做到藥到病除，或不藥（指吃適當食品）而癒。如果，人們懂得什麼食物有什麼樣的藥用價值，可以治什麼病，或者，什麼病該吃什麼食品的話，那麼，不僅可以放心使用食品，而且愈吃愈健康。

陰陽

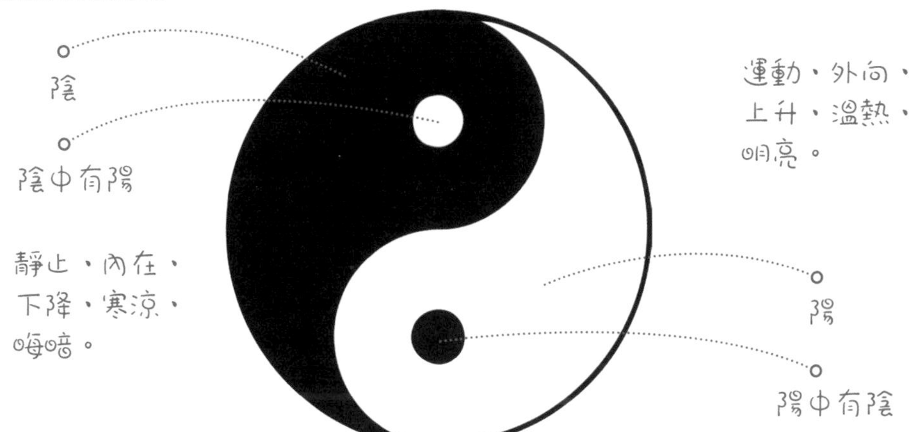

陰陽源於中國古代的哲學思想，認為萬物都有陰陽兩個對立面，以陰陽來解釋自然界的各種現象，例如天是陽，地是陰；日是陽，月是陰。陰陽的對立和統一，是萬物發展的根源。凡是旺盛、萌動、強壯、外向、功能性的，均屬陽；相反地，凡是寧靜、寒冷、抑制、內在、物質性的，均屬陰。

陰陽學說亦應用於中醫學上，用來解釋人體生理現象及病理變化的規律。 簡單來說，陰是指人體實質的物質，即體液，包括血液、津液、淚水、鼻水、內分泌，甚至男性的精液。至於陽，則指人體非實質的物質，即身體的機能和氣。陰陽協調，則身體健康；陰陽失調，則百病叢生。

陽盛

身體機能過度活躍，精神亢進，內熱，損耗體內液體，症狀是發熱、口渴、大便燥結、頭痛、失眠、煩燥不安等。

陽虛

身體機能衰退，活動力減弱，內寒，症狀是疲乏無力、畏寒肢冷、自汗、小便清長、大便稀溏等。

陰虛

身體陰份不足，會感到口燥咽乾、皮膚乾、貧血、內分泌失調、內熱、手足心熱等。

《黃帝內經素問：陰陽應象大論篇》：「陽勝則陰病，陰勝則陽病。陽勝則熱，陰勝則寒。重寒則熱，重熱則寒。」

人體內若陽氣偏旺，陰氣就必然受損；相反陰氣為主，陽氣則受抑制。陽氣旺盛會產生熱證，陰氣至極會產生寒證。寒到極點會生內熱，熱到極點也會生內寒，即寒證。

陰陽並非總是對立的，也互相依賴而生。例如，人體的機能活動(陽)，必須有營養物質(陰)的滋養，但另一方面，機能活動又生產營養物質，變成身體所需，藉以維持生命。

五行

一切火燄都是向上生的；而心在生理上是，上開竅於舌，在病變時，如果發生舌尖赤痛、面部紅赤等現象，都認為是心火上炎；所以用五行中的火，來代表五臟中的心。

脾屬土，土是萬物之母，沒有土就不能生長萬物；人之所以能夠生存，全靠飲食的營養，沒有脾胃的消化和吸收，人也就得不到營養而不能生活，所以用五行中的土，來代表五臟中的脾。

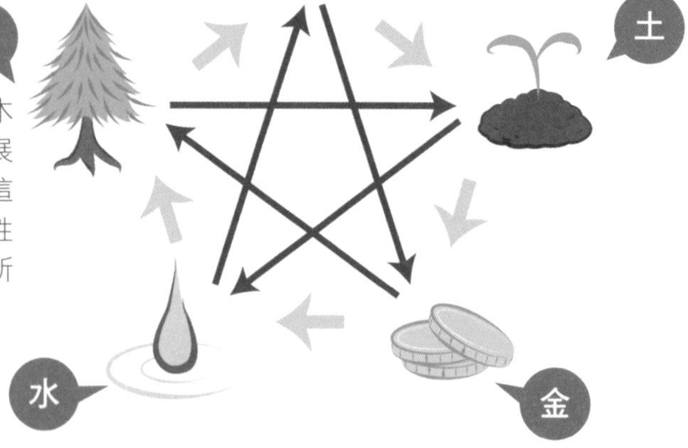

肝配木的道理也是如此，木的性能是向上、向四旁舒展的，它的性格是剛勁的，這與肝是「將軍之官」，其性善疏洩等特點是雷同的。所以用木來代表肝。

水的特點與火恰恰相反，水都是向下行的；而人體每天喝進去的水份，通過「三焦」下行，最後由膀胱排泄出去；古人認為這種排泄水份的功能，是由腎臟領導，腎臟正常則小便通利，一旦腎臟發生病變，則小便失常，所以稱腎臟為水臟，而用五行中的水來與它配合。

肺屬金，金屬都是有聲音的，而人的語言聲音，都是由肺氣鼓動而成；同時肺是嬌臟，害怕火氣的薰蒸，所以用五行中的金，來代表五臟中的肺。

所謂的五行，「行」就是運動，即是木、火、土、金、水五種變化運動的物質。是古人為了說明自然界的一切現象而產生出來的。同時，還以五行之間的生、剋關係來闡釋事物之間的相互聯繫，認為任何事物都不是孤立、靜止的，而是在不斷的相生、相剋的運動之中維持著協調平衡。

五行的屬性，聯繫人體的臟腑器官，並通過五臟為中心。

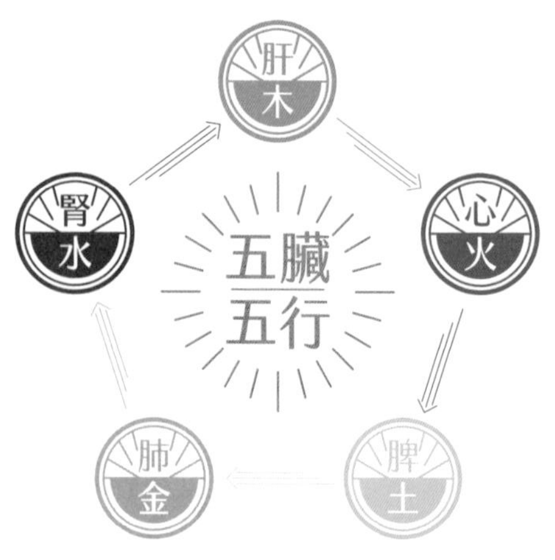

氣血

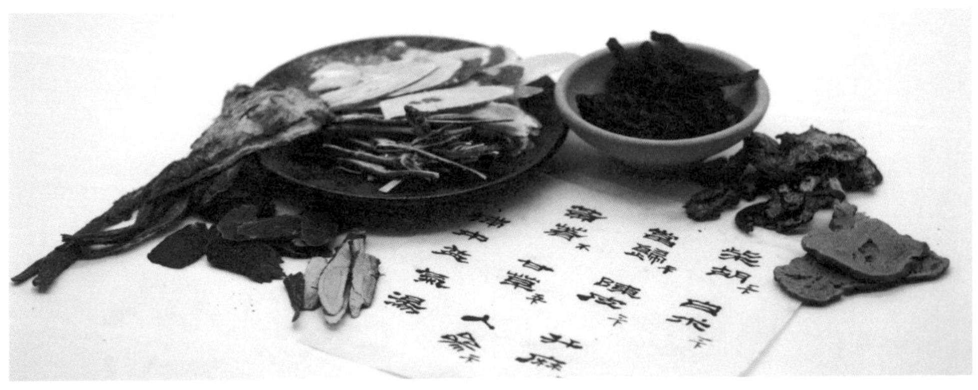

氣血是維持人體生命活動的主要基本物質。若是，氣血功能失調，則可能變成致病的證型，五臟六腑與經絡的病變也會影響氣血的正常功能。任何疾病的發病基礎不外乎氣血是否正常運行，對於人體的健康影響很大。氣與血是共生共存，兩者互相影響，氣血與陰陽平衡，則可以提高抗病能力。

氣血運行得順暢，則臟腑、經絡、津液、精氣神的生理機能良好，影響人體的健康。若是氣血失衡，功能下降，則最快影響臟腑功能的正常運作，例如氣血運行不暢，氣滯血瘀則經脈失於濡養，形成瘀血與筋骨酸痛等症狀。

氣為一身之主

根據「氣為百病之長」、「百病生於氣」的理論來說，氣為一身之主，升降出人，流竄於全身，有溫暖身體的內外功能，使臟腑經絡、四肢百骸得以正常活動與舒展，若大病術後、過度疲勞、情志失調、六淫侵襲、飲食失衡，均可使耗氣傷津，運行氣機的正常升降功能，進而導致氣鬱、氣滯、氣逆、氣陷、氣脫等病理症狀。

假設氣機的升降失常也會導致體內痰飲、瘀血等病理產物的產生。血液的疏布與運行有賴於氣的推動，所謂「氣為血之帥」、「血為氣之母」，水液與津液的輸布和排泄，有賴於氣的升、降、出、入。氣機功能發生異常，即可產生瘀血、痰濕等病變。瘀血與痰濕在體內日久，則會使臟腑致病，加重病情。痰濕與瘀血在體內的時間越長，則加重氣血運行不暢的症狀，臟腑病變的基礎會結合病理產物，發生合併症，例如在腎虛證的基礎上，變成腎虛血瘀證、腎虛痰濕證、腎虛肝鬱證。

中醫認為，「正氣存內，邪不可干」、「邪之所湊，其氣必虛」。正氣，其實是人體氣血充沛的情況，抵抗力高，本身足以抵抗六淫的侵襲，相反的，若是氣血虧虛，抵抗力偏弱，外邪就有機可乘，容易致病。氣與血為互相依存，氣可推動、溫煦、化生、統攝血液，血可載氣，運行體內，防止溢出脈外，形成出血。

順應季節挑選食材調整體質

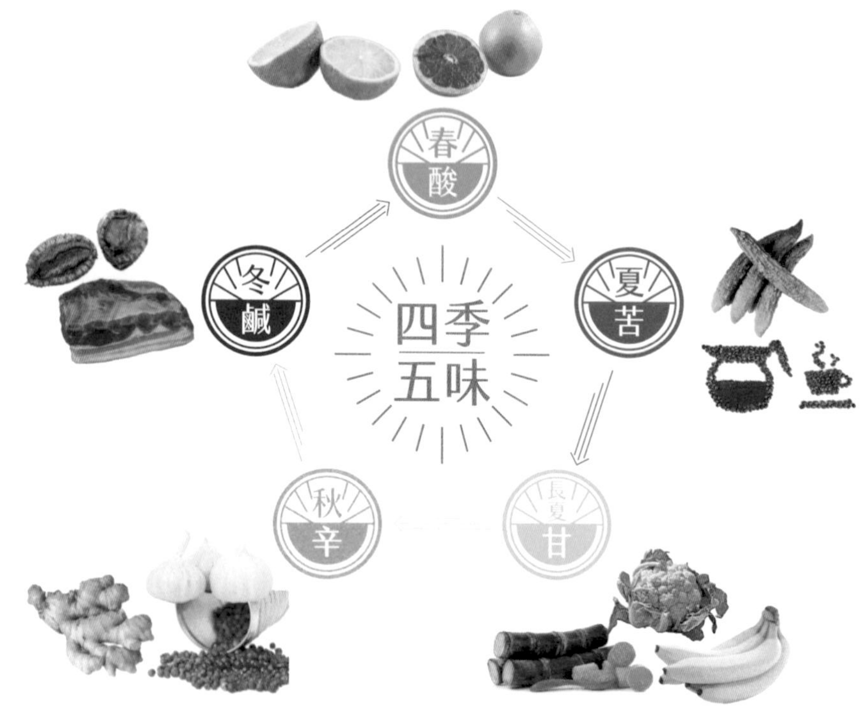

中醫講究養生，對於養生所要遵循的基本原則為「順應自然」、「調養精神」、「保養正氣」等，人體的生命活動應順從春、夏、秋、冬四時氣候的變化，適應外在環境，使人體與自然環境協調。

在中醫來說，身體一切疾患，皆源自於五臟六腑不調，五臟六腑若調理得當，身體自然健康無病痛，故凡是調整、補養、治病等，皆應順應四時而行，才能得到較佳的效果。黃帝內經《素問•四時刺逆從論》中說道：「春者，天氣始開，地氣始泄，凍解冰釋，水行經通，故人氣在脈。夏者，經滿氣溢，入孫絡受血，皮膚充實。長夏者，經絡皆盛，內溢肌中。秋者，天氣始收，腠理閉塞，皮膚引急。冬者蓋藏，血氣在中，內著骨髓，通於五臟。是故邪氣者，常隨四時之氣血而入客也，至其變化不可為度，然必從其經氣，辟除其邪，除其邪則亂氣不生。」

四時經氣養生

春季開始，陽氣宣揚發散，陰氣減少，冬天寒冷的冰逐漸融化，水道暢行，所以人體的氣血也集中在經脈中運行。夏季，經脈中氣血充盈而流注於微小的孫絡，皮膚也變得充實。長夏，經脈和絡脈中的氣血都很旺盛，所以能充分輸布與潤澤於肌肉。秋季，天氣開始收斂，肌膚逐漸閉塞，皮膚與毛細孔

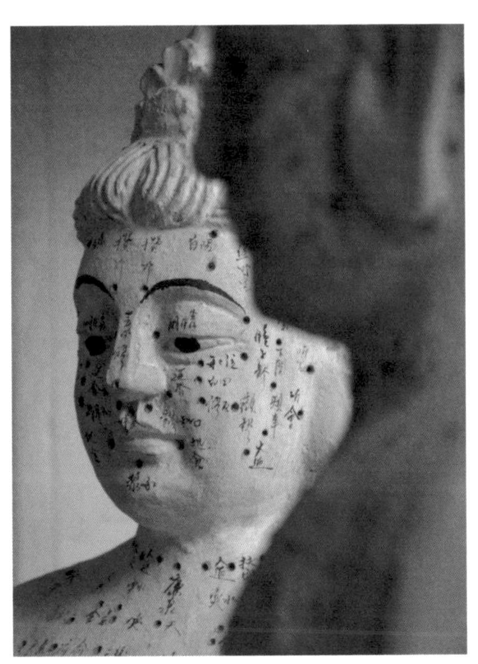

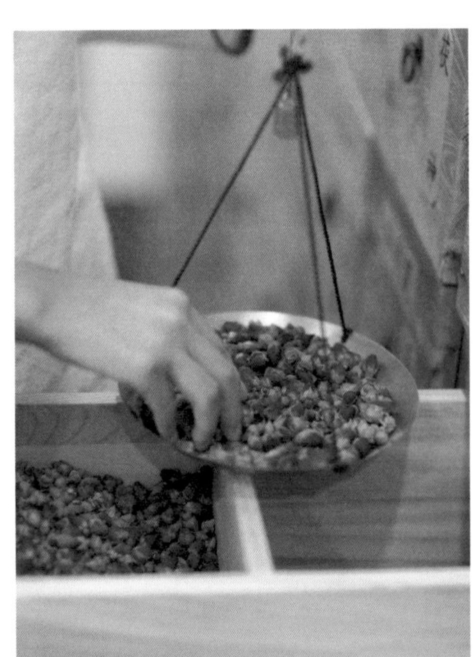

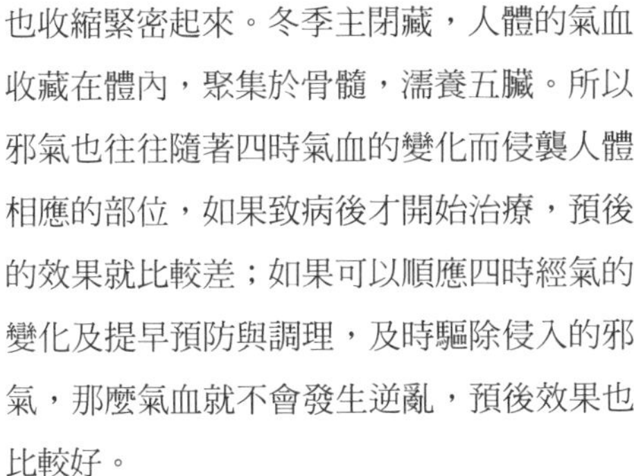

也收縮緊密起來。冬季主閉藏，人體的氣血收藏在體內，聚集於骨髓，濡養五臟。所以邪氣也往往隨著四時氣血的變化而侵襲人體相應的部位，如果致病後才開始治療，預後的效果就比較差；如果可以順應四時經氣的變化及提早預防與調理，及時驅除侵入的邪氣，那麼氣血就不會發生逆亂，預後效果也比較好。

一年四季皆有不同邪氣侵犯人體，唯有根據人體五臟的生理活動，並適應四時陰陽的變化，才能與外界環境保持協調平衡。故根據中醫五臟對應四季的理論，而有了春應「肝而養生」、夏應「心而養長」、長夏應「脾而養化」、秋應「肺而養收」、冬應「腎而養藏」之理論，與現代「生命產生的條件，正是天地間物質與能量相互作用的結果」。

五臟就像是生命的發電機，素來凡調補、補養、治病都根據五臟的理論，中醫典籍記載四季皆有不同邪氣侵犯人體，唯有四季調養，做好防範措施，才能抵禦外邪，身體亂氣不生，則永保健康。

中醫學關於養生的理論和方法是極其豐富的，除了強調「調飲食」、「慎起居」、「適寒溫」、「和喜怒」等生活的調攝外，在《素問•陰陽應象大論》提到：「冬傷於寒，春必溫病；春傷於風，夏生飧泄；夏傷於暑，秋必痎瘧；秋傷於濕，冬生咳嗽。」季節性的疾病不根絕，則會持續的傷害健康，所以順應四時、五臟、陰陽，調適生活，休養生息，正如《靈樞•本神篇》裡所說的：「故智者之養生也，必順四時而適寒暑……如是，則僻邪不至、長生久視。」「四季養生」為中醫裡極其重要的原則，也是健康長壽的法寶。

Chapter 2

食物的作用：食材特性

食物的體質對應五性分類

「五性」是藥膳預防醫學中，重要的理論基礎。食物的五性包括「寒、熱、平、溫、涼」五種性質。最早源自李時珍的《本草綱目》。

寒、**涼性食物**通常具有清補功效，能起到清熱涼血、解毒的作用，還能減緩人體新陳代謝的速度，對於某些慢性炎症有一定緩解和治療效果，寒性比涼性的作用更強烈一些，對於熱盛症狀明顯者選擇寒性食物，若是熱症程度中等，可選擇涼性食物即可；**平性食物**性質溫和，通常具有平補、補益的效果，可以起到健脾和胃、補中益氣，使五臟達到氣血平衡的狀態；溫、熱性食物具有溫補的作用，起到補氣養血、散寒除濕的作用，**熱性食物**具有溫陽的效果，補益作用強烈，溫補性質比溫性的功效大很多，如果是寒盛症狀明顯者，需要熱性食物緩解。如果輕、中度的體內寒氣可選擇**溫性食物**緩解症狀。

總之，能減輕熱證，對發熱、口渴有清熱瀉火功效的食物，統屬寒性或涼性。如家常的絲瓜、西瓜。反之能減輕或消除寒證，對肢冷畏寒有溫中散寒作用的食物，通稱溫性或熱性，如薑蔥、羊肉等。掌握寒熱屬性，即可根據中醫「寒者熱之，熱者寒之」的治則，選擇食材。

食物的五味與效果

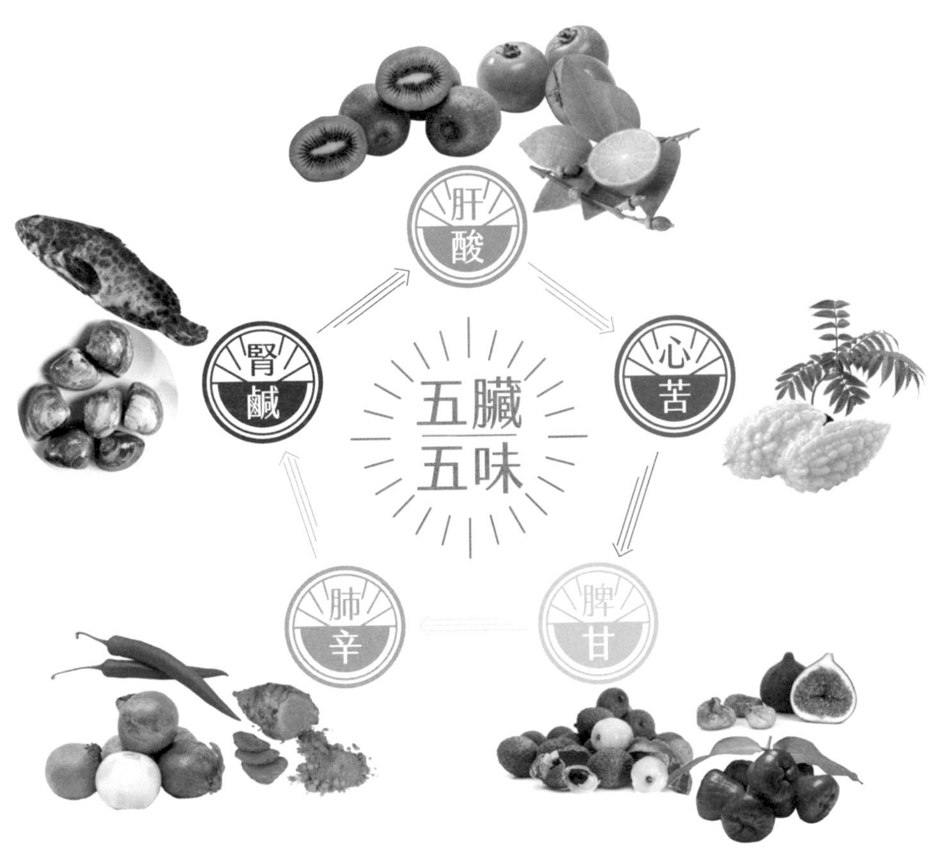

食物中的「五味」，所指的正是酸、苦、甘、辛、鹹。《靈樞.五味》提到「酸入肝，苦入心，甘入脾，辛入肺，鹹入腎」。《靈樞.九針》亦有「酸走筋，苦走血，甘走肉，辛走氣，鹹走骨」的說法。

清代醫家汪昂所著《本草備要》一書中即有「凡藥酸者，能濇能收；苦者，能瀉、能燥、能堅；甘者，能補、能和、能緩；辛者，能散、能潤、能橫行；鹹者，能下、能軟堅；淡者，能利竅、能滲瀉」之敘述。

酸

酸性食物具有鎮靜調節植物性神經、內臟和血管平滑肌之功能，臨床用於擴張血管降低血壓，促進膽汁分泌、降低膽固醇頗有見效。這便是「酸入肝」的實質意義。例如：常用來開胃斂氣的酸梅湯方中的烏梅，味酸，能使膽囊收縮，促進膽汁排泄，解除腸管平滑肌痙攣，有止痛的效果。

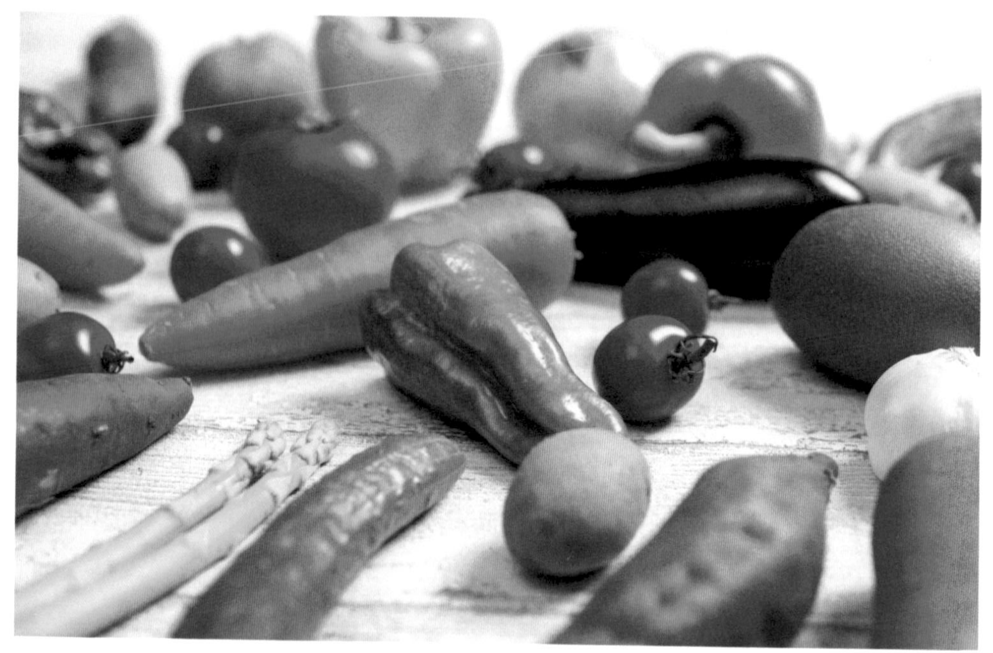

苦

苦性食物有消炎作用，能通過內分泌及植物神經間接來調整心臟功能及周邊血管通透性，所以對血壓、血糖及凝血系統具有調節作用。中醫就指出「苦入心」，其實是瀉心火、涼血，而心火血熱的具體表現，如心煩不寐、胸悶口渴、面赤、脈數有力，微血管皮下出血，若能善用此一類食材，皆有不錯的療效。

甘

甘味食材，如山藥，藥性平和，可長期服用的特色外，具有調節消化道運動分泌，促進消化吸收，增強免疫功能，所以對人體具有補益的作用。同時某些甘味藥材，如飴糖，還能抑制腸道平滑肌的痙攣收縮，達到「甘可緩痛」的作用。

辛

廣泛運用於治療感冒初期症狀的辛味食材，具有調節汗腺分泌，擴張呼吸道，改善呼吸功能之效，這便是「辛入肺走氣」的意義；在淋雨怕受寒，煮一壺薑茶驅寒預防感冒。

鹹

鹹味食材，具有調節腎臟泌尿的功用，同時它所含的鈣、磷質也是構成骨骼的要素之一，這和「鹹入腎走骨」的記載謀合。如廚房開門七件事中的鹽，由於味鹹性寒，不僅是三餐飲食調味之用，更有廣泛的醫療價值，然而由於鹽中所含氯化納成份會造成腎臟血流滲透壓的改變，使得體液囤積滯留體內，因此患哮喘、高血壓、慢性腎炎者，切忌多食。

五臟吸收消化與養生

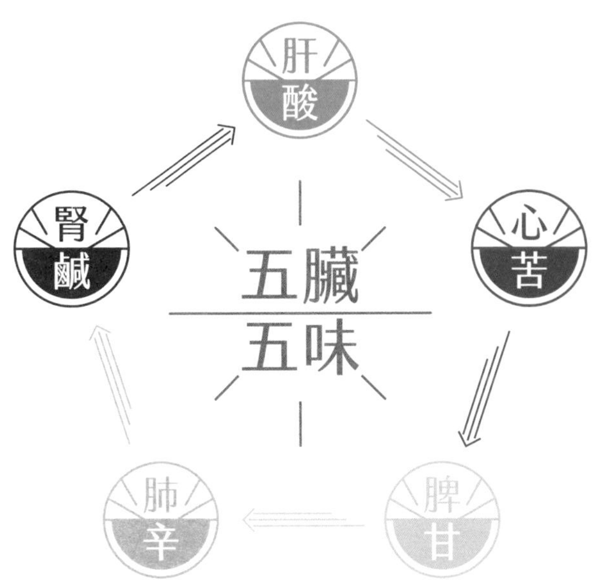

《素問•生氣通天論》說：「因於露風，乃生寒熱。是以春傷於風，邪氣留連，乃為洞泄。夏傷於暑，秋為痎。秋傷於濕，上逆而咳，發為痿厥。冬傷於寒，春必溫病。四時之氣，更傷五臟。」四季之氣皆能傷五臟，在當時「只治標、未治本」，必然影響健康，所以我們常常看到有些人一而再、再而三的生病，就是因為沒有標本兼治的關係，治病之外，中醫強調「調養體質」是維持健康重要的一環！

人人都知道「治病要求其本」，身體上如有一些病痛、不適，要找出疾病的源頭，對症下藥，養生保健的原則也是如此。假設你想要調養身體，煮幾道養生藥膳補補身時，卻不知道這個病痛是來自於體內的那個臟腑，試了很多的養生方法，到最後卻徒勞無功，是不是很令人扼腕呢？既然大家都已經瞭解個體的一切外在、內部表現，都和五臟的運作有關，接下來就來認識五臟的正常生理功能，和調養五臟的重要性。

肝

肝具有解毒的功能。肝主藏血。這是說肝有儲存和調節血量的功能，當這兩種功能發生障礙，臨床上常會見到血不養目，則兩眼昏花、眼睛乾澀、易流淚、夜盲……等症狀；有時容易出現抽筋、失眠、多夢，女性朋友則有月經方面的疾病困擾。

心

中醫講的心，包括大腦一切的活動，和全身的血脈運行系統。如果心主神志的功能正常，則人的精神就會旺盛、神志清楚，如果發生障礙，就會出現很多病症，像心悸、健

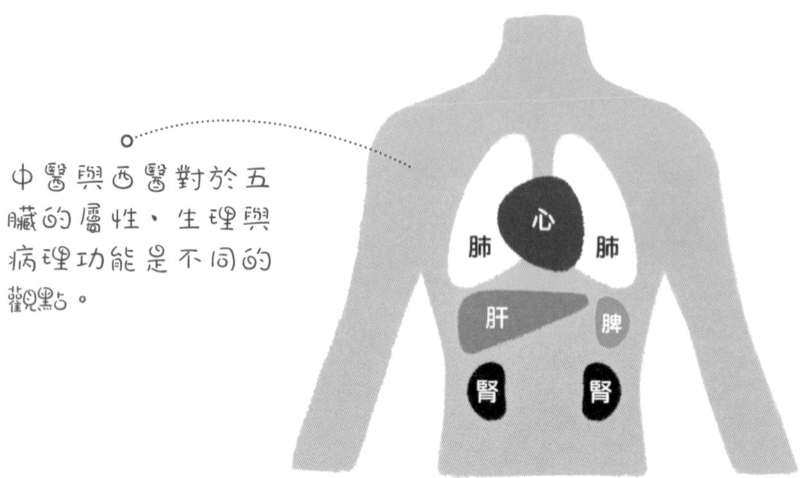

忘、驚恐、失眠等。又心主全身之血脈，心氣的強弱，會直接影響血的運行，假如心氣不足，則血脈空虛，可出現脈搏細弱或不整、臉色恍白，甚至血行瘀塞，而面唇出現青紫的症狀。

脾

脾主運化水穀，具有消化、吸收和運送營養物質的功能。而另外一個作用，就是運化水濕；當脾虛健運失常，就可能因消化、吸收不好，而出現胃口差、吃不下、腹脹、腹瀉，並因水液運化失常，而導致水濕滯留，發生水腫、痰濕的現象。又脾主肌肉，脾胃為氣血生化之源，全身的肌肉，都要依靠脾胃所運化的水穀精微來濡養；若脾失健運，化源不足，以致面色少華、口唇淡白、肌肉削瘦、四肢倦怠無力。

肺

肺主氣、主管呼吸，使體內氣體得到交換，維持人體清濁之氣的新陳代謝。若肺的向上升宣、向外布散與向下、向內輸布的功能失常，便出現咳嗽、氣急、喘促與胸脇脹滿的病理變化。另外肺也有調節水液代謝方面的功能，若宣降失常，便會看見發熱、惡寒、面目浮腫、小便不利的症候。肺又是發聲的主要器官，所以肺氣虛，就會出現少氣、不愛說話、聲音低微。

腎

人體的生長、發育和生殖依靠腎所藏的精氣。腎藏精的含義有二：一是藏五臟六腑之精氣—「後天之精」。二是腎臟通過腎氣和天癸(促進生殖機能發育的物質)的作用所產生的精—「先天之精」。等到我們年老之後，腎的精氣衰弱，性機能和生殖能力隨之減退而消失，形體也日漸衰老。腎主水液，指的是腎臟有蒸化和調節津液的輸布以及廢棄物的排泄，以維持體內水液正常代謝的功能，萬一腎的陽氣不足，氣化的功能受到影響，水液調節發生障礙，可引起尿少、尿閉而水腫。腎主納氣，指腎具有攝納吸入之氣的功能。臨床上見到某些久病咳嗽，特別是年老腎虛所引起的呼多吸少，氣息短促等喘證。

歸經對飲食的重要性

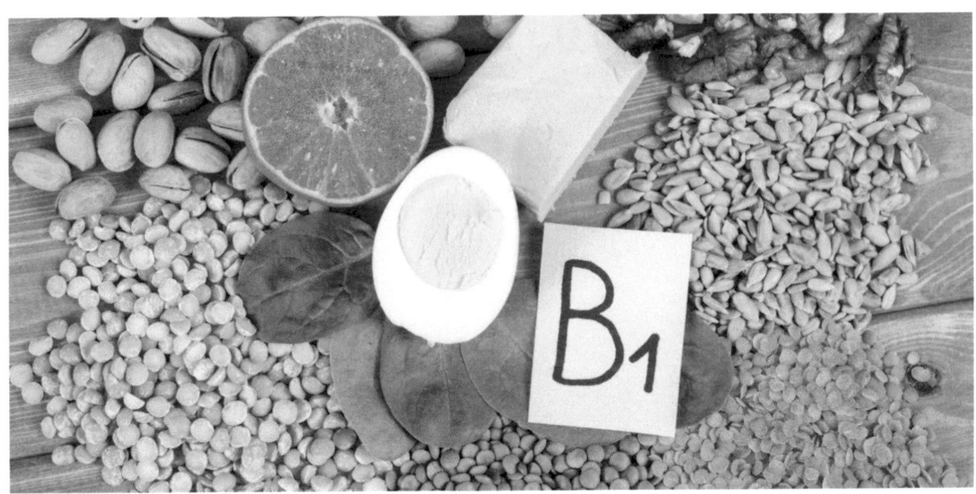

歸經理論，最早源於指導中藥學的使用，核心是中醫基礎理論發展而來，是指藥物對於人體的臟腑、氣血、經絡與疾病，有著特殊功效。例如中藥的藿香歸脾、胃兩條經，表示對於脾胃方面的疾病有很好的療效，所以藿香正氣散經常用在治療夏季暑濕感冒，可解表化濕、理氣和中。尤其是暑濕感冒引起的噁心、嘔吐、腹瀉與食欲不振等症狀，藿香作為此方劑的君藥，效果顯著。

歸經與臟腑

歸經是定位的意思，歸是指歸向，經是指經絡。藥物的歸經，簡單的說，就是此藥物對於某些疾病的治療有顯著的功效，可針對提高某些疾病的療效，相對的，對於其他非歸屬的經絡，效果可能不明顯或療效不佳，五臟六腑的名稱與十二經絡是吻合的，歸經可以明確加強該所屬臟腑的的療效。

以五臟的經絡舉例，假設肝經致病，可能導致肝鬱氣滯，心情鬱悶、胸悶氣短；心經致病可能導致心悸、心臟病等；脾經是消化道疾病為主，腹痛、腹瀉等；肺經致病以呼吸系統為主，咳嗽、氣喘；腎精則可指生殖系統、月經失調、陽痿、早洩等。藥物的歸經理論也適用飲食物的歸經理論上，作為養身是很好的依據。

例如，蓮子歸脾、腎、心三經，中醫認為，蓮子可補脾益腎，養心安神。對於肝腎陰虛引發的心煩、失眠、腰酸、頭暈、耳鳴、遺精、白帶過多，脾虛腹瀉都有緩解效果。核桃歸肺、腎、大腸經。核桃補腎固精，潤腸通便，溫肺定喘。對於老年人的乾燥性便秘有很好的通便效果，核桃性溫，對於寒性咳嗽有很好的補氣潤肺的作用，可以止咳，溫補體內陽氣。蝦子歸腎精，中醫觀點，蝦子健脾和胃，補腎助陽。對於生殖方面的能力有很好的提升效果，特別是性慾減退、陽痿、腰酸、頭暈、耳鳴等症狀。

Chapter 3

重新認識自己的體質

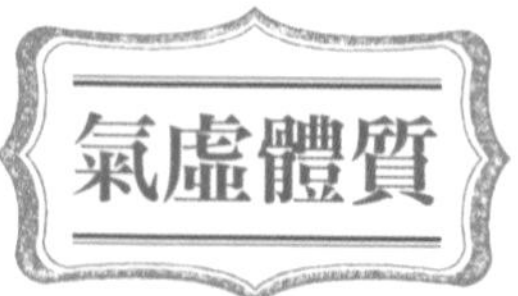

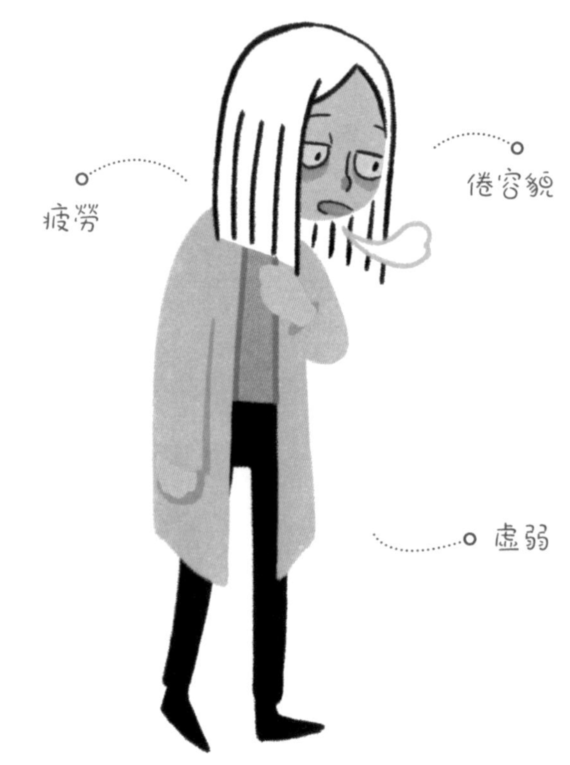

氣虛體質者，大多數是先天稟賦不足，本身體質較差，容易生病，加上後天的生活習慣不良與飲食失衡，導致抵抗力虛弱，有氣無力，總是容易疲勞，不耐體力活動。氣虛的人看起來總是缺少精神與活力，有一種懶洋洋的感覺、不愛說話、不喜歡運動！所以體型看起來不是很強壯，偏瘦或肌肉鬆散。可選擇補中益氣、健脾和胃的食物，改善氣虛的症狀。

常見症狀	貧血、精神不濟、容易疲勞、不愛活動、喜歡靜態活動、活動後比大多數人出汗多、食欲不佳、容易感冒、尿量多而清、排便後有種拉不乾淨的感覺、男性易遺精、女性易白帶多而色清、潮濕、舌體胖大、舌淡、苔白、舌兩邊有凹陷齒痕等。
性　　格	內向、安靜、不善交談、情緒敏感多疑、膽小怕生、害羞、沉默寡言。
發病趨勢	體質虛弱、有氣無力、弱不禁風、季節交替容易感冒或生病。老年人容易臟腑下垂、如子宮脫垂、胃下垂等。
飲食類型	補中益氣，健脾和胃。
適合食材	白米、蓮子、薏苡仁、糯米、小米、大麥、山藥、馬鈴薯、紅棗、香菇、牛肉、雞肉、黃鱔、鯽魚、牛肉、水梨、香蕉、空心菜、筊白筍、黃耆、白果。

陽虛體質

陽虛，顧名思義，就像自然界的陽光照射不足，環境缺乏溫暖，導致體內有寒氣。若是人體寒凝經脈，會導致氣血運行不暢、筋骨酸痛、血液循環變差、新陳代謝緩慢，身體往往有怕冷、腹瀉的症狀，陽氣不足則人體缺乏活力與動力，可選擇補氣溫陽的食物，提升陽氣的症狀。

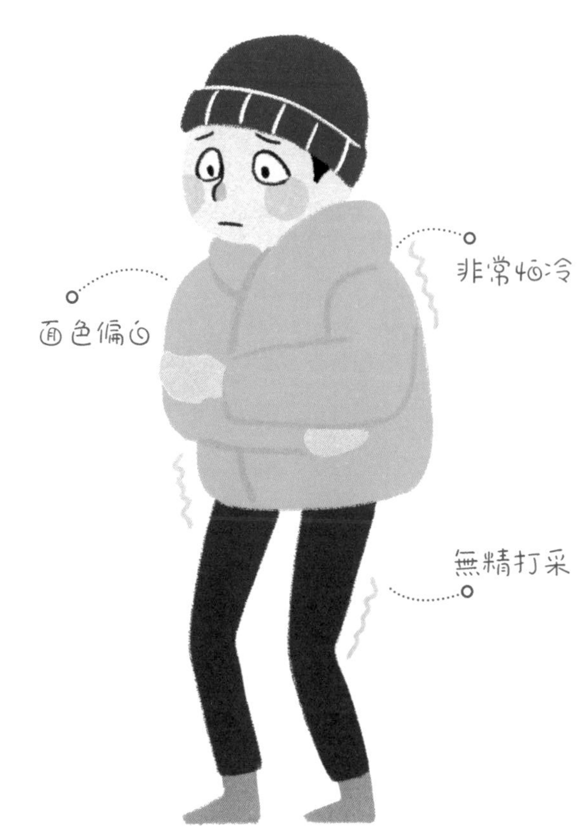

常見症狀	神疲乏力、面色偏白、愛睡覺、睡眠時間多、嘴巴乾但不喜歡喝水、怕冷愛喝熱水、性欲減退、手腳冰涼、吃冷品易腹瀉、或小便多、有種尿不乾淨的感覺、房事不佳容易早洩、舌體偏大、胖嫩、邊有齒痕、舌淡、苔白潤等。
性　格	沉默、安靜、內向、缺乏朝氣。
發病趨勢	體質虛弱、容易受寒濕之邪侵襲、冬天容易生病、夏天不怕熱、汗出少、易患感冒與過敏、痰濕致病形成虛胖、腹瀉等。
飲食類型	補氣溫陽。
適合食材	核桃、栗子、羊肉、雞肉、蝦、韭菜、堅果、人參、芥菜、南瓜、大蔥、洋蔥、大蒜、胡蘿蔔、生薑、桃子、榴蓮、荔枝、桂圓、柑桔、橙、木瓜、李子、蓮子、紅棗、黃耆、葡萄、糯米、烏梅、蜂蜜、鯽魚、鱔魚。

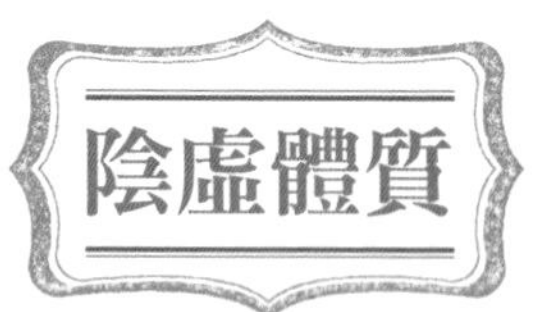

陰虛體質

陰虛就像體內陰涼的水分不足，無法濡養身體與臟腑，導致無法平衡陽熱旺盛的症狀。維持人體的生命活動，就像車子發動引擎，也需要水分降熱，以免乾燒，雖然陰虛還沒有到大熱的階段，但也是變成熱證的致病趨勢之一，可選擇滋陰清熱的食物，緩解陰虛內熱的症狀。

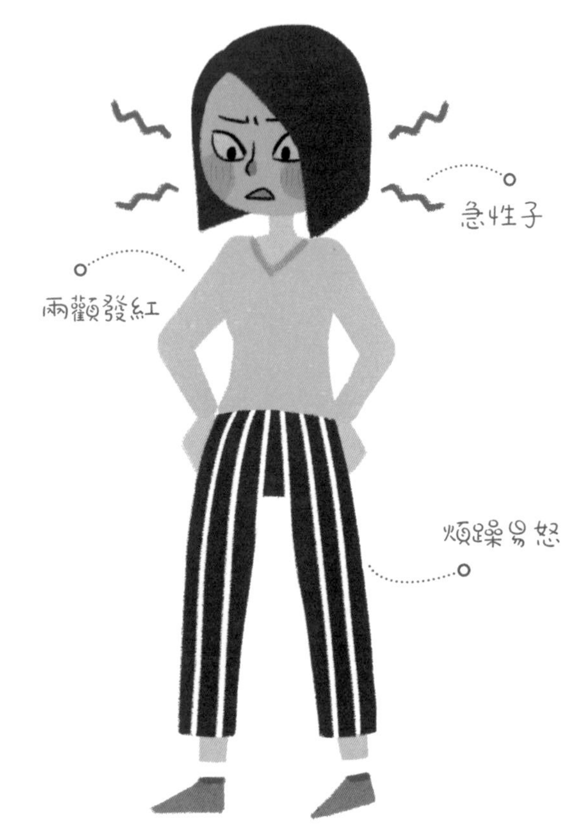

常見症狀	消瘦、手腳心發熱、兩顴發紅、午後潮熱、夜間盜汗、虛煩難眠、眩暈耳鳴、口乾舌燥、口臭、喝水多，但口乾未緩解、夏天燥熱加重、性情急躁易怒、心煩、皮膚乾澀、小便熱而量少、大便偏乾、舌色紅、苔少而乾等。
性　　格	急性子、煩躁易怒、外向、話多、好動。
發病趨勢	陰液匱乏就像池塘的水分不足，魚會被太陽曬死的概念。體內涼性的陰液匱乏，容易轉化成燥熱的病變方向，嚴重者變成熱證。例如心煩、易怒、面紅、躁熱、烘熱、夜間睡覺汗出、失眠多夢。
飲食類型	滋陰清熱。
適合食材	水梨、黑豆、蜂蜜、百合、銀耳、木瓜、菠菜、無花果、桑葚、冰糖、茼蒿、百合、枸杞、桑椹、山藥、鴨肉、鱉、海參、蓮藕、芋頭、茄子、蘿蔔、空心菜、豆腐、木耳、綠菜、綠豆。

血虛體質

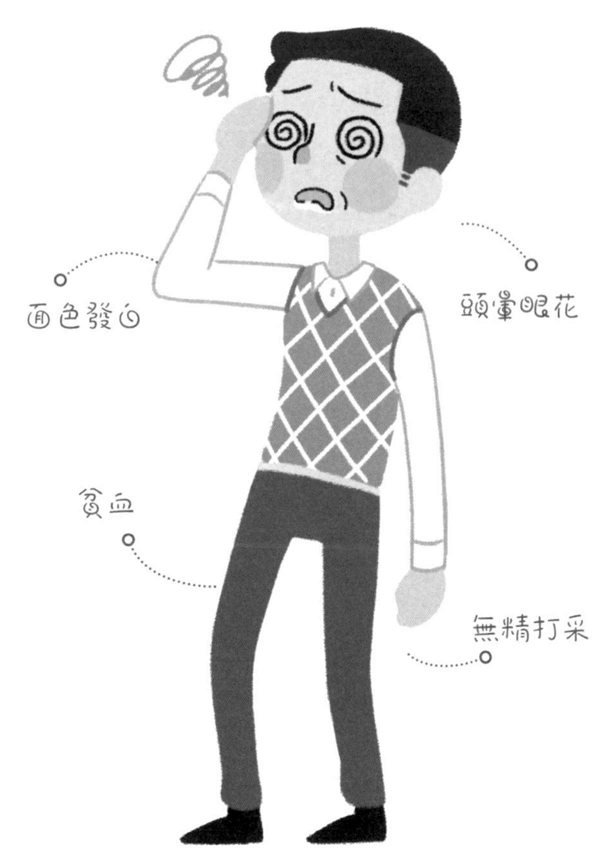

維持人體生命活動的正常功能，不外乎氣血充沛，若是體內血液不足，無法滋養身體、臟腑與經脈，就像車子發動，缺乏汽油的供給，出現開不遠的情況。體內血量不足，是西醫說的貧血，容易頭暈眼花、四肢無力、面白、唇色淡白。新陳代謝變得緩慢，面無光澤。建議選擇補益氣血的食物，補充造血功能。

常見症狀	體形偏瘦、精神不濟、無法集中精神、頭暈眼花、面色蒼白、或萎黃、唇色指甲淡白、心悸、失眠、健忘、失眠、手足麻木、身體乏力、消化功能減退、手掌心色白、指甲色白容易斷裂、婦女月經量少，舌淡、苔白等。
性　格	話少、安靜、膽小、易受驚嚇、小心翼翼、戒備、多疑。
發病趨勢	血虛症狀嚴重後，往往伴有氣血兩虛。貧血往往使人體易疲勞、頭暈目眩、面色蒼白、體力不支、精神不濟、免疫力較差，容易外感邪氣致病，嚴重者影響生活與工作。
飲食類型	滋陰養血。
適合食材	白米、黑米、櫻桃、山藥、甘薯、芝麻、蓮子、荔枝、桑葚、蜂蜜、菠菜、黑木耳、蘆筍、番茄、牛奶、烏骨雞、羊肉、豬蹄、豬血、動物內臟、鴨血、雞血、甲魚、當歸、牛肉、紅棗、枸杞子、海參、胡蘿蔔等。

氣血兩虛

氣血兩虛是氣虛與血虛兩者的合併症，中醫說：氣為血之帥，血為氣之母！氣能生血，血能載氣。兩者互相影響，若是其中一方衰弱了，另一方也會受到影響，日積月累形成兩者都虛弱的情況。建議選擇補益氣血的食物，可幫助造血、補氣的效果。

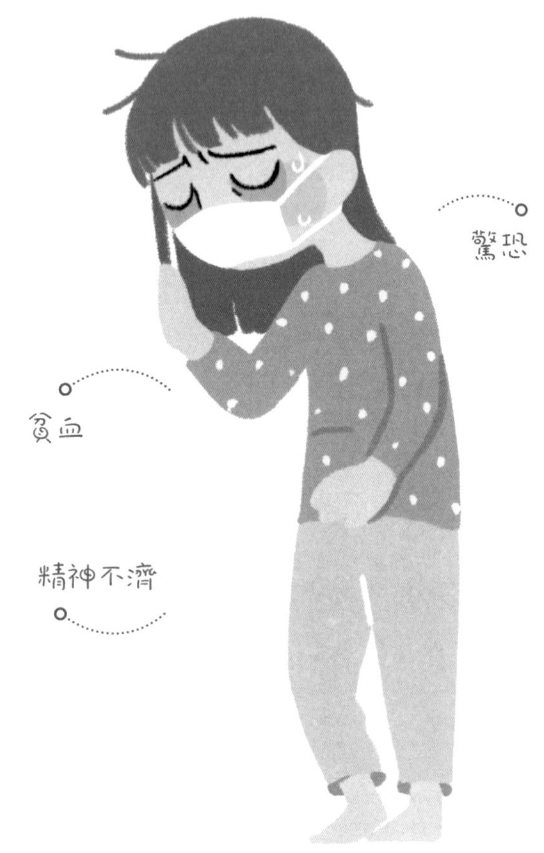

常見症狀	體力差，不愛運動、神疲乏力、自汗、眩暈、心悸失眠、驚恐、容易驚嚇、面色淡白或萎黃、嘴唇與指甲偏白不紅潤、胃口差、形體消瘦、手指麻木、月經失調、臟腑下垂、子宮脫垂、舌淡或紫、苔白等。
性　格	悲觀、話少、內心、安靜、膽小、易受驚嚇、小心翼翼、戒備、多疑。
發病趨勢	血虛與氣虛的症狀嚴重後，往往出現氣血兩虛的合併症。貧血往往使人體易疲勞、心悸、頭暈目眩、面色蒼白、體力不支、精神不濟、免疫力較差，容易外感邪氣致病，嚴重者影響生活與工作，發展為低血壓與貧血。

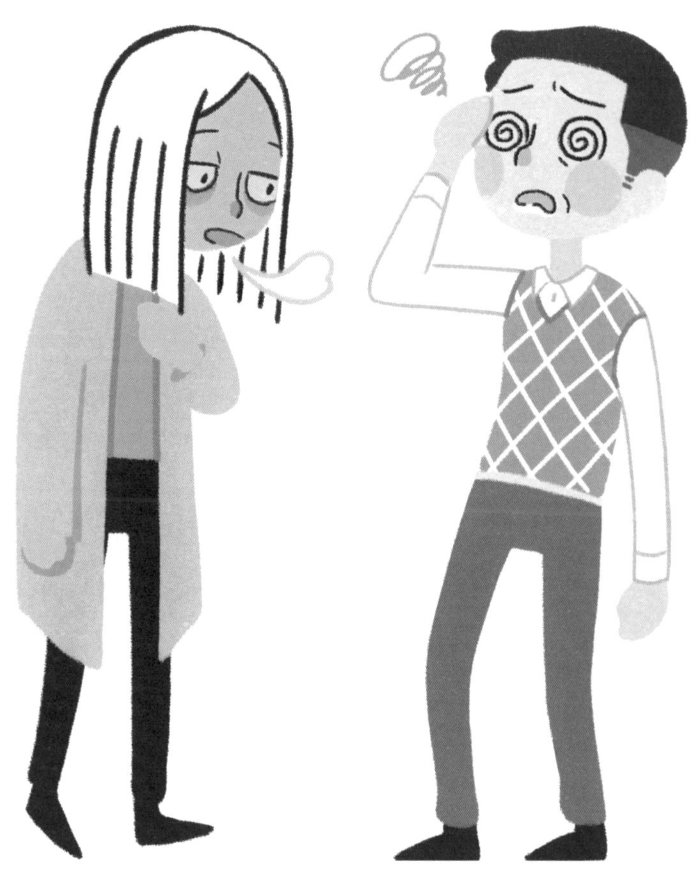

小提醒：

氣虛體質和血虛體質，兩者的病程時間長了會引發成氣血兩虛體質。

飲食類型	滋陰養血。
適合食材	白米、黑米、櫻桃、山藥、甘薯、芝麻、蓮子、荔枝、桑葚、蜂蜜、菠菜、黑木耳、蘆筍、番茄、牛奶、烏骨雞、羊肉、豬蹄、豬血、動物內臟、鴨血、雞血、甲魚、當歸、牛肉、紅棗、枸杞子、海參、胡蘿蔔等。

陽盛體質

陽盛體質就像炎炎夏日，高溫曝曬人體的概念，體內陰涼的陰液不足，導致熱氣騰騰無法宣發，容易出現燥熱、口乾舌燥、煩躁易怒等症狀。就像汽車長期處於發動狀態，引擎過熱。建議選擇清熱涼血的食物，緩解熱症。

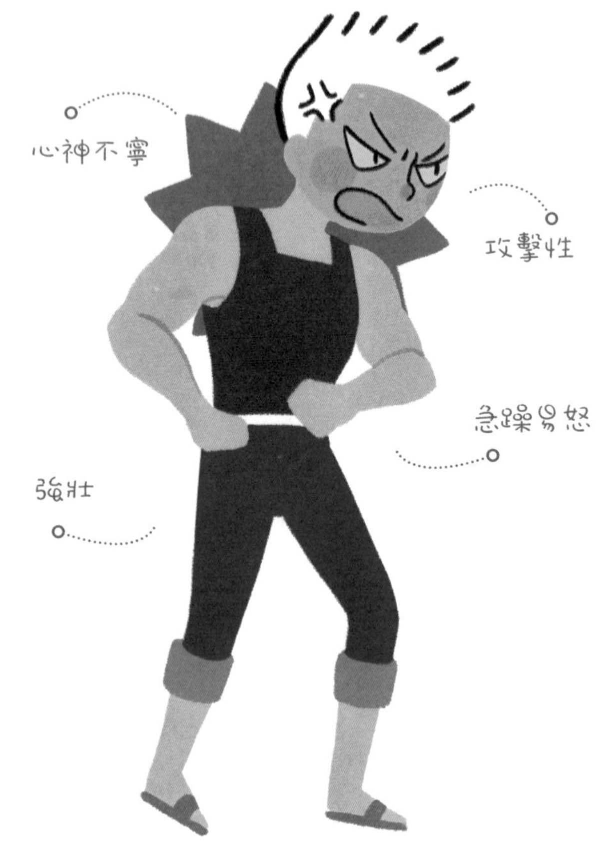

常見症狀	面紅、聲音大而高亢、煩躁易怒、口臭、躁熱、心神不寧、出汗少、口渴嚴重、喜歡喝冷飲、小便量少灼熱、放屁臭、大便臭、口乾、舌紅、苔黃等。
性　　格	攻擊性、剛毅、強勢、急躁易怒、缺乏耐心、不服輸、外向、自我為中心。
發病趨勢	陽盛體質者，因為體內陽氣過度旺盛，情緒高昂，易發展成熱性疾病，例如高血壓、中風、糖尿病、腦梗塞、躁鬱症等。
飲食類型	清熱涼血。
適合食材	梨、香蕉、草莓、香蕉、橄欖、菊花、絲瓜、黃瓜、莧菜、芹菜、竹筍、茭白筍、菠菜、冬瓜、山竹、苦瓜、西瓜、蓮藕、茄子、白蘿蔔、空心菜、豆腐、木耳、綠菜、綠豆、鰻魚、啤酒。

血瘀體質

血瘀體質根本的原因是氣血運行不暢，形成瘀血。經常聽到中醫說不通則痛，通則不痛這句話，意思是氣與血，如果正常運行，就不會有瘀血的情況發生。老年人因年老體虛，氣血較弱，就容易出現血瘀，罹患心腦血管疾病的機率就高。建議選擇脂肪低、活血化瘀的食物改善症狀。

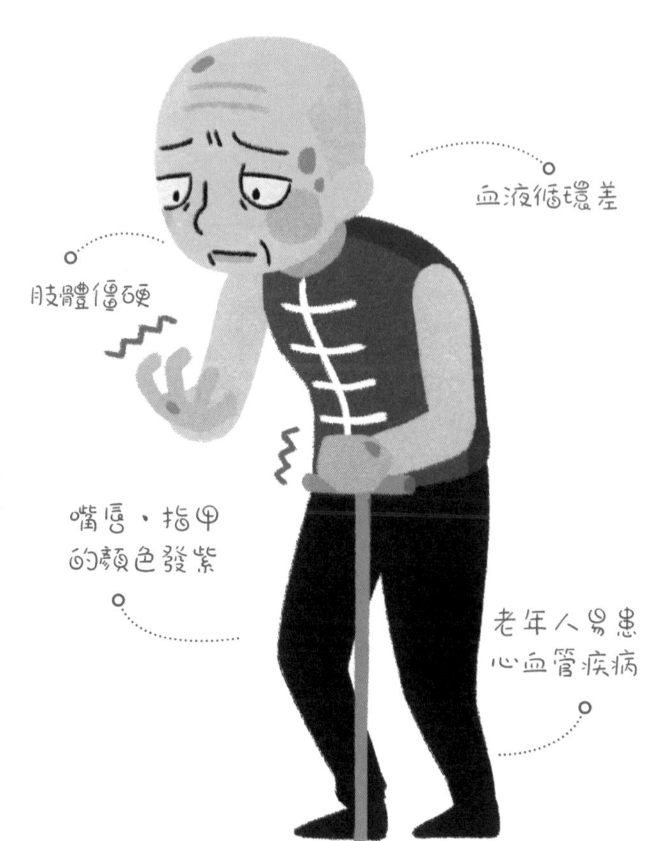

常見症狀	面色暗沉、有黑斑、皮膚乾燥粗糙、頭髮乾燥、無光澤、眼睛有血絲、黑眼圈、唇色紫暗、牙齦易出血、口角破潰、舌邊有青紫斑或舌紫黯、舌色較紫黑、指甲色紫、女性容易有月經失調、週期長、血塊多、痛經等。
性　　格	煩躁、急躁、健忘、急躁易怒、缺乏耐心。
發病趨勢	血瘀體質者，體內有瘀血形成氣血不通的症狀，容易出血、肢體麻木。主要是血液循環不佳，新陳代謝差，容易提高心血管疾病的發生，例如腦供血不足、瘀斑、中風偏癱、動脈粥樣硬化、高血壓、心臟病、腦梗塞等疾病。
飲食類型	活血化瘀。
適合食材	山楂、葡萄酒、三七、紅糖、絲瓜、玫瑰花、桃仁、葡萄、柿子、馬鈴薯、李子、蘆薈、紅花。

痰濕體質

痰濕者，大多數飲食失衡，過度食入油膩、重口味，導致脾胃失調，造成氣血運行不暢，痰濕之邪留在體內，形成虛胖或肥胖。痰濕容易讓人感到肢體疲倦，頭昏而重。可選擇化痰除濕的食物，緩解症狀。

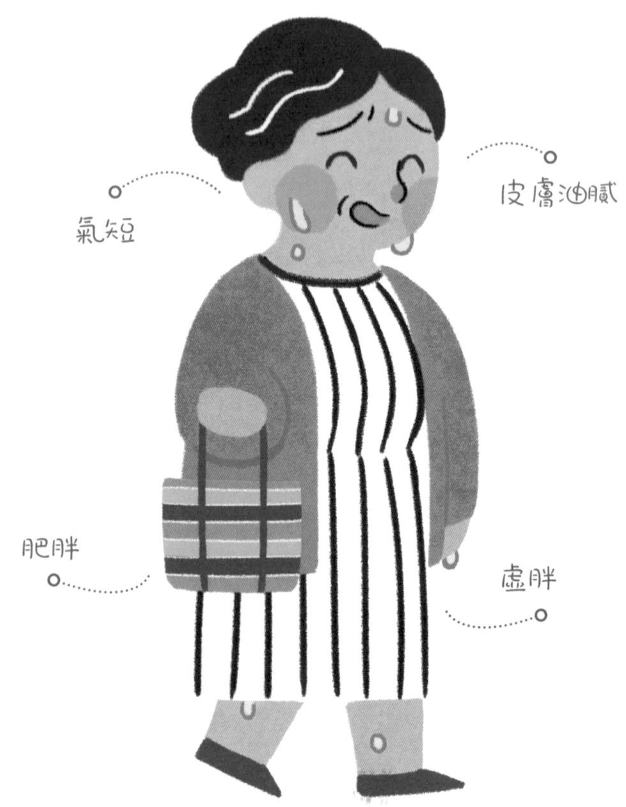

常見症狀	皮膚油膩、易出油、汗多而黏、有氣味、胸悶、氣短、腹脹、感覺喉嚨有痰卡住、面色淡黃，無光、眼圈微浮腫、疲勞、愛睡、口裡發黏，發膩，發甜、食量較大、易嘴饞、愛吃甜食和飲食油膩、大便偏稀爛、小便少或顏色稍微略渾濁、舌體胖大、舌苔白膩等。
性　　格	脾氣好、隨和、笑臉迎人、成熟穩重、忍讓度高、耐心、慈祥。
發病趨勢	痰濕者，平時飲食肥膩，大多數體型偏胖，血液黏稠度高，容易罹患中風、糖尿病、高血壓、高血脂等。
飲食類型	化痰除濕。
適合食材	白蘿蔔、蔥、薑、白果、紅豆、香菇、海帶、芥菜、韭菜、香椿、辣椒、大蒜、蔥、生薑、木瓜、山藥、小米、玉米、芡實、豇豆、薏仁、冬瓜、楊梅、洋蔥。

濕熱體質

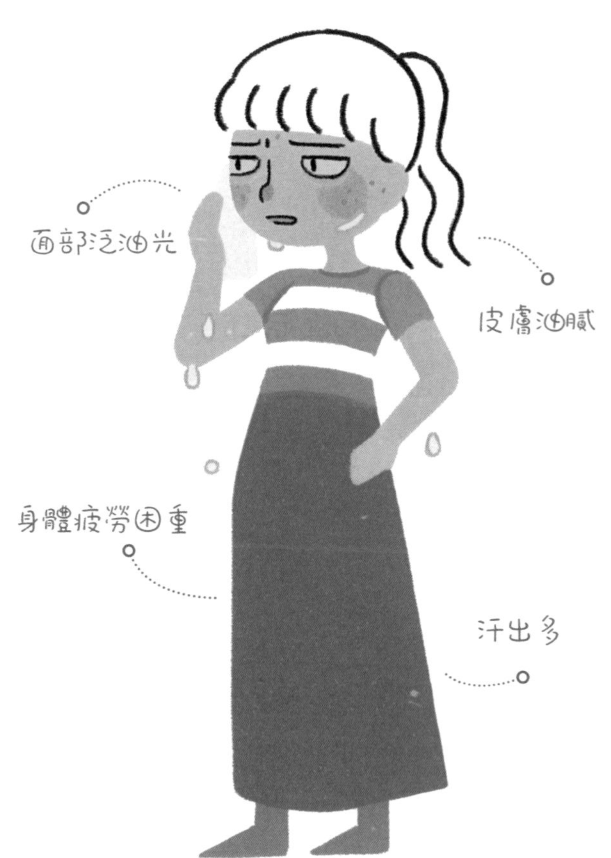

夏、秋季節經常出現暑邪與濕邪同時存在的致病邪氣，容易發展成皮膚性疾病，尤其是梅雨季節，下雨天多，陽光照射少，潮濕的衣服、內褲等，容易讓黴菌滋生，發展成細菌、真菌、陰道炎等濕熱疾病、建議選擇清熱化溼的食物，幫助暑熱與濕氣排出體外。

常見症狀	面部泛油光、皮膚油膩不清爽、出汗油膩而熱、長粉刺、痤瘡、皮炎、口苦咽乾、身體疲勞困重、煩躁、心神不寧、無精打采、眼球冒血絲、紅腫，眼熱易流淚、眼屎多、黏稠、色黃，大便偏乾或黏稠、小便量少、色黃，男性易陰囊濕癢、女性則白帶增多、瘙癢、色黃、臭味、舌紅、苔黃等。
性　　格	急性子、脾氣大、急躁易怒、缺乏耐心。
發病趨勢	皮膚疾病居多，易患痤瘡、粉刺，毛孔堵塞，各種黴菌或癬，肝膽疾病、膽結石者為濕熱體質偏多。
飲食類型	清熱利濕。
適合食材	山竹、番茄、草莓、黃瓜、綠豆、芹菜、苦瓜、白蘿蔔、蔥、紅豆、香菇、海帶、昆布、芥菜、韭菜、香椿、辣椒、大蒜、生薑、黃瓜、木瓜、山藥、小米、玉米、豇豆、薏米、冬瓜、楊梅、洋蔥。

氣鬱體質

氣鬱者，大多數是受到心理刺激、打擊，或長期精神壓力引起的症狀。出現情志失調、悲觀、憂鬱、愛哭等症狀，這類人在患病期間不喜歡與人互動，也不愛運動，喜歡一個人待在室內，加重病情，除了心理疏導，適度有氧運動外，可選擇疏肝解鬱的食物緩解症狀。

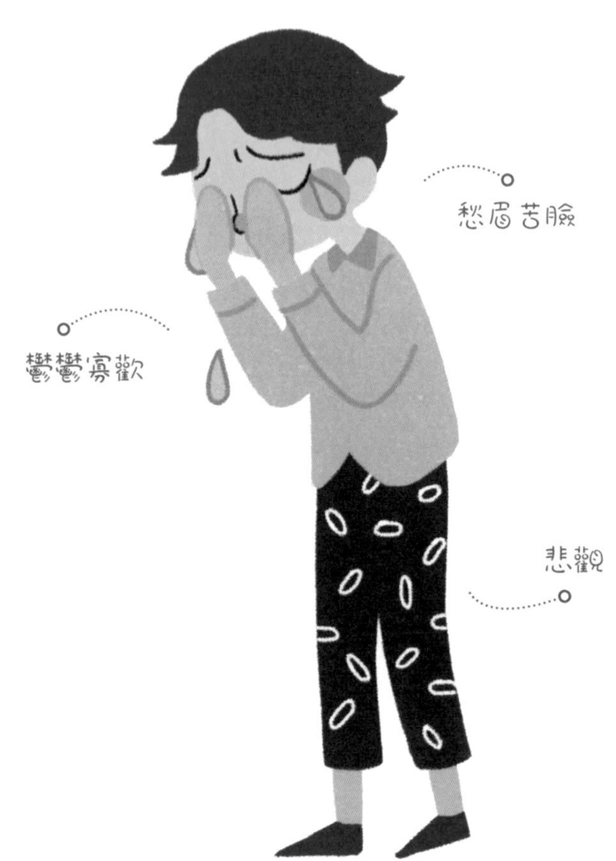

常見症狀	鬱鬱寡歡、心情低落、容易生氣、性格多疑、內向、情緒不穩定、愛哭脆弱、神經質、對人敏感有敵意、抗壓性差、悲觀、胸悶、氣短、歎氣、乳房脹痛、睡眠質量差、頭痛、健忘、食欲不振、大便乾、舌色紫紅，舌苔少或白等。
性　　格	悲觀、多愁善感、喜怒無常、敏感、焦慮、神經質、情緒不穩定。
發病趨勢	若氣鬱症狀日漸嚴重，容易發展成各種精神疾病，如抑鬱症、失眠症、焦慮症、恐慌症等。
飲食類型	行氣解鬱。
適合食材	玫瑰花、小米、橘子、柑橘、陳皮、蕎麥、韭菜、大蒜、高粱、香蕉、巧克力、紅棗、蓮子、百合、蜂蜜、龍眼、黑芝麻、牛奶。

特稟體質

特稟體質的定義比較廣泛，大多指的是先天性疾病、過敏性疾病、母嬰傳播、基因缺陷、家族遺傳性疾病等。核心原則還是以提升正氣、加強免疫力為主。

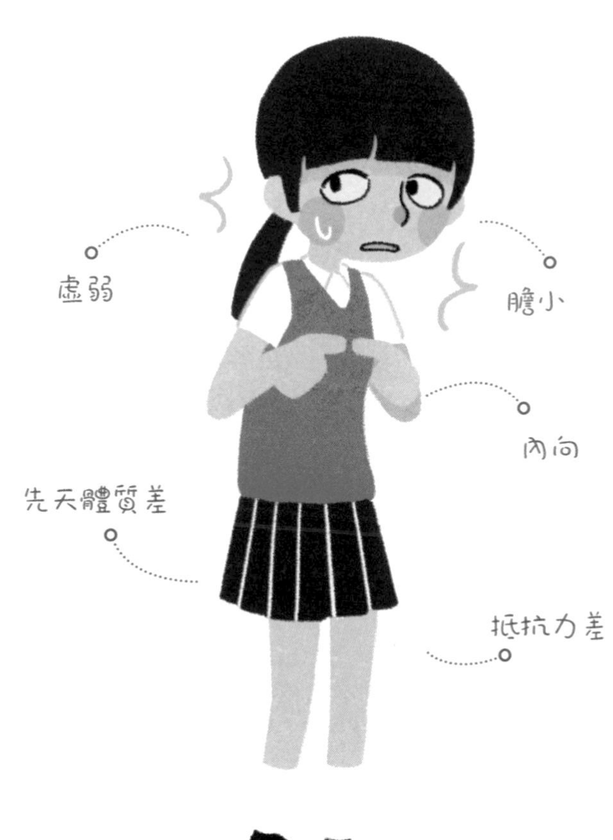

常見症狀	各稟賦不足者的症狀不一樣。總的核心都是，先天性稟賦不足，導致正氣虛弱，氣血兩虛，抵抗力較弱，容易生病等。
性　　格	內向、自卑、安靜、沉默、沒自信、膽小。
發病趨勢	過敏體質者，容易在季節交替或溫差大時，病情加重，例如支氣管炎、哮喘、濕疹等。
飲食類型	補氣養血，提高免疫力。
適合食材	人參、白米、黑米、芝麻、蓮子、龍眼肉、荔枝、桑椹、蜂蜜、菠菜、黑木耳、番茄、牛奶、羊肉、海參、豬血、動物內臟、鴨血、雞血、甲魚、牛肉、黃耆、紅棗、枸杞子。

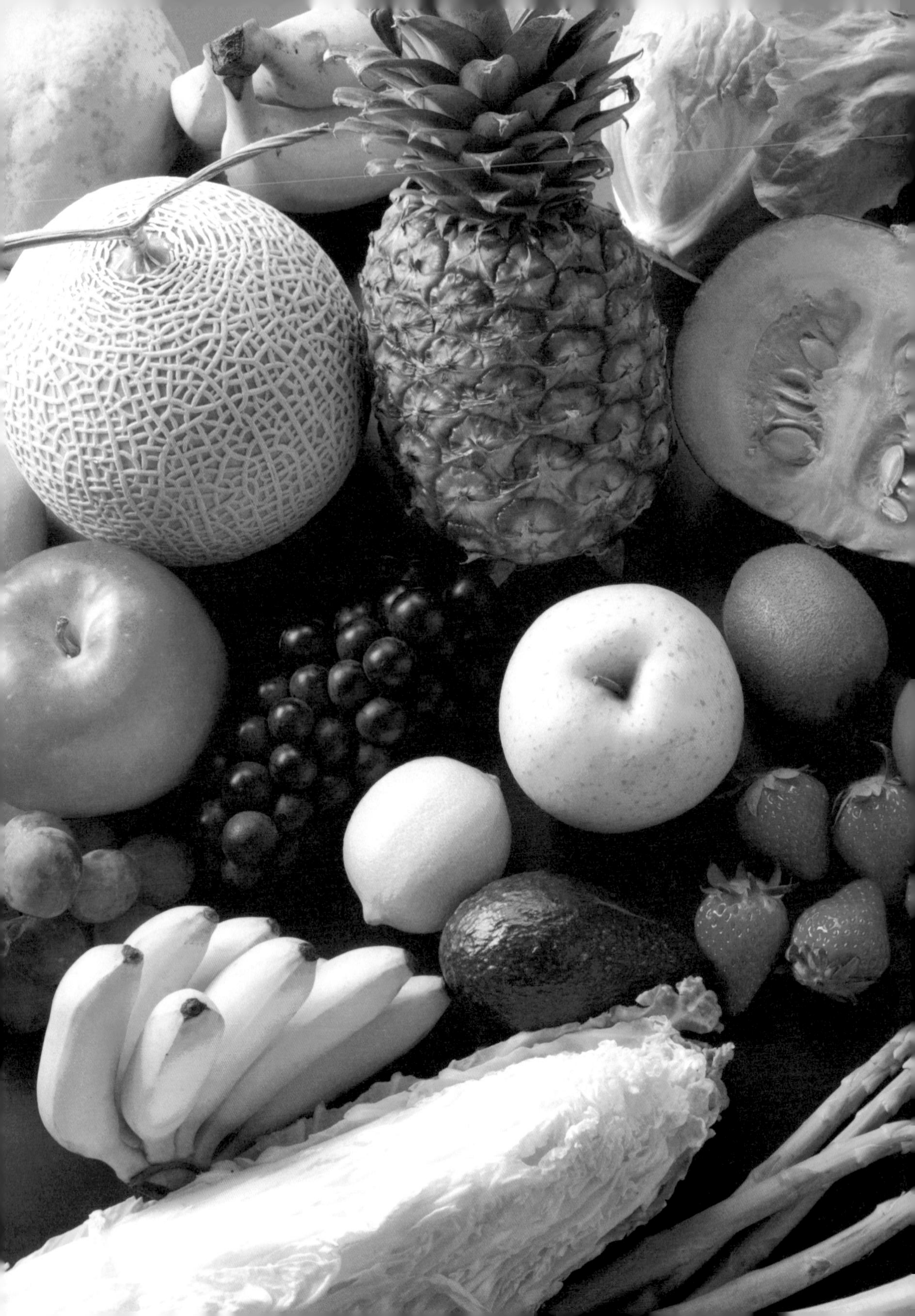

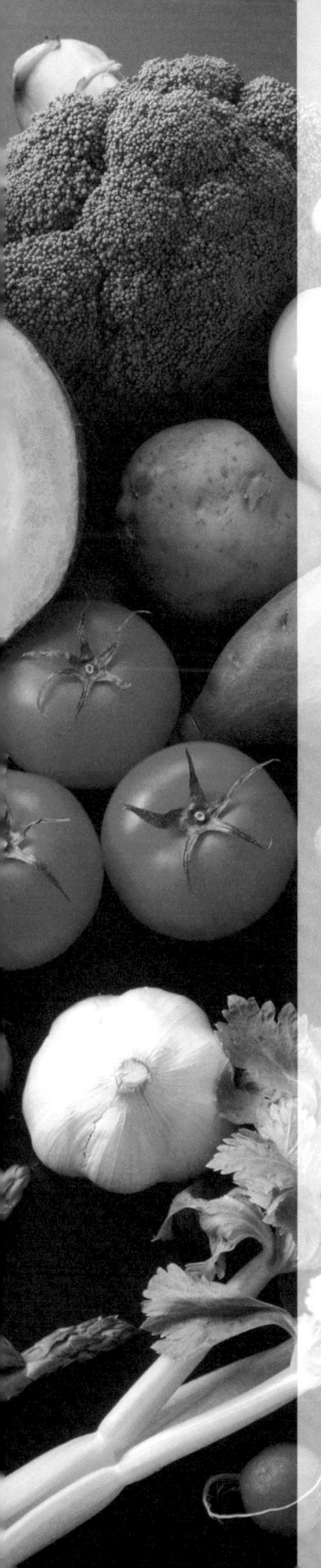

PART II

圖解 365 天 超級食材

根據中醫基礎理論為核心，365 天日日食材，讓我們重新認識生活中的各分類食材特性。從古至今，中醫養生講究性、味、歸經與五臟的吸收功能，氣血陰陽是人體的能量狀態，食材功效結合適合的體質才能發揮最好的效果，365 天日日食材，從生活中挑選適合自己體質的食材，吃出健康，事半功倍！

食材和人一樣都有自己的個性，在圖解中，我們會重新認識雜糧、蔬菜、水果、肉類、魚類、蛋奶、調味品、藥性食材、香料與加工品都有他們所屬的性、味、歸經與功效，哪些食物對於五臟的功效特別顯著，所含的氣血陰陽的分佈有多少？從插圖和圖表，你可以選擇最適合自己的食材。

安定神經

小麥

選購技巧
顆粒飽滿、潤澤，形態完整、大小均勻，結構緊密，扎實。

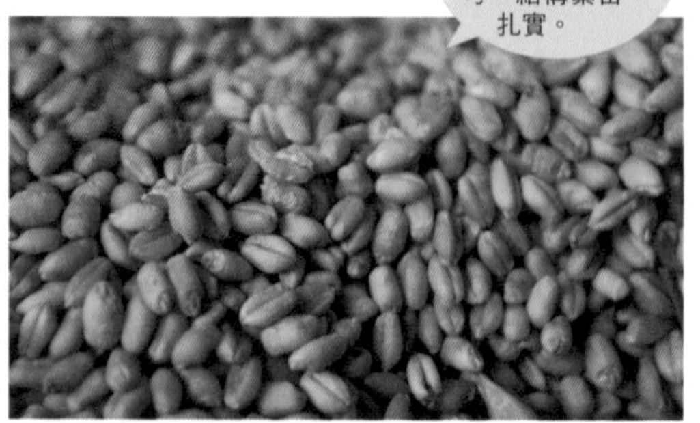

功效	清熱除煩，滋陰潤燥
性味	涼；甘
歸經	心、脾、腎
適用症狀	神經衰弱、煩躁、失眠
適合體質	陰虛體質、陽盛體質、痰濕體質、濕熱體質
盛產季節	春

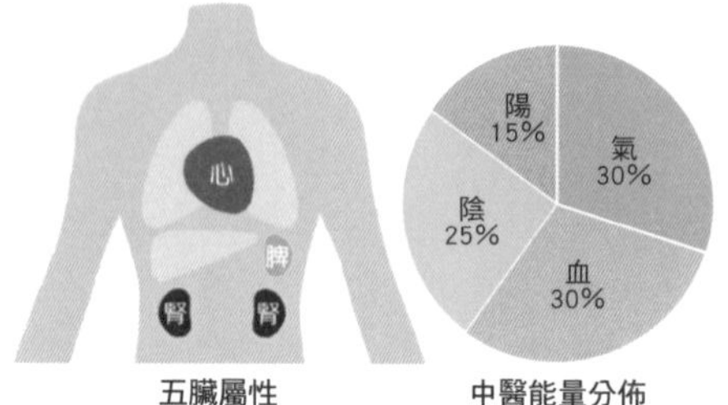

五臟屬性　中醫能量分佈

小麥可泡茶或食用，性涼，可緩解身熱，口乾舌燥，煩躁，心神不寧，如糖尿病與更年期的燥熱不適。

小麥性涼，可清熱除煩，滋陰潤燥。主要用於止血，利小便，潤肺燥。對於更年期心神不寧，可養心安神，解除煩躁，清心火，安定神志，利尿，排出臟腑內熱，滋陰潤燥，改善乾燥與煩躁等熱證。

食用小提醒：

如果食用過量，容易導致體質寒涼，脾胃虛寒者易腹瀉，利尿。

食譜：

小麥茶

把30克小麥放入鍋子乾炒至焦黑有香氣，泡300毫升熱水喝。可清熱，改善口乾舌燥。

潤腸排毒

開心果

選購技巧
色澤淡黃，成熟的開心果有開口，顆粒飽滿、扎實。

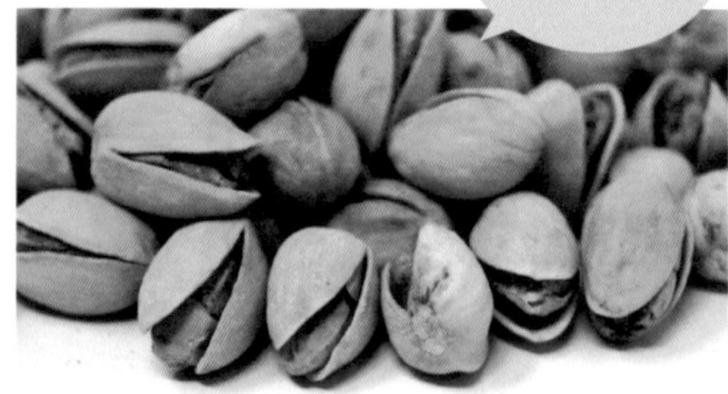

功效	理氣寬中，和胃止痛
性味	溫；甘
歸經	脾、肺
適用症狀	便秘、體重過輕、皮膚乾燥
適合體質	氣虛體質、陽虛體質、陰虛體質、血虛體質、氣血兩虛體質、特稟體質
盛產季節	春、夏

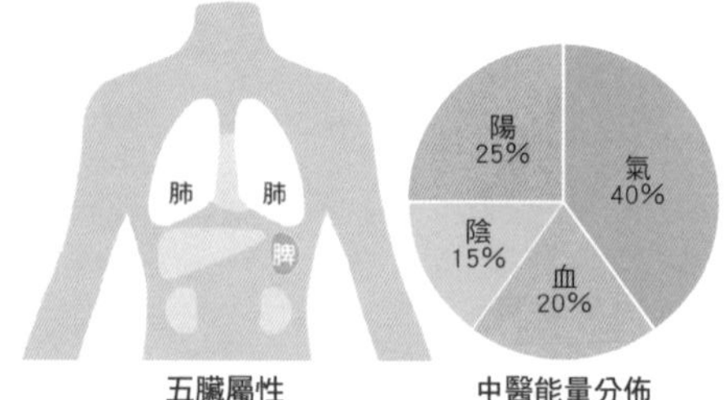

五臟屬性　中醫能量分佈

開心果是高熱量的補品，可迅速補充熱能，含有豐富的維生素E，可延緩衰老，增強體質，加速新陳代謝。古代波斯國王視之為「仙果」。豐富的油脂，可以滋養皮膚，有潤腸通便的功效，有助於人體排毒與防止老年性便秘。

開心果理氣寬中，和胃止痛，溫脾養胃之氣，是提升人體能量很好的滋補之品，可快速提升氣血，防止腸胃虛寒。

食用小提醒：

熱量高，肥胖與高血脂少吃。

食譜：

蜂蜜開心果

開心果仁100克乾炒12分鐘，拌入蜂蜜20克。可滋潤秋冬乾燥的皮膚，防止龜裂。

補益氣血

藜麥

選購技巧
氣味清香，顆粒飽滿，外形圓潤，扎實，無碎米或蛀蟲。

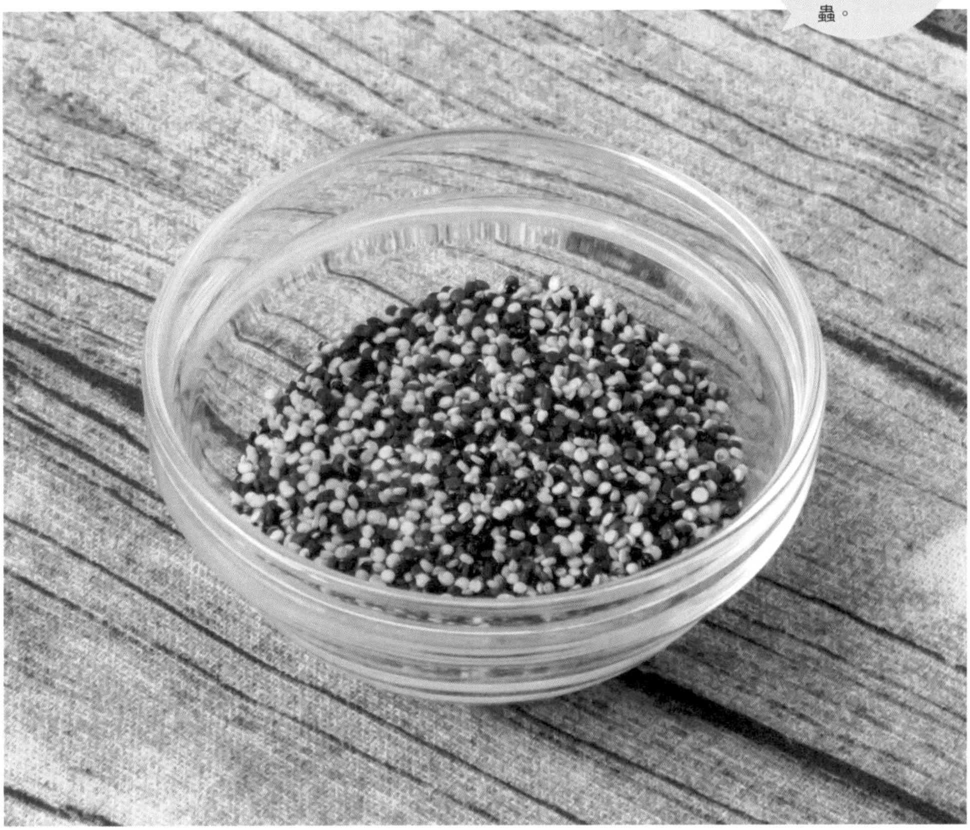

藜麥有很好抗氧化與防止心血管疾病的發生率。藜麥可以加速脂肪與碳水化合物的代謝，加速體內新陳代謝的作用，有效控制血糖與血脂。

蕎麥可補益氣血。豐富的微量元素可以提升人體新陳代謝，軟化血管與活化細胞，延緩衰老。藜麥適合減肥，有飽足感，易消化，卻吸收緩慢，對消化系統、循環系統負擔很小。

功效	補益氣血
性味	涼；甘
歸經	脾、胃
適用症狀	高血脂、高血壓、高血糖
適合體質	任何體質皆可
盛產季節	春、秋

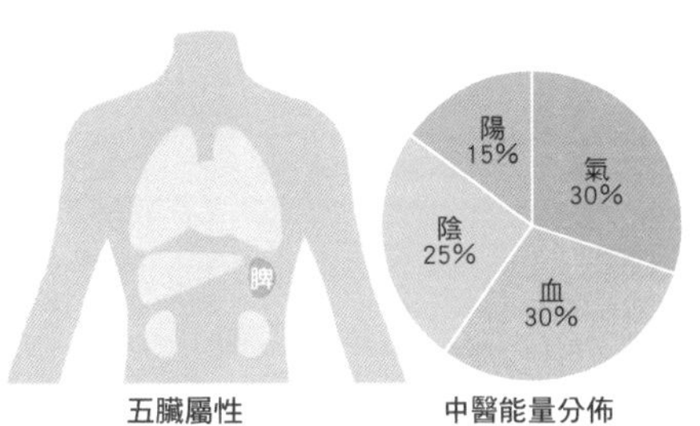

五臟屬性　　中醫能量分佈

食用小提醒：
消化不良者少吃。

食譜：

藜麥雞腿湯
藜麥100克，雞腿200克，鹽2克，水700毫升，煮40分鐘。可補氣養血，降血壓和膽固醇。

利水消腫

薏苡仁

選購技巧
顆粒完整、大小相同、有光澤、無砂粒者為佳。

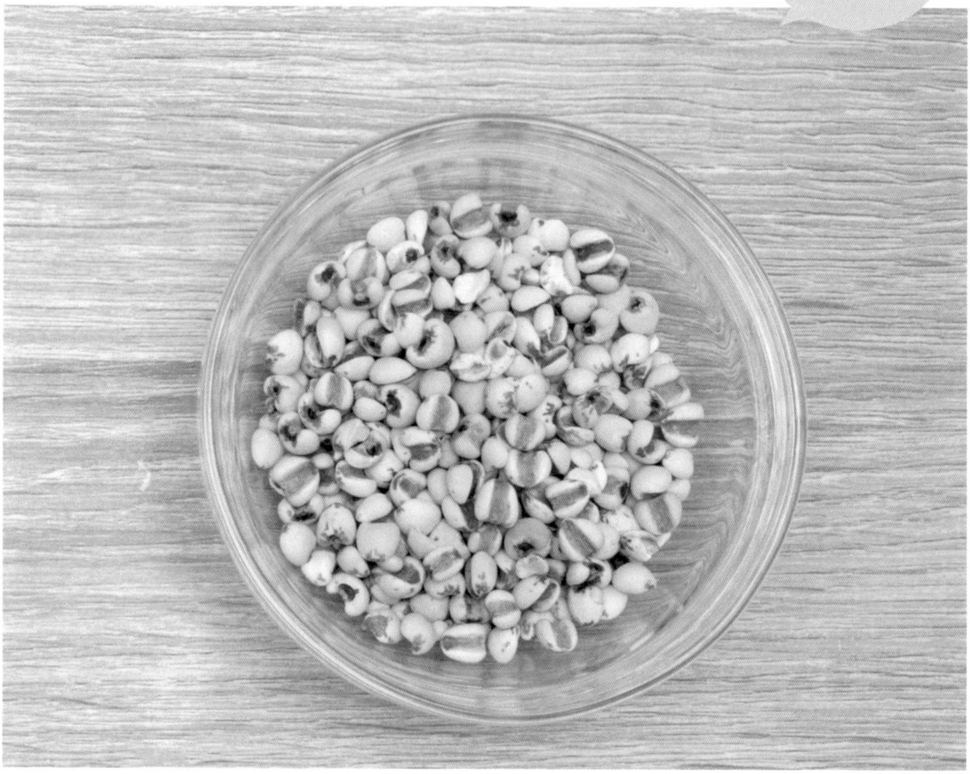

薏仁便宜又可以減肥，是愛美人士不容錯過之食材！薏仁含有豐富的維生素E可淡斑與美白，其中高含量的纖維，可以吸附膽汁中專門負責消化脂質的膽鹽，使腸道對食物油脂的吸收變差，而降低血液中的脂肪，減緩正常人及高血脂患者餐後血漿脂質、三酸甘油脂及血糖的濃度。深受過敏性鼻炎之苦者，長期食用薏仁亦可緩和過敏的症狀。

中醫認為薏苡仁可清熱滲濕，除痹止瀉。對於痰濕肥胖，水腫等都有改善效果。

功效	清熱滲濕，除痹止瀉
性味	微寒；甘
歸經	脾、肺
適用症狀	水腫、肥胖、白帶多
適合體質	陽盛體質、血瘀體質、痰濕體質、濕熱體質、氣鬱體質
盛產季節	春、秋

食用小提醒：
薏仁的醣類黏性高，吃多了會妨礙消化。

食譜：

薏苡仁茶
薏苡仁40克，鍋子乾炒5分鐘。泡熱水350毫升，5分鐘後再喝，可利水消腫，幫助減肥。

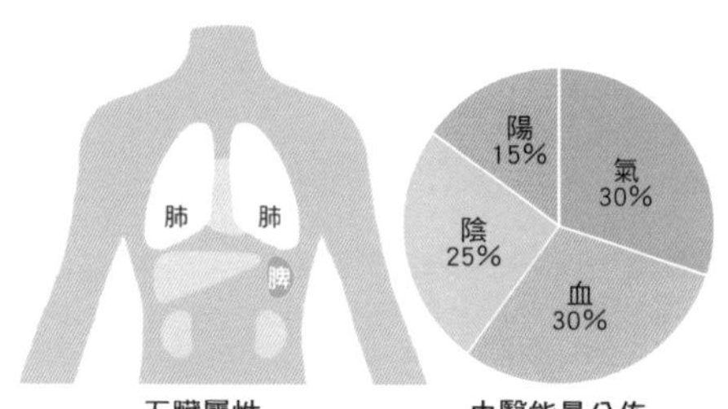

五臟屬性　　中醫能量分佈

補胃氣

小米

選購技巧
氣味芳香，米粒飽滿、色澤與大小均勻，潤澤，質感滑，黏手，形態完整，結構緊密，不鬆散。

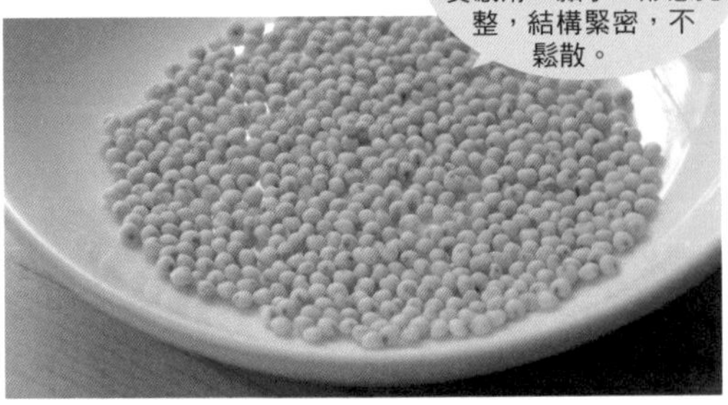

功效	健脾和胃，補益氣血
性味	涼；甘
歸經	脾、胃、腎
適用症狀	便秘、助眠、胃熱
適合體質	氣虛體質、陽虛體質、血虛體質、氣血兩虛體質、陽盛體質、痰濕體質、濕熱體質
盛產季節	夏

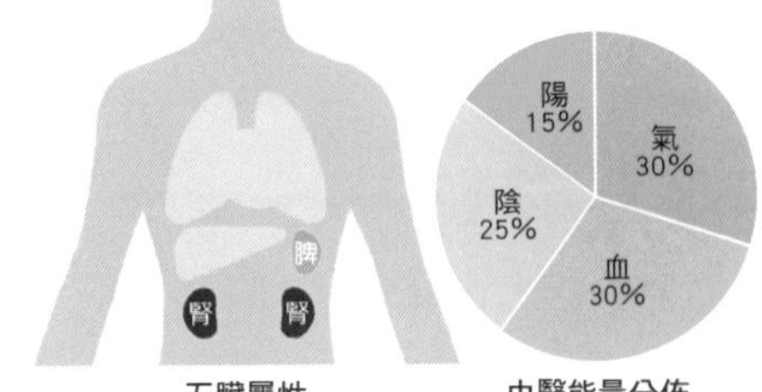

五臟屬性　中醫能量分佈

大多數人都吃過小米粥，清香爽口，甜鹹皆宜，小米含有豐富的微量元素可補血，促進腸胃蠕動，排除體內廢棄物，讓身體排毒。

根據《本草綱目》記載，小米可以補脾胃之氣，提升丹田的中氣聚集。有效緩解疲勞，保護腸胃黏膜，幫助蠕動。小米為涼性，健脾和胃，補益氣血。可有效提升中氣，改善虛弱的體質，還可養顏美容，健脾和胃，促進消化，清腸解毒。

食用小提醒：
體質寒涼者少吃。

食譜：
小米蛋粥
小米100克，放入500毫升的水煮30分鐘，再打入一顆蛋花。可促進腸胃蠕動，治療便秘。

降低膽固醇

燕麥

選購技巧
穀物香氣，無發霉，顆粒飽滿，形狀自然，結構緊密。

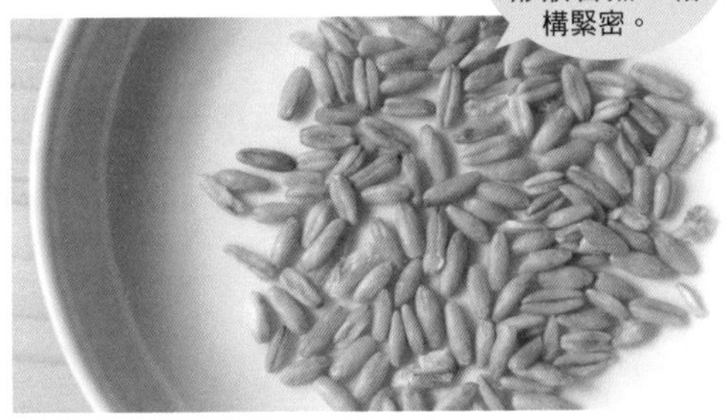

功效	養心除煩
性味	微寒；甘
歸經	脾、胃
適用症狀	高血脂、肥胖、便秘
適合體質	任何體質皆可
盛產季節	夏、秋

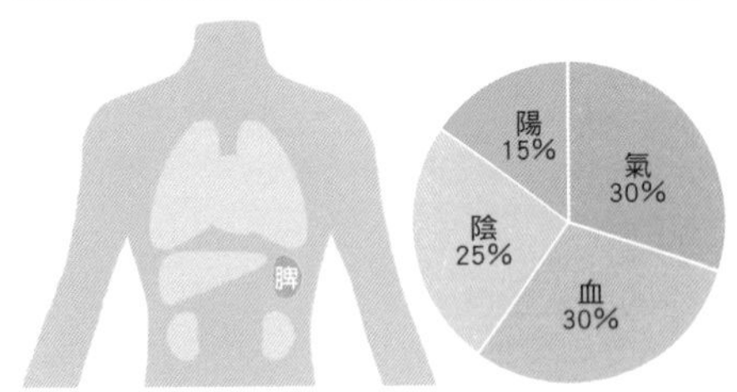

五臟屬性　中醫能量分佈

燕麥泡牛奶，吃起來滑順可口，老人小孩都喜歡，再加上高纖維具有飽足感，所以不少人當做減肥代餐，而且燕麥可以有效降低血脂與膽固醇。美國醫學研究指出，每天吃60克燕麥，可使膽固醇平均降低3%。

中醫認為燕麥養心除煩，清熱利尿，潤腸通便。對於老年性便秘可以促進腸胃蠕動，增加排便。對於減肥來說，潤腸通便可以幫助身體分解膽固醇與脂肪沉澱，幫助減重。

食用小提醒：
建議煮3分鐘以上，它的成分β-葡聚糖才能溶出，可降血脂與血糖。 燕麥潤腸通便，經常腹瀉與懷孕婦女忌吃。

食譜：
燕麥牛奶
燕麥100克倒入400毫升的牛奶煮12分鐘。可潤腸通便，幫助清除血管內沉澱的膽固醇。

功效	清熱解毒，止渴利尿
性味	寒；甘
歸經	心、肝、胃
適用症狀	暑熱、解毒
適合體質	任何體質皆可
盛產季節	夏、秋

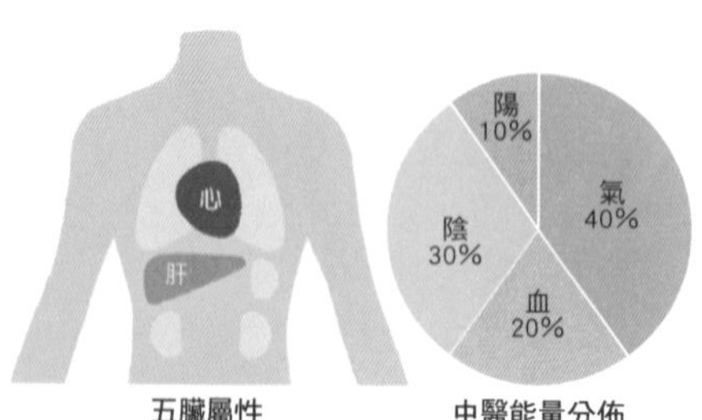

食用小提醒：
綠豆芽的維生素B為乾種子的30倍，經常食用可降低血壓及膽固醇。

食譜：
綠豆百合湯
綠豆80克，百合20克，白糖20克，水500毫升煮20分鐘。可清熱安神，緩解燥熱心煩。

清熱解毒

綠豆

選購技巧
堅硬、顏色翠綠、帶有點光澤者為佳。

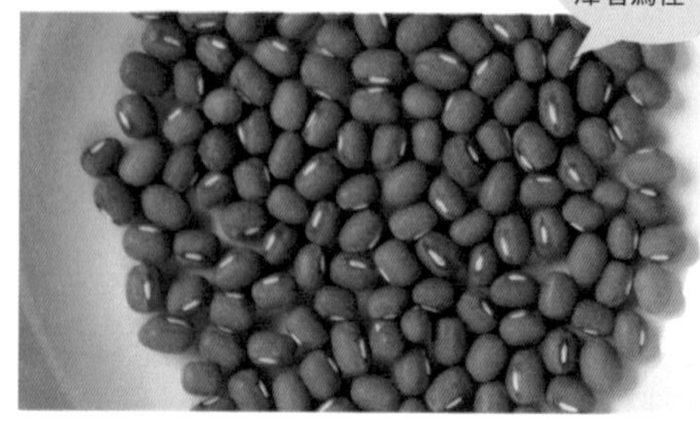

綠豆可以清熱解毒，它的好處多多，是相當好的一種豆類。不只是用吃的，綠豆磨粉也可用來潔面美容，古人即用綠豆加滑石和冰片，作為治青春痘的外用藥；古時也用曬乾的綠豆殼和黃甘菊一起和作枕頭，作為清頭目、平肝陽、降低血壓之用。
綠豆可以清熱解毒、止渴利尿。綠豆湯是極為普遍的消暑法寶，也常被用來解暑止渴；綠豆湯加薏仁還可以治療嚴重的青春痘。

功效	健脾和胃，益氣調中
性味	平；甘
歸經	脾、胃、大腸
適用症狀	胃痛、便秘
適合體質	任何體質皆可
盛產季節	夏、秋

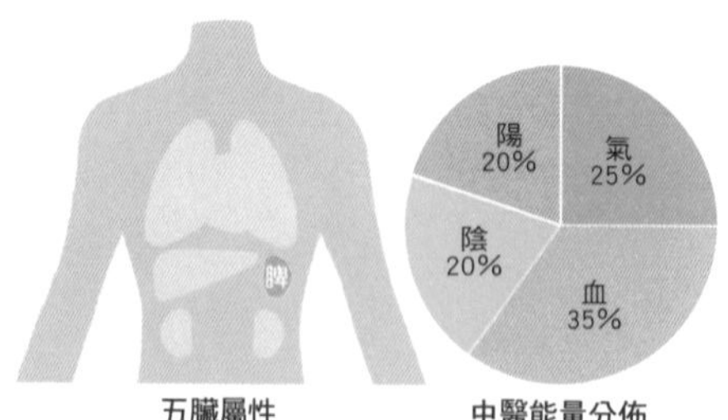

食用小提醒：
保存不善易產生致癌性極強的黃麴毒素，因此保存應放在低溫、乾燥處。

食譜：
花生牛奶湯
花生仁100克，白糖10克，牛奶400毫升，煮20分鐘。潤腸通便，改善便秘。

滋養保健

花生

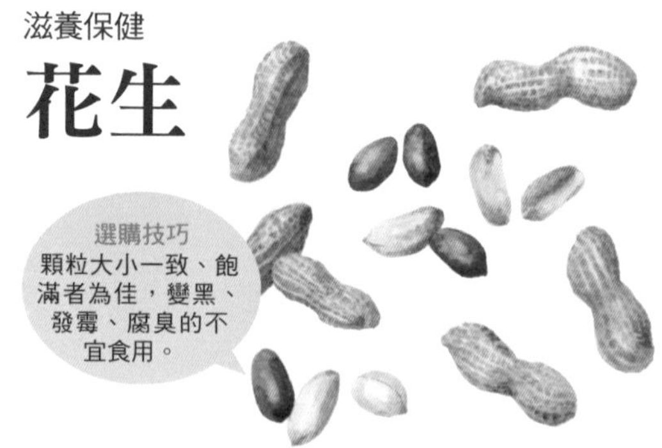

選購技巧
顆粒大小一致、飽滿者為佳，變黑、發霉、腐臭的不宜食用。

花生油脂豐富，只要9顆就可以榨出一匙的油！同時還富含多種維生素與蛋白質，營養極為豐富。花生人人皆宜食用，尤其對兒童、少年提高記憶力相當有益，對老年人也有滋養保健之效。花生仁所含的蛋白質僅次於大豆，且屬優良蛋白質，易被人體消化吸收。
中醫認為，蒸花生加冰糖或白糖，對肺結核、貧血、胃潰瘍和高血壓症者極有益；將花生與紅棗一起蒸食，對貧血和血小板減少性紫斑症患者相當有幫助。

提升元氣

稻米

選購技巧
挑選白米顆粒飽滿，色透白，圓潤，光澤透亮，形狀均勻。

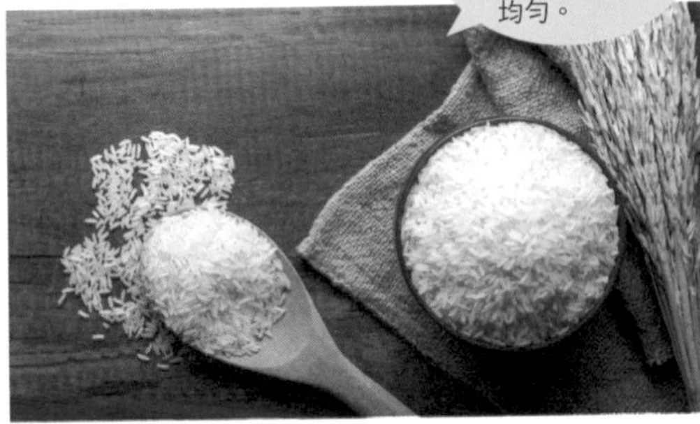

功效	補中益氣，健脾和胃
性味	平；甘
歸經	脾、胃
適用症狀	煩躁、精神不濟、疲勞
適合體質	任何體質
盛產季節	夏、冬

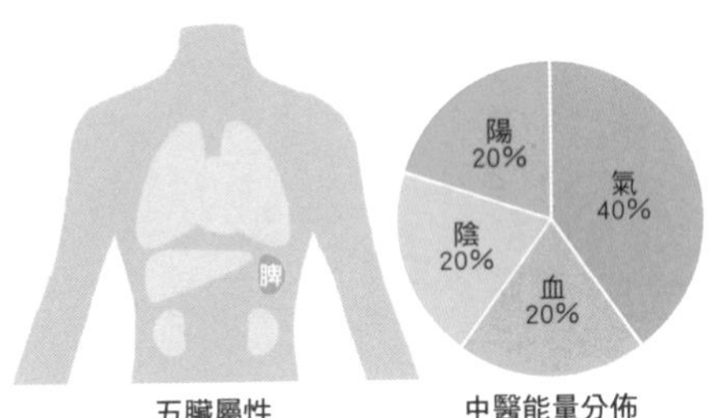

五臟屬性　中醫能量分佈

稻米是生活中最常見的主食，氣味清香，味道甘美可口，含有豐富的碳水化合物、蛋白質、脂肪與維生素B，有效維持人體的生理機能，迅速補充氣血，讓人活力十足。

稻米有清熱、溫養脾胃之氣的功效，建議在身體疲勞、精神不濟、正氣虛弱或大病癒後吃粥提升胃氣，胃氣足則精氣足，所以中醫有養胃氣的說法。

食用小提醒：

碳水化合物含量高；血糖偏高、肥胖者，不可多吃。

食譜：

蔥白粥

把白米100克和蔥白50克，加入600毫升的水，煮30分鐘。可祛風散寒，治療寒性感冒。

滋潤毛髮

芝麻

選購技巧
挑選芝麻顏色鮮明潤澤，飽滿，皮薄，頭尖而小，摸起來扎實油潤，粒粒分明。

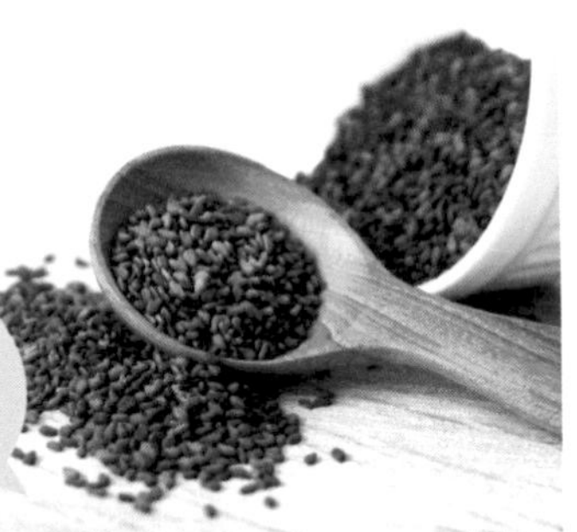

功效	補肝腎，益精血
性味	平；甘
歸經	肝、腎、大腸
適用症狀	白髮、便秘、產後乳汁分泌過少
適合體質	任何體質皆可
盛產季節	夏、冬

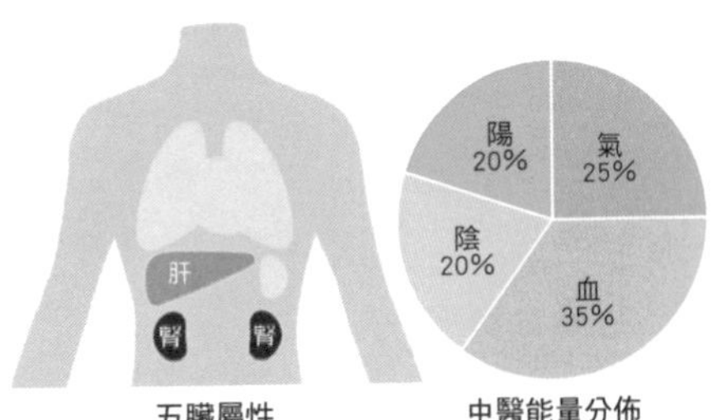

五臟屬性　中醫能量分佈

芝麻雖小，作用卻大，其鐵的含量很高，可改善貧血引起的頭暈目眩、氣血不足，滋養體內陰液與提升中氣，潤腸通便，緩解習慣性便秘，還可延緩衰老，也是養顏聖品。

《本草綱目》說：「服黑芝麻百日，能除一切病疾。」李時珍認為芝麻可滋陰養血，使白髮逐漸烏黑潤澤，提升精氣神。

芝麻可以滋養潤肺，補肝腎，補益精血，養血潤燥。對於產後乳汁分泌過少，貧血引發的頭暈目眩，少年白髮，皮膚乾燥，以及老年性便秘有明顯的效果！

食用小提醒：

腸胃功能較差，經常腹瀉或大便不成形者少用。

食譜：

芝麻糖

芝麻600克，放入100克白糖炒熟，放入玻璃罐子，每天吃10克。可滋養毛髮，使之烏黑亮麗。

澀腸止瀉

高粱

選購技巧
清香，顆粒飽滿，形態完整，乾淨，光澤，無蛀蟲。

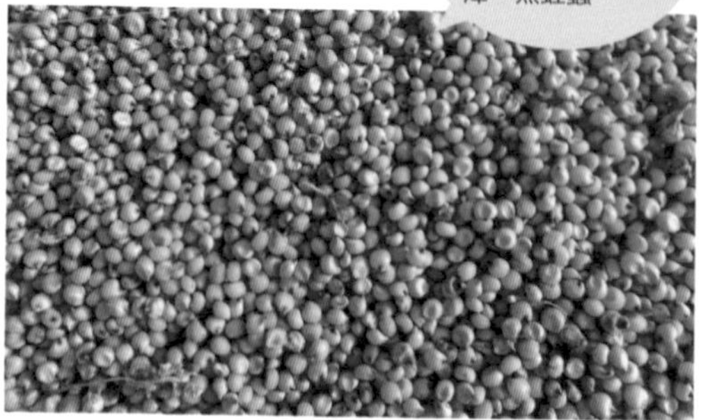

功效	健脾和胃，澀腸止瀉
性味	溫；澀、甘
歸經	肺、脾、胃
適用症狀	失眠、心神不寧、痰濕
適合體質	痰濕體質、濕熱體質、氣鬱體質、特稟體質
盛產季節	夏、冬

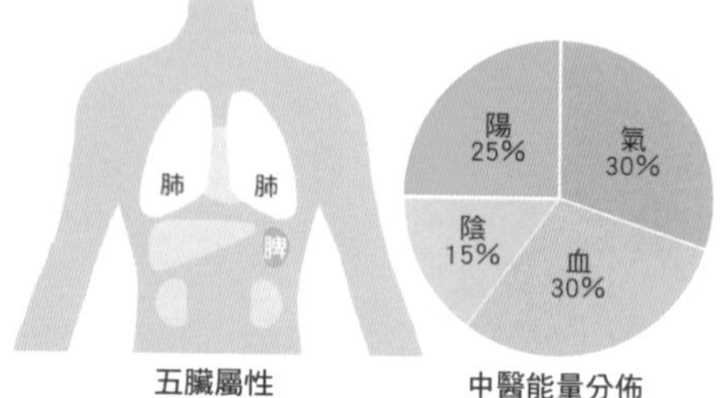

五臟屬性　中醫能量分佈

高粱有五穀之精的稱號，微量元素豐富，並且有澀腸止瀉的作用，曾經在戰亂時期也有治療痢疾，對於止瀉與止血有很好的作用，患有慢性腹瀉的人建議多吃高粱，但本身便秘或大便乾結者少吃。

高粱可和胃消積，溫中澀腸，對於脾虛濕困，消化不良的腸胃有濕熱的食欲不振，腹脹與腹瀉有很好的療效，可以緩解胃脹氣與不適感。

食用小提醒：
大便乾結的人不適合吃。

食譜：

高粱粥
高粱100克與白米50克，鹽2克，放入600毫升水，煮30分鐘。可緩解胃脹氣與腹瀉。

補腦、抗憂鬱

核桃

選購技巧
核桃外殼圓潤，大小均勻，紋路美麗，桃仁顆粒飽滿，乾淨，淡黃，油脂高。

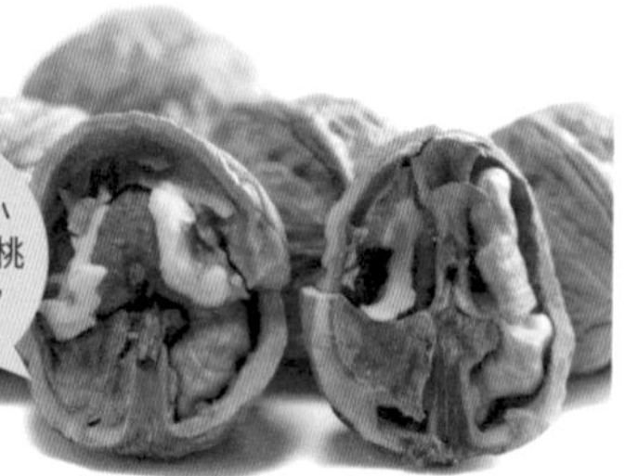

功效	補腎固精，潤腸通便
性味	溫；甘
歸經	肺、腎、大腸
適用症狀	便秘、健忘、寒性咳嗽
適合體質	氣虛體質、陽虛體質、陰虛體質、血虛體質、氣血兩虛體質、血瘀體質、氣鬱體質、特稟體質
盛產季節	秋

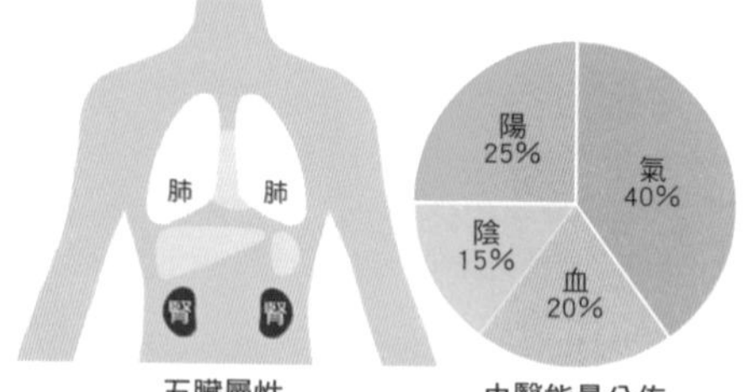

五臟屬性　中醫能量分佈

自古以來，核桃被當做補腦聖品，可提升腦力與活化大腦運作，對於小孩提高學習也起來補身體又補大腦的功效。核桃中的不飽和脂肪可加速分解胰島素，對於高血糖或糖尿病者有很好的保健效果，其中ω-3脂肪酸可以減少患憂鬱症、預防乳腺癌或卵巢癌。

核桃補腎固精，潤腸通便，溫肺定喘。對於老年人的乾燥性便秘有很好的通便效果，核桃乃溫性食物，對於寒性咳嗽有很好的補氣潤肺的作用，可以止咳，溫補體內陽氣。

食用小提醒：
核桃溫陽，熱量高，滋補效果好，但過食容易發胖。

食譜：

椒鹽核桃
核桃100克，鹽3克，胡椒5克，乾炒12分鐘即可。可溫補陽氣，防止手腳冰涼。

補中益氣

糯米

選購技巧

顆粒飽滿，色白，圓潤，光澤透亮，形狀飽滿，無碎米。

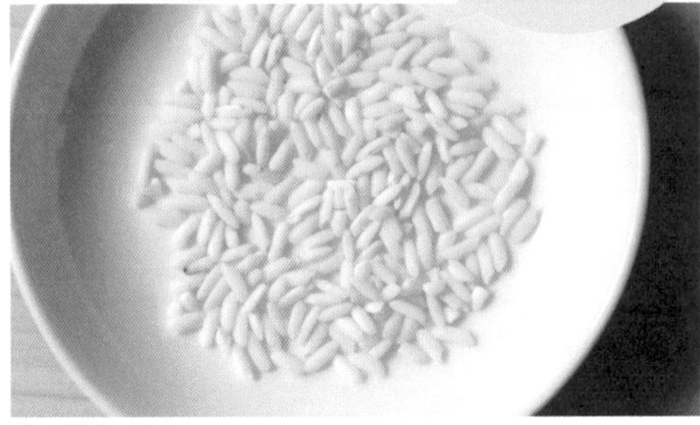

功效	補中益氣
性味	平；甘
歸經	肺、脾、胃
適用症狀	疲勞、汗症、體重不足
適合體質	任何體質皆可

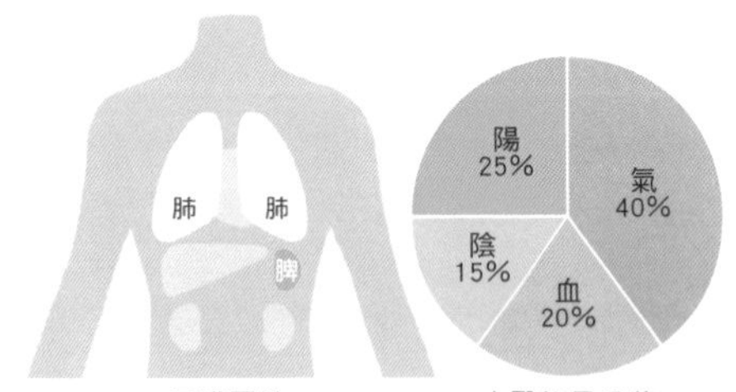

五臟屬性　中醫能量分佈

糯米經常被製作成糕點或甜品，深受人們喜愛，但碳水化合物含量很高，吸收也快，可以迅速補充血糖與貧血。含有豐富的維生素B群，蛋白質、脂肪、碳水化合物，澱粉等，緩解疲勞效果很好。

糯米是溫和的補品，有補氣血、健脾暖胃、止汗等作用。對於食欲不振，腹脹腹瀉，體質差或出汗過多的人有很好的營養作用。

食用小提醒：

其實糯米比白米含更多支鏈澱粉，所以消化的速度很快，糖尿病與肥胖者少吃。

食譜：

紅棗糯米粥

糯米120克，葡萄乾20克，白糖20克，放入30克紅棗，加入水400毫升，煮20分鐘。可緩解疲勞，提升精氣。

控制血糖

糙米

選購技巧

氣味清香，米粒飽滿均勻，無碎米，色澤潤澤，形態完整，結構緊密，不鬆散。

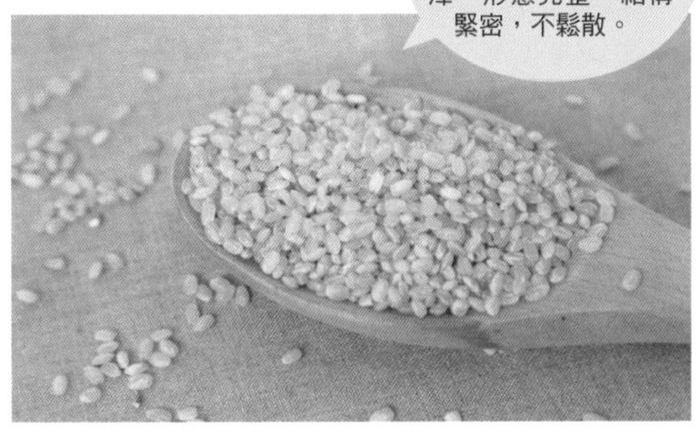

功效	健脾養胃，補中益氣
性味	溫；甘
歸經	脾、胃
適用症狀	貧血、高血脂、肥胖
適合體質	任何體質皆可

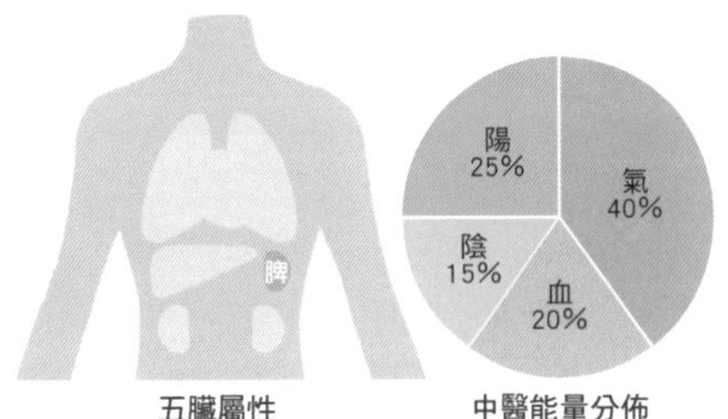

五臟屬性　中醫能量分佈

吃糙米比起白米更加健康，尤其是對於糖尿病與肥胖人來說，糙米有較高的飽足感，高纖維包裹著碳水化合物，可以減少腸胃吸收，控制血糖，並且含有很多微量元素。

糙米健脾養胃，補益中氣。可以調補五臟之氣！還可以降血脂與血糖，維持身體的新陳代謝功能，清除沉澱在血管壁的膽固醇與血液內渾濁的血脂等。

食用小提醒：

糙米纖維高，建議泡水1小時再煮比較鬆軟。

食譜：

糙米飯糰

糙米100克，水100毫升，放入電鍋煮熟後，放入二顆濕烏梅蜜餞。可促進食欲，幫助消化，潤腸通便。

降血脂

蕎麥

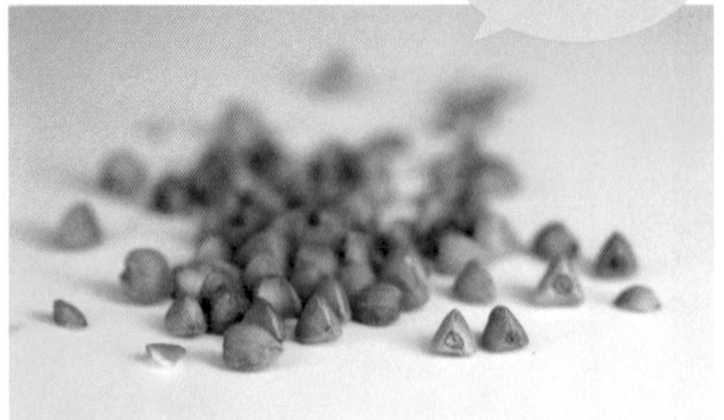

功效	消食化滯，補中益氣
性味	涼；甘
歸經	脾、胃、大腸
適用症狀	高血脂、高血壓
適合體質	任何體質皆可
盛產季節	秋、冬

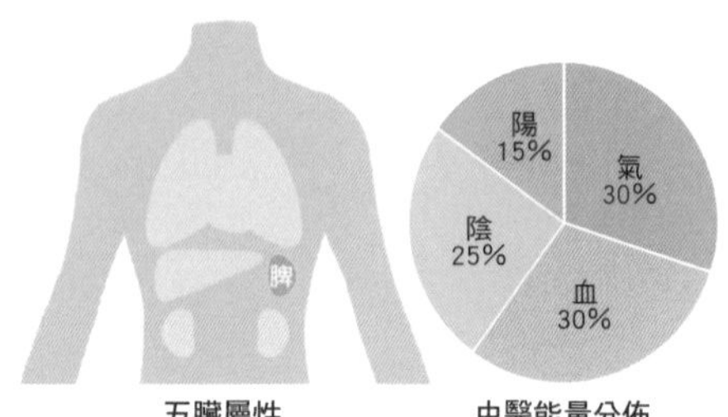

五臟屬性　中醫能量分佈

蕎麥對於降血脂有很好的調節作用，可以有效分解膽固醇與脂肪的沉澱，防止心血管疾病的發生，並且可以降血壓，提高血管彈性，預防中風，對於脂肪肝也有很好的緩解功效。

蕎麥可消食化滯，補中益氣。保護脾胃之氣，促進腸胃蠕動，排除體內毒素與廢棄物，並且有很好的飽足感。對於改善便秘也有很好的作用。

食用小提醒：
脾胃虛寒，消化不良或容易腹瀉的人少吃。

食譜：
蕎麥粥
蕎麥100克，白米100克，水700毫升，放入白糖30克，煮40分鐘。幫助消化，還可降血脂。

潤燥消水

黃豆

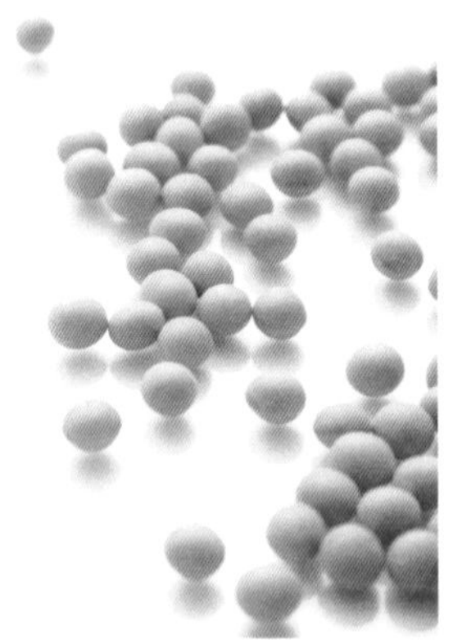

功效	健脾寬中，潤燥消水
性味	平；甘
歸經	脾、胃
適用症狀	高血脂、高血壓、高血糖
適合體質	任何體質皆可
盛產季節	秋、冬

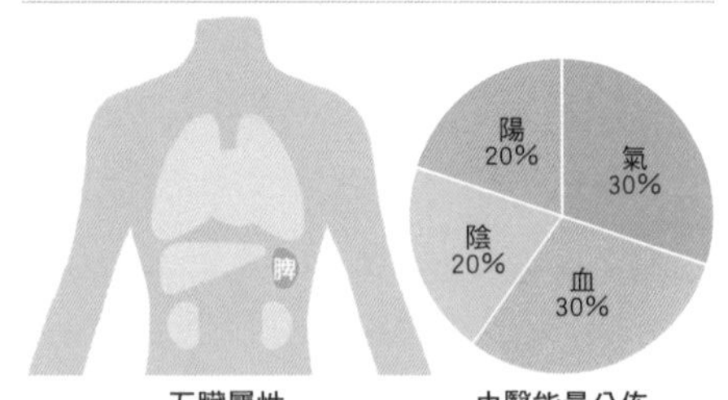

五臟屬性　中醫能量分佈

黃豆藥用可治療高血壓、降低血清膽固醇、糖尿病、癡呆症。黃豆是一種營養豐富、用途廣泛的農產品，容易被腸胃吸收消化，豆腐、豆漿等豆類食品都是很好的美顏養生食物，富含蛋白質，是素食主義者最主要的蛋白質來源。

黃豆可益氣養血、健脾寬中、下氣利大腸、潤燥消水的功效，對於肥胖的痰濕囤積或腹脹水腫有很好的化濕與消退體內水分，幫助排出體內多餘的水分。

食用小提醒：
黃豆的普林含量高，痛風急性期或尿酸偏高患者忌食。

食譜：
豆漿
黃豆200克，泡軟後倒入200毫升熱水，放入果汁機打3分鐘(或放冷水再煮開)。可清熱化濕，潤腸通便，降血脂。

消炎美白

豌豆

功效	和中下氣，通利小便
性味	平；甘
歸經	脾、胃
適用症狀	煩躁、胸悶
適合體質	任何體質皆可
盛產季節	秋、冬

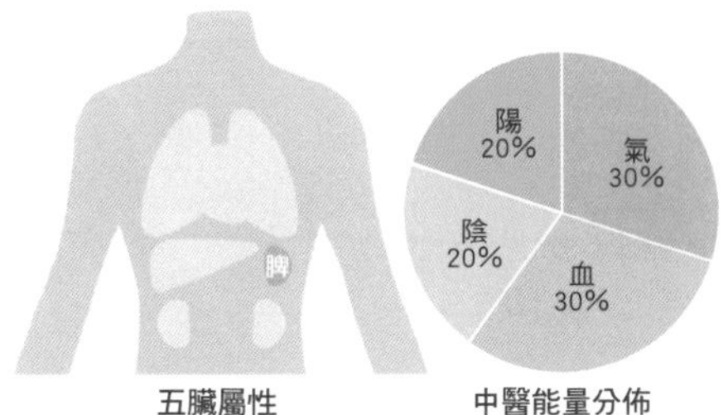

五臟屬性　　中醫能量分佈

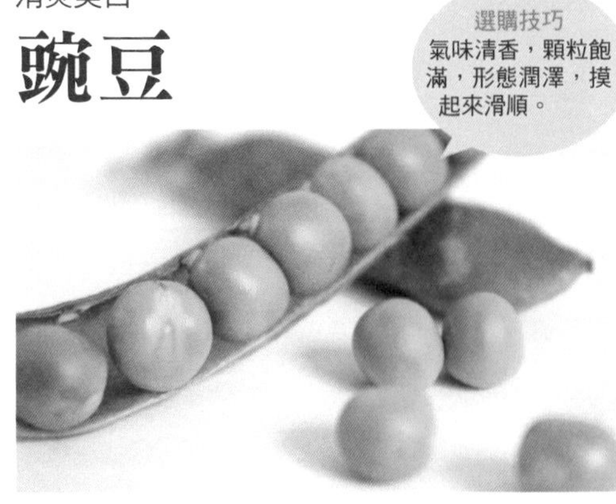

食用小提醒：
多食易發生脹氣。

食譜：
豌豆蝦仁
豌豆100克，蝦仁100克，鹽2克，加10毫升油，炒8分鐘即可。可養顏美容，提升皮膚緊緻度。

豌豆的高鉀可保護心血管，具有抗菌消炎，增強新陳代謝的功能。其優質蛋白和賴氨酸成分可以刺激胃蛋白酶與胃酸的分泌，促進孩童的食欲、幫助提高鈣的吸收及儲存，加速骨骼生長。

豌豆可以養顏美容，《本草綱目》提到：「祛除面部黑斑，令面部有光澤。」吃豌豆還有消水腫、增加皮膚潤澤與緊緻，減少眼睛周圍的皺紋。

補氣開胃

榛果

功效	補氣健脾，益睛明目
性味	平；甘
歸經	脾、胃
適用症狀	疲勞、眼睛乾澀、食欲不振
適合體質	氣虛體質、陽虛體質、陰虛體質、血虛體質、氣血兩虛體質、血瘀體質、特稟體質
盛產季節	秋、冬

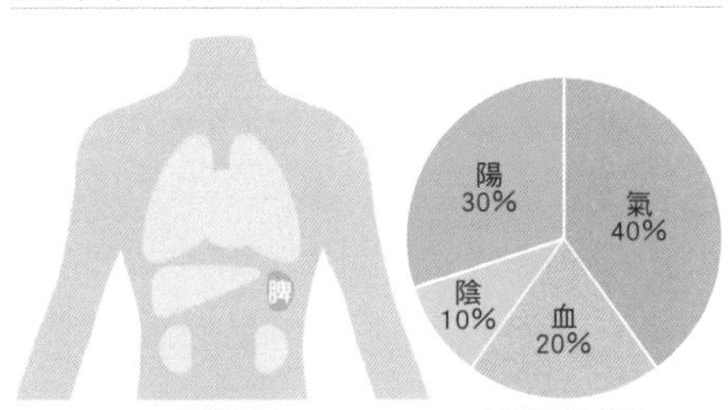

五臟屬性　　中醫能量分佈

選購技巧
外殼咖啡色，大小均勻，顆粒飽滿，殼薄，果仁油脂豐沛。

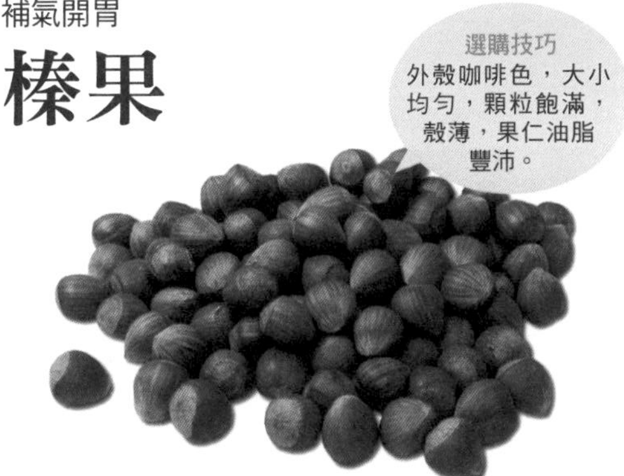

食用小提醒：
熱量高，溫補，容易上火，肥胖者少吃。

食譜：
榛果牛奶
榛果仁100克，乾炒12分鐘，與500毫升熱牛奶放入調理機打3分鐘。可提高免疫力，預防卵巢癌等。

榛果營養豐富，香味迷人，經常被加入巧克力製品或甜點，深受喜愛。榛果所含脂溶性維生素易吸收，適合脾胃虛弱，食欲不振或術後的補品，本身維生素E含量高，能防治動脈粥樣硬化或高血脂，也可潤澤乾燥的皮膚。榛果可預防女性的卵巢癌，乳腺癌，宮頸癌等。

榛果可健脾補氣，對於脾胃虛弱，沒有食欲的人有不錯的開胃作用！或是大病癒後的進補有很好的效果。

健腦潤腸

松子

選購技巧

成熟的松子外殼容易捏碎，松子仁大而白，氣味芳香。

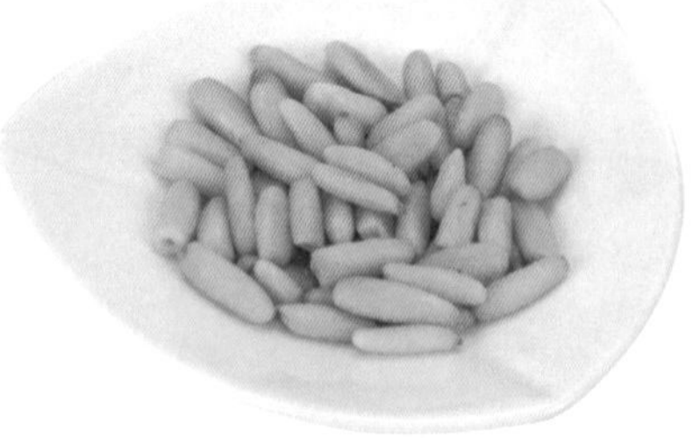

功效	補益氣血，潤腸通便
性味	平；甘
歸經	肺、肝、大腸
適用症狀	便秘、健忘、皮膚乾燥
適合體質	氣虛體質、陽虛體質、陰虛體質、血虛體質、氣血兩虛體質、血瘀體質、氣鬱體質、特稟體質
盛產季節	秋、冬

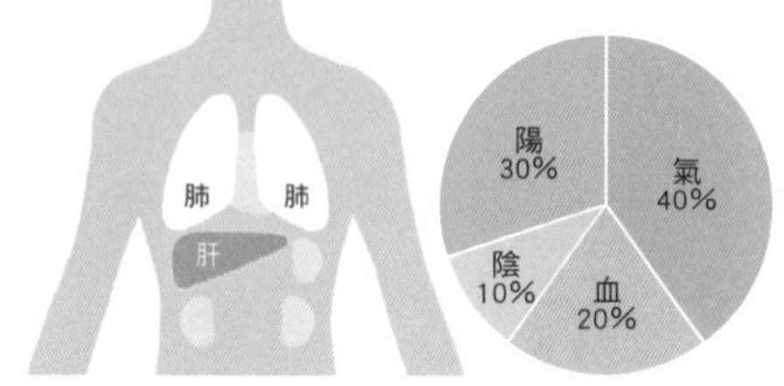

五臟屬性　中醫能量分佈

自古以來，松子被當做健腦與延緩衰老的補品，可提升記憶力與活化大腦細胞，對於老年人補腦，防止老年癡呆症有不錯的功效。對於軟化血管與降低血脂也明顯的作用。

中醫認為松子補益氣血，潤腸通便。對於老年人的乾燥性便秘有很好的通便效果。松子中所含大量的維生素與微量元素，可以幫助人體恢復體力，消除疲勞與養顏美容。

食用小提醒：

松子的脂肪含量高，痰濕體質與咳嗽痰多者，不宜多吃。

食譜：

玉米松子

玉米粒200克，松子仁40克，豌豆仁100克，鹽3克，放入20毫升油，炒8分鐘。可緩解老年性便秘，滋養腸胃。

活血化濕

紅豆

選購技巧

氣味清香，顆粒飽滿，形態圓潤，豆體中央無凹陷，色紫紅發暗者。

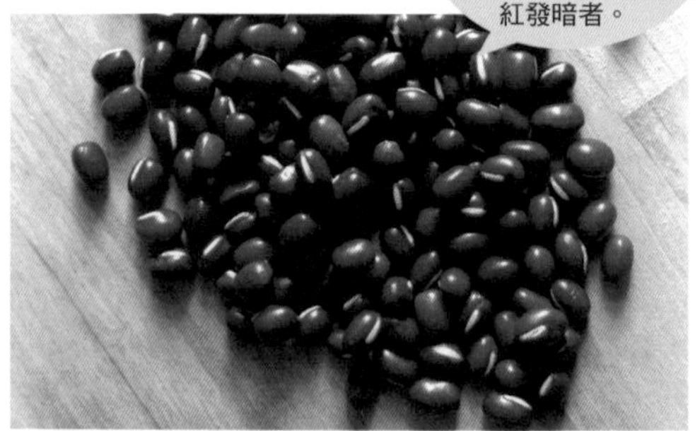

功效	理氣活血，清熱解毒
性味	平；苦
歸經	肝、脾
適用症狀	月經量少、血塊多
適合體質	任何體質皆可
盛產季節	冬、春

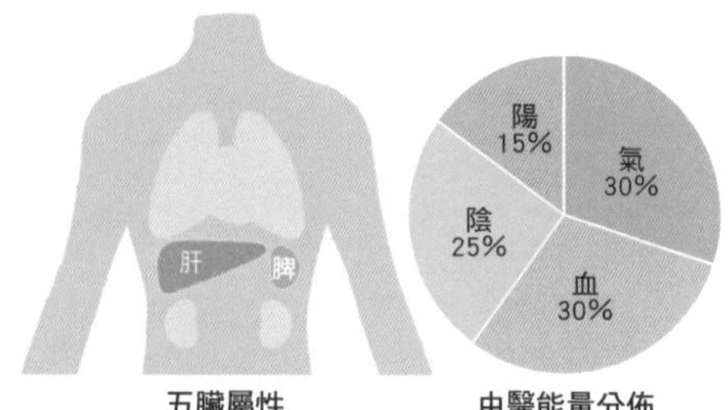

五臟屬性　中醫能量分佈

紅豆含有較多的皂角甙與纖維，可刺激腸道，潤腸通便，降低血脂與血壓，並且有良好的利尿作用，能解酒、解毒，豐富的葉酸可增進產後乳汁分泌，補益氣血，增加造血功能。

紅豆可以理氣活血，對於月經量少的可以幫助活血，緩解血塊太多引起的氣滯血瘀型痛經，可活血化瘀，順利排出經血，緩解疼痛。對於體內多餘的水分，紅豆可以利尿排水。

食用小提醒：

體內有濕氣或水腫適合排溼利水。

食譜：

黑糖紅豆湯

紅豆100克，加入300毫升的水煮30分鐘以上至紅豆軟爛，最後加入黑糖20克。可理氣活血，緩解痛經。

駐顏明目

黑豆

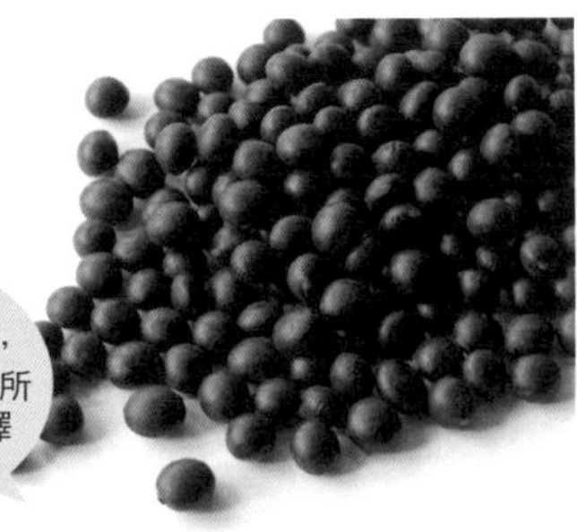

選購技巧
表面好像有層白粉，是因含有天然蠟質所致，因此表面有光澤的較不新鮮。

黑豆是一種天然的防老抗衰食物，不少典籍均記載黑豆有駐顏、明目、烏髮的功效。一般煮熟服用或配藥煮能治病，但不易消化，黑豆芽及皮、葉、花均可入藥治病；黑豆皮中藥稱「料豆衣」，有解毒利尿作用；黑豆芽能清熱解表，用水煎服可治風濕性關節疼；黑豆葉搗爛外敷可治蛇咬傷。黑豆花則能治目翳。

黑豆滋陰補腎，補血明目，可補益腎精。《本草綱目》記載：「食烏豆，令人長肌膚、益顏色、填筋骨、加氣力、補虛能食、延年益壽。」其纖維質對整腸亦有幫助，可以防止便秘的發生。

功效	滋陰補腎，補血明目
性味	溫；甘
歸經	心、脾、腎
適用症狀	腰酸、眼睛酸澀
適合體質	任何體質皆可
盛產季節	冬、春

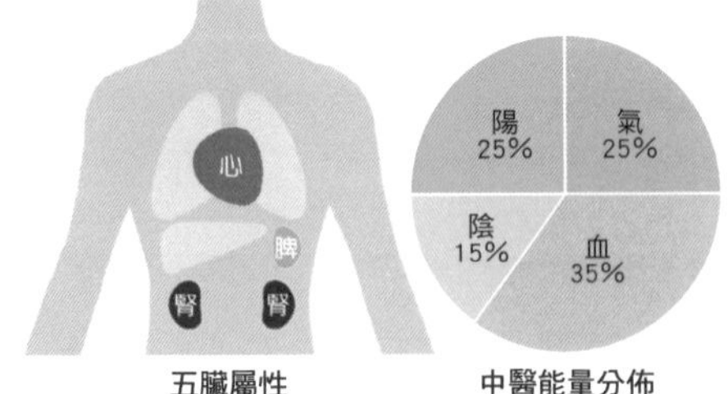

食用小提醒：
青仁黑豆適合用來浸酒，黃仁黑豆則適合煮食。

食譜：

黑豆枸杞茶
黑豆30克放入鍋子乾炒5分鐘。枸杞子10克，熱水400毫升泡入黑豆和枸杞子5分鐘，再喝。可補血明目，緩解眼睛的疲勞。

止咳化痰

杏仁

選購技巧
以顆粒大、飽滿均勻、無黴蛀、無碎屑者為佳。

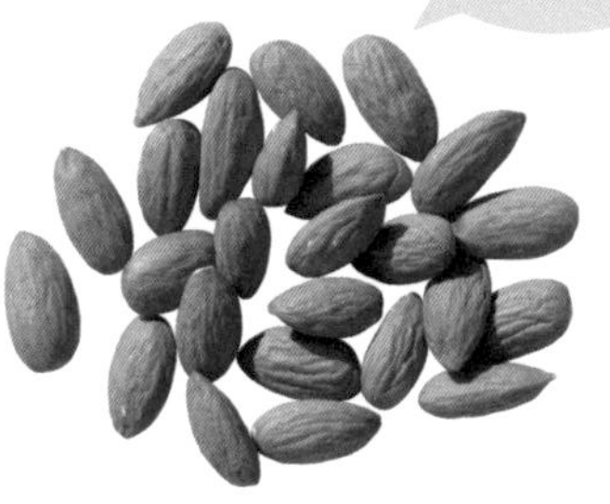

杏仁中含有豐富的維生素A，能保持視力、皮膚與上呼吸道的健康，有甜、苦之分，可供食用者多為甜杏仁。杏仁能防癌、抗癌，經常食用具有保健作用，杏中含檸檬酸、蘋果酸等，具有生津止渴、美容之效；苦杏仁具有較強的鎮咳、化痰作用。杏仁油能促進胃腸蠕動治便秘。

杏仁對於外感咳嗽有很好的止咳平喘作用，並且可以潤腸通便治療腸燥便秘。

功效	止咳平喘，潤腸通便
性味	溫；甘、苦
歸經	肝、心、胃
適用症狀	外感咳嗽、喘促
適合體質	任何體質皆可
盛產季節	冬、春

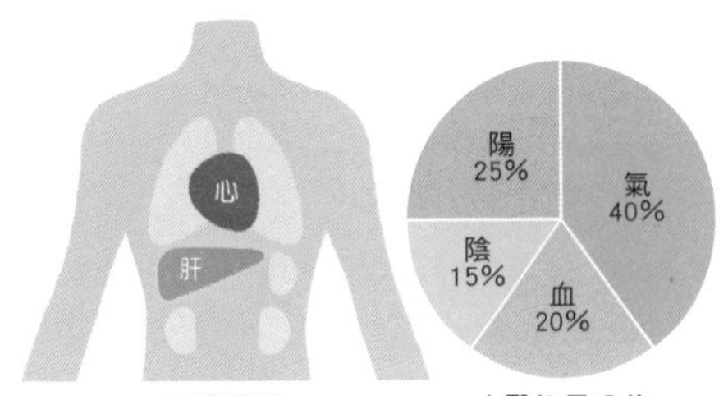

食用小提醒：
苦杏仁有毒性，食用時必須先在水中浸泡，並加熱煮沸。

食譜：

椒鹽杏仁
杏仁100克，胡椒10克，鹽3克，放鍋裡乾炒10分鐘。可止咳平喘，治療寒性咳嗽。

補腎強筋

栗子

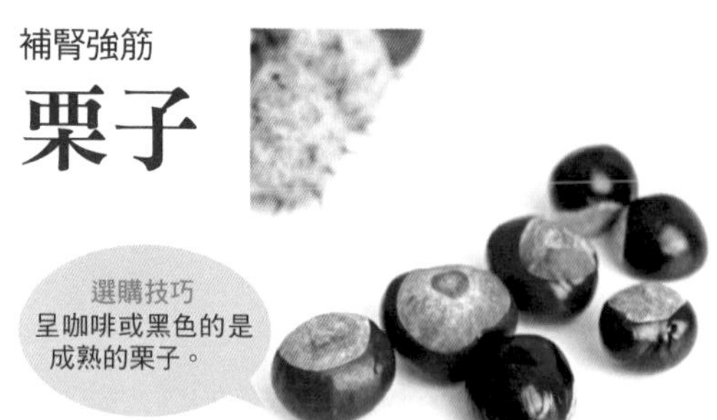

功效	養胃健脾，補腎強筋
性味	溫；甘
歸經	脾、胃
適用症狀	腰膝酸軟、疲勞
適合體質	氣虛體質、陽虛體質、陰虛體質、血虛體質、氣血兩虛體質、血瘀體質、特稟體質
盛產季節	冬、春

脾

五臟屬性

陽 25%
氣 40%
陰 15%
血 20%

中醫能量分佈

冬天街上常會聞到一股股香甜的糖炒栗子味，常吃還可以益氣力呢！誰說栗子只是令人發福的點心而已！果肉益腎氣，生嚼食治腰腳無力。

《呂氏春秋》記載：「果之美者，有冀山之栗。」《命醫別錄》記載：「栗子益氣、厚腸胃、補腎、耐飢。」最適合中老年腎虧氣虛者食用，但一次不宜多吃，以免消化不良、腹中脹氣，每日早晚生食1~2枚栗子，細嚼慢嚥，久之能有效治老年腎虧、小便頻數、腰腳無力，生栗子搗爛研泥敷患處，可以治跌打傷損傷、筋骨腫痛。

食用小提醒：

避免吃太多栗子，尤其是糖尿病患者，以免影響血糖的穩定。

食譜：

栗子雞腿湯

栗子仁200克，雞腿200克，水800毫升，煮40分鐘。補腎，強壯筋骨，加強免疫力。

健脾補腎

腰果

選購技巧
完整彎月形狀，色澤白，質感飽滿。

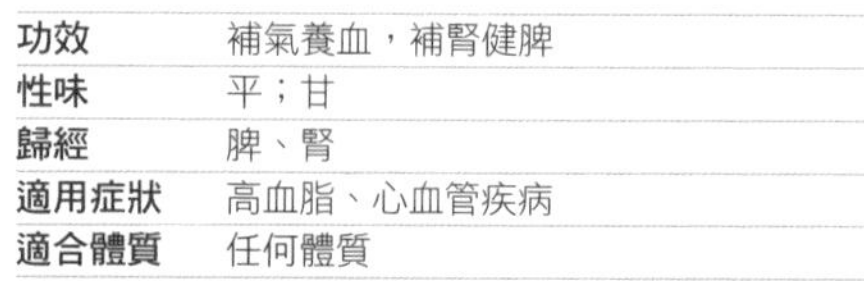

功效	補氣養血，補腎健脾
性味	平；甘
歸經	脾、腎
適用症狀	高血脂、心血管疾病
適合體質	任何體質

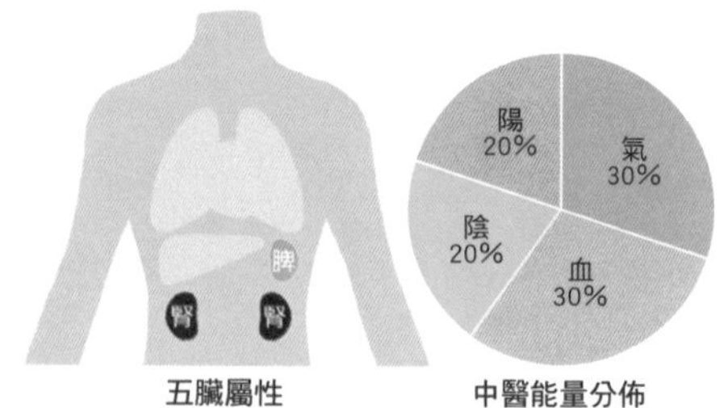

腰果具有抗氧化、防衰老、抗腫瘤和抗心血管病的作用。對於高血脂、冠心病患者的有很好的效果。腰果中的維生素和微量元素可軟化血管的作用，加速新陳代謝，防治心血管疾病大有益處；含有豐富的油脂，可以潤腸通便，潤膚美容，延緩衰老；經常食用腰果可以提高人體抗病能力、增進性欲，使體重增加。

腰果可補氣養血，補腎健脾。《本草拾遺》中記載：腰果仁潤肺、去煩、除痰。腰果可安定神經，健脾補腎，保護心血管與皮膚。

食用小提醒：

吃多了容易過敏，所以過敏體質者少吃。

食譜：

甜腰果

腰果仁100克，白糖20克，鍋裡乾炒15分鐘。可養顏美容，滋養皮膚。

溫胃益肺

西穀米

選購技巧
西穀米是加工品，色澤白皙，顆粒圓潤，無異味或雜質。

功效	健脾養胃，補益肺氣
性味	溫；甘
歸經	脾、胃、肺
適用症狀	食欲不振、咳嗽、疲勞
適合體質	任何體質皆可，除了痰濕體質外

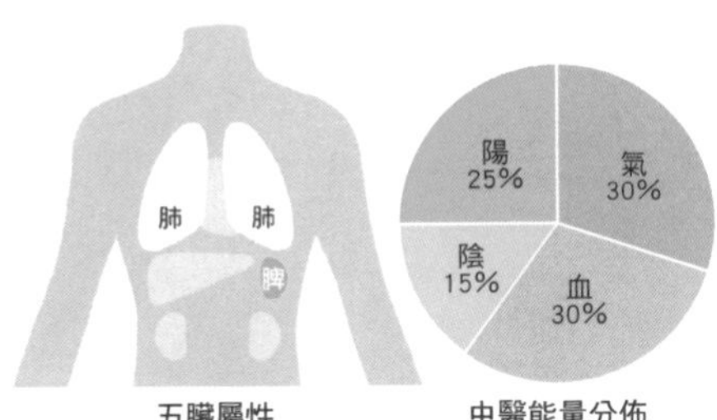

五臟屬性　中醫能量分佈

食用小提醒：
碳水化合物與澱粉高，不適合減肥或糖尿病者。

食譜：
椰奶西穀米
西穀米200克，白糖10克，椰奶800毫升，煮30分鐘。可潤腸通便，緩解脹氣。

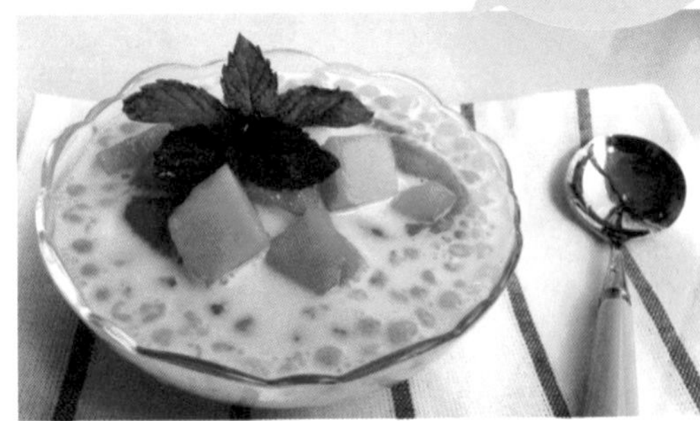

西穀米甜品風靡亞洲，起源於印尼，是西米棕櫚部莖部製作出來的澱粉製品，通常煮熟食用，經過冰鎮吃起來口感彈性細膩，為夏季不可缺少的甜品，可健脾化痰，補益肺氣。主要成分是碳水化合物和澱粉。

西穀米味甘，性溫，入脾胃與肺，對於體內虛寒，咳嗽氣短，精神不濟，怕冷，食欲不振，腹部寒涼型腹瀉，腹痛有很好的暖胃作用。

利尿排毒

玉米

選購技巧
顏色透明的比較鮮嫩多汁，水分充足，顆粒飽滿，排列整齊，結構緊緻。

功效	益肺寧心，健脾開胃
性味	平；甘
歸經	脾、胃
適用症狀	高血壓、高血脂、冠心病
適合體質	任何體質皆可
盛產季節	全年

脾
陽 20%　氣 30%　陰 20%　血 30%
五臟屬性　中醫能量分佈

食用小提醒：
玉米受潮或變質會產生黃麴毒素容易致癌。

食譜：
玉米蛋花湯
玉米粒120克，鹽2克，水600毫升，煮10分鐘，起鍋前打入蛋汁1顆。可健脾開胃，預防膽結石發生。

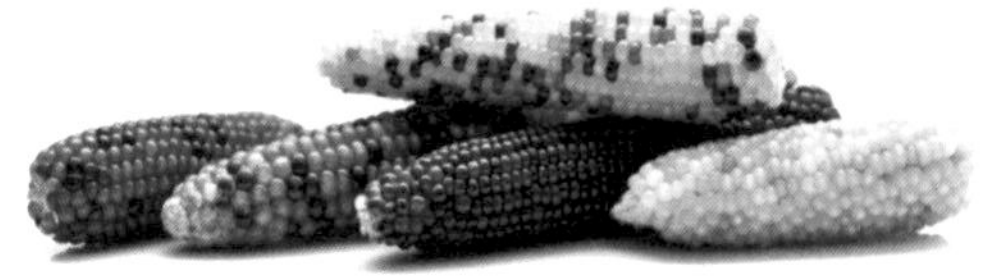

有研究發現玉米可以抗癌，活化細胞，穀氨酸可以健腦，補充腦力與提高記憶力，降低心血管疾病的發生率。

玉米可以利尿，健脾開胃，安神定志，補肺氣。對於降血脂與血壓都有很好的作用，對於尿路感染，小便不通有很好的利尿效果。玉米的高纖維能幫助腸胃蠕動，縮短消化時間，防止毒物吸收，降低結腸癌的發病率。豐富的鎂可抑制癌症的發展與變化，幫助擴張血管，增加膽汁分泌，減少膽結石，促進排毒。

滋陰養血，活化肌膚

草莓

選購技巧
果實清香甜美，大小均勻，乾淨，富彈性。

功效	補血益氣，潤肺生津
性味	寒；甘
歸經	肝、腎、肺
適用症狀	貧血、尿血、燥熱咳嗽
適合體質	任何體質皆可
盛產季節	春

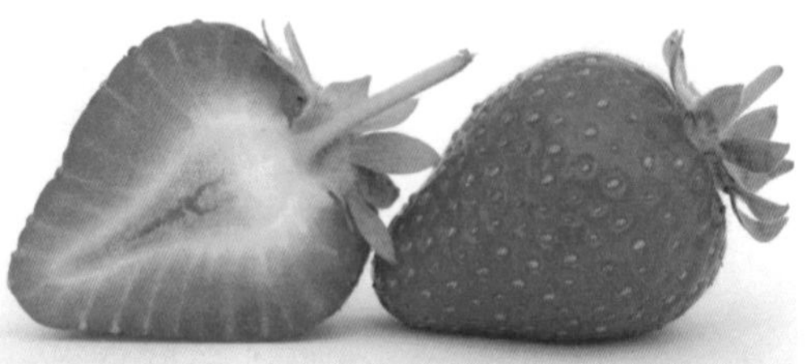

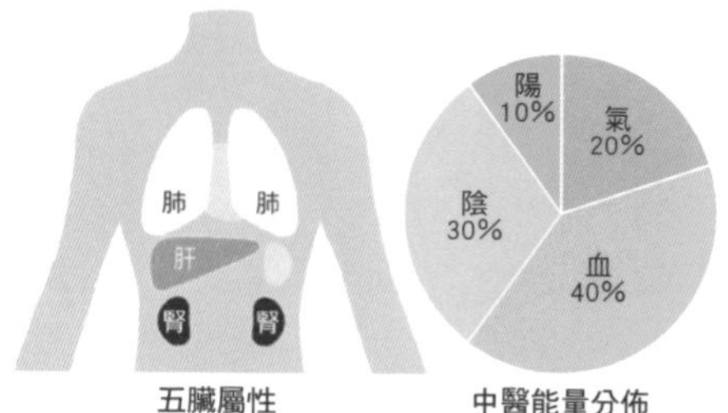

五臟屬性　中醫能量分佈

草莓滋陰養血，果漿可活化肌膚，增加皮膚白皙度與彈性，還可控油。宿醉也可以吃100克的草莓來解除宿醉。草莓還可以抗癌，防止細胞老化，促進新陳代謝。

中醫認為草莓補血益氣，潤肺生津。可改善貧血，補充體力，緩解疲勞，對於氣血不足的人來說，多吃草莓可以提升精氣。春季容易有肝火，例如頭暈頭痛，吃草莓可以防止肝火上炎。

食用小提醒：

草莓的草酸鈣較高，尿路結石者不宜食用。

食譜：

草莓果醬

草莓500克去蒂，白糖100克，熬煮到濃稠即可。可開胃，促進消化，潤腸通便。

化痰止咳，潤肺理氣

枇杷

選購技巧
果香，大小均勻，形態飽滿圓潤，微軟。

功效	益胃生津，潤肺止咳
性味	涼；甘、酸
歸經	脾、肺
適用症狀	咳嗽、咽痛、口乾舌燥
適合體質	任何體質皆可
盛產季節	春、夏

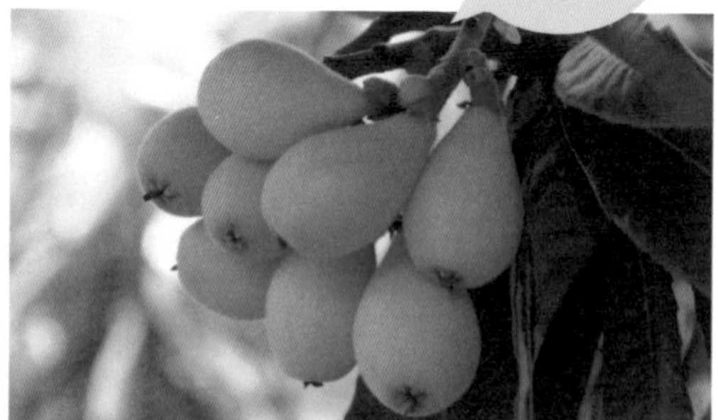

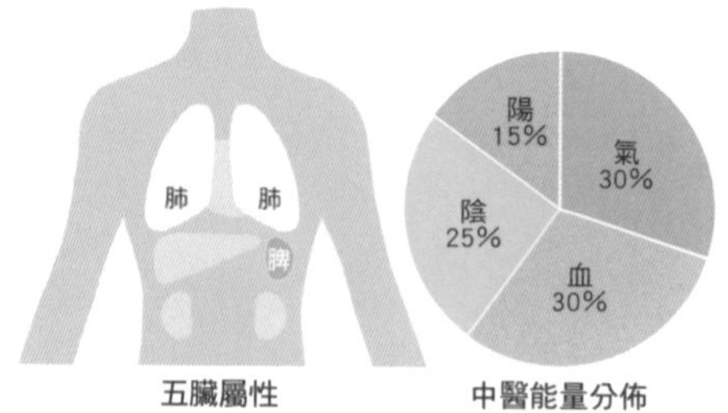

五臟屬性　中醫能量分佈

枇杷的纖維素與維生素可提高人體的免疫力，預防感冒，強身保健，維生素A可讓皮膚保濕，預防乾燥與龜裂。枇杷還可以化痰止咳，潤肺理氣。豐富的纖維素可以促進腸胃蠕動，幫助排毒。

枇杷可益胃生津，潤肺止咳。對於熱性咳嗽，黃色痰，喉嚨痛，聲音沙啞，牙齦腫痛都有不錯的緩解功效。

食用小提醒：

腹瀉與糖尿病者少吃。

食譜：

枇杷膏

枇杷500克去籽，白糖120克，陳皮80克，熬煮濃稠，每次吃10毫升。可潤肺止咳，緩解喉嚨疼痛。

生津，造血

桃子

選購技巧
色紅，顆粒大，摸起來硬度適中，不出水。

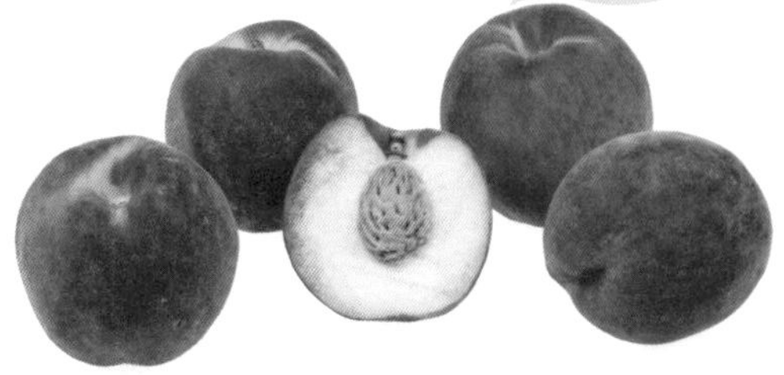

功效	生津潤腸，補益氣血
性味	溫；甘、酸
歸經	脾、胃、大腸
適用症狀	便秘、疲勞、口乾舌燥
適合體質	任何體質皆可
盛產季節	春、夏

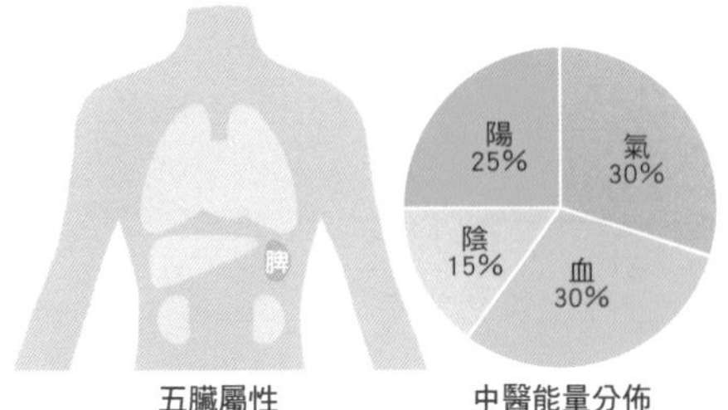

五臟屬性　中醫能量分佈

桃子的營養價值很高，富有蛋白質、脂肪、糖、鈣、磷、鐵和多種維生素。其中鐵的含量是水果之首，能提升造血功能，增加血細胞數量，防治貧血。果膠更可預防大便乾結不通。

桃子可生津止渴，補益氣血。民間有種說法，吃桃胖，吃李瘦！因桃子含有豐富的營養與熱量，可迅速提升人體的血糖與氣血功能，對於便秘的人來說，桃子有大量的果酸與纖維素幫助腸胃蠕動通便。

食用小提醒：
過敏體質者，削皮吃。

食譜：
紅酒燉桃子
紅酒200毫升，水500毫升，桃子200克切片，豬小排200克，放入鍋子燉30分鐘。可治療貧血，改善氣血兩虛。

補益氣血

櫻桃

選購技巧
顏色紫紅，越深越熟，顆粒大而飽滿，扎實。

功效	補益氣血
性味	溫；甘
歸經	肝、脾
適用症狀	貧血、消化不良、食欲不振
適合體質	任何體質皆可
盛產季節	春、夏

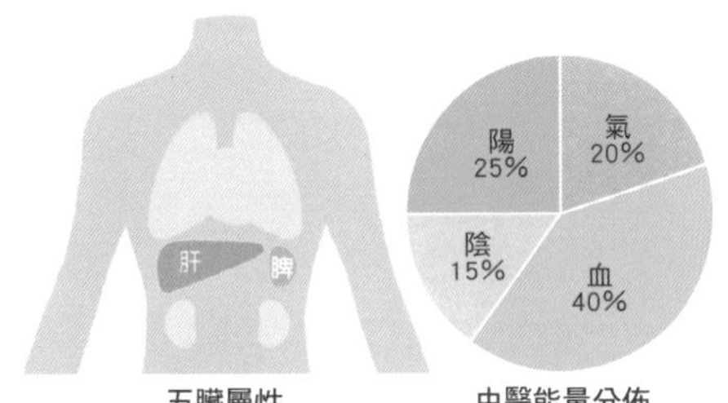

五臟屬性　中醫能量分佈

櫻桃看起來甜美可愛，經常是各種甜品上的常見水果，讓人賞心悅目。櫻桃的高鐵質可以提高造血功能，增加血細胞數量，加速新陳代謝，清除血脂，讓血管活性與通透性提高，防止心血管疾病的發生。

櫻桃可以補益氣血，對於貧血有很好的補血作用。《滇南本草》：「治一切虛症，能大補元氣，滋潤皮膚。」腸胃不適與風濕性酸痛有不錯的祛濕效果。

食用小提醒：
糖分高，糖尿病者少吃。

食譜：
櫻桃銀耳湯
銀耳50克，白糖10克，櫻桃100克去籽切碎，放入400毫升水煮10分鐘。可補益氣血，改善貧血。

功效	清熱解暑，生津止渴
性味	寒；甘
歸經	心、胃
適用症狀	中暑、咽乾、便秘
適合體質	任何體質皆可
盛產季節	春、夏、秋

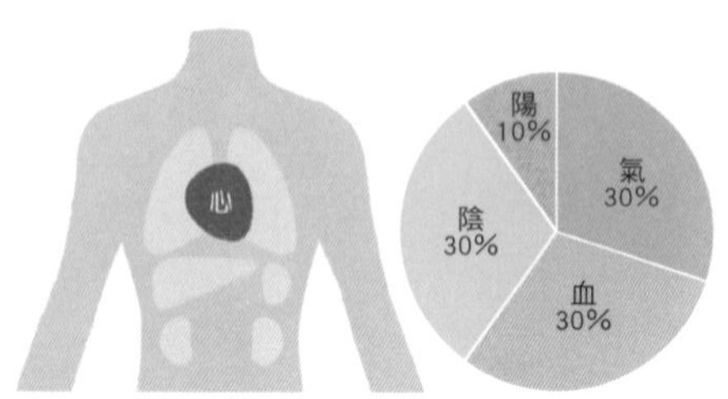

五臟屬性　中醫能量分佈

食用小提醒：
糖分高，肥胖與糖尿病少吃。

食譜：
美濃瓜牛奶
美濃瓜去籽200克與牛奶300毫升打汁，可緩解燥熱，生津止渴。

消暑寧心，生津止渴

美濃瓜

選購技巧
圓形，皮硬，外表白而翠綠，顆粒飽滿，果臍平寬，表皮黏代表糖分充足。

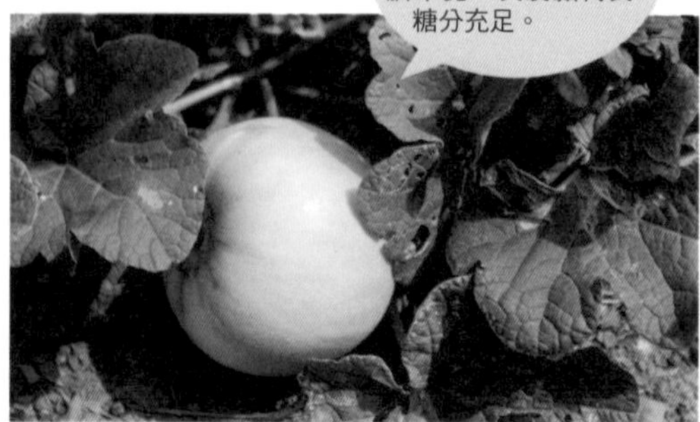

美濃瓜含有大量的碳水化合物和水分，可清熱解暑，生津止渴，快速補充血糖，緩解疲勞，其酶的成分可以幫助腎臟病患者吸收營養。維生素C高於西瓜，多食美濃瓜，可以降低膽固醇，幫助心血管健康，促進內分泌和造血功能。

美濃瓜對於心神不寧，燥熱，煩躁，口乾有緩解作用，還可潤腸通便，利尿。對於心胃之熱有很好的解熱效果。

功效	清熱除煩，利尿解毒
性味	寒；甘
歸經	心、胃
適用症狀	心煩、咽乾、便秘
適合體質	任何體質皆可
盛產季節	夏

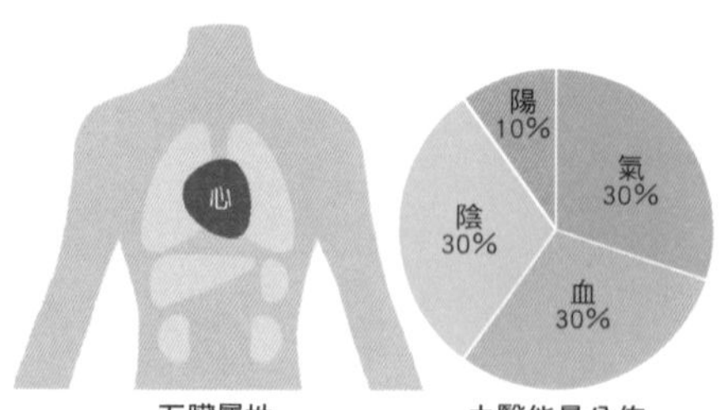

五臟屬性　中醫能量分佈

食用小提醒：
糖分高，肥胖與糖尿病少吃。

食譜：
哈密瓜小米粥
哈密瓜120克切小塊，小米80克與白米100克，水600毫升，煮20分鐘。可健脾益氣，清熱除煩。

解暑利尿

哈密瓜

選購技巧
瓜頂軟，形態橢圓，外表翠綠，網狀紋路均勻，瓜底凹陷。

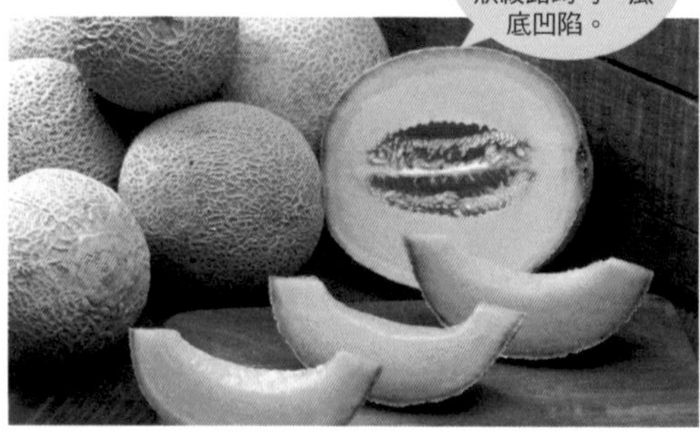

清康熙年間，哈密瓜是鄯善王每年給哈密王進貢的瓜，香甜可口，是瓜中之王，到民國初年一樣被視為貢品！哈密瓜的糖分非常高，可迅速補充體內的熱能，提高氣血，緩解疲勞，增加免疫力的功效。

中醫認為哈密瓜是涼性，對於清熱解毒，除煩，利尿有很好的作用。對於夏天中暑，口乾舌燥有解暑效果。

生津止渴，抗菌消炎

梅子

選購技巧
清香，形態圓潤，顆粒飽滿，硬度適中。

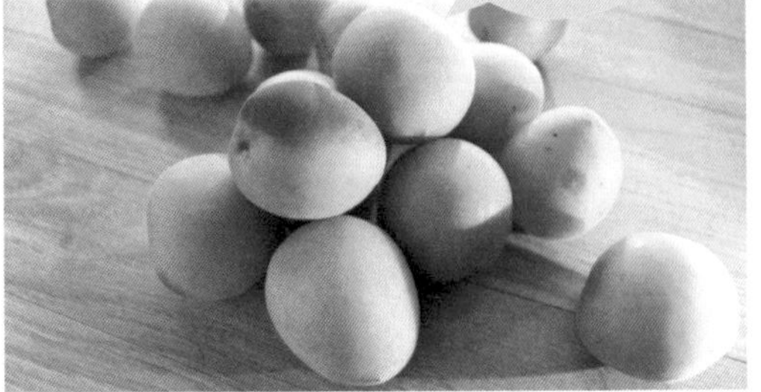

功效	生津止渴，澀腸止瀉
性味	溫；酸
歸經	肝、脾、肺、大腸
適用症狀	腹瀉、口乾、食欲不振
適合體質	任何體質皆可
盛產季節	春

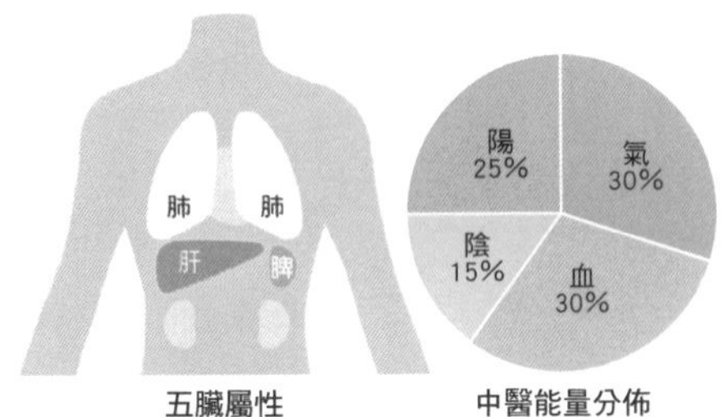

梅子是大家喜歡的蜜餞製品，本身含有豐富的維生素，對於腸道內的各種細菌與蛔蟲，有很好的的抗菌消炎的作用，能促進膽汁分泌，防止膽結石等症狀。

中醫認為，梅子可以生津止渴，澀腸止瀉，對於輕度的習慣性腹瀉有止瀉作用，夏季燥熱，暑濕之邪容易滋生脾胃，導致中暑伴消化道疾病，吃梅子可以緩解口乾舌燥，消除脾胃的細菌，有很好的保健作用。

食用小提醒：
可以幫助解酒或止嘔。

食譜：
梅肉虱目魚
虱目魚1條，醃製梅肉30克，放入料理酒100毫升與700毫升水，煮25分鐘。可補肝益腎，生津止渴，緩解疲勞與口乾舌燥。

健脾解膩

鳳梨

選購技巧
外表堅毅，刺手，鳳梨紋路上的眼部寬大表示果肉較熟。

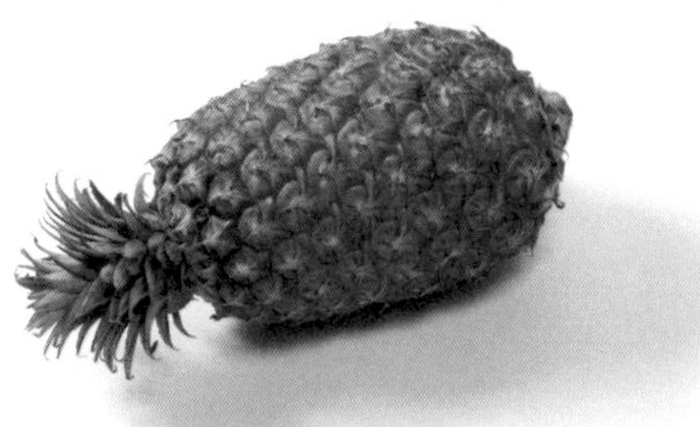

功效	健脾和胃
性味	平；甘、酸
歸經	腎、胃
適用症狀	腹脹、食欲不振
適合體質	任何體質皆可
盛產季節	夏

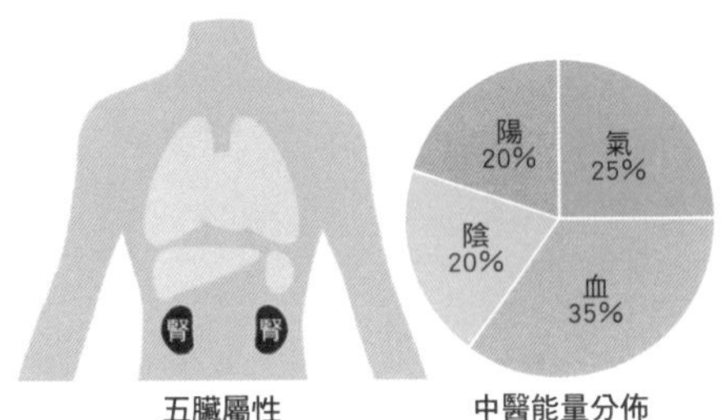

鳳梨的高纖維可以促進腸胃蠕動，分解油膩的食物與血液中的脂肪、膽固醇，有效清理血中的毒素，促進新陳代謝，維生素B能有效地滋養皮膚，防止皮膚乾裂，緩解疲勞與抗衰老，具有養顏美容的作用。

鳳梨有健脾和胃，清熱解暑、生津止渴、利小便的功效，可用於中暑、胃熱、腹脹、消化不良、食欲不振等症。

食用小提醒：
幫助分解肉類的油膩與消化。

食譜：
鳳梨蝦仁
鳳梨100克，蝦仁200克，鹽3克，油20毫升，炒至蝦仁變紅色。可延緩衰老，降低膽固醇。

開胃促進消化

烏梅

選購技巧
無異味，顆粒飽滿，乾淨。

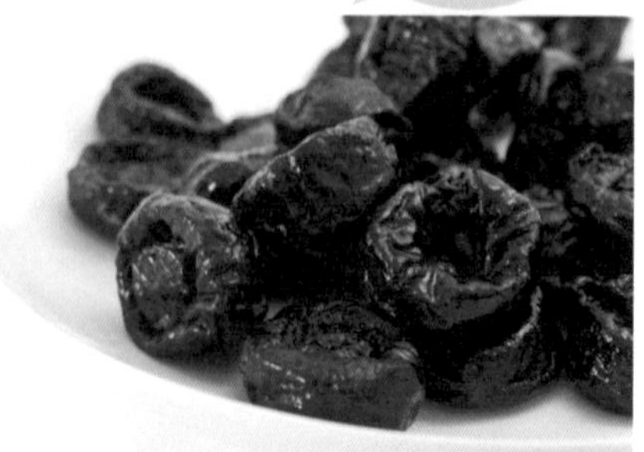

功效	澀腸固脫，安蛔止痛
性味	平；酸、澀
歸經	脾、肺、大腸
適用症狀	腹瀉、嘔吐、食欲不振
適合體質	任何體質皆可
盛產季節	夏

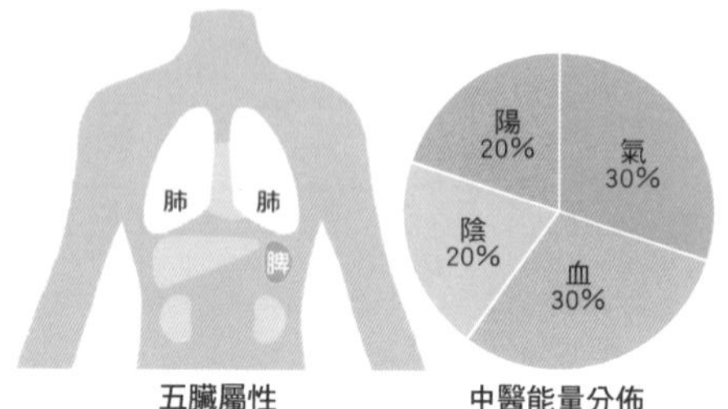

望梅止渴，夏天喝冰鎮烏梅汁有開胃健脾的作用，烏梅對於暈車或暈車引發的噁心嘔吐，可以服用烏梅緩解症狀，小孩子食欲不振，體重過輕者，可吃烏梅開胃，促進食欲，對於經常腹瀉者吃烏梅可以止瀉健脾。

烏梅可以醒脾開胃，促進消化與食欲，對於腹瀉，腹痛，噁心嘔吐有很好的緩解效果。烏梅的酸味可以生津止渴，改善夏季口乾舌燥的症狀。

食用小提醒：
暈車者，可吃烏梅止嘔。

食譜：
陳皮烏梅汁
烏梅200克，陳皮20克，白糖20克，與500毫升水煮10分鐘。可促進食欲，幫助消化。

補血，美容

水蜜桃

選購技巧
適熟期的果皮白綠，並會出現黃白或乳白色，有香、甜、軟三個特色。

功效	治溢汗、清血
性味	微溫；甘、酸
歸經	脾、大腸、小腸、胃
適用症狀	貧血、便秘
適合體質	任何體質皆可
盛產季節	夏

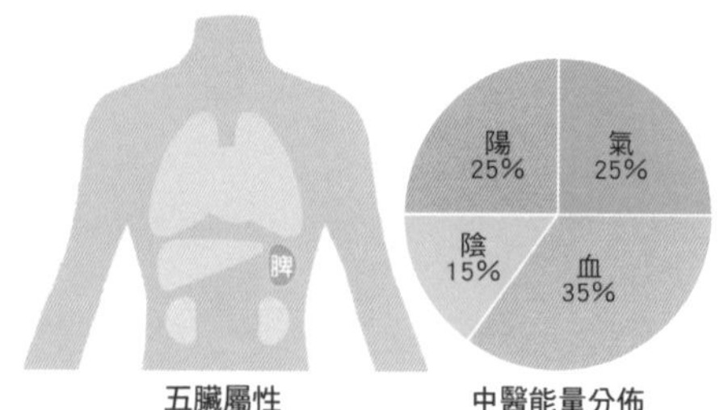

水蜜桃是一種含鐵量極豐富的水果，古人相傳常吃桃子能「益顏色」，道理就在於此，因為鐵是造血的原料，所以吃桃能補血，使氣色美美的。還能養血美顏。

當桃子吃剩一個硬核，敲開裡面有一個桃仁，中醫認為桃仁有活血化瘀、平喘止咳。大家都喜愛水蜜桃的香甜、多汁，然而因為桃子性溫，多吃可是會讓你胃脹不舒服、大鬧肚子的，所以要適量食用。桃花能去痰、消積、利尿、下瀉。桃葉能發汗、治皮病與殺蟲。

食用小提醒：
食用過量會導致胃脹胸悶。

食譜：
水蜜桃紅茶
水蜜桃100克去核，切碎，紅茶5克，泡入熱水400毫升，5分鐘後再喝。可消除胃脹氣、腹瀉。

提升元氣

榴蓮

功效	大補氣血，益氣溫陽
性味	熱；辛、甘
歸經	肝、肺、腎
適用症狀	體重過輕、虛弱、疲勞
適合體質	氣虛體質、陰虛體質、血虛體質、氣血兩虛體質、血瘀體質、氣鬱體質、特稟體質
盛產季節	夏

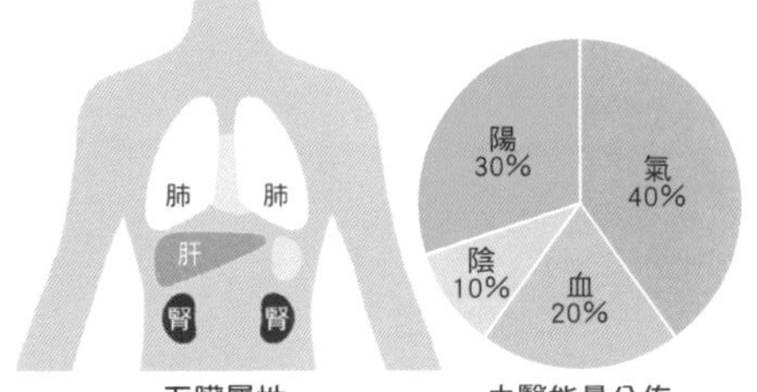

五臟屬性　中醫能量分佈

食用小提醒：
榴蓮纖維高，老年人或腸胃蠕動功能差者少吃，容易消化不良，引發腹脹與便秘。

食譜：
榴蓮冰
榴蓮肉300克，放冰凍庫2小時，口感綿密，可緩解氣血兩虛的疲勞與產後體虛。

選購技巧
榴蓮外殼堅硬帶刺，頭寬尾尖，尾部裂開，色黃，氣味濃郁，刺容易擠壓，果肉黃為熟。

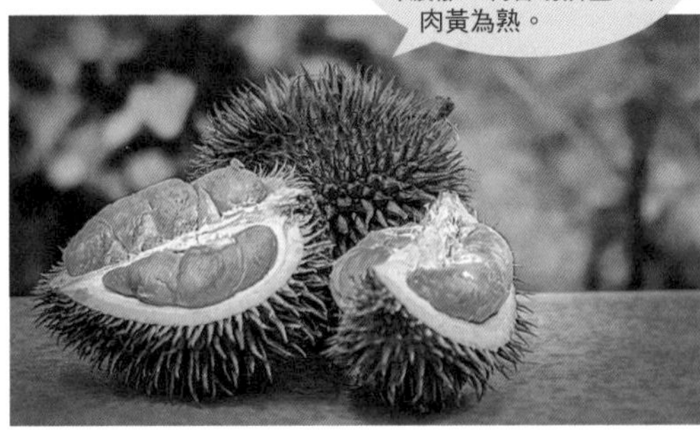

喜歡吃榴蓮的朋友覺得這股氣味令人垂涎三尺，香甜可口，口感細膩，讓人欲罷不能！泰國婦女坐月子會吃榴蓮補氣養血，改善體質。榴蓮豐富的維生素和微量元素可提升人體的免疫力與造血功能。

中醫認為榴蓮大補氣血，益氣溫陽。對於氣血不足或體質虛弱者，有很好的改善效果。對於陽性體質者不宜多吃，容易上火，牙齦腫痛等。

養血補心

龍眼

功效	益氣養血，健脾補心
性味	溫；甘
歸經	心、脾
適用症狀	失眠、健忘、貧血
適合體質	氣虛體質、陽虛體質、血虛體質、氣血兩虛體質
盛產季節	夏

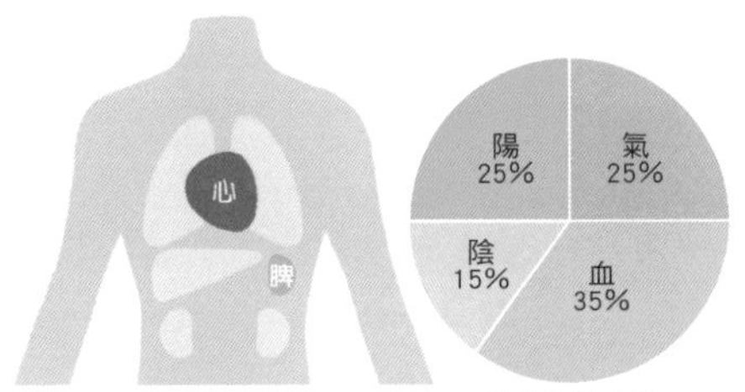

五臟屬性　中醫能量分佈

食用小提醒：
糖分高，糖尿病與肥胖者少吃。

食譜：
龍眼茶
龍眼肉20克，枸杞子10克，泡入熱水400毫升，5分鐘後再喝。可改善怕冷與疲勞的症狀。

選購技巧
龍眼外殼圓潤，大小均勻，乾淨，淡黃。

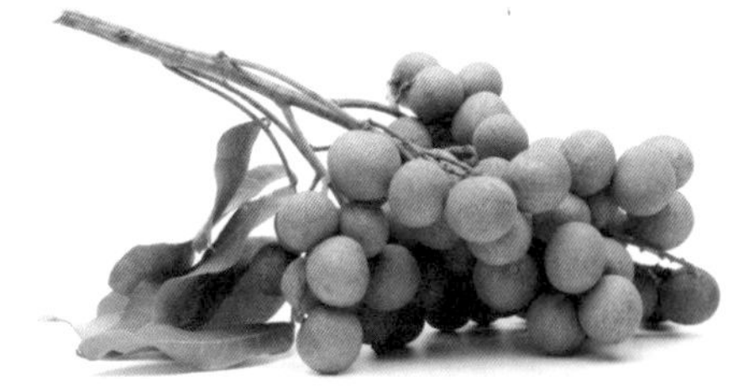

龍眼的葡萄糖和鐵量可以促進促進新陳代謝，活化血細胞，並能消除疲勞，增加大腦活性。龍眼可益氣養血，健脾補心，對於心神不寧、煩躁、失眠，容易睡覺驚醒者有很好的調理作用，主要針對心、脾兩個臟腑，心血足則安定神經，心情平穩。對於平常血虛或產後血虛者有補血的功效，冬天的手腳冰涼也可以緩解。

消食，降血脂

楊梅

選購技巧
色紫紅，顆粒大，摸起來硬度適中，不出水，食用之前泡鹽水殺菌。

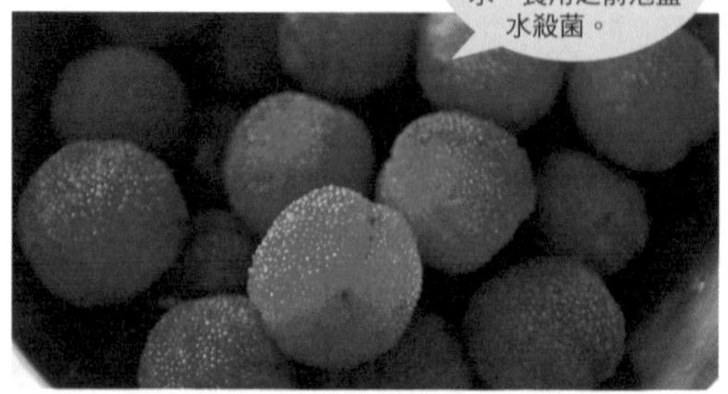

楊梅含多種維生素與微量元素，可軟化血管，增加活性，降低血脂與膽固醇，防止動脈粥樣硬化與心血管疾病發生，果酸可促進腸胃蠕動，對於大腸桿菌與痢疾有抗菌消炎的效果，還可抗癌。
楊梅性溫，可生津止渴，和胃消食，對於食欲不振或消化不良，食物囤積腹中可健脾消食，尤其是對於油膩的應酬後，可吃楊梅幫助分解油膩和消脂。對於噁心嘔吐和醒酒有很好的作用。

功效	生津止渴，和胃消食
性味	溫；甘、酸
歸經	肺、胃
適用症狀	腹脹、消化不良、嘔吐
適合體質	任何體質皆可，除了陽盛體質
盛產季節	夏

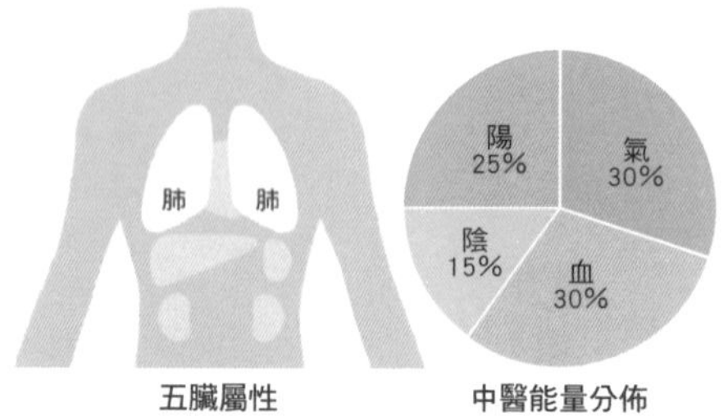

五臟屬性　中醫能量分佈

食用小提醒：
楊梅可以開胃，但胃酸多者少吃。

食譜：
楊梅酒
楊梅500克，白糖50克，泡入1公升白酒，2週後可以服用，每次喝10毫升。可幫助消化，降低血脂。

補血、潤膚

紅毛丹

選購技巧
色越紅表示越熟，顆粒大，刺堅硬，表皮摸起來硬度適中，不出水。

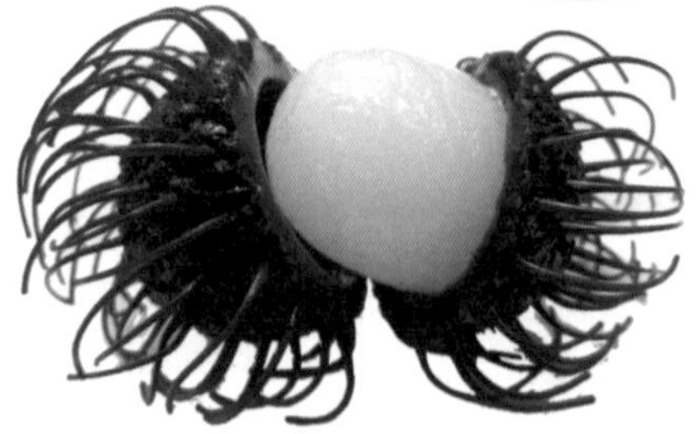

紅毛丹中含有豐富的維生素與微量元素，有滋養皮膚，增強皮膚彈性，養顏美容的功效。紅毛丹可以補益氣血，增加人體免疫力，補充體力，改善腹部寒涼的症狀，寒性痛經等，豐富的含鐵量，能促進血紅細胞再生，改善貧血，頭暈，低血壓等症狀。
紅毛丹補益氣血，可以緩解疲勞或身體氣血兩虛的乏力，痛經，腹部怕冷，貧血等症狀。

功效	補益氣血
性味	溫；甘
歸經	脾、胃
適用症狀	口乾舌燥、疲勞、貧血
適合體質	任何體質皆可，除了痰濕體質與陽盛體質
盛產季節	夏

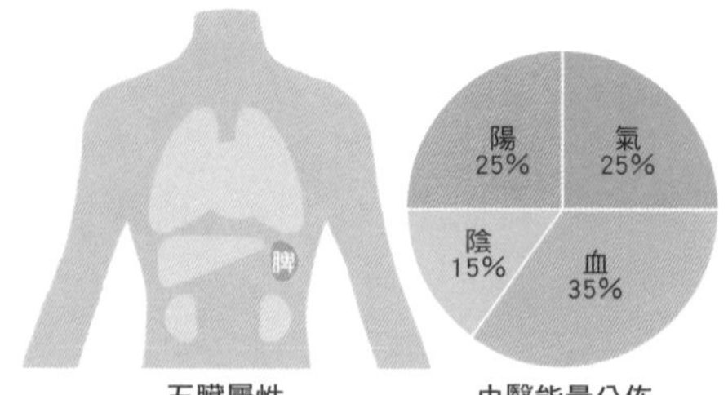

五臟屬性　中醫能量分佈

食用小提醒：
糖分高，肥胖與糖尿病者少吃。

食譜：
鳳梨紅毛丹
紅毛丹200克剝皮去核，鳳梨60克切塊，塞入紅毛丹果肉。可生津止渴，緩解疲勞。

補中益氣

芒果

選購技巧

香氣甜美，色澤深，長型的果肉較多，顏色均勻，摸起來有點軟，但不是爛掉。

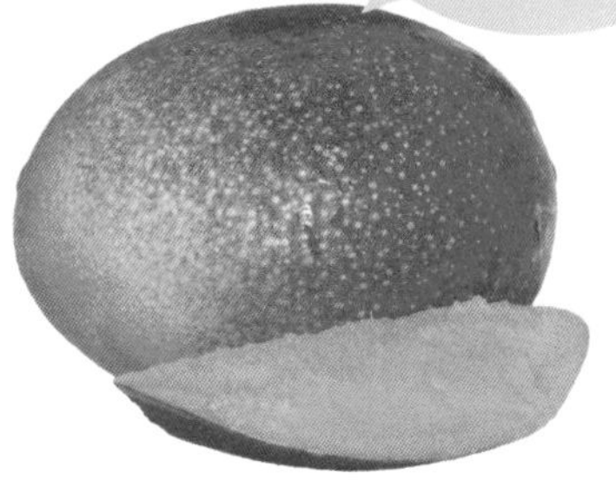

功效	益胃生津，祛痰止咳
性味	涼；甘
歸經	脾、肺
適用症狀	尿少、口乾舌燥、頭暈目眩
適合體質	任何體質
盛產季節	夏

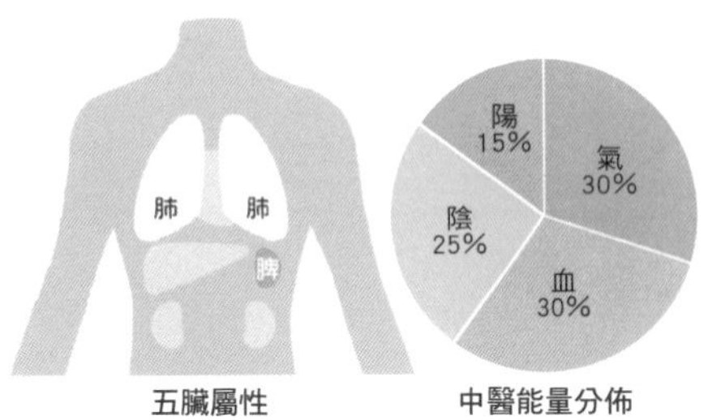

芒果營養豐富，維生素A含量高，可保護視力，緩解眼部疲勞與酸澀，其維生素可軟化血管，降低血脂與膽固醇，促進腸胃蠕動，對於心血管疾病與消化道疾病有不錯的預防效果。

芒果中的成分芒果甙，可保護腦神經，延緩衰老、強化大腦的記憶力。

芒果可清肺，祛痰止咳，對熱性痰多的咳嗽氣喘症狀有明顯的緩解功效。

食用小提醒：

芒果容易引發過敏與濕毒，癌症與皮膚病者忌食。

食譜：

芒果西米露

西穀米200克煮熟後，倒入牛奶500毫升與芒果肉150克（切小塊）。可緩解燥熱引起的口乾舌燥。

健脾和胃，活化細胞

荔枝

選購技巧

荔枝外殼圓潤，顆粒大小與紋路均勻，乾淨，沒有發霉。

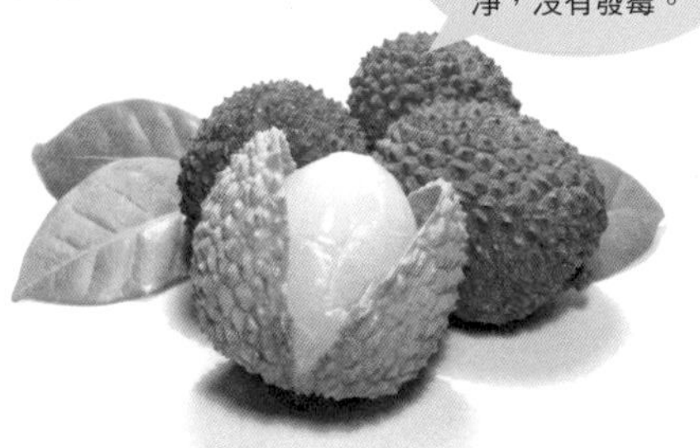

功效	補益氣血，健脾和胃
性味	平；甘
歸經	心、肝、脾
適用症狀	腹痛、痛經、疲勞
適合體質	任何體質
盛產季節	夏

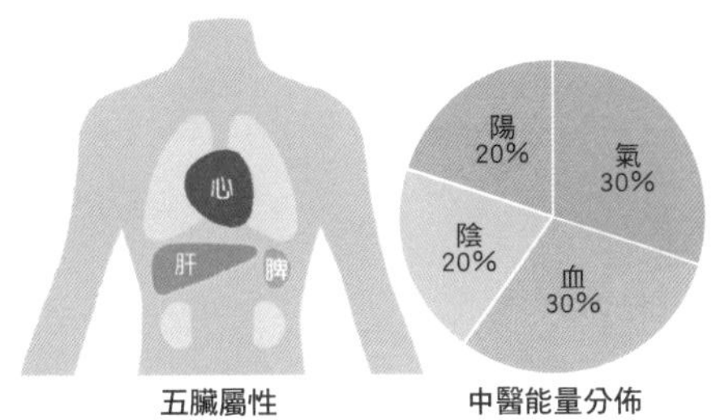

荔枝是楊貴妃最喜歡的水果，其香氣甜美迷人，口感鮮嫩多汁，入口即化，讓人愛不釋手。具有豐富的微量元素，可滋養與活化腦細胞，改善心煩失眠等症，並能延緩衰老，促進皮膚新陳代謝。

荔枝補益氣血，健脾和胃。對於氣血兩虛，體質較差，或大病癒後有改善效果。荔枝對於腹痛與痛經也有緩解功效，可以起到理氣和中的作用。

食用小提醒：

陽盛體質吃多易上火；糖分高，肥胖與糖尿病者少吃。

食譜：

荔枝肉片

荔枝200克，里脊肉片200克，鹽3克，放入20毫升油，快炒至肉片熟即可。可補氣養血，提升體力。

功效	清熱利尿，寧心安神
性味	平；甘
歸經	肝、心
適用症狀	牙齦腫痛、咽痛、煩躁
適合體質	任何體質皆可
盛產季節	夏

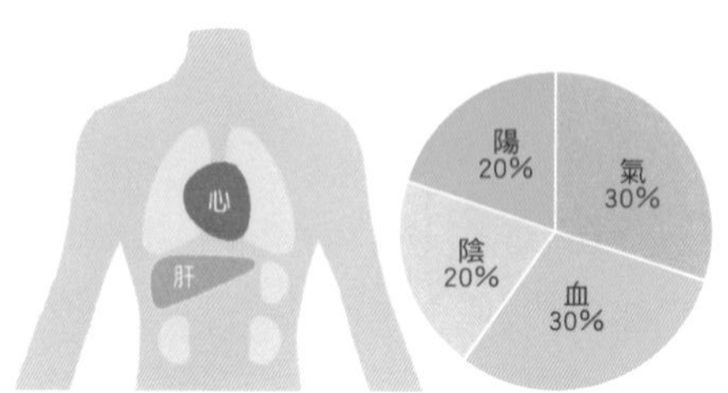

五臟屬性　　中醫能量分佈

安神利尿，緩解疲勞

蓮霧

選購技巧
形態完整，果實顏色越深，飽滿潤澤，充滿光澤，無蟲害。

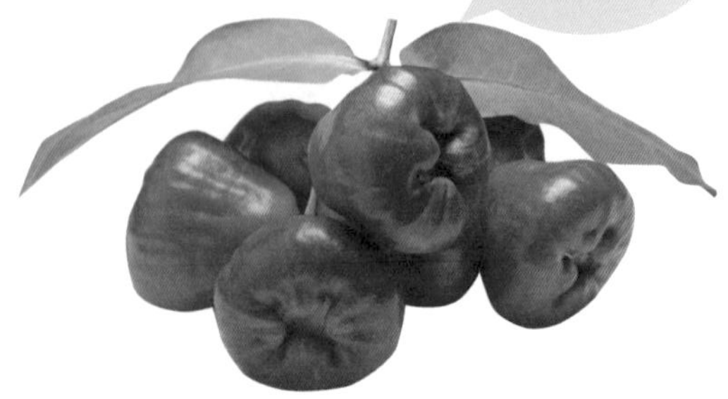

食用小提醒：
脾胃虛寒者少吃，容易腹瀉。

食譜：
蓮霧雞胸肉
蓮霧120克去頭尾，油10毫升，鹽3克，雞胸肉200克炒15分鐘。可養心安神，緩解負面情緒。

蓮霧豐富的維生素C可幫助肝臟解毒，保肝，緩解疲勞，利尿可排出體內多餘的濕氣與水分，加速體內新陳代謝，活化細胞，鎂和鈣可安定神經，緩解心神不寧，煩躁與焦慮。碳水化合物可補充大腦缺乏的葡萄糖，提高工作效率。
蓮霧可以寧心安神，利尿。對於睡眠障礙與情緒焦慮者有著改善失眠與抗焦慮的效果，讓人心情愉快，精神舒爽。

功效	滋陰補血，生津潤燥
性味	寒；甘
歸經	心、肝、腎
適用症狀	眼部酸澀、腰酸、便秘
適合體質	任何體質皆可
盛產季節	春、夏

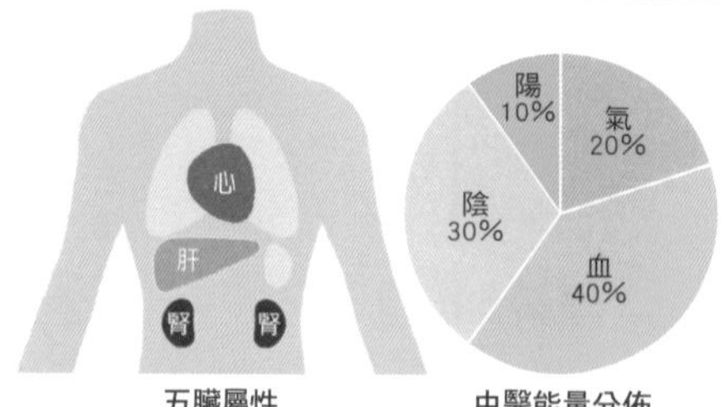

五臟屬性　　中醫能量分佈

降低膽固醇

桑葚

選購技巧
色紫黑，顆粒飽滿，微軟，不出水。

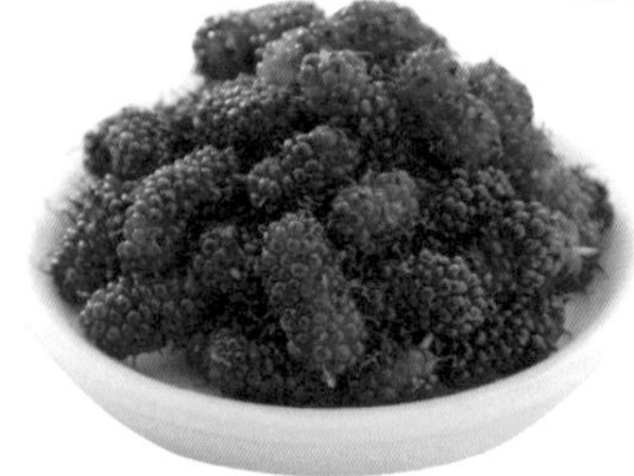

食用小提醒：
腹瀉者不宜食用。

食譜：
桑葚枸杞子糕
桑葚150克與細白糖30克，用調理機打成泥狀，糯米粉250克用水混勻，倒入桑葚泥與枸杞子30克攪拌均勻，蒸12分鐘。可補益氣血，緩解疲勞。

桑葚可幫助烏黑頭髮，潤澤皮膚，延緩衰老，有養顏美容的功效，桑葚中的脂肪酸可以促進造血功能，分解油脂，降低膽固醇與脂肪，防止動脈粥樣硬化。
《本草綱目》中提到桑葚令人聰明，是指耳聰目明：精神奕奕，思維清晰，眼睛明亮，耳朵靈敏。對於老年人的保健效果很高，桑葚滋陰補血可以緩解貧血，也對心血管疾病有預防效果。

功效	清熱生津，止渴止瀉
性味	平；酸、澀、苦、甘
歸經	脾、肺、大腸
適用症狀	牙齦腫痛、咽痛、便秘
適合體質	任何體質皆可
盛產季節	春、夏

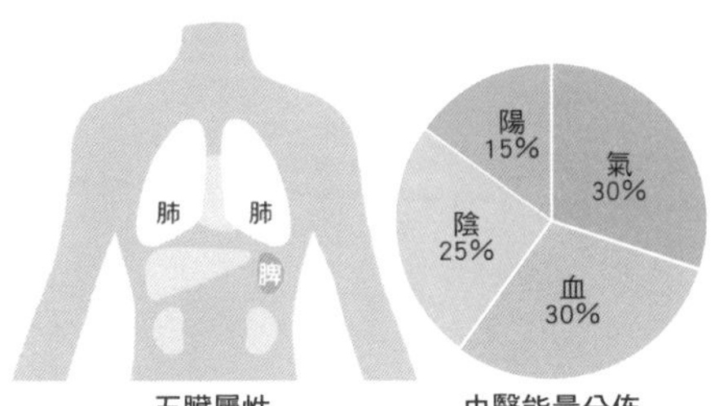

五臟屬性　中醫能量分佈

食用小提醒：
山竹寒涼，吃多容易脾胃虛寒。

食譜：
山竹萵苣沙拉
山竹3粒取果肉，萵苣200克，美乃滋40克，番茄醬20克，攪拌均勻。可緩解燥熱引起的牙齦腫痛。

清熱化濕，抗菌消炎

山竹

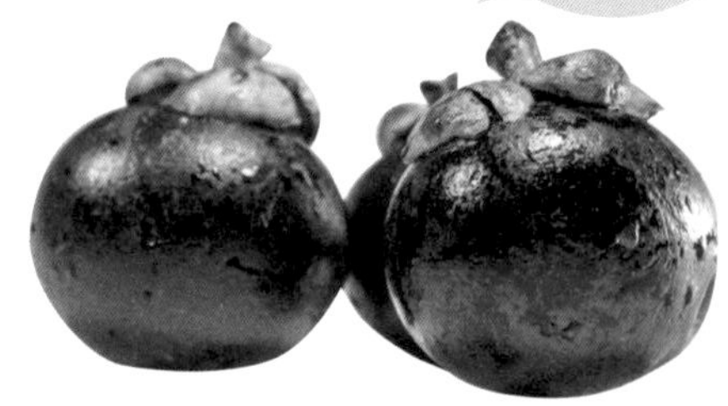

選購技巧
形態飽滿，大小均勻，顏色紫黑，摸起來硬。

山竹在東南亞被稱為水果之后，在吃榴蓮的時候搭配山竹，可以解榴蓮的熱性，防止上火！對於痰濕或濕熱引起的青春痘有很好的療效，可促進代謝，抗氧化，起到抗菌消炎與美白的作用。山竹清肺生津，利咽解毒。對於夏季燥熱的熱邪，山竹可以清熱解毒，生津止渴，幫助緩解炎熱帶來的傷害，咽喉腫痛，牙齦腫痛，都可以緩解。

功效	清熱解毒
性味	涼；甘、酸
歸經	脾、胃、大腸
適用症狀	肥胖、便秘、胃熱
適合體質	任何體質皆可
盛產季節	夏、秋

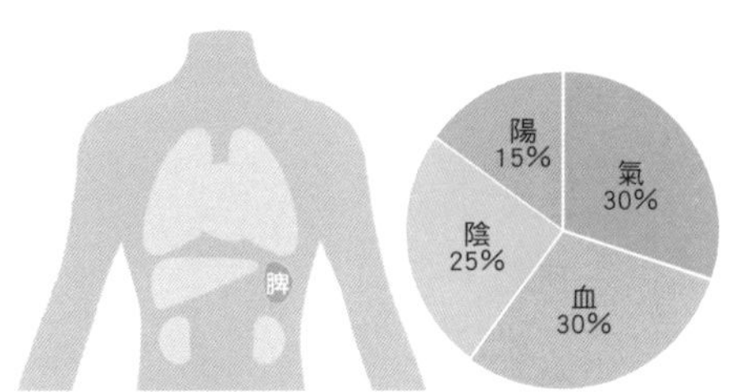

五臟屬性　中醫能量分佈

食用小提醒：
葡萄糖含量高，糖尿病患者少吃。

食譜：
火龍果糯米飯
火龍果2粒去皮切塊、紅棗10克、枸杞子20克、葡萄乾20克、白糖10克、水200毫升、糯米200克，放電鍋煮熟即可。可養顏美容，增加皮膚光澤。

養顏美容，清熱解毒

火龍果

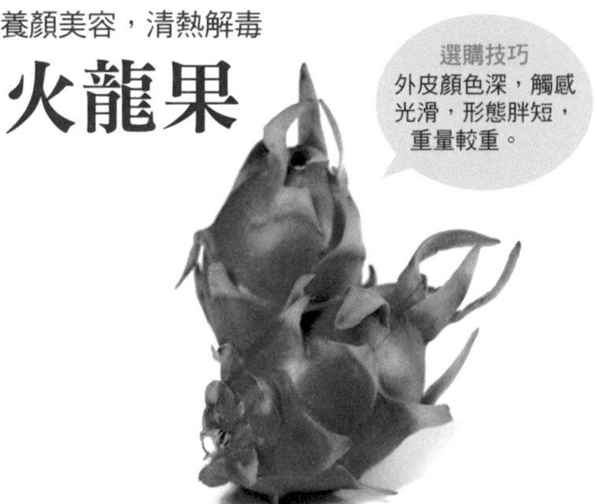

選購技巧
外皮顏色深，觸感光滑，形態胖短，重量較重。

火龍果中含有豐富的花青素，能有效活化細胞與大腦，可起到延緩衰老，養顏美容，健腦，提高學習與工作效率，預防老年性癡呆症。並且火龍果的植物性蛋白可保護胃黏膜與胃壁。火龍果可清熱解毒，對於夏天口乾舌燥或中暑，更年期燥熱，可以緩解熱證，起到清熱解毒，潤腸通便，排出體內毒素，緩解咽喉腫痛，牙齦腫痛等。

保護肝臟，調節血脂

酪梨

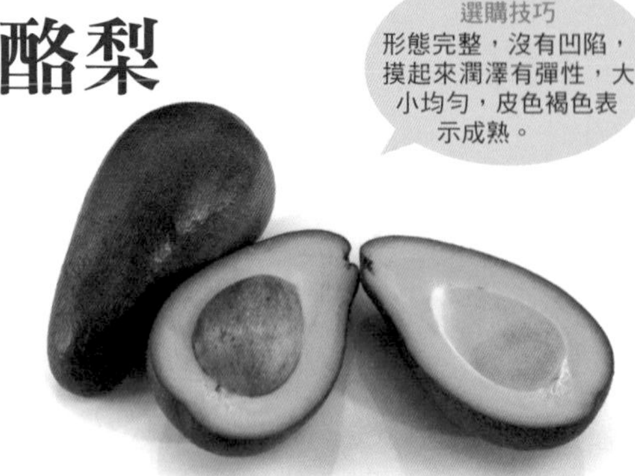

選購技巧
形態完整，沒有凹陷，摸起來潤澤有彈性，大小均勻，皮色褐色表示成熟。

功效	健脾養胃，補益氣血
性味	涼；甘、酸
歸經	肝、肺、大腸
適用症狀	糖尿病、肥胖、高血脂
適合體質	任何體質皆可
盛產季節	夏、秋

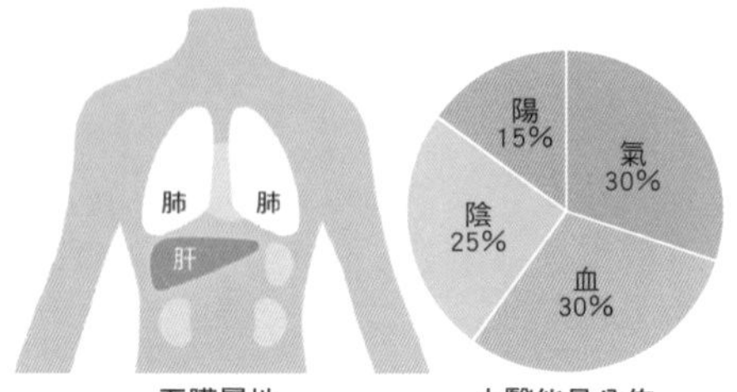

酪梨風靡歐美國家，許多人當做養生的首選水果，豐富的營養成分，可調節血脂與血糖，促進新陳代謝，促進腸胃蠕動，對於女性調節生殖內分泌也有很好的作用，現代研究發現酪梨可保護肝臟，緩解疲勞。

酪梨健脾養胃，補益氣血。對於氣血兩虛，體質較差的人可以多吃酪梨作為代餐，可提升人體的氣血與內分泌水準的平衡。

食用小提醒：
適合養肝，緩解疲勞。

食譜：

酪梨烤奶油蛋
酪梨一顆對半切并去核，果肉內塗上少許奶油，分別倒入蛋黃，烤箱烤10分鐘。可補氣養血，緩解疲勞。

抗血栓，降血脂

葡萄

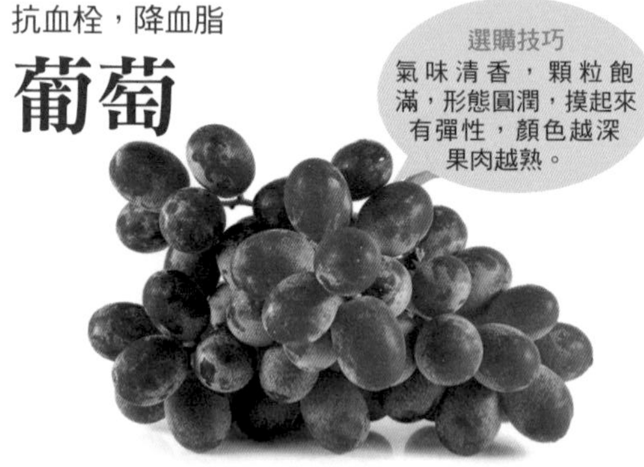

選購技巧
氣味清香，顆粒飽滿，形態圓潤，摸起來有彈性，顏色越深果肉越熟。

功效	養陰生津，補益氣血
性味	平；甘、酸
歸經	肺、脾、腎
適用症狀	貧血、腰酸、疲勞
適合體質	任何體質皆可
盛產季節	夏、冬

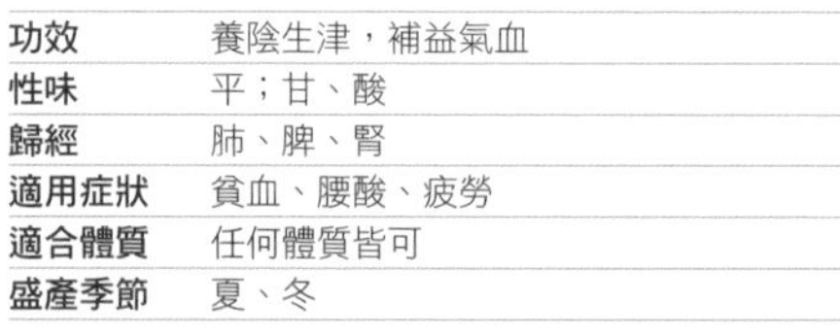

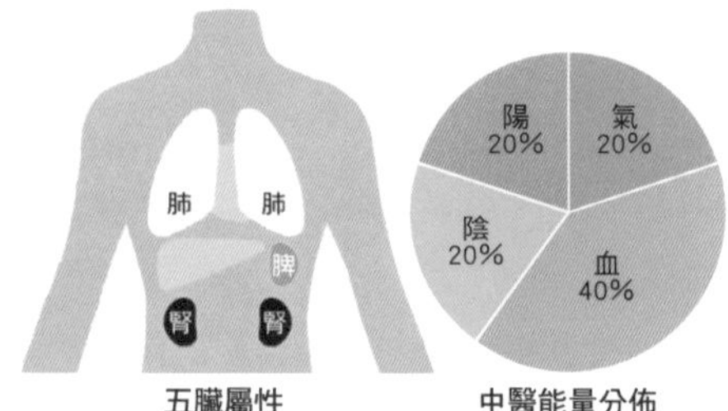

葡萄的營養價值很高，維生素、微量元素、氨基酸可緩解衰老，改善血液循環，現代研究發現，葡萄抗血栓形成的效果明顯比阿司匹林好，防止心肌缺血，加速造血與新陳代謝，軟化血管，清除脂肪沉澱在血管壁。對於預防心血管疾病效果很好。

葡萄養陰生津，補益氣血。對於氣血虛弱，體質較差的人有很好的補益效果，可補血滋養，安定神經。若是肝腎陰虛證的腰膝酸痛，具有滋養肝腎，活血化瘀的效果。

食用小提醒：
脾胃虛寒經常腹瀉者，糖尿病者少吃。

食譜：

葡萄果醬
葡萄500克去籽，與白糖100克熬煮至濃稠。可降血脂與膽固醇。

開胃潤腸，清血管

無花果

選購技巧
摸起來微黏，顏色越深紅，形態圓潤飽滿，尾部微微裂開表示熟果。

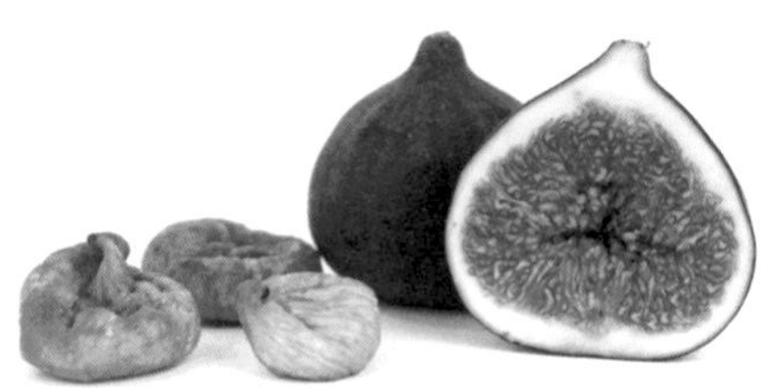

功效	健胃清腸，消腫解毒
性味	平；甘
歸經	心、脾、胃
適用症狀	腹瀉、咽痛、食欲不振
適合體質	任何體質皆可
盛產季節	冬、春

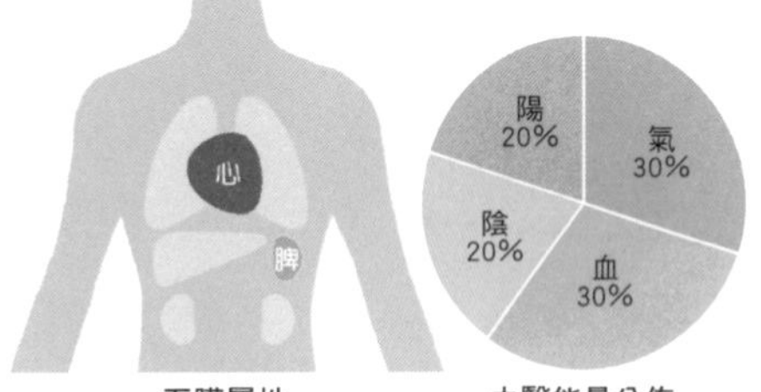

五臟屬性　中醫能量分佈

無花果含有各種果酸與酶類，能幫助人體對食物的消化，促進食欲，潤腸通便，有效清除血管內的脂肪沉澱，能很好的降血脂，降血壓，防止冠心病，還能抗癌。

無花果可健脾清腸，消腫解毒，生津止渴。對於乾燥性便秘可以幫助腸胃蠕動，排出體內廢棄物，對於咽喉腫痛，牙齦腫痛有不錯的清熱消腫的功效。

食用小提醒：
便秘者多吃無花果促進腸胃蠕動。

食譜：

無花果栗子鴨湯
無花果乾120克，鴨肉半隻，栗子仁60克，紅棗20克，水1公升，煮30分鐘。可補腎健脾，降低血脂，預防心血管疾病。

止咳潤肺，清熱解毒

楊桃

選購技巧
果香，越黃越熟，顆粒大而飽滿，肉質厚實。

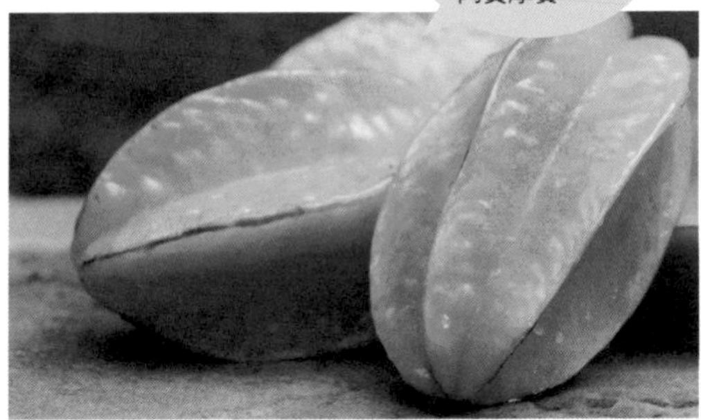

功效	生津止渴，利尿解毒
性味	涼；甘、酸
歸經	肝、胃、肺
適用症狀	熱性咳嗽、咽痛、少尿
適合體質	任何體質皆可
盛產季節	春

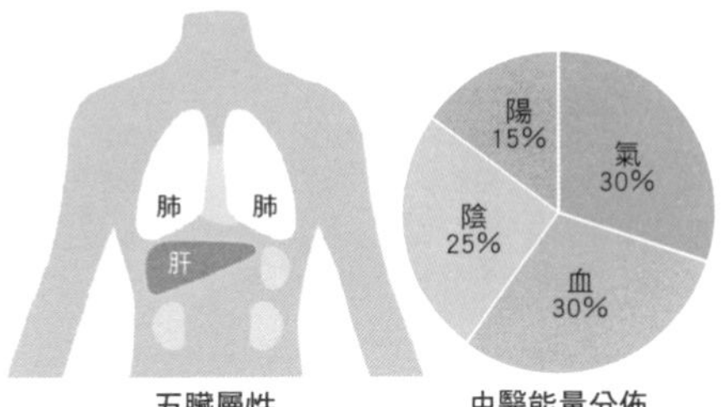

五臟屬性　中醫能量分佈

楊桃含有豐富的維生素與糖類，可迅速補充血糖與體力，增加免疫力，有預防感冒的效果。果酸可促進消化，分解油脂，促進腸胃蠕動，健脾和胃。

楊桃可清熱解毒，生津止渴，利尿解毒。尤其對於熱性的呼吸道疾病，例如牙齦腫痛，咽喉腫痛，咳嗽有黃痰，都有很好的消炎清熱作用，加上利尿可以幫助排出毒素。

食用小提醒：
楊桃草酸含量高，腎病不宜多食。

食譜：

楊桃汁
楊桃200克，鹽2克，水300毫升，煮12分鐘。可改善喉嚨腫痛。

降血脂，減肥

李子

選購技巧
顆粒飽滿，潤澤，軟硬適中，乾淨。

功效	健脾開胃，消食化滯
性味	平；甘、酸
歸經	肝、腎
適用症狀	高血脂、嘔吐、食欲不振
適合體質	任何體質皆可
盛產季節	春、夏

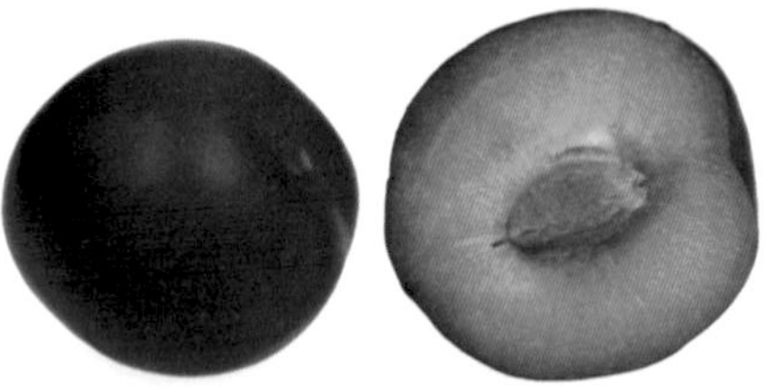

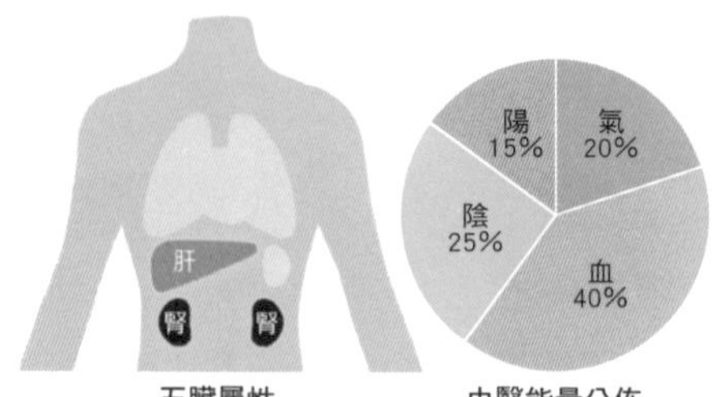

李子的酸性可以促進食欲，刺激腸胃蠕動，分解油膩的食物，也具有清理血脂的作用，降血壓與降血脂效果良好，對於肝硬化的腹水也有很好的利濕消腫的作用。

李子健脾開胃，消食化滯。當腸胃蠕動加速，可排出體內的毒素。對於食欲不振或消化功能差的人來說，少量吃李子可以提高脾胃功能。也有生津止渴，開嗓利咽的效果。

食用小提醒：
多吃容易胃酸。

食譜：

醃李子
李子500克放入白糖200克，玻璃瓶裡放二週後食用。可健脾開胃，幫助消化。

預防心血管疾病

番茄

選購技巧
果香，形態飽滿圓潤，大小均勻，彈性，光澤。

功效	生津止渴，健胃消食
性味	微寒；酸、甘
歸經	胃、脾、肺
適用症狀	牙齦腫痛、咽痛、食欲不振
適合體質	任何體質皆可
盛產季節	視品種四季都有

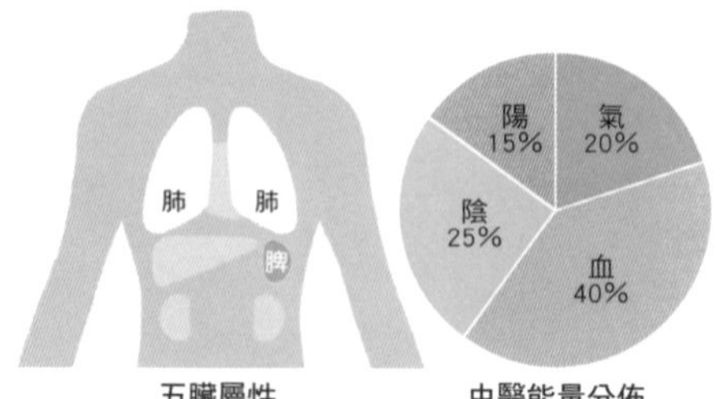

番茄具有止血、降壓、利尿、健胃消食、生津止渴、清熱解毒、涼血平肝的功效。番茄有豐富的維生素，熱量低，水分足，有飽足感，是減肥的首選水果！維生素A、維生素C可增強小血管功能，預防血管老化，增強血管彈性與軟化血管，防止動脈粥樣硬化，對於心血管疾病有很好的預防效果。

番茄可以生津止渴，健胃消食。對於分解油膩和促進食欲，緩解便秘效果很好。

食用小提醒：
番茄熱量低，適合減肥者食用。

食譜：

番茄蛋
番茄200克，雞蛋2顆打散，鹽3克，與油20毫升，炒5分鐘。可幫助消化，潤腸通便。

功效	清熱化濕，生津止渴
性味	寒；甘
歸經	心、肝、胃
適用症狀	中暑、咽乾、便秘
適合體質	任何體質皆可
盛產季節	春、夏

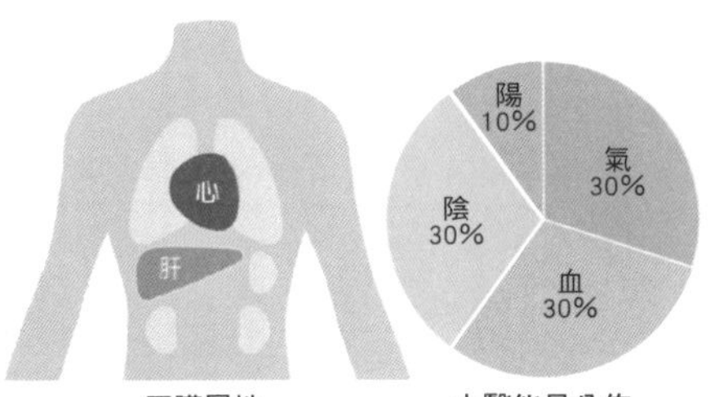

五臟屬性　　中醫能量分佈

食用小提醒：
肥胖與糖尿病少吃。

食譜：
西瓜牛奶
西瓜400克去皮，倒入200毫升牛奶打成汁。可利濕健脾，緩解暑熱引起的便秘等。

利水解暑

西瓜

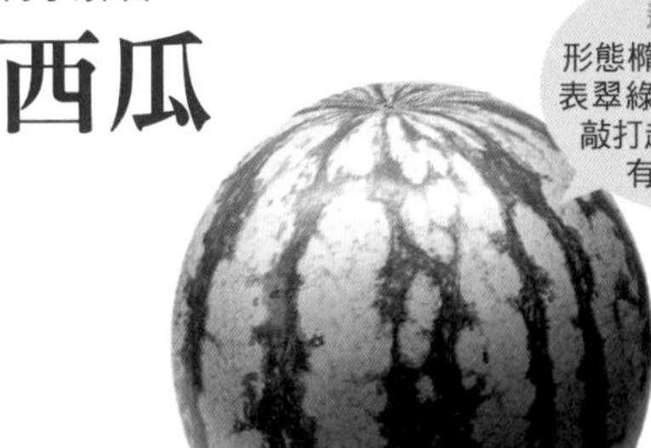

西瓜鮮甜多汁，是夏季首選，可以迅速補鉀，防止汗出過多引起的疲勞與中暑。西瓜水分多也利尿，可幫助排痰濕與體內多餘的水分，養顏美容，緊緻肌膚，對於久坐的上班族來說也是很好的利水水果。

西瓜清熱化濕，生津止渴。對於夏季暑濕之邪侵襲脾胃引發的不適感，西瓜可以清熱解毒，化痰濕，透過利尿排出體內熱氣，讓人體恢復正常的體溫。

功效	清熱解毒，利尿消腫
性味	寒；甘
歸經	肺、大腸
適用症狀	便秘、鬱悶、疲勞
適合體質	任何體質皆可

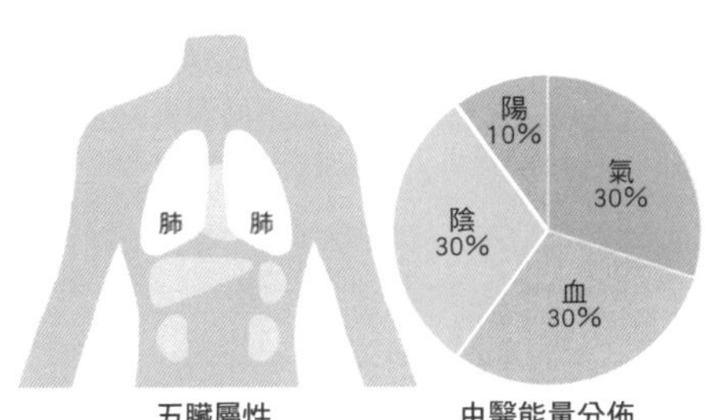

五臟屬性　　中醫能量分佈

食用小提醒：
肥胖與糖尿病少吃。

食譜：
香蕉巧克力
香蕉200克去皮，切碎，放入巧克力200克（隔水融化），冰鎮30分鐘再吃。可改善負面情緒。

清熱解毒，潤腸通便

香蕉

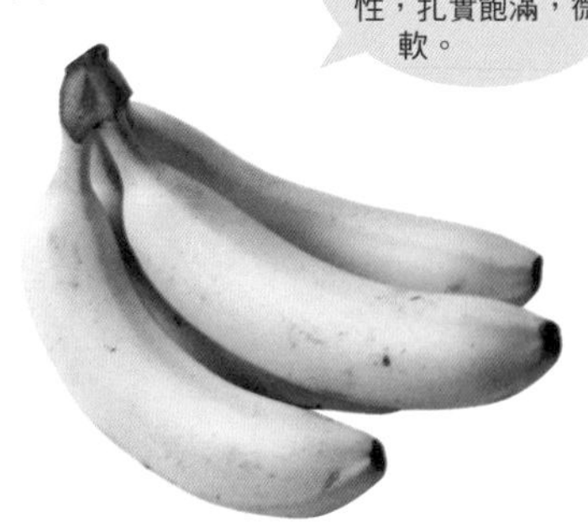

香蕉熱量高，富含豐富的維生素與微量元素，可提升血糖與緩解疲勞，維持人體機能，鉀和鎂可防止高血壓，改善心情鬱悶。維生素A可預防疾病與提高視力，硫胺素能促進食欲、助消化，保護神經系統。

香蕉可清熱解毒，利尿消腫。可潤腸通便，改善便秘，清除體內毒素。對於心煩，燥熱，口乾舌燥，心情鬱悶不舒有很好的效果。

活化腦細胞

釋迦

選購技巧
外形鱗狀顆粒，鱗目明顯，鱗溝微裂，顆粒大，果肉鬆軟表示成熟。

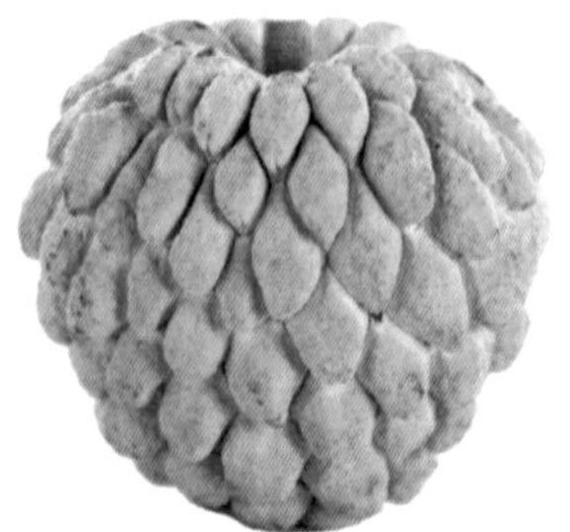

功效	健脾和胃，清熱解毒
性味	寒；甘
歸經	脾、大腸
適用症狀	健忘、咽乾、便秘
適合體質	任何體質皆可
盛產季節	夏、秋、冬

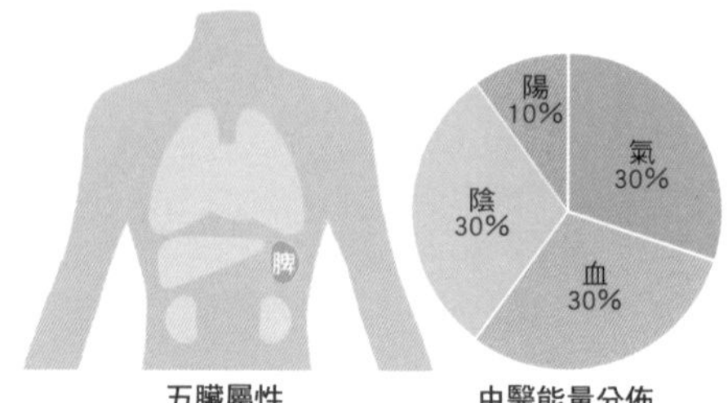

現代研究發現釋迦的益處很多，例如可以活化腦細胞，防止腦萎縮，促進記憶力。並且可對抗十二種癌症，結腸癌與乳癌等，有效對抗癌細胞發展，還有抗菌消炎的效果。

中醫認為釋迦健脾和胃，可促進腸胃蠕動，幫助消化，對於腸內寄生蟲有殺菌效果，對於熱性症狀可清熱解毒，緩解心煩意亂，燥熱等不適。

食用小提醒：
肥胖與糖尿病少吃。

食譜：

釋迦糯米飯
釋迦300克取果肉，糯米200克，水200克，糖30克，放電鍋煮熟。可保護胃黏膜，預防癌症。

生津止渴

石榴

選購技巧
表皮光亮潤澤，大小均勻，水分充足、結實，果粒緊密者水分多。

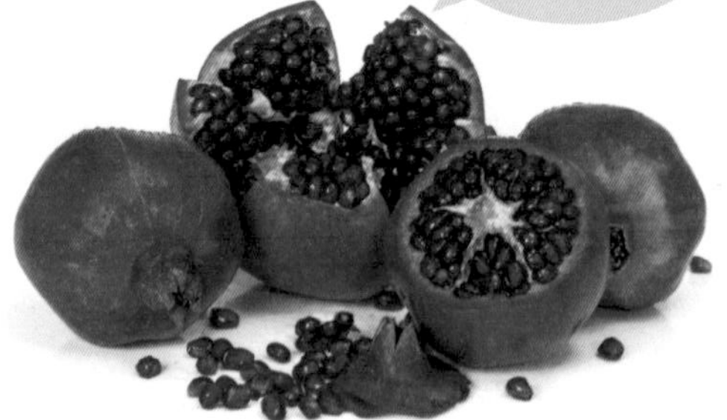

功效	生津止渴，收斂固澀
性味	溫；酸、澀
歸經	肺、腎、大腸
適用症狀	口乾舌燥、腹瀉、出血
適合體質	任何體質
盛產季節	秋

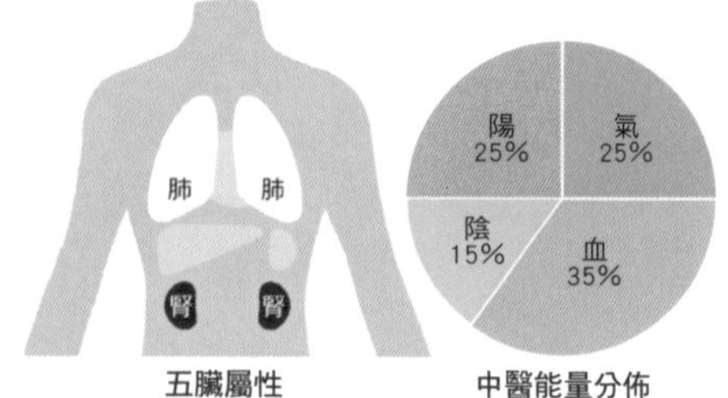

根據現代研究，石榴可緩解壓力與活化大腦細胞的運作，提高工作效率與好心情，以防止防止腦細胞老化及老年癡呆症。石榴豐富的維生素C、E及微量元素可以降低女性罹患乳癌的風險，酚類則可軟化血管，降低心腦血管疾病與動脈粥樣硬化。

石榴可生津止渴，收斂固澀。對於口乾舌燥，腹瀉尿多，月經量過多都有固攝的作用。

食用小提醒：
小便不通與便秘者不宜多吃。

食譜：

石榴綠茶
石榴籽120克，綠茶5克，加入400毫升水煮6分鐘。可改善心情，預防乳癌。

養顏美容，提升免疫力

百香果

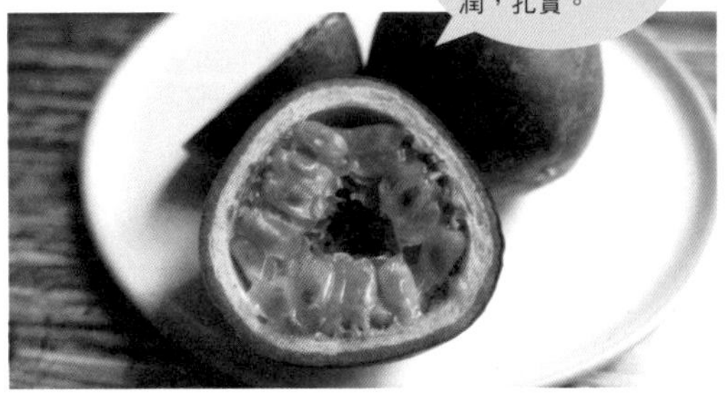

功效	清熱解毒，潤腸通便
性味	平；甘、酸
歸經	心、大腸
適用症狀	便秘、食欲不振、燥熱
適合體質	任何體質皆可
盛產季節	夏

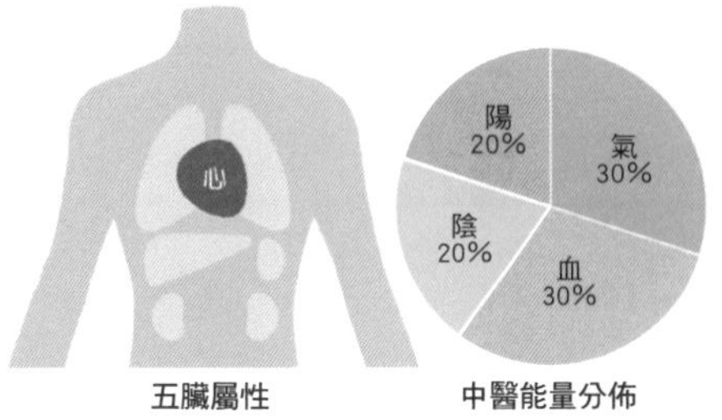

百香果的高纖維與維生素可以促進腸胃蠕動，清除毒素與膽固醇，有效清理血中的脂肪沉澱，促進新陳代謝，具有養顏美容的作用。微量元素對於口腔潰瘍，牙齦腫痛有緩解效果。百香果的營養成分也可提升免疫力及預防疾病的作用。

百香果有清熱解毒，潤腸通便的功效，可用於燥熱、便秘、口乾舌燥、胃熱、消化不良、食欲不振等症。

食用小提醒：
脾胃功能較差者，不宜食用。

食譜：

百香果綠茶
百香果3粒取籽，綠茶5克，泡入熱水400毫升。可潤腸通便，幫助消化。

生津止渴，抗菌消炎

檸檬

選購技巧
清香，外表鮮綠，潤澤，質地不軟不硬，有彈性。

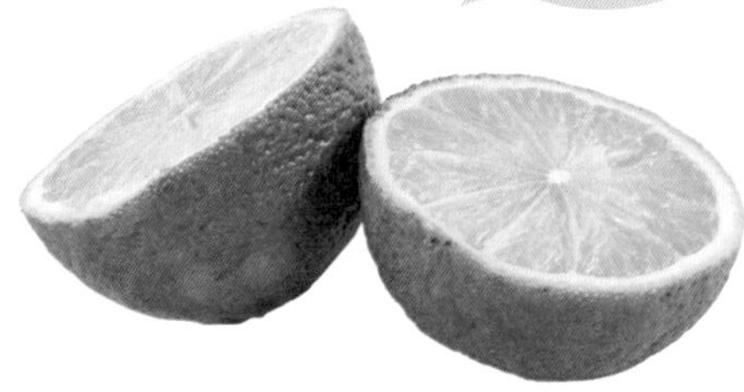

功效	生津止渴，利水消腫
性味	平；酸
歸經	肝、胃
適用症狀	水腫、口乾舌燥
適合體質	任何體質皆可
盛產季節	夏

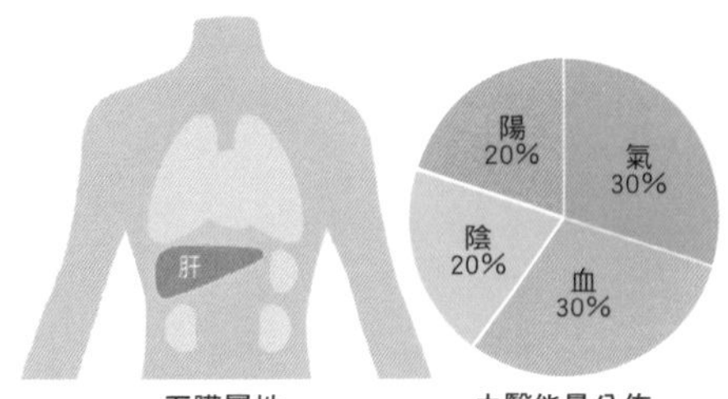

檸檬含有豐富的維生素C，可抗菌與消炎，對於預防感冒有非常好的效果！還可防止癌症與刺激造血功能，活化細胞，促進新陳代謝！檸檬對於調節血糖，軟化血管，清除血脂，預防心血管疾病有很好的功效。

檸檬清熱解暑，生津止渴的效果良好。對於夏季暑濕困脾的食欲不振、胃脹、消化不良，都有健脾開胃，幫助消化的作用。

食用小提醒：
不宜多吃，容易胃酸。

食譜：

檸檬雞湯
檸檬3顆切片，雞胸肉120克，鹽3克，辣椒5克，胡椒3克，倒入熱水600毫升煮15分鐘。可排痰濕，幫助減肥。

功效	止渴生津，清心潤肺
性味	涼；甘、微酸
歸經	心、肺、胃
適用症狀	痰多、煩熱、口渴、聲嘶失音
適合體質	任何體質皆可
盛產季節	夏、秋

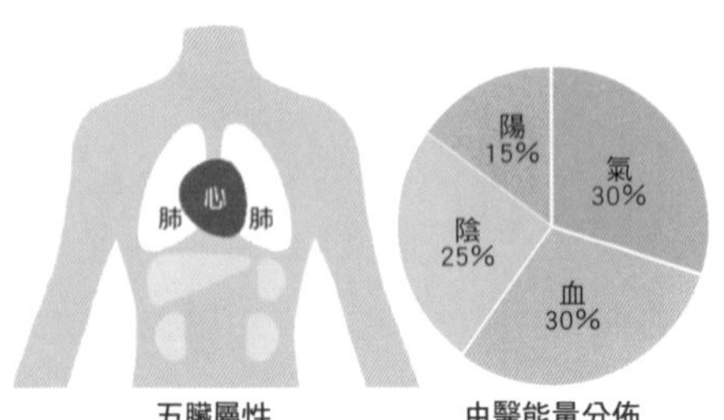

五臟屬性　中醫能量分佈

食用小提醒：

熱性咳嗽可潤喉。

食譜：

冰糖梨湯

水梨2粒，冰糖20克，水250毫升煮10分鐘。可緩解喉嚨腫痛，咳嗽咽乾。

潤肺化痰，止咳降火

梨

選購技巧

皮薄，形態飽滿，圓潤。

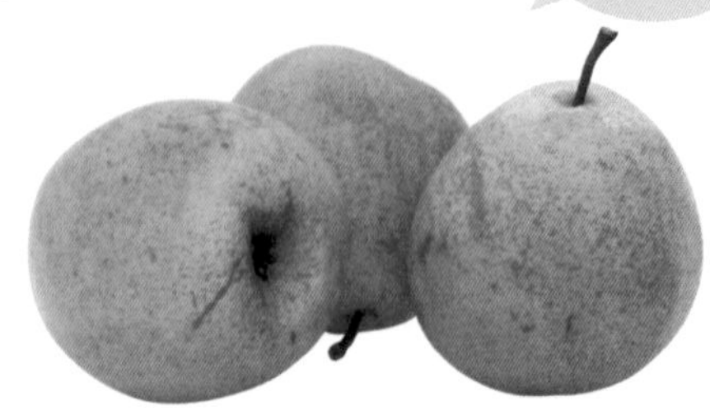

梨子湯淡淡甜甜的清爽味道，是舌頭對兒時感冒咳嗽的記憶，除了在感冒時要多食用梨子外，平時喝梨子燉冰糖用來保養喉嚨，也是很優的選擇。

中醫認為梨子有潤肺、化痰、止咳、退熱、清心降火和解酒的功用，對肝炎病患則有保肝、助消化、促食欲的作用，如果你是重度使用喉嚨者，很適合吃梨子燉冰糖來保養喉嚨。梨子的品種繁多，然而功能效用都差不多，可強化身體的排泄功能、促進體內環保。

功效	健脾益胃，養心除煩
性味	涼；甘、酸
歸經	脾、胃
適用症狀	口渴、咽乾、心煩、便秘
適合體質	任何體質皆可
盛產季節	秋

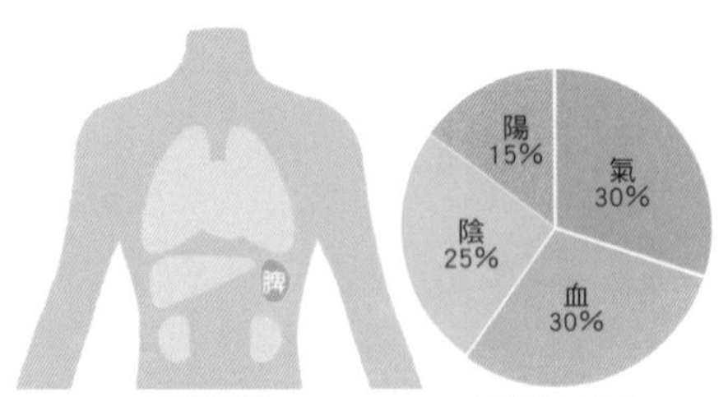

五臟屬性　中醫能量分佈

食用小提醒：

每天一粒蘋果，預防感冒。

食譜：

焗烤蘋果泥

蘋果300克與馬鈴薯150克，放入調理機打成泥，倒入適量的牛奶、奶油、白糖，最上面鋪上起司，入烤箱烤15分鐘。可提升體力，養心安神，緩解憂鬱。

保護心血管，潤腸通便

蘋果

選購技巧

香氣，外形圓潤飽滿，大小均勻，充滿光澤，摸起來滑順。

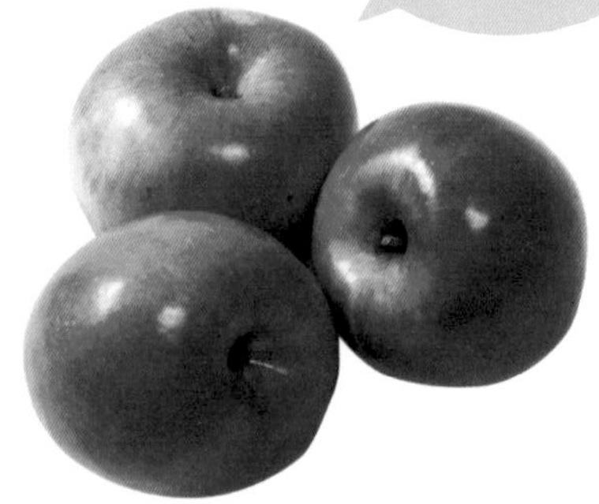

俗話說，每天一顆蘋果，不用找醫生！蘋果含有豐富的維生素與微量元素，其中維生素C可擴張血管，對於高血壓與心血管疾病有幫助。

蘋果可以健脾益胃，養心除煩。尤其是心情鬱悶煩躁伴有燥熱的時候，蘋果可以透心涼，清除體內的燥熱，生津止渴，防止燥熱引起的便秘，起到潤腸通便的效果。

潤肺止瀉

柿子

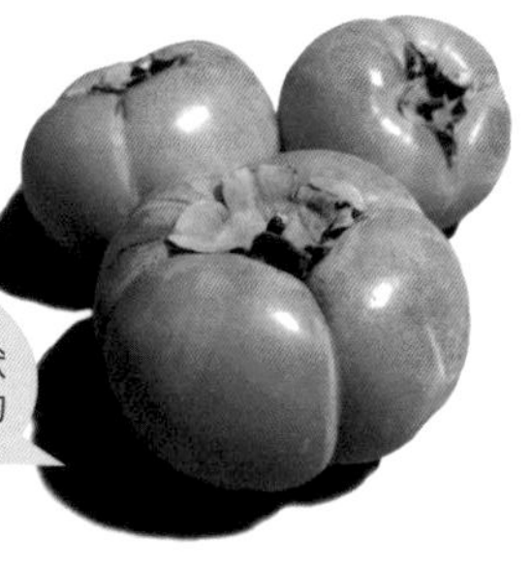

選購技巧
果皮顏色橙紅，形狀為扁、圓形，果色均勻、表皮光滑。

功效	潤肺止咳，澀腸止瀉
性味	涼；甘、澀
歸經	脾、肺、大腸
適用症狀	咽喉熱痛、咳嗽痰多
適合體質	任何體質皆可
盛產季節	秋

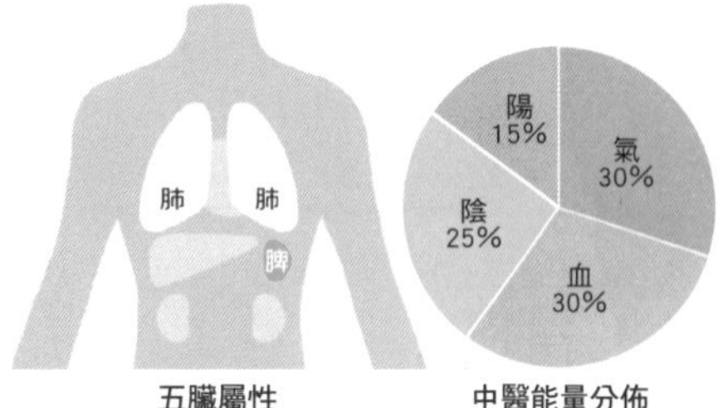

軟、硬柿成分相同，但各種營養素含量略有差異，以熱量來說，硬柿的碳水化合物和脂肪含量較高，維生素C和胡蘿蔔素則較軟柿為低；若製成柿餅，則柿餅在各種成分以及熱量上，都比軟、硬柿高出許多；柿葉中含有單寧物質、蘆丁、膽鹹、礦物質等成分，經常飲用可降低膽固醇、淨化血液及增強細胞活性，使肌膚更添緊緻。

中醫認為柿子的止瀉效果很好。若論用途最廣的水果，則柿子堪稱是王中之王，其柿肉、柿蒂、柿葉、柿餅甚至柿餅上那層白色的柿霜都各有療效。

食用小提醒：
柿子的鉀含量高，因此腎炎、尿毒症患者應忌口，柿子忌與蟹同食。

食譜：
柿子潤肺湯
柿子2粒去柿蒂，冰糖30克，放入水300毫升，煮20分鐘，可潤肺止咳，化痰。

降脂減肥

柚子

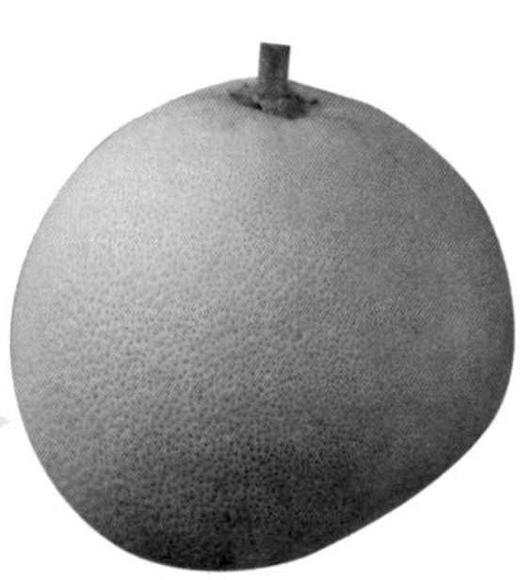

選購技巧
可以嗅、扣二法判斷，熟透了的柚子，味道芳香濃郁，良品柚子果皮較薄且越重越好。

功效	化痰止咳，健胃消食
性味	寒；甘、酸
歸經	肝、脾
適用症狀	咳嗽、食欲不振、消化不良
適合體質	任何體質皆可，除了寒盛體質
盛產季節	秋

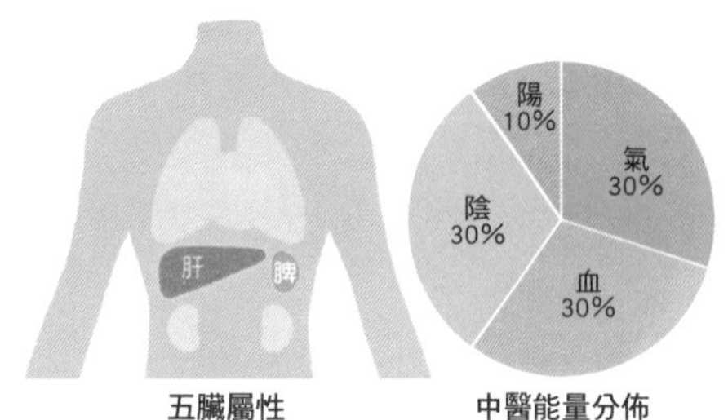

柚子含有豐富的維生素C，每100克可達123毫克，是養顏美容美白的聖品。柚子所含的維生素P能改善微血管的功能、增加冠狀動脈血流量、降低血脂及膽固醇，有益心血管疾病及肥胖的患者，亦可促進傷口癒合。另其所含的有機酸多為枸櫞酸，具有消除人體疲勞的作用，天氣酷熱感到勞倦者也可以多吃柚子以改善倦怠。

中醫認為，柚子化痰止咳、健胃消食。《日華子本草》記載：「柚能去胃中惡氣，消食，去腸胃氣。解酒毒，治飲酒人口氣。」在中秋大吃大喝後，來顆柚子消消食吧！

食用小提醒：
脾胃虛寒者少吃。

食譜：
薄荷柚子汁
柚子300克去皮，薄荷6克，攪打成汁，可解酒，緩解宿醉。

理氣健脾，分解脂肪

橘子

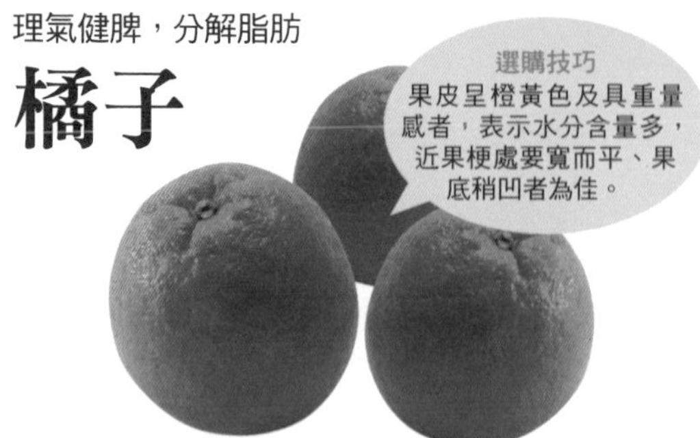

功效	清胃利腸，通利小便
性味	微寒；甘
歸經	肺、胃
適用症狀	胃中熱毒、小便不暢
適合體質	任何體質皆可
盛產季節	秋、冬

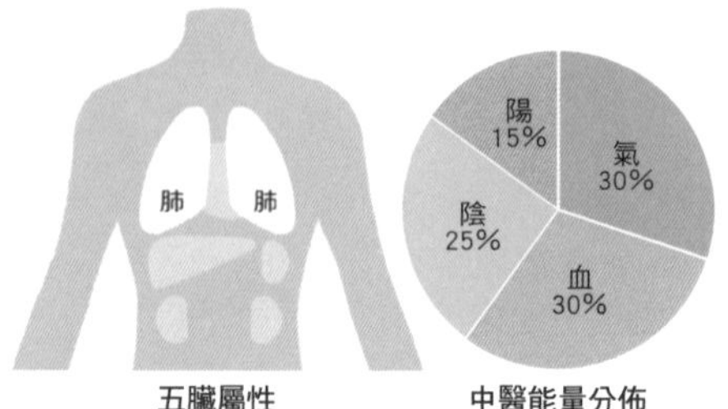

五臟屬性　中醫能量分佈

橘子果肉中含有豐富的維生素C，可以促進傷口癒合、鐵質吸收、紅血球生成和增進血管彈性，增添好臉色；胡蘿蔔素則有益視力、骨骼與牙齒發育、生殖能力、髮質和免疫系統；維生素B2能益於皮膚、頭髮和指甲。

橘皮、橘絡，甚至橘子籽都可入藥，將橘子皮製成中藥的「陳皮」，有降、消氣的作用，橘子皮與肉間的白色纖維則可化痰、幫助喉嚨黏膜的分泌；橘子瓣外的薄膜具有減肥效果，實驗後證實薄膜的成分可以有效促進脂肪細胞的分解、減少脂肪吸收，以避免肥胖。

食用小提醒：

橘子性味微寒，多食生痰聚飲，患有咳嗽或過敏性氣喘者不宜多食。

食譜：

冰糖橘子汁

冰糖30克，橘子100克，倒入400毫升水，煮10分鐘，可寬胸理氣，緩解胸悶與負面情緒。

開胃消食，降血脂

奇異果

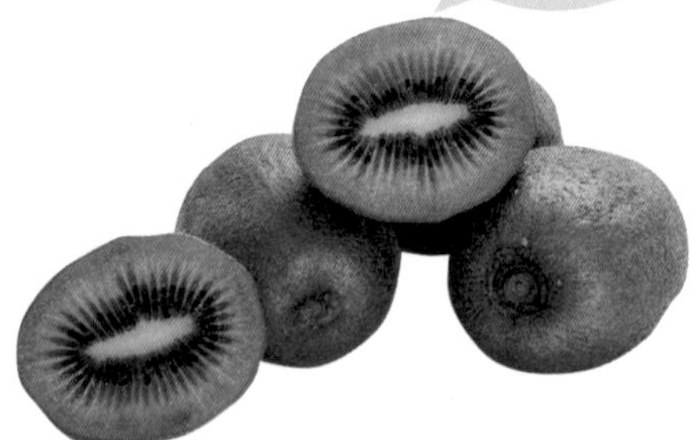

功效	補中益氣，生津潤燥
性味	寒；酸、甘
歸經	腎、肝、胃
適用症狀	食欲不振、咽乾、消化不良
適合體質	任何體質皆可

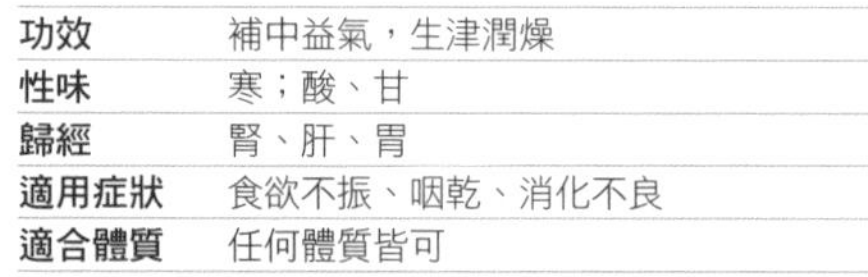

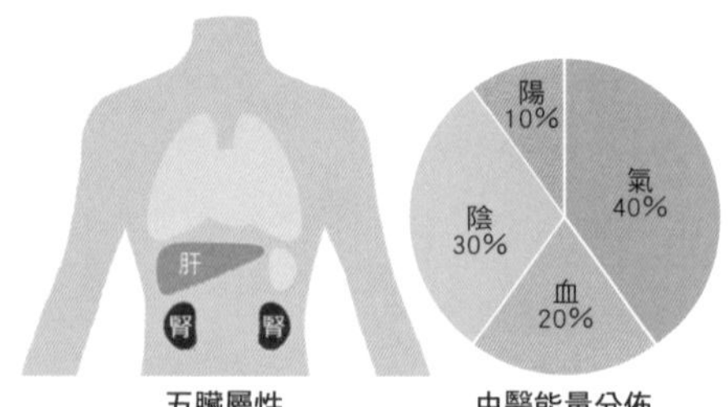

五臟屬性　中醫能量分佈

奇異果的維生素與纖維素很高，可以養顏美容，促進排便，讓皮膚更有水分與光澤。豐富的纖維，可降低膽固醇與血脂、促進心血管擴張，並且具有助消化、排毒、防止便秘，清除體內囤積的廢棄物。

奇異果補中益氣，生津潤燥。對於氣虛疲勞或體力較差，可以吃奇異果緩解症狀。大便乾結者可以吃奇異果潤腸通便，清熱解毒。

食用小提醒：

奇異果鉀含量高，腎臟病限制鉀含量者，不宜食用。

食譜：

奇異果蝦仁

蝦仁120克川燙，奇異果與鳳梨各100克切小塊，加入少量美乃滋與番茄醬拌勻。可補中益氣，健胃消食，提高免疫力。

止咳潤肺

金桔

選購技巧
清香，顆粒均勻，色澤光亮，摸起來硬度適中，乾淨，不出水。

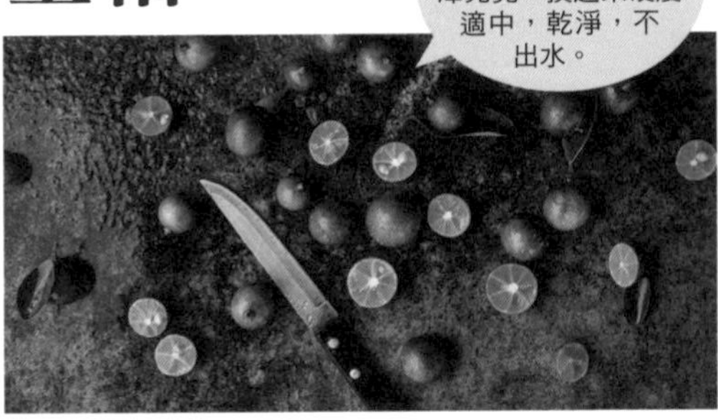

金桔富含豐富的維生素C與檸檬酸，可止咳潤肺，養顏美容與消除疲勞，纖維素可促進腸胃蠕動，幫助消化，還可降低心血管疾病的發生，增加血管彈性和軟化，清除沉澱在血管壁的膽固醇，改善動脈粥樣硬化。
金桔可寬胸理氣，健脾和胃，寬胸散結，除了調理胃氣，還可以除煩，安定神經，使心情愉快。亦對嘔吐胃寒、胸悶脅痛、心情鬱悶效果很好。

功效	健脾理氣，寬胸散結
性味	溫；甘、酸
歸經	肝、胃
適用症狀	腹脹、消化不良、嘔吐
適合體質	任何體質皆可，除了陽盛體質
盛產季節	冬

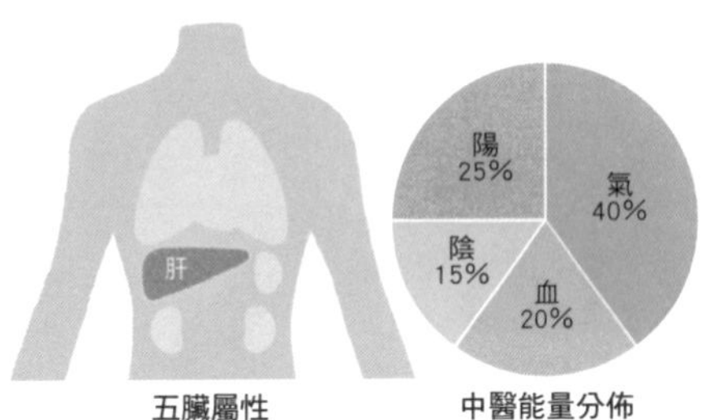

五臟屬性　中醫能量分佈

食用小提醒：
腸胃虛弱者，過量易胃酸。

食譜：
金桔檸檬汁
金桔200克，檸檬50克去皮，陳皮20克，水100毫升，放入果汁機攪打。可改善情緒低落，疏肝解鬱。

清熱生津，保健牙齒

甘蔗

選購技巧
外表堅硬，沒有裂開，摸起來潤澤光滑，粗度適中。

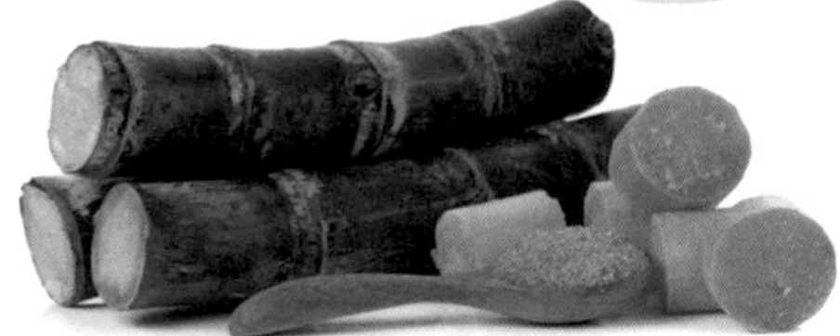

甘蔗咬起來很硬，當我們努力咀嚼時，它的高纖維，就像牙刷清理牙齒中的污垢和細菌，對於牙齒的健康保健效果很好，對於低血糖的人來說，蔗糖可迅速恢復機能，避免低血糖引發的頭暈目眩。甘蔗的營養成分可以保護心臟與促進鈣質的吸收，有效保護骨骼發育！
甘蔗清熱生津，滋陰潤燥，可以緩解熱證，例如心煩燥熱，牙齦腫痛，口乾舌燥，乾性咳嗽，大便乾結等。

功效	清熱生津，滋陰潤燥
性味	寒；甘
歸經	肺、胃
適用症狀	燥熱、便秘
適合體質	任何體質皆可，除痰濕體質外。
盛產季節	冬

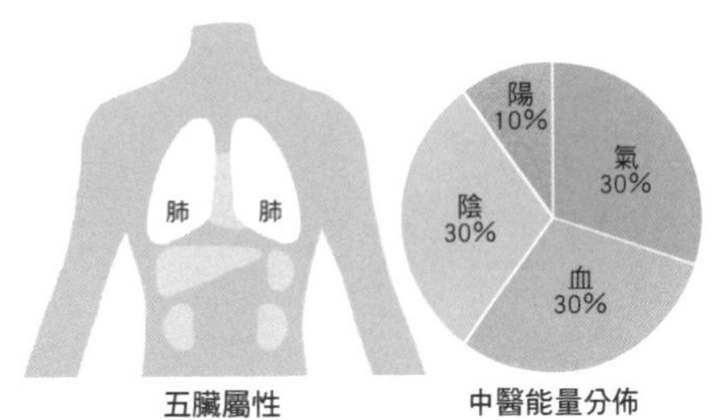

五臟屬性　中醫能量分佈

食用小提醒：
脾胃虛寒，肥胖者與糖尿病者少吃。

食譜：
甘蔗汁
甘蔗500克壓汁，加熱喝。可清除肺熱，止咳平喘。

生津潤喉，助消化

橄欖

選購技巧
形態橢圓，飽滿，圓潤。

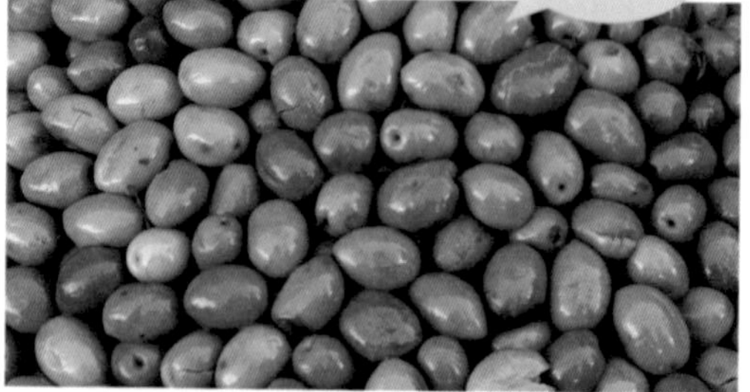

功效	清肺生津，利咽解毒
性味	平；酸、澀
歸經	肝、脾、肺
適用症狀	牙齦腫痛、咽痛、食欲不振
適合體質	任何體質皆可
盛產季節	冬

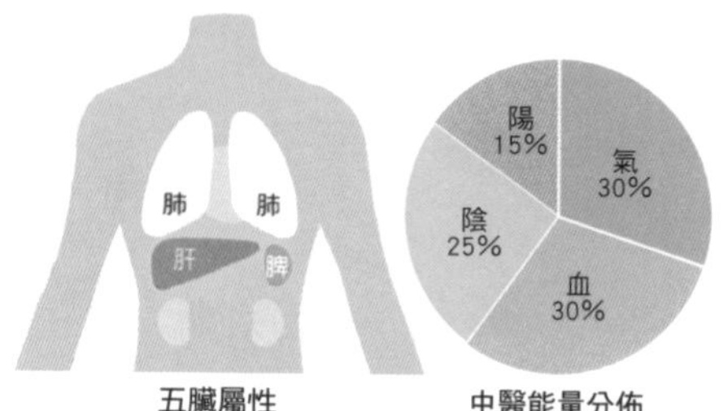

五臟屬性　中醫能量分佈

相信大家都吃過橄欖蜜餞，酸酸甜甜非常開胃，飯後一粒更是可以解油膩，根據現代研究發現橄欖的豐富營養可以軟化血管，防止動脈粥樣硬化，清除血內的脂肪，加速新陳代謝。

橄欖有清熱解毒，生津止渴，促進消化，幫助食欲，適用於食欲不振，咽喉與牙齦腫痛、煩躁口乾等。《本草綱目》言其：「生津液、止煩渴，治咽喉痛，咀嚼咽汁，能解一切魚蟹毒。」對於熱性煩躁，有很好的緩解作用。

食用小提醒：

飯後促進消化，幫助分解油膩。

食譜：

橄欖鴨肉

橄欖100克，鴨肉200克，鹽3克，倒入熱水800毫升，煮30分鐘。可清熱解毒，緩解牙齦腫痛。

疏肝解鬱

柳丁

選購技巧
外皮細膩，形態飽滿，圓潤，光亮，彈性。

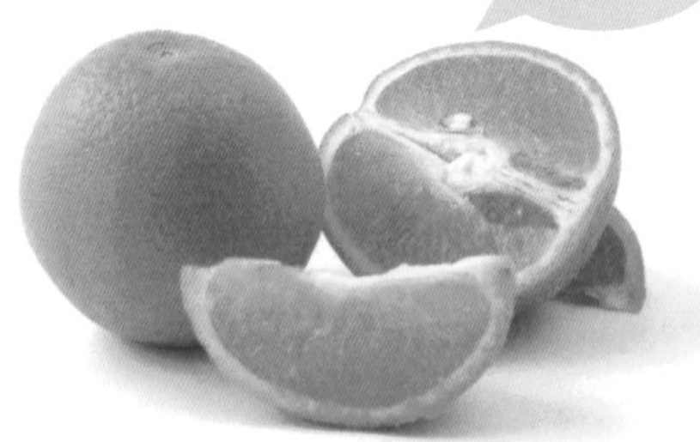

功效	和胃降逆，寬胸散結
性味	涼；甘、酸
歸經	肺
適用症狀	煩躁、胸悶、腹脹
適合體質	任何體質皆可
盛產季節	冬、春

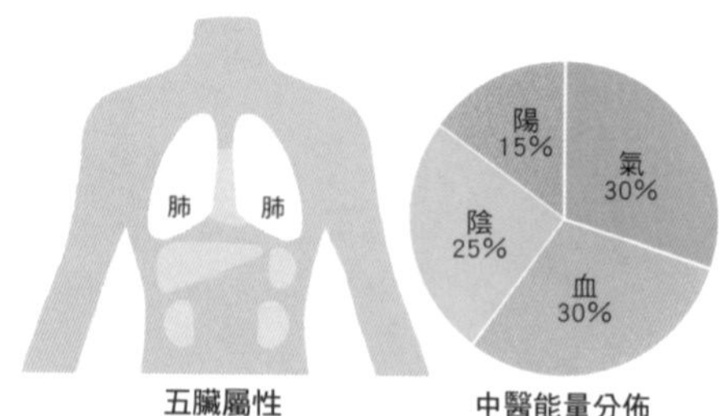

五臟屬性　中醫能量分佈

柳丁汁清新怡人，含有豐富纖維素與維生素，可促進食欲與幫助腸胃蠕動，防止便秘，還能抗氧化，起到美白與養顏美容的功效。柳丁大量的維生素C可幫助肝臟解毒與代謝，幫助體內排毒。也可防止動脈粥樣硬化，對於心血管疾病有很好的療效！

柳丁和胃降逆，寬胸散結。對於腹脹或胸悶，心情鬱悶低落有很好的療效，多吃柳丁可以疏肝解鬱，帶來好心情！

食用小提醒：

可防止口角破潰。

食譜：

柳丁檸檬汁

柳丁6粒與檸檬1粒榨出果汁。可排肝毒，緩解疲勞，養顏美容，加強美白。

調節血糖，降脂減肥

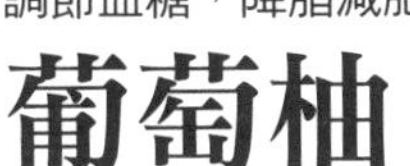

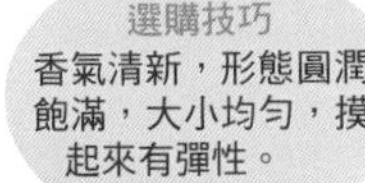

功效	健脾和胃，化痰祛濕
性味	寒；甘、酸
歸經	脾、肺
適用症狀	肥胖、高血脂、高血壓
適合體質	任何體質皆可，除了陰盛體質
盛產季節	冬、春

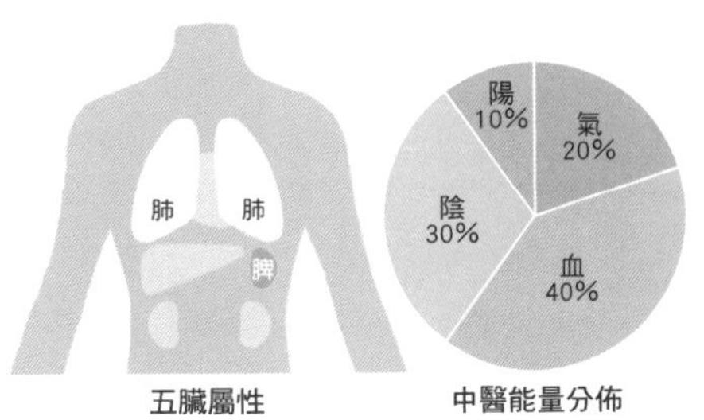

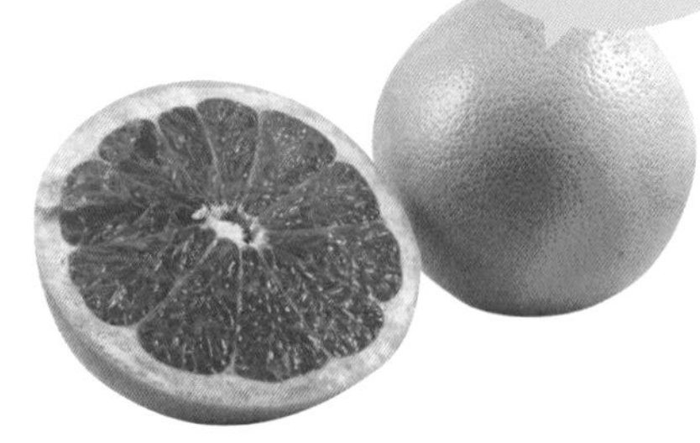

葡萄柚的天然果膠可降低膽固醇形成，有效分解油脂，軟化血管，清理膽固醇，預防心血管疾病，對於成年人的胰島素與血糖有明顯的調節效果，可降糖，防止碳水化合物的吸收。

葡萄柚可健脾和胃，化痰祛濕。對於食欲不振，消化不良有促進食欲與緩解便秘的效果，葡萄柚性寒，所以也可以清熱，生津止渴，幫助緩解熱證。對於熱性咳嗽或喉嚨腫痛也有很好的消炎效果。

食用小提醒：

服用藥物期間，避免吃葡萄柚。

食譜：

葡萄柚汁

葡萄柚300克壓汁喝，可降低膽固醇，調節血糖。

清熱除煩

椰子

選購技巧
外型完整，圓潤，光澤，外殼堅硬。

功效	清熱除煩，養陰生津
性味	平；甘
歸經	脾、胃、大腸
適用症狀	中暑、躁熱、煩躁
適合體質	任何體質皆可

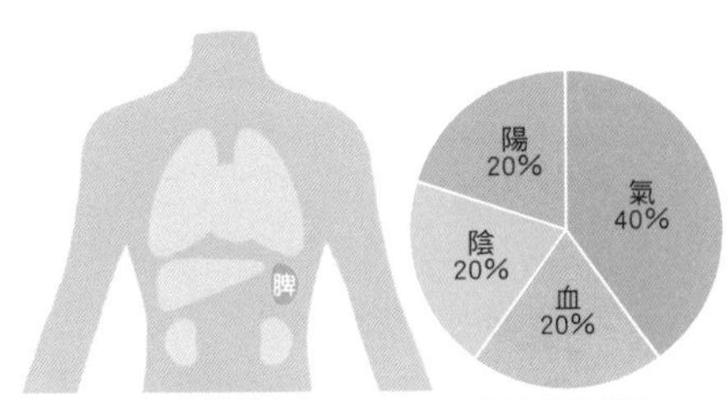

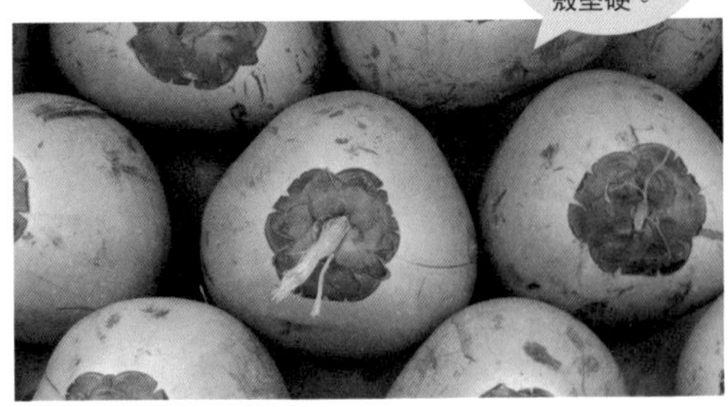

前往東南亞等熱帶國家旅遊，一定少不了喝椰子汁。椰汁清香，甘甜，生津止渴，讓人心曠神怡。椰子是熱帶國家的解暑聖品，廣受大家喜愛的天然飲料。

椰子可以清熱除煩，養陰生津。尤其是夏季燥熱，可祛除體內熱氣，解毒利尿，對於體內多餘的濕氣與水分，都可以幫助利濕及消除水腫。椰汁還可消滅腸道寄生蟲的作用，起到消炎殺蟲的效果。

食用小提醒：

夏季喝椰子汁可以解暑，生津止渴。

食譜：

椰汁雞腿

椰子汁800毫升、雞腿300克、鹽2克，煮30分鐘。可健脾益氣，補充體力，緩解燥熱。

預防出血症

菠菜

功效	健脾和胃，生津止渴
性味	涼；甘
歸經	脾、大腸、胃、膀胱
適用症狀	腸胃積熱、小便不通、胸膈煩悶
適合體質	任何體質皆可
盛產季節	冬

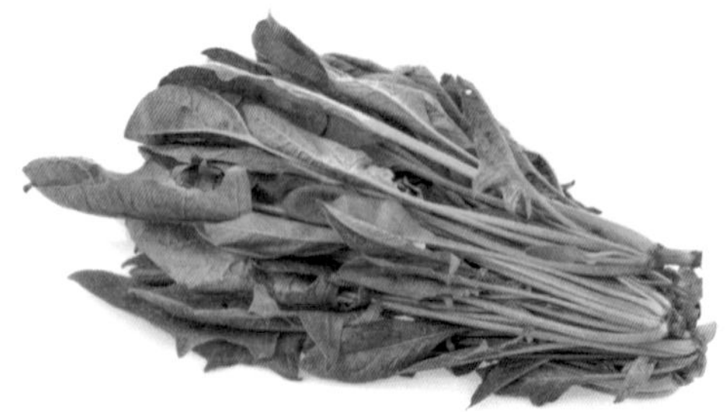

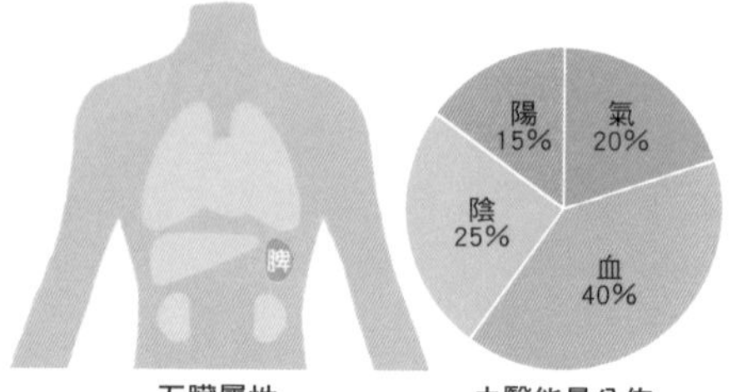

菠菜含豐富蛋白質，所以卡通中大力士非要吃菠菜才能變身，如果想要有強壯的身體，請試試菠菜！含高蛋白質，是營養價值極高的蔬菜，能輔助治療流鼻血、牙齦出血及腸出血，常食用可通便，還可配合治療糖尿病、肺結核、高血壓、結膜炎、夜盲症等諸病，豐富的維他命B群，可以能提供身體熱量、保持皮膚健康、促進新陳代謝、維持生理系統正常運作。

食用小提醒：

可補血，貧血者可以多吃。

食譜：

菠菜湯

800毫升的水煮開，放入菠菜200克，雞蛋2粒打散，鹽2克，水滾即可。可改善貧血，緩解高血壓與糖尿病。

補腎壯陽

韭菜

功效	溫中行氣，活血化瘀
性味	溫；辛
歸經	胃、肝、腎
適用症狀	反胃、陽痿、腰酸
適合體質	任何體質皆可，陽盛體質與濕熱體質除外
盛產季節	春

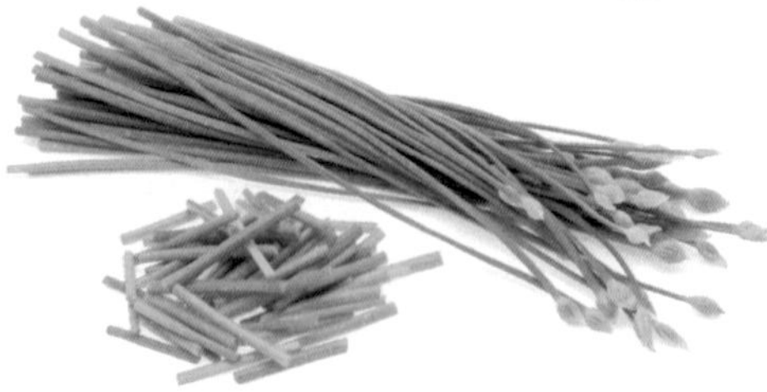

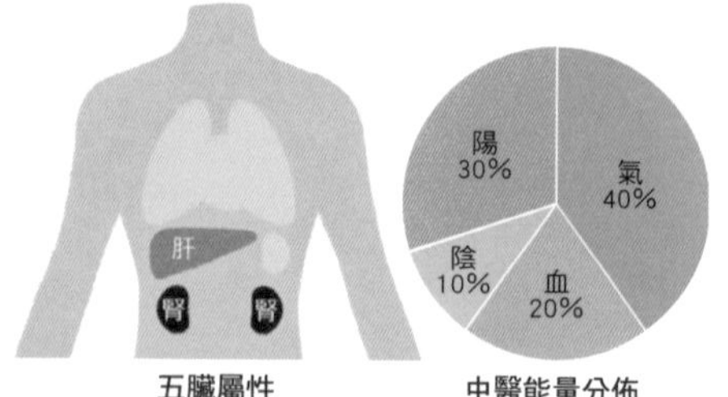

韭菜含有大量纖維素，能促進腸胃蠕動，潤腸通便，預防大腸癌與降低脂肪的吸收。韭菜藥用最早於陶弘景的《名醫別錄》：韭菜味甘、辛、性溫，能溫中開胃、降逆氣、散瘀，主治腎陽虛衰，陽痿遺精或遺尿，腰膝酸軟，噎嗝反胃，腹痛，胸痹作痛，內有瘀血、失血等。

中醫認為，韭菜溫陽，對於幫助春天宣洩體內陽氣有很好的幫助，讓人神清氣爽。並且可以壯陽，提升男性的性功能。

食用小提醒：

熱性體質，容易燥熱者不宜食用。

食譜：

韭菜牛肉

韭菜120克，胡蘿蔔50克切絲，牛肉200克切絲，鹽2克，油20毫升，翻炒至熟即可。可補益氣血，預防手腳怕冷。

舒壓、解疲勞

甜椒

選購技巧
形態完整，顏色光澤，硬度適中，不出水。

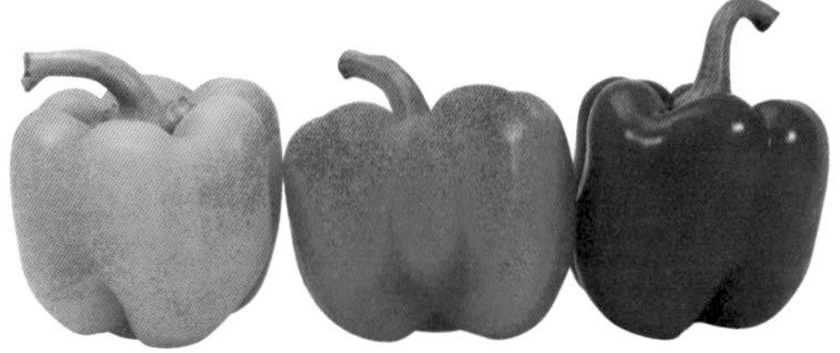

功效	溫中散寒
性味	熱；辛
歸經	脾、胃
適用症狀	減肥、高血脂
適合體質	任何體質皆可，除了濕熱體質、陽盛體質
盛產季節	春

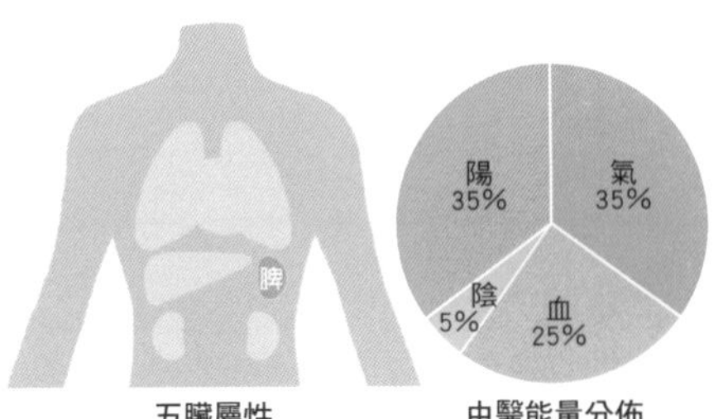

甜椒的維生素含量很高、超過柿子，能增進食欲，助消化，促進腸蠕動，防止便秘，豐富的β-胡蘿蔔素，能增強免疫力，防止心血管疾病與癌症的發生，微量元素並可緩解壓力，增強人的體力，緩解生活壓力與疲勞。

中醫認為甜椒溫中散寒。對於寒性腹痛，感冒咳嗽，痰多等都有很好的緩解作用，起到驅寒的效果。對於平常手腳怕冷或腹痛的人，是很好的保健食物，驅除體內濕氣。

食用小提醒：

燥熱，牙齦腫痛，口腔潰瘍者不合適。

食譜：

牛肉炒甜椒

牛肉200克，甜椒200克，鹽3克，放入油20毫升，快炒2分鐘。可養顏美容，增加皮膚彈性。

抗癌通乳

萵苣

選購技巧
球形，葉片完整，翠綠，不枯黃。

功效	清熱涼血，利尿通乳
性味	寒；甘
歸經	心、胃、小腸
適用症狀	乳汁分泌不足、尿路感染
適合體質	任何體質皆可
盛產季節	春

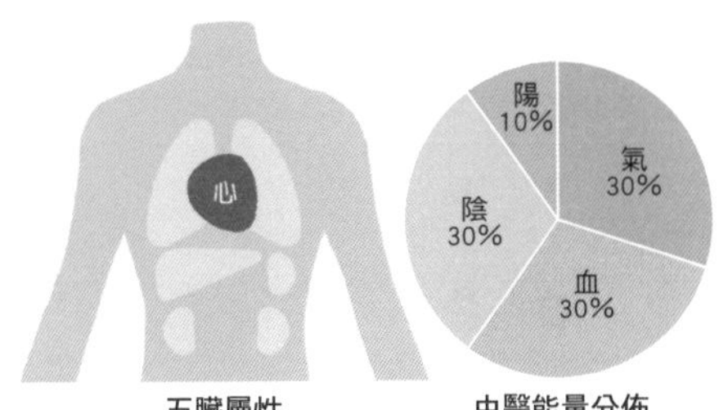

萵苣能刺激消化酶的分泌，促進腸胃蠕動及消化吸收，防止便秘。萵苣可有效對抗胃癌與肝癌，緩解癌細胞擴散，還可減少化療後的不適感。對於乳汁分泌過少與小便不通暢的症狀，萵苣可改善。

萵苣可清熱涼血，利尿通乳。對於心煩燥熱，小便量少而熱烘烘或尿血的症狀，吃萵苣可以緩解。對於更年期的煩躁易怒，可起到涼血的效果。

食用小提醒：

胃寒腹瀉者不宜多吃。

食譜：

蠔油萵苣

萵苣200克，放入油10毫升，再加20毫升蠔油，炒2分鐘。可通乳，增加乳汁分泌。

健脾祛濕

四季豆

功效	健脾和胃，清熱化濕
性味	微溫；甘、淡
歸經	脾、胃
適用症狀	便秘、貧血、水腫
適合體質	任何體質皆可
盛產季節	春

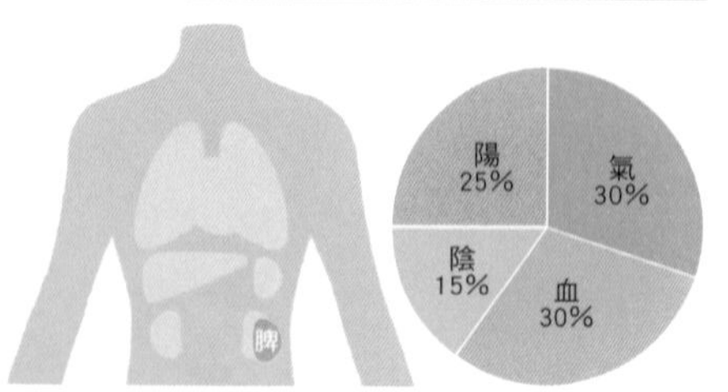

五臟屬性　　中醫能量分佈

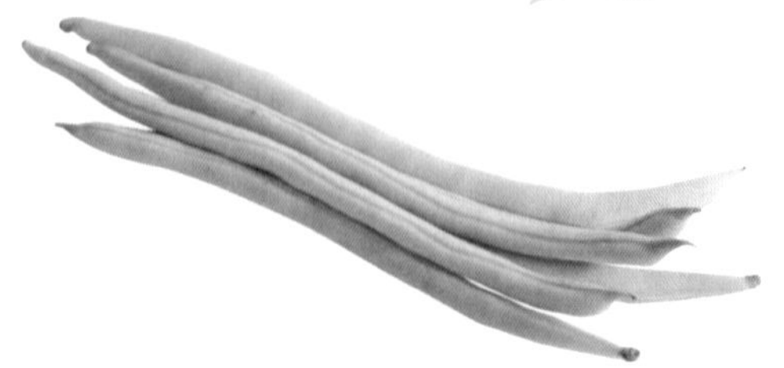

四季豆含有豐富的營養，迅速補充葉酸，可有效抗癌與防癌，促進人體新陳代謝功能，緩解疲勞與壓力，幫助腦部運作靈活，提高工作效率。對於腫瘤細胞也有抑制效果。

中醫認為，四季豆可清熱化濕，健脾和胃。對於胃熱，噁心嘔吐，消化不良，食欲不振都有很好的緩解效果。特別是脾胃有濕邪侵襲容易有腹瀉，想吐的症狀，可吃四季豆改善。

食用小提醒：

四季豆含有皂苷成分，必須煮熟食用，避免刺激心臟與胃黏膜。

食譜：

蝦仁四季豆

四季豆200克，鹽3克，放入20毫升油，炒5分鐘，再下蝦仁200克，至蝦仁變色即可起鍋。可緩解消化道疾病，改善腹脹，噁心等。

提高免疫力

白肉山藥

功效	健脾益胃，補肺益腎
性味	平；甘
歸經	肺、脾、腎、胃
適用症狀	脾虛泄瀉、久痢、遺精、小便頻
適合體質	任何體質皆可
盛產季節	秋、冬

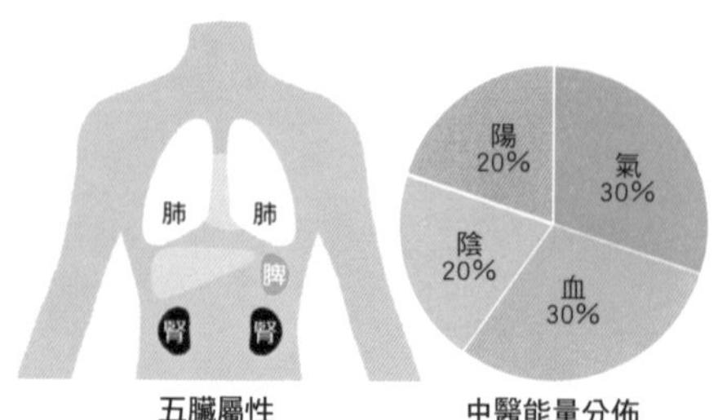

五臟屬性　　中醫能量分佈

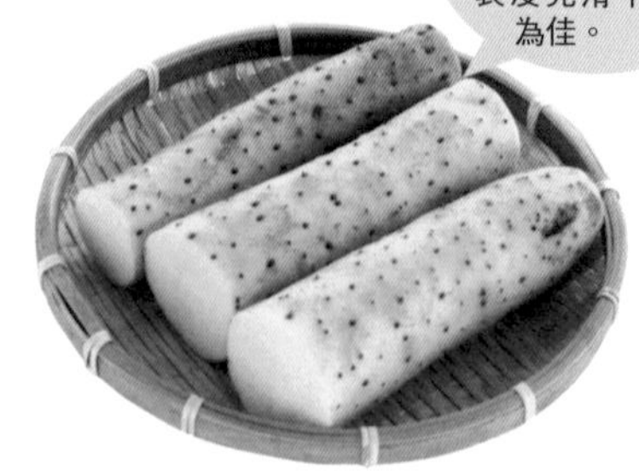

山藥具有抗菌、抗氧化、抑制癌細胞、調節生殖系統、增強免疫力等功能，據《神農本草經》記載，具有滋養、強壯及止瀉之功效，並能補中益氣、溫養脾胃等效果，還能避免膠原蛋白被分解，有效防止老化、鬆弛、抑制黑色素形成、淡化斑點斑痕、改善臉色暗沉，外用洗臉可清潔深層污垢。其含有天然荷爾蒙前驅物，更年期者多吃可以補荷爾蒙之不足，女性多吃更可以健康美麗哦！

食用小提醒：

感冒、溫熱、腸胃消化能力差者忌食。

食譜：

黑糖山藥湯

山藥200克，黑糖40克，水600毫升，煮15分鐘。可滋陰補腎，緩解腰酸，疲勞等。

預防腸胃炎

香椿

選購技巧
香氣，綠紅色，光澤，短壯肥嫩，無老梗，無枯黃。

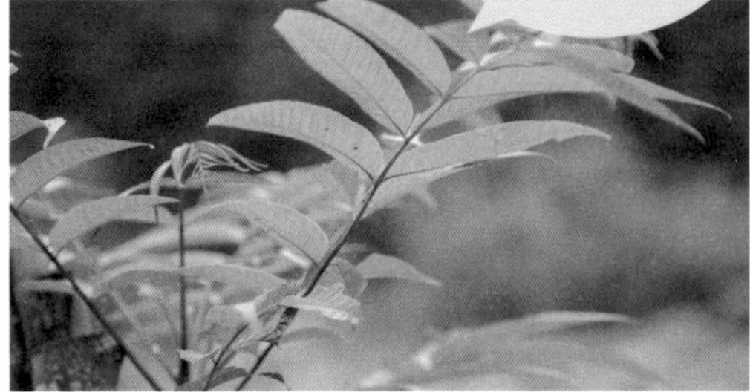

功效	祛風利濕，止血止痛
性味	溫；苦、澀
歸經	肝、腎、胃
適用症狀	風寒感冒、脫髮、眼睛腫痛
適合體質	任何體質皆可
盛產季節	春、夏、秋

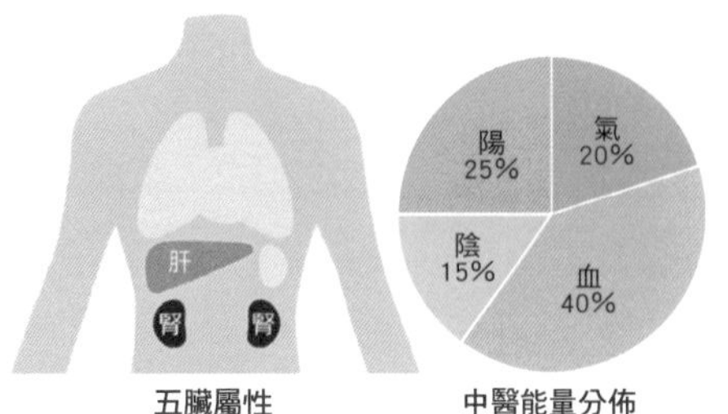

香椿香氣特殊，可緩解食欲不振與腹脹，起到健脾開胃，增加食欲，豐富的維生素E有延緩衰老與防止細胞凋亡的作用，對於皮膚光澤與彈性緊緻有很好的效果，是養顏美容的聖品，維生素C與胡蘿蔔素可增加免疫力，預防感冒。

香椿具有祛風利濕，止血止痛，還有清熱解毒之功，對於腸炎、痢疾、泌尿系統感染有緩解的作用。香椿的揮發油可使蛔蟲、蛔蟲脫離腸壁，幫助排出體外。

食用小提醒：
對於腸胃炎與尿路感染有緩解效果。

食譜：

香椿蛋
起油鍋，香椿100克，雞蛋2顆打散，鹽1克，兩面煎熟。可緩解腹痛與尿路感染。

舒壓醒腦，安定神經

茼蒿

選購技巧
香氣，色綠，葉片完整，茂密，葉嫩，無枯黃。

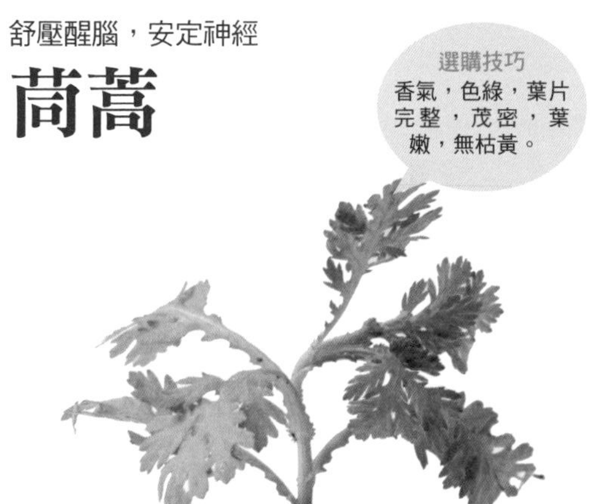

功效	健脾和胃，清氣化痰
性味	平；甘
歸經	脾、胃
適用症狀	頭暈耳鳴、高血壓、腹脹
適合體質	任何體質皆可
盛產季節	冬、春

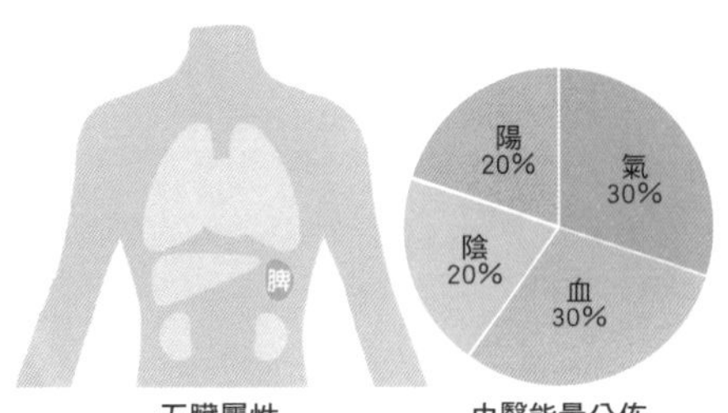

茼蒿有舒壓，緩解焦慮，安定神經，健腦，提高大腦運作，且有降血壓與降血脂的功效，可防止冠心病與心血管疾病。含有大量的纖維素可促進腸胃蠕動，預防便秘與消化不良。

茼蒿可健脾和胃，清氣化痰。可以緩解肝陽上亢引發的高血壓與頭暈目眩，使頭腦清楚，有醒腦的功效。也對腹脹，便秘，消化不良起到降氣，潤腸通便。

食用小提醒：
容易腹瀉者不宜多吃。

食譜：

涼拌茼蒿
茼蒿200克，放入800毫升熱水川燙，撈出瀝乾，放入蠔油20毫升，鹽2克，芝麻10克均勻拌好。可緩解負面情緒，改善高血壓。

功效	清熱除煩，利尿解毒
性味	平；甘
歸經	肺
適用症狀	煩躁、咽炎、牙齦腫痛
適合體質	任何體質皆可
盛產季節	春、夏

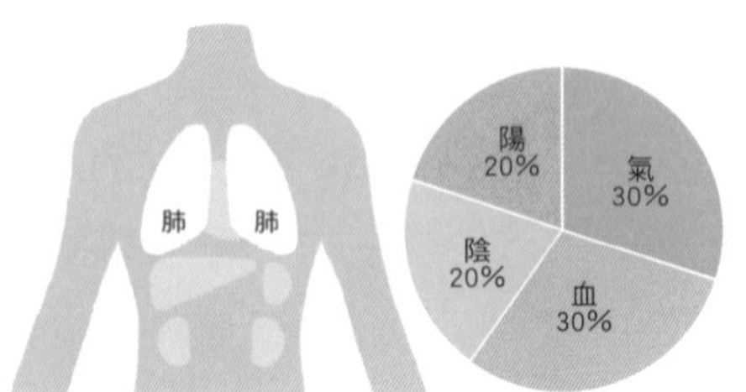

五臟屬性　中醫能量分佈

食用小提醒：

胃寒易腹瀉者，不宜食用。

食譜：

排骨小白菜湯

排骨100克，鹽3克，放入水800毫升，煮30分鐘最後再加小白菜200克。可清熱除煩，預防感冒。

除煩安神

小白菜

選購技巧
色綠，葉片完整，無枯黃。

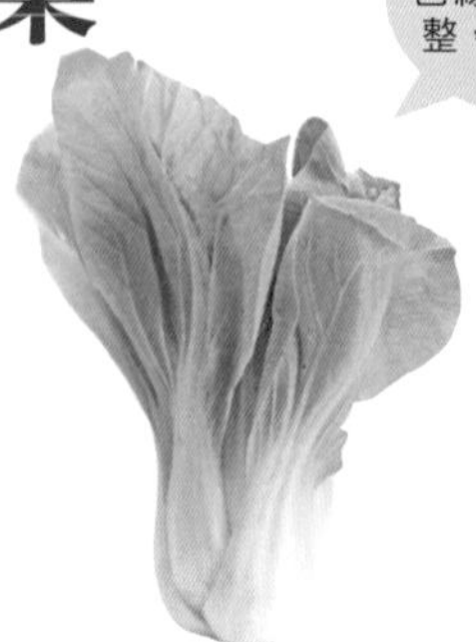

小白菜吃起來清脆可口，清新而嫩。含有豐富的維生素C，維生素D與纖維素，可增強免疫力與鈣質的吸收，預防感冒，抗癌，養顏美容，增加皮膚彈性與光澤。潤腸通便對於消化系統也有很好的效果。

小白菜可清熱除煩，利尿解毒。對於心神不寧，口乾舌燥，煩躁與燥熱，牙齦腫痛，咽喉腫痛，有很好的清熱利尿，生津止渴的功效。

功效	清熱利濕，疏肝解鬱
性味	平；甘
歸經	心、肝
適用症狀	失眠、輕度憂鬱、尿路感染
適合體質	任何體質
盛產季節	夏、秋

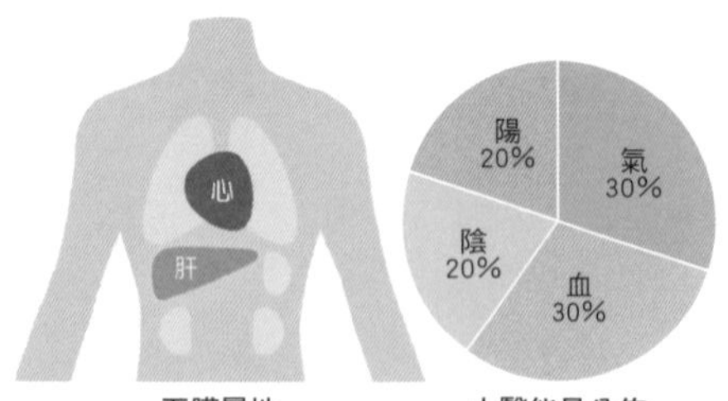

五臟屬性　中醫能量分佈

食用小提醒：

新鮮的金針有毒性，不宜食用。若是乾燥金針發黑，也不宜食用。

食譜：

金針湯

金針30克、苦瓜60克、百合10克、蓮子20克，加入500毫升水煮湯，可緩解負面情緒，安神睡眠。

安神助眠

金針

選購技巧
建議買密封包裝，生產日期新鮮的，顏色天然，無異味，乾燥。

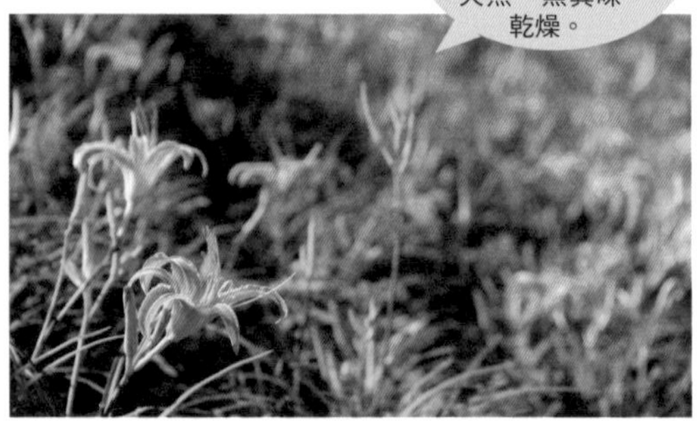

金針又稱為忘憂草，是台灣人喜歡煮湯的食材之一！金針煮湯，吃起來口感清爽，湯頭味美，老少咸宜！多吃金針可緩解憂鬱 、焦慮等負面情緒，幫助睡眠，是名副其實的忘憂草！

在中醫古籍《本草圖經》就曾記載，金針可安五臟，利神志。對於五臟功能與精神疾病都有不錯的調理效果！金針除了可緩解尿路感染、失眠、焦慮等症狀，豐富的鐵質還可改善貧血。

潤澤皮膚

青江菜

選購技巧
色綠，葉片大而完整，無枯黃。

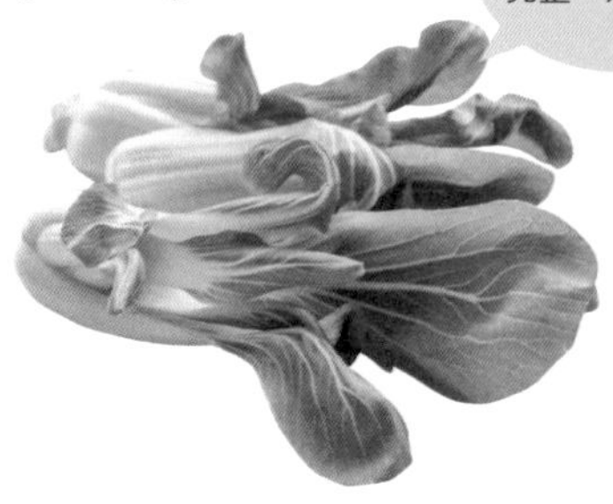

功效	清熱除煩，潤腸通便
性味	平；甘
歸經	脾、肝
適用症狀	煩躁、便秘、燥熱
適合體質	任何體質皆可
盛產季節	秋、冬

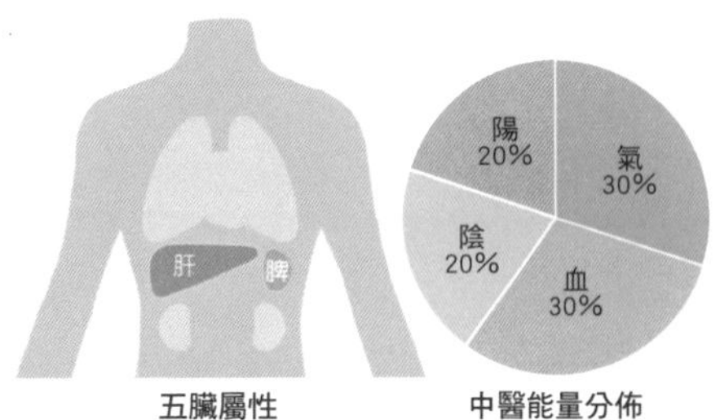

五臟屬性　中醫能量分佈

青江菜的維生素含量比胡蘿蔔、番茄高很多，可以延緩衰老，防止細胞凋亡，潤澤皮膚，防止皮膚粗糙，增加潤澤度，使皮膚白皙有光澤，具有養顏美容的效果。加上大量纖維素可促進腸胃蠕動，排毒。

青江菜具有清熱除煩，潤腸通便的功效。對於牙齦腫痛，煩躁，便秘，口乾舌燥，燥熱，都有很好的緩解效果。對於口腔潰瘍，口角破潰也有很好的功效。

食用小提醒：

脾胃虛寒、容易腹瀉者，不宜多吃。

食譜：

炒青江菜

起油鍋，大蒜末20克，青江菜120克，鹽2克，快炒1分鐘。可防止皮膚乾燥，改善口角炎。

抗衰老、美容

海帶

選購技巧
沒洞、呈深紫色、薄而有光澤者品質為佳，接近烏黑色的較新鮮。

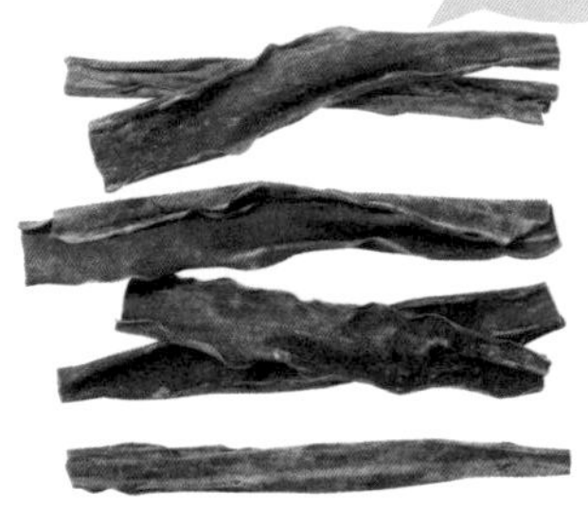

功效	消痰軟堅，瀉熱利水
性味	寒；鹹
歸經	肝、胃、腎
適用症狀	疝氣下墮、痰熱壅膈、宿食不消
適合體質	任何體質皆可，寒盛體質除外

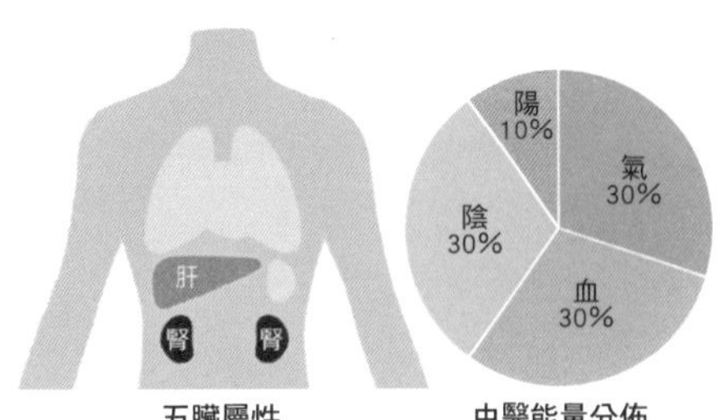

五臟屬性　中醫能量分佈

海帶可以美顏，洗海帶的水還可以用來作為美麗食材變身DIY。可促進新陳代謝、增加皮膚彈性、令皮膚再生，並能強化毛髮，由於海帶的滲透力強，能夠滲透到肌膚的最深層，因此美容與抗衰老的效果更為顯著。

中醫認為海帶消痰軟堅、瀉熱利水。還具有化痰止咳、降血壓、利尿、改善甲狀腺機能不足等功效。

食用小提醒：

孕婦、甲狀腺亢進者不宜食用。

食譜：

海帶冬瓜湯

海帶100克，冬瓜200克，乾薑30克，鹽2克，放入水700毫升煮20分鐘。可化痰利濕，潤腸通便，幫助減肥。

預防胃癌，保護脾胃

猴頭菇

選購技巧
菇體與茸毛完整均勻，肉質肥美，乾燥，無發霉。

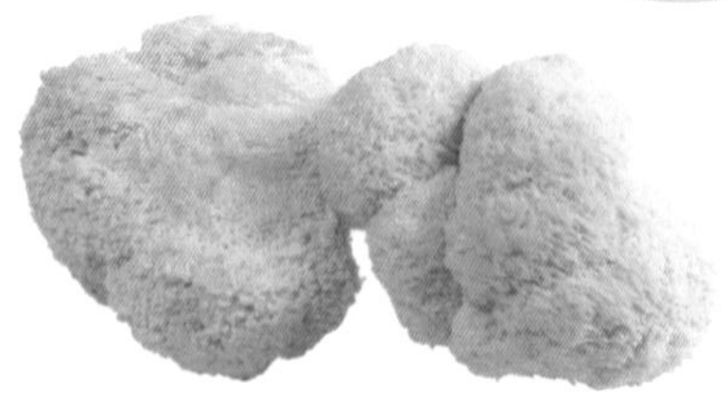

功效	健脾開胃，安神益智
性味	平；甘
歸經	脾、胃、心
適用症狀	健忘、消化不良、食欲不振
適合體質	任何體質皆可
盛產季節	冬、春

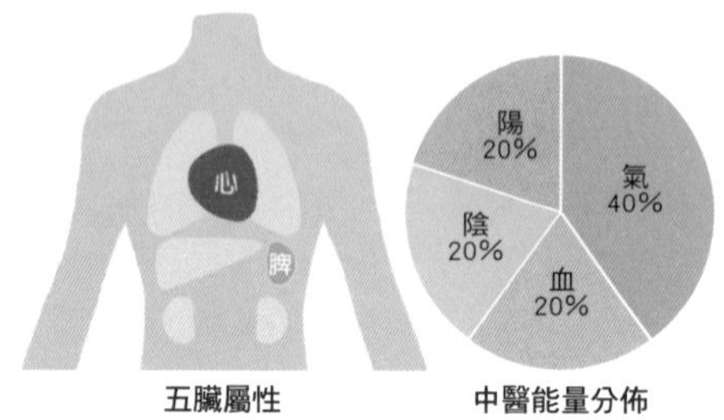

猴頭菇可保護胃黏膜，對於十二指腸潰瘍、慢性萎縮性胃炎、胃癌及食道癌等消化道疾病有很好的治療效果，且能提升人體免疫力與體力，對於神經衰弱，身體虛弱者有很好的改善效果。

猴頭菇有健脾開胃，安神益智的功效。對於心神不寧，失眠，健忘，記憶力減退有很好的改善效果，食欲不振，消化不良，便秘也有緩解功效。

食用小提醒：

過敏性皮膚者，不宜食用。

食譜：

猴頭菇排骨湯

猴頭菇200克，排骨100克，鹽2克，放入800毫升煮30分鐘。可保護胃黏膜，緩解胃潰瘍等。

預防癌症

蘑菇

選購技巧
色白，菌菇完整，肉肥厚，無枯黃。

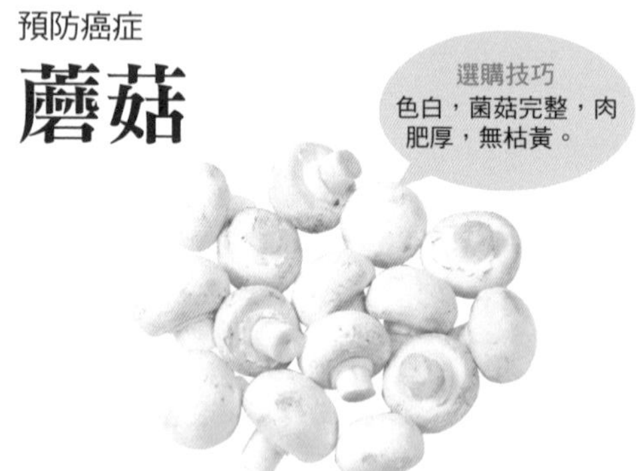

功效	補脾益氣，解毒透疹
性味	平；甘
歸經	胃、大腸、肺
適用症狀	消化不良、腹脹、高血壓
適合體質	任何體質皆可
盛產季節	春、秋

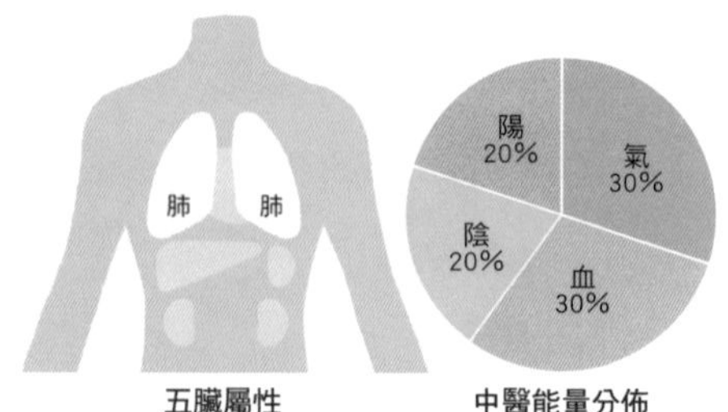

蘑菇的蛋白質含量比肉類和雞蛋還高，是植物性食物之最，可消化率達到近九成，非常營養，可補充體力。多元豐富的維生素可恢復大腦活性，促進食欲，對於心臟病等癒後都有很好的效果。

蘑菇味甘，性平，功能補脾益氣，解毒透疹。臨床上多用在腹脹，食欲不振，噁心嘔吐，消化不良，小孩麻疹透發不順暢等。對於預防癌症也有很好的效果。

食用小提醒：

腹瀉者，不宜多吃。

食譜：

蘑菇雞肉

蘑菇200克，雞肉100克，放入油20毫升，鹽2克，炒15分鐘。可補脾益氣，改善食欲不振與腹脹。

活血解毒

油菜

選購技巧
色綠，葉片完整，無枯黃。

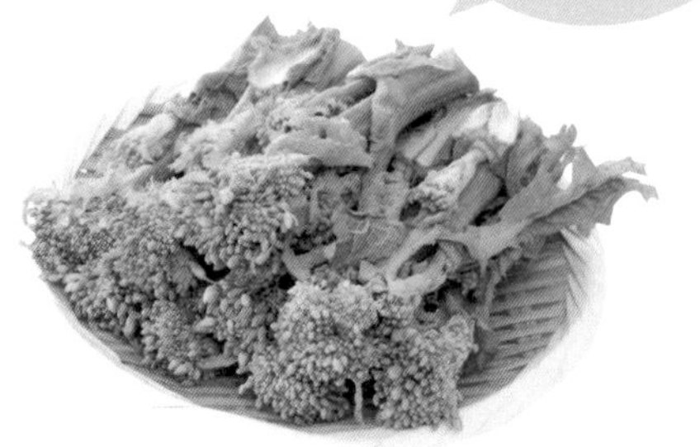

功效	活血化瘀，消腫散結
性味	涼；辛
歸經	脾、肝、肺
適用症狀	痛經、產後惡露不下、丹毒
適合體質	任何體質皆可
盛產季節	冬、春

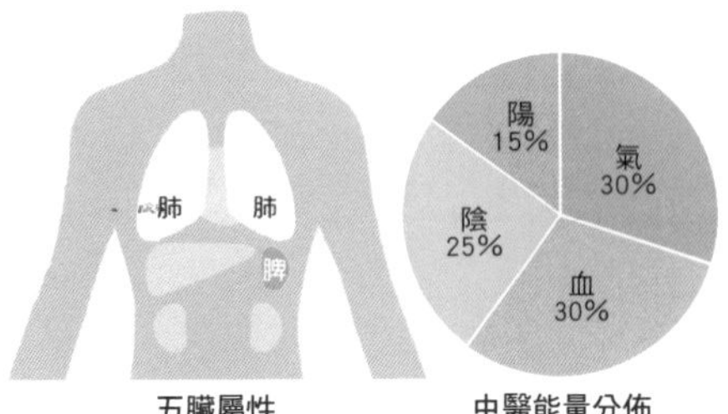

五臟屬性　中醫能量分佈

油菜含有大量胡蘿蔔素和維生素C，幫助增強免疫能力與預防感冒。油菜的鈣含量是蔬菜之最。大量的纖維素，能促進腸道蠕動，增加排便，防止便秘，預防腸癌。油菜還能增強肝臟的排毒與解毒，緩解疲勞感。

中醫認為油菜有活血化瘀，消腫散結的功效。對於痛經，月經量少血塊多，產後惡露不下，有很好的活血效果，可幫助經血排除。

食用小提醒：
孕婦忌吃。

食譜：
炒油菜
油菜200克，放入油10毫升，蠔油20毫升，炒3分鐘。可緩解痛經與產後惡露不下。

利水消腫

冬瓜

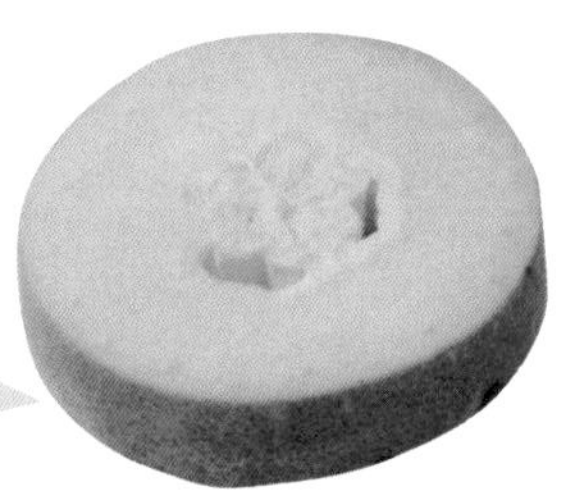

選購技巧
冬瓜色綠，肉白厚、瓜身狀圓、皮老堅挺、無疤痕畸形為佳。

功效	利水消痰，清熱解毒
性味	微寒；甘
歸經	肺、脾、大腸、小腸
適用症狀	水腫、暑熱煩悶、消渴（糖尿病）
適合體質	任何體質皆可
盛產季節	夏

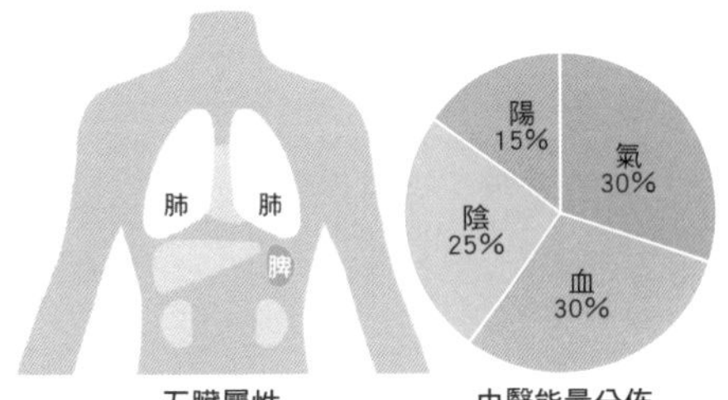

五臟屬性　中醫能量分佈

冬瓜與薏仁，這兩種食材都有消水腫的功效，是不少愛美食譜中推薦的減肥瘦身美顏湯。冬瓜含有維生素B、高量維生素C、蛋白質、醣類、鈣、磷、鐵、丙醇二酸。

冬瓜的皮、子、肉、葉皆可入藥，食用可清熱、解暑外，還可減緩因排尿困難造成的水腫症狀，及腎炎造成的浮腫，如要有解暑清熱、止渴利尿作用，連皮煮湯更好，因其鈉含量低，所以很使適合糖尿病及高血壓患者，而且經常食用冬瓜，能去除體內多餘的脂肪及水分，所以有許多想要瘦下半身、健康減肥者，常吃、多吃冬瓜準沒錯！

食用小提醒：
體寒虛及尿頻者不宜食用，服滋補藥品期間也應忌食。

食譜：
冬瓜湯
冬瓜200克，雞腿150克，生薑30克，鹽2克，放入800毫升的水，煮30分鐘。可清熱化痰，促進減肥。

功效	活血化瘀，清熱解毒
性味	微寒；微甘
歸經	肺、大腸
適用症狀	尿路感染、便秘、高血脂
適合體質	任何體質皆可
盛產季節	夏

美白祛斑

茄子

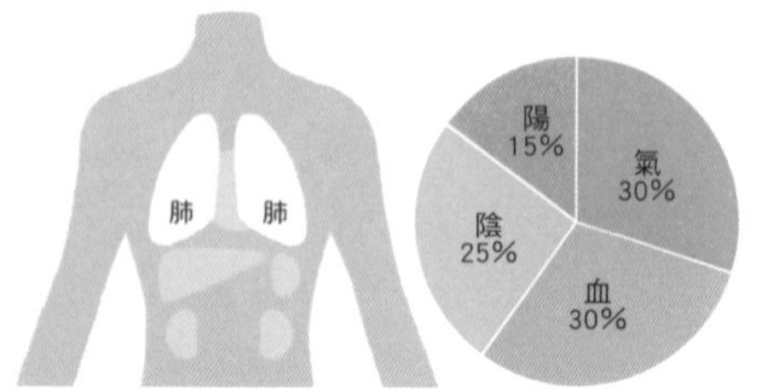

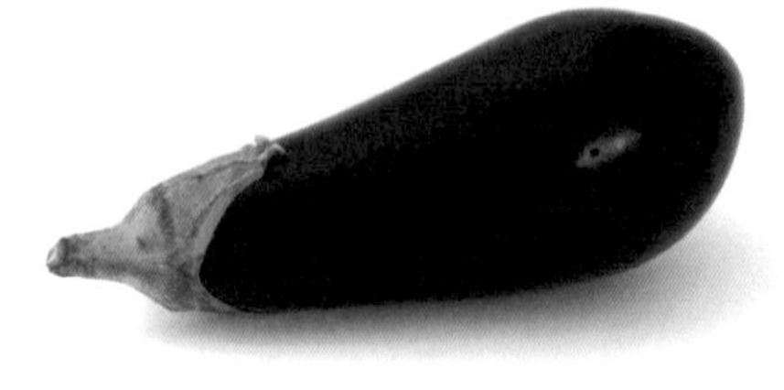

多吃茄子可以祛斑，養顏美容，使皮膚白皙，還能降血壓與血脂，降低膽固醇，軟化血管，預防心血管疾病，抑制腫瘤發生，現代研究發現，常吃茄子對慢性胃炎、腎炎水腫等疾病都有一定的治療作用，對於傷口癒合有好處。

中醫認為茄子可清熱解毒，活血化瘀，對於易長痱子、熱疹，生瘡癤的人，非常適合。對於皮膚疾病，淡斑也有明顯的作用。

食用小提醒：

容易腹瀉者不宜多吃。

食譜：

肉末茄子

絞肉100克，茄子200克，鹽2克，放入油10毫升、水少許，炒煮10分鐘。可美白淡斑，養顏美容。

功效	溫中散寒，開胃消食
性味	熱；辛
歸經	脾、心
適用症狀	風寒感冒、食欲不振、寒性腹痛
適合體質	任何體質皆可
盛產季節	夏

散寒祛濕

青椒

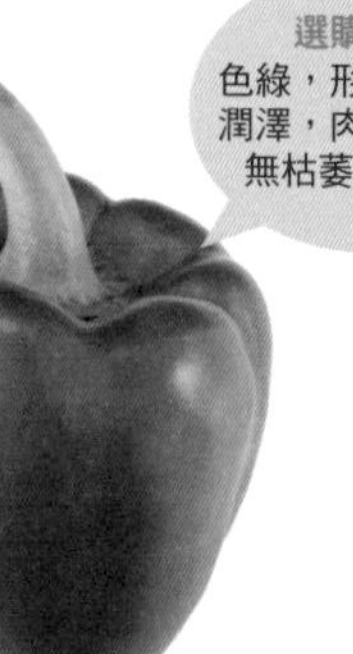

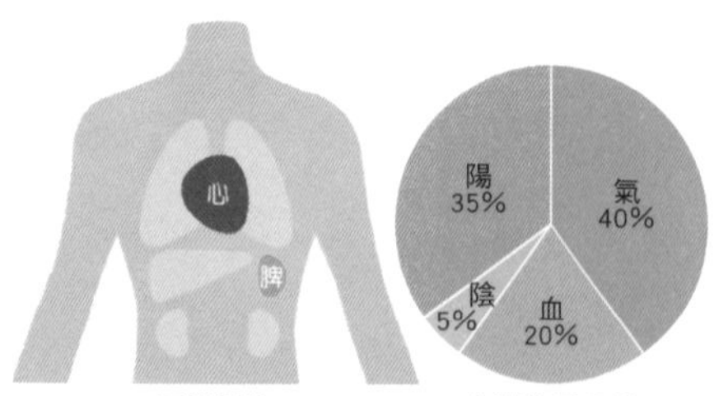

青椒可加速新陳代謝，防止細胞癌變，有效預防癌症，青椒豐富的維生素，也可增加食欲，促進消化，防止便秘。對於增加免疫力預防感冒與咳嗽，效果很好。

中醫認為青椒溫中散寒，開胃消食。對於體內有寒氣與濕氣，食欲不振，寒性咳嗽，腹痛，腹瀉有不錯的溫中散寒的功效，辣椒辛溫，可解熱鎮痛，透過發汗，並緩解肌肉酸痛，對於消化道的消炎細菌效果明顯。

食用小提醒：

高血壓者與肺結核患者不宜食用。

食譜：

青椒牛肉絲

青椒100克，牛肉絲200克，鹽3克，放入油20毫升，炒5分鐘。可溫中散寒，緩解腹部寒冷疼痛。

消炎解毒

皇宮菜

選購技巧
色綠，葉片完整，潤澤，葉子肥厚，無枯黃。

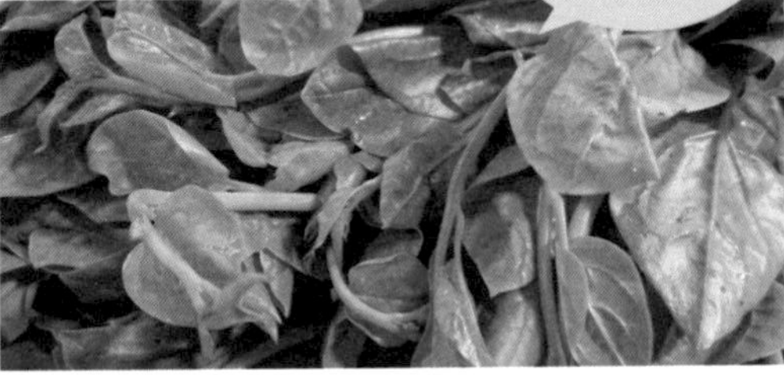

功效	清熱解毒，潤腸通便
性味	寒；甘
歸經	心、肝、脾、大腸、小腸
適用症狀	便秘、皮膚乾燥
適合體質	任何體質皆可
盛產季節	夏

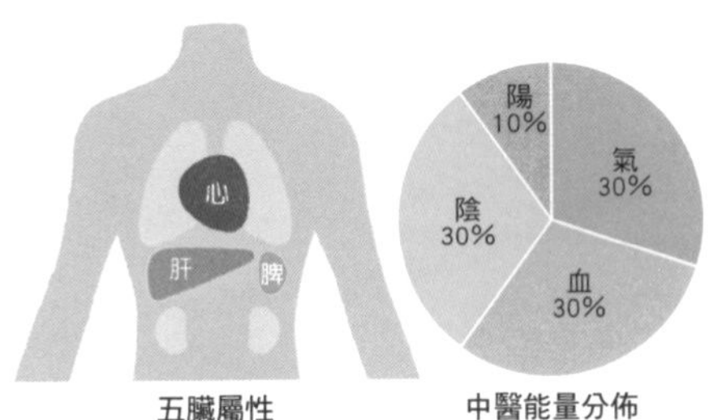

五臟屬性　中醫能量分佈

皇宮菜的鈣含量是菠菜的三倍，但不像菠菜含有大量的草酸，對於人體更加溫和，減少結石發生。皇宮菜含有大量纖維素和粘液，可以治療防止癌症，便秘，腹脹，皮膚乾燥，食欲不振等病症。

中醫認為皇宮菜清熱解毒、潤腸通便。對於腹脹，便秘，腸胃炎都有很好的緩解效果。對於熱毒引起的皮膚疾病，瘡，腫毒，痢疾，癤腫，皮膚的炎症也都有清熱解毒，抗菌消炎的療效。

食用小提醒：
孕婦不宜食用。

食譜：
炒皇宮菜
皇宮菜200克，枸杞子30克，鹽2克，放入油20毫升，炒2分鐘。可清熱涼血解毒，緩解便秘與皮膚濃腫。

清熱利濕

竹筍

選購技巧
形態整體黃色，筍子身材矮肥壯，底部肥胖圓潤飽滿。

功效	滋陰涼血，潤腸通便
性味	微寒；甘、苦
歸經	肺、胃
適用症狀	便秘、風熱感冒、痰黃
適合體質	任何體質皆可
盛產季節	夏

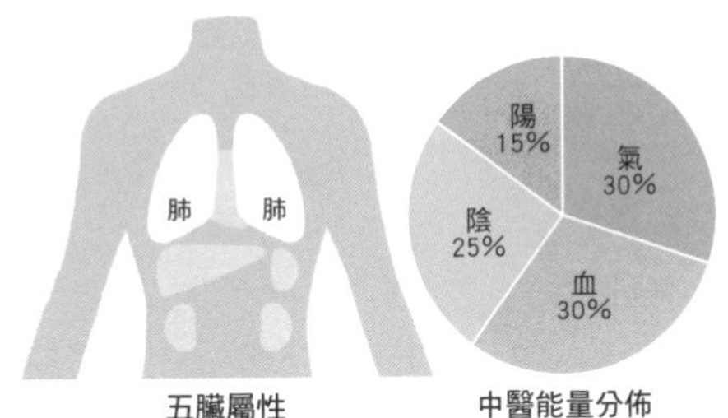

五臟屬性　中醫能量分佈

竹筍口味清脆爽口，具有健脾和胃、幫助消化、提高食欲的功效，可用於治療腹脹，消化不良，高纖維素可潤腸通便，排出體內多餘的水分與濕氣。竹筍低糖、低熱量，對於高血壓，高血脂，高血糖都有改善的作用。高維生素可預防疾病。

中醫認為竹筍具有滋陰涼血，潤腸通便的功效。對於小便熱痛，牙齦腫痛，便秘，咳嗽痰黃，風熱感冒都有很好的作用。

食用小提醒：
脾胃虛弱與容易腹瀉者，不宜多吃。

食譜：
竹筍炒肉絲
竹筍200克，肉絲100克，蠔油20毫升，放入油20毫升炒15分鐘。可滋陰涼血，對於降血壓與血脂有幫助。

清肝解毒

苦瓜

選購技巧
以皮青肉白、片薄籽少為佳。

功效	清熱生津，清肝明目
性味	寒；甘、苦
歸經	脾、胃
適用症狀	胃熱痛、濕熱痢疾、嘔吐腹瀉
適合體質	任何體質皆可，寒盛體質除外
盛產季節	夏

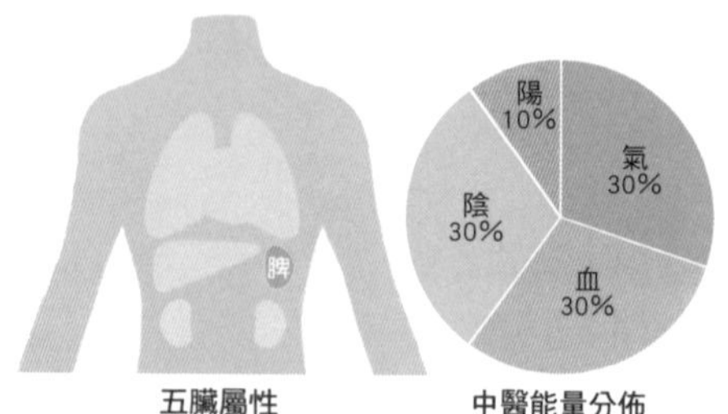

苦瓜的維生素C含量，高居瓜類之冠，對於美顏當然有所幫助。熱性體質的人常有肝火旺、胃火、眼紅發癢、唇赤口乾、口臭、汗臭、皮膚易紅腫或面皰腫痛蓄膿之困擾，可多吃生苦瓜來降火氣，但若胃部不好的人，還是熟食較佳。此外，苦瓜含有一種類胰島素的成分，有降血糖的作用，糖尿病患宜多吃。

中醫認為，清熱生津，清肝明目，解毒，苦瓜顏色愈青愈苦，清熱的功能也就越強，所謂良藥苦口，要消痘降火，多吃點苦吧！

食用小提醒：

怕苦的話可先刮除瓜囊和瓜籽，輕輕榨出些瓜汁，以減輕苦味。

食譜：

苦瓜枸杞

苦瓜200克，枸杞子30克，鹽2克，放入油20毫升，炒10分鐘。可清肝明目，降血壓與血脂。

助消食，提高免疫力

白蘿蔔

選購技巧
外形飽滿，扎實，外皮水分充足，越重越好。

功效	理氣寬中，健脾消食
性味	涼；辛、甘
歸經	肺、胃、大腸
適用症狀	食欲不振、腹脹、胸悶
適合體質	任何體質皆可
盛產季節	冬、春

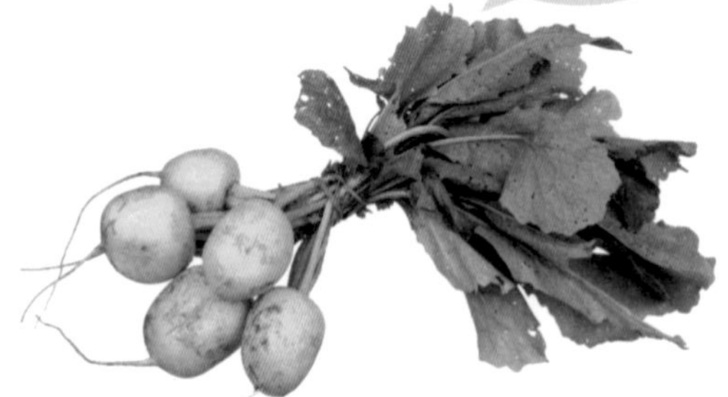

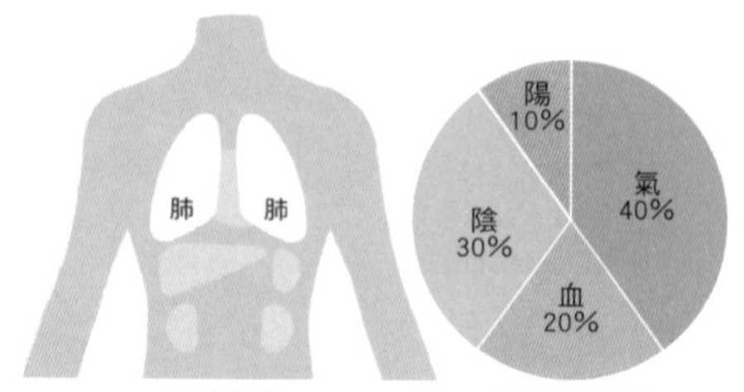

蘿蔔含有豐富的維生素與微量元素，可以增加人體免疫力，緩解疲勞，預防感冒，並且可以促進腸胃蠕動，分解油脂與澱粉，增加食欲，蘿蔔含的酶類可抗癌。

中醫認為，白蘿蔔理氣寬中，健脾消食。對胸悶氣短，腹脹不適，消化不良，口乾舌燥，咳嗽痰多有不錯的緩解效果。對於夏季可以吃蘿蔔排濕氣，解毒。

食用小提醒：

脾胃虛寒，腹瀉者不宜食用。

食譜：

白蘿蔔排骨湯

白蘿蔔200克，排骨100克，鹽2克，水500毫升，煮30分鐘，可化痰濕，幫助減肥。

健脾除濕

肉豆

選購技巧
顏色鮮綠，避免枯黃，大小均勻適中，豆粒過大則太老。

功效	健脾和胃，消暑化濕
性味	微溫；甘
歸經	脾、胃
適用症狀	食欲不振、嘔吐
適合體質	任何體質皆可
盛產季節	春

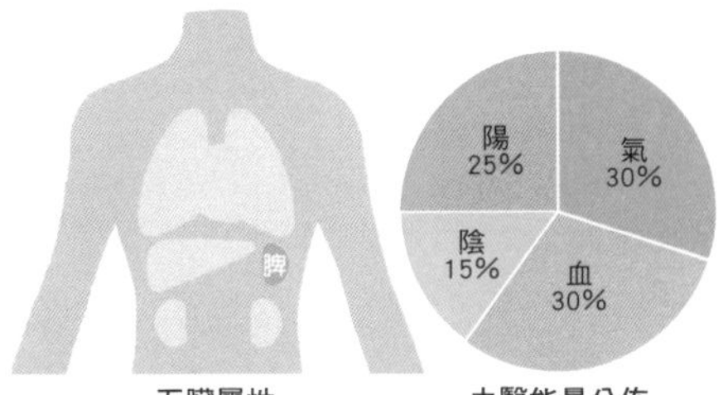

五臟屬性　　中醫能量分佈

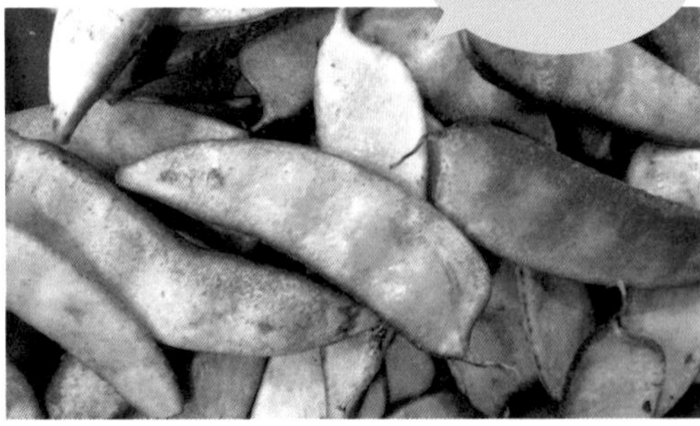

肉豆可以防止心血管疾病與降血壓，緩解疲勞，開胃健脾。豐富的酶類可抑制糖類吸收，有效降血糖，還可促進腸胃蠕動，開胃，緩解便秘，對於老年人是很好的保健食物。

中醫認為肉豆可以調理脾胃之氣，消暑化濕。夏季氣候炎熱，容易伴有濕氣襲擊脾胃部，出現噁心嘔吐，食欲不振，腹瀉，腹脹等腸胃不適，吃肉豆可以緩解這些症狀，化濕解暑。

食用小提醒：
生食有毒，必須煮熟食用；腎功能不全者不宜食用。

食譜：
肉豆炒蝦仁
起油鍋，肉豆200克，蝦仁200克，鹽2克，水少許，快炒2分鐘。可健脾化濕，預防暑濕引起的噁心嘔吐。

活化細胞、防癌解毒

地瓜葉

選購技巧
葉片完整，顏色鮮明，無枯黃，葉梗不能太粗，有彈性。

功效	清熱利濕，解毒消腫
性味	寒；微苦
歸經	脾、胃、大腸
適用症狀	高血脂、便秘、高血糖
適合體質	任何體質皆可
盛產季節	夏

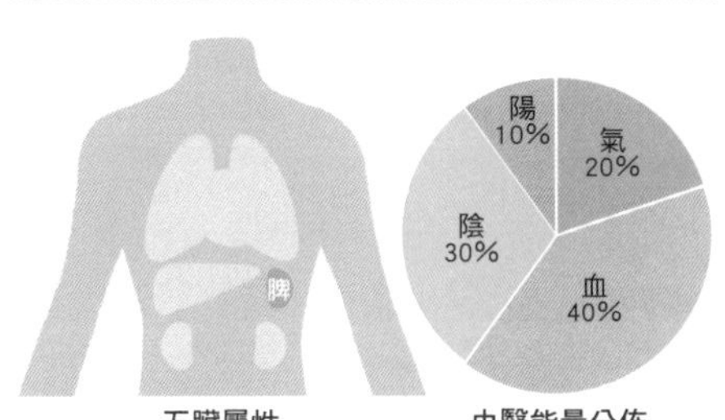

五臟屬性　　中醫能量分佈

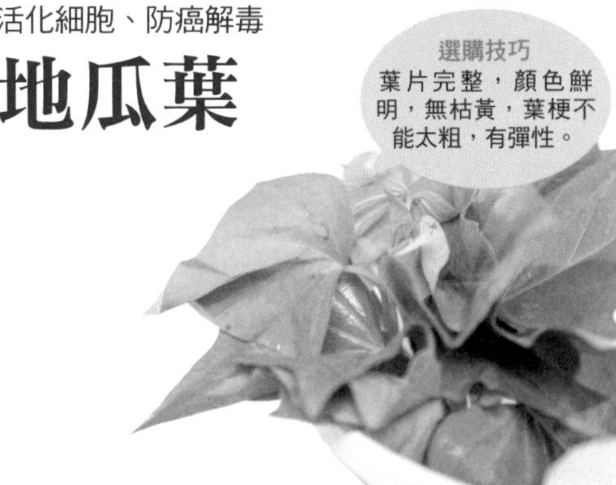

地瓜葉有促進細胞活化，防止細胞老化與凋亡，促進新陳代謝與造血功能，提高免疫力、降血糖與血脂、清熱解毒、防止便秘與大腸癌，還可保護視力，治療貧血，滋潤皮膚，延緩衰老。

地瓜葉清熱利濕，解毒消腫。對於體內濕氣，痰濕肥胖有很好的祛濕效果，促進腸胃蠕動，潤腸通便，幫助排毒，排出體內廢棄物，對於減肥是很好的蔬菜。

食用小提醒：
胃寒腹瀉者少吃。

食譜：
排骨地瓜葉湯
排骨100克，鹽3克，水800毫升，先燉煮半小時以上，最後再放入地瓜葉200克，水滾即可起鍋。可潤腸通便，預防大腸癌。

提升精力，解肝毒

綠花椰

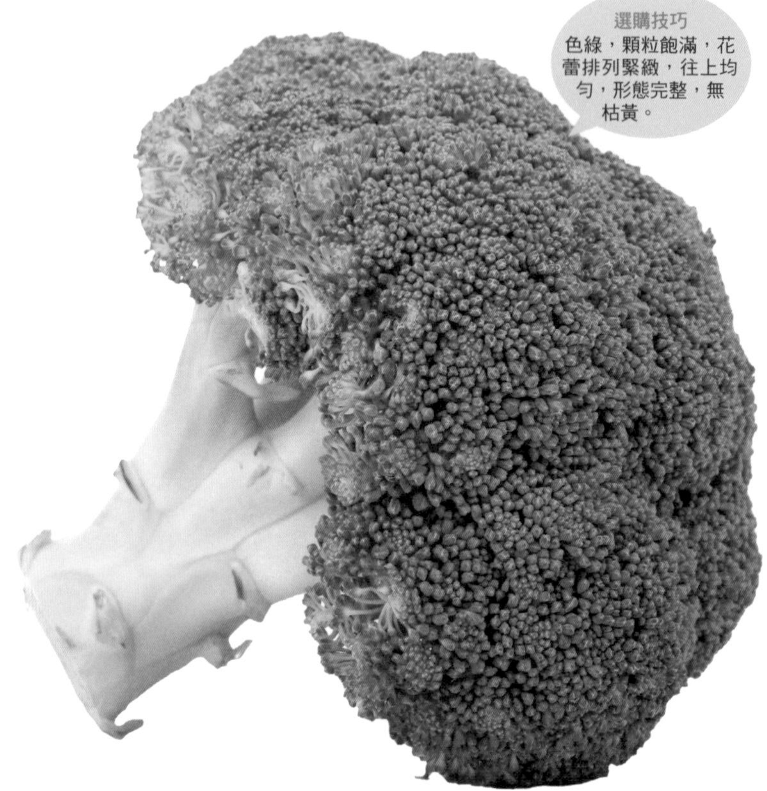

綠花椰含有豐富的維生素C可預防乳癌與胃癌的發生，大量的硒和維生素C，胡蘿蔔素，起到阻斷癌前病變細胞形成的作用，有效抑制癌腫發展。綠花椰還可以促進肝臟解毒，提高人體免疫力，預防感冒。

中醫認為綠花椰補腎填精，健脾和胃。可以提升氣血，緩解腰酸，頭暈耳鳴，疲勞等症狀。對於腹脹，消化不良可潤腸通便。

功效	補腎填精，健脾和胃
性味	平；甘
歸經	脾、腎、胃
適用症狀	頭暈耳鳴、疲勞、腰酸
適合體質	任何體質皆可
盛產季節	冬、春

食用小提醒：

服用抗凝血藥期間不宜食用綠花椰，會降低藥性。

食譜：

蠔油綠花椰

綠花椰200克熱水川燙撈起瀝乾，拌蠔油20毫升。可解肝毒，預防癌症，緩解疲勞。

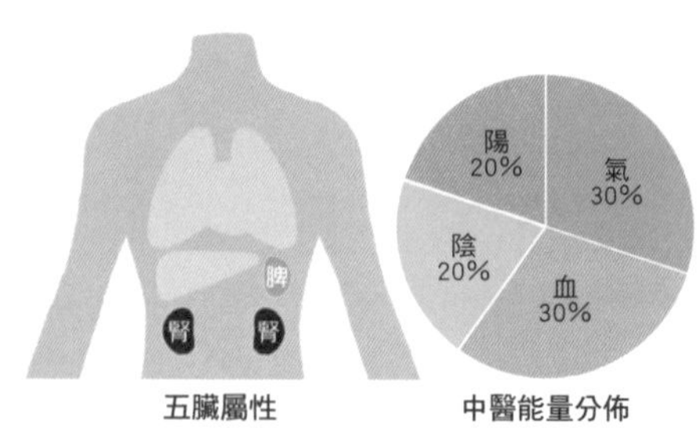

預防癌症，潤腸通便

白花椰

選購技巧
色白，顆粒飽滿，花蕾排列緊緻，往上均勻，形態完整，無枯黃。

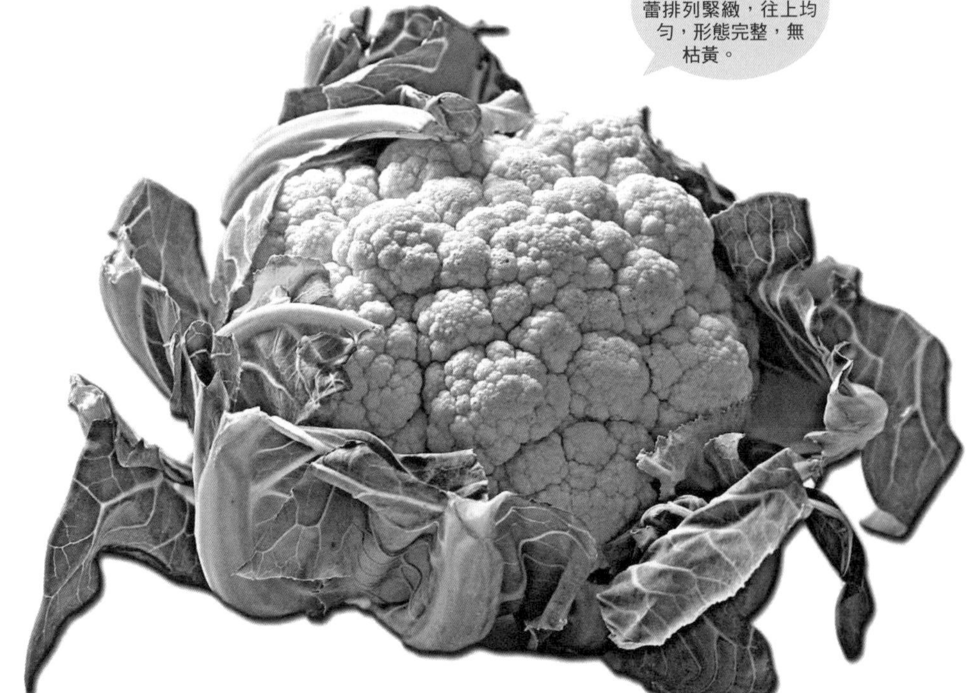

白花椰熱量低，易有飽足感，適合減肥的人，加上可以促進腸胃蠕動，維生素E能促進血液循環、調節內分泌，可以讓體態輕盈。白花椰的大量纖維素、維生素C、胡蘿蔔素、微量元素可預防乳癌與大腸癌的發生。

白花椰補腎填精，健脾和胃。可以提升氣血，緩解腰酸，頭暈耳鳴，疲勞等症狀。對於腹脹，消化不良，可潤腸通便。

功效	補腎填精，健脾和胃
性味	平；甘
歸經	脾、腎、胃
適用症狀	疲勞、便秘
適合體質	任何體質皆可
盛產季節	冬、春

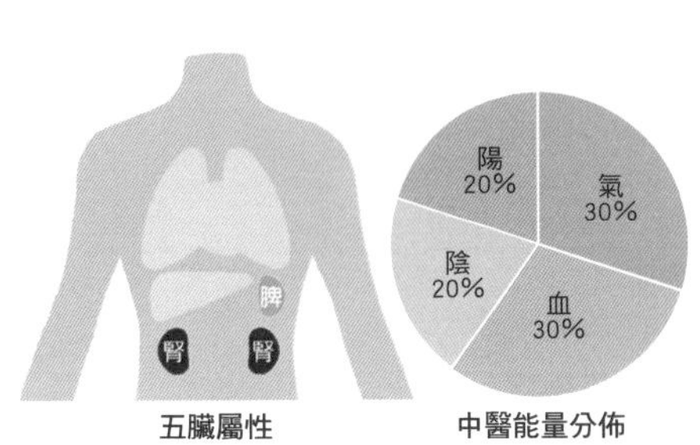

五臟屬性　中醫能量分佈

食用小提醒：
尿路結石者不宜食用。

食譜：

白花椰排骨湯
白花椰200克，排骨100克，鹽2克，加入水700毫升煮20分鐘。可補腎，緩解腰酸，頭暈耳鳴。

消腫利尿

莧菜

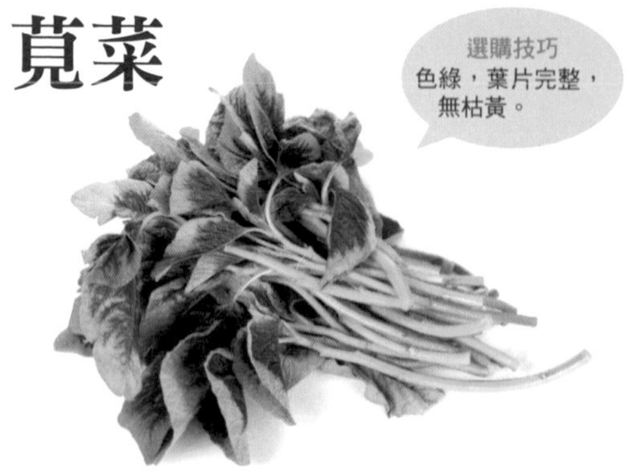

功效	清熱解毒，止瀉止痢
性味	涼；苦、澀
歸經	脾、心
適用症狀	尿路感染、腸胃炎、尿血
適合體質	任何體質皆可
盛產季節	夏

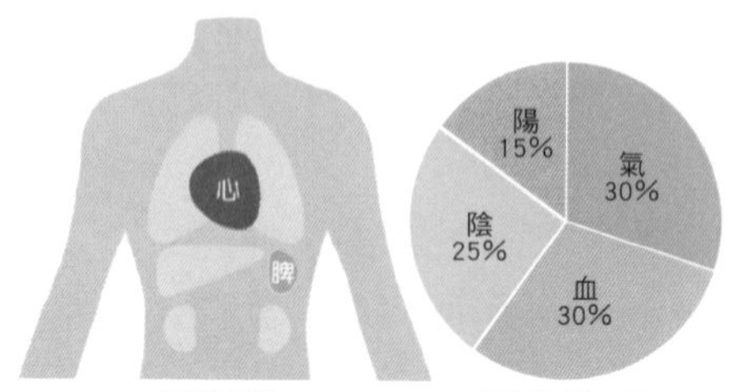

五臟屬性　中醫能量分佈

莧菜是低鈉高鉀的蔬菜，可幫助人體排出多餘水分，穩定血壓，豐富的鈣質容易被吸收，可促進骨骼發育與生長。鐵質可補充貧血，纖維素可促進腸胃蠕動，增加排便次數，防止大腸癌。

莧菜可清熱解毒，止瀉止痢。對於夏季中暑，咽喉腫痛，尿血，牙齦腫痛，口腔潰瘍，煩躁，腹痛，腹瀉，噁心嘔吐有緩解效果，潤腸通便可幫助解毒。

食用小提醒：

懷孕者不宜食用。

食譜：

小魚炒莧菜

小魚乾30克，莧菜120克，鹽2克，放入油20毫升、少許水，炒3分鐘。可緩解腸胃炎，腹瀉等。

補血，抗腫瘤

黑木耳

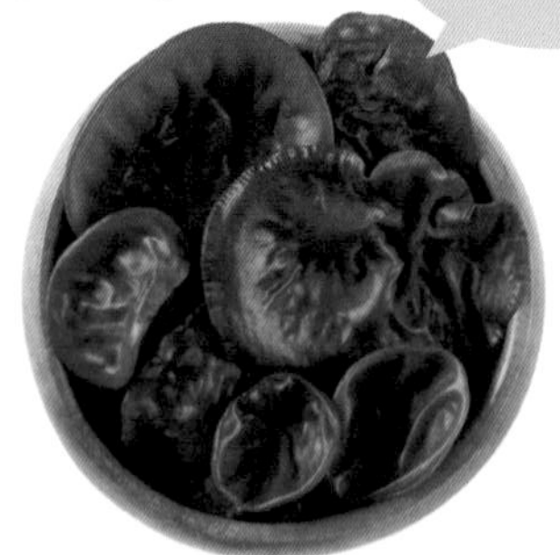

功效	補益氣血
性味	平；甘
歸經	脾、胃、大腸
適用症狀	貧血、腰酸、疲勞
適合體質	任何體質皆可
盛產季節	春、夏

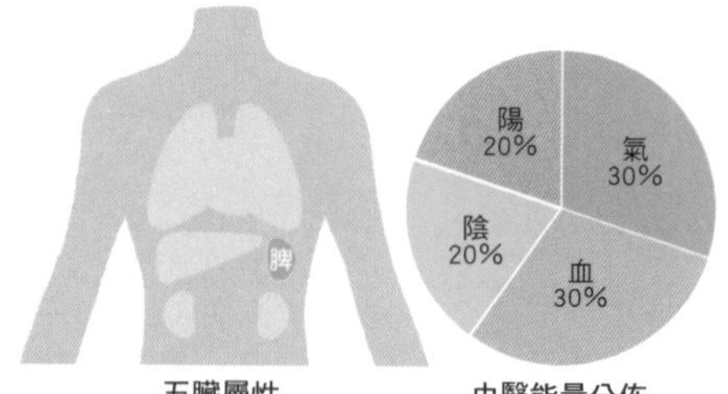

五臟屬性　中醫能量分佈

黑木耳鐵的含量很高，可提高造血細胞，緩解貧血，經常吃可養顏美容，容光煥發，精神奕奕，並可防治缺鐵性貧血，能清血管，預防血栓症的發生，對於動脈粥樣硬化和冠心病有防治作用。現代研究發現，黑木耳含有大量抗腫瘤活性物質，能增強免疫力。

黑木耳可補益氣血。對於貧血引發的氣血兩虛，疲勞，腰酸，頭暈耳鳴有很好的效果。

食用小提醒：

容易腹瀉者少吃。

食譜：

鳳梨黑木耳

鳳梨肉120克，黑木耳100克，生薑20克，鹽2克，放入油30毫升，炒10分鐘，最後淋上烏醋20毫升。可補益氣血，改善腰酸耳鳴。

功效	清熱生津，止渴利尿
性味	寒；甘
歸經	脾、胃、小腸
適用症狀	煩熱、口乾、小便不暢
適合體質	任何體質皆可
盛產季節	春、夏

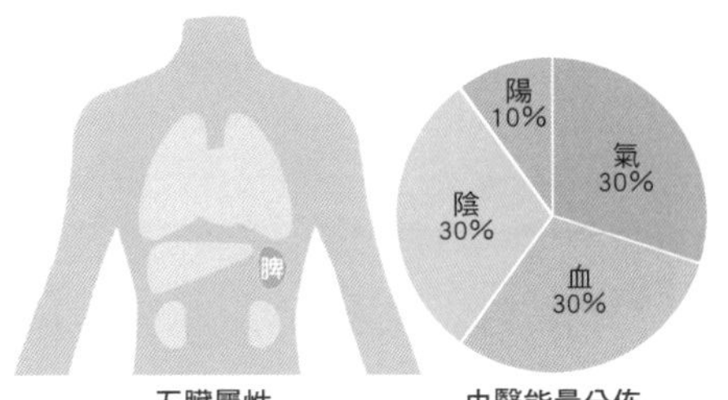

五臟屬性　中醫能量分佈

食用小提醒：
食用過多量，易積熱生濕，使體內濕氣變重，易導致虛胖水腫。

食譜：
黃瓜炒雞蛋
黃瓜200克，雞蛋2粒，鹽2克，放入油20毫升，炒至蛋液凝固即可。可延緩衰老，養顏美容，加強美白。

清熱利尿

黃瓜

選購技巧
表皮要有凹凸狀，周圍有假刺突起，瓜身粗壯，觸摸時較堅實。

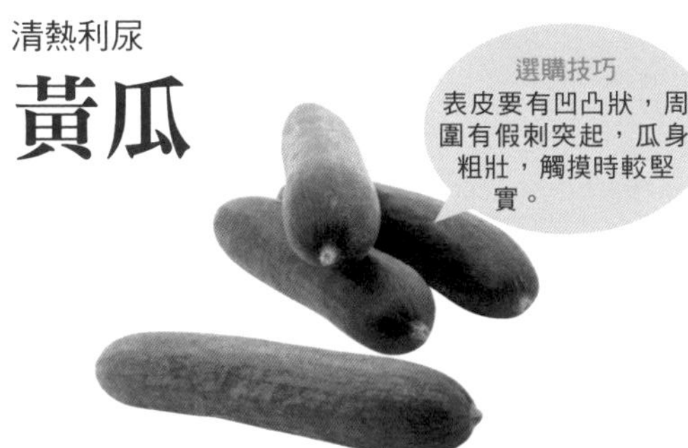

清脆的小黃瓜，其功效就如它的口感一樣清涼，也是古早的外用美容品之一。小黃瓜性涼，具有清熱、解暑、利尿功效，並含有豐富的維他命C，養顏美容效果良好。用新鮮的黃瓜來外敷皮膚，有潤膚、去皺紋的功效。小黃瓜含豐富的維生素E，有抗老化作用，每日使用小黃瓜是許多愛美人士的功課之一。

黃瓜水分多且有清甜味，生吃能解渴清熱，常吃黃瓜也能使人面膚潔嫩、延緩衰老，還可以淨化血液唷！然而黃瓜容易農藥過重，所以外敷內服前一定要清洗乾淨。

功效	清熱涼血，潤腸通便
性味	寒；甘
歸經	心、肝、小腸、大腸
適用症狀	肥胖、高血脂、高血壓
適合體質	任何體質皆可
盛產季節	夏、秋

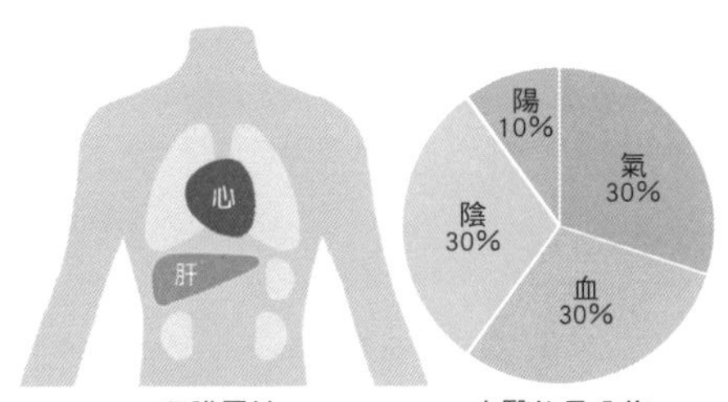

五臟屬性　中醫能量分佈

食用小提醒：
服用溫補性中藥期間，不宜食用空心菜；脾胃虛寒者與痛經者少吃。

食譜：
蒜泥炒空心菜
空心菜200克，蒜泥20克，鹽2克，放入20毫升油，炒1分鐘。可促進腸胃蠕動，防止大腸癌。

涼血解毒，潤腸通便

空心菜

選購技巧
色綠，葉片完整，枝葉不能太粗，枝空心，折起來有彈性，無枯黃。

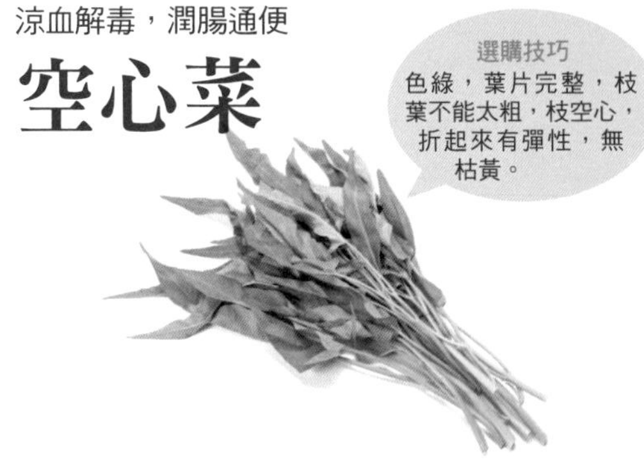

炒空心菜是台式餐廳一定會有的一道佳餚，深受人們喜歡，口感鮮嫩，清脆多汁。事實上，空心菜也是保健菜，具有豐富的維生素與纖維素，可防止大腸癌與心血管疾病的發生。空心菜本身熱量低，纖維高，有飽足感，並且能加速代謝脂肪的吸收。

空心菜清熱涼血，潤腸通便。對於血熱症狀如流鼻血，尿血，便血，痔瘡，胃熱有清熱涼血、解毒的功效，對於肝陽上亢的高血壓也有緩解效果。

養顏美容，祛濕消炎

絲瓜

選購技巧
手觸摸幼嫩的絲瓜柔軟而具彈性，稜邊也較軟，以外形稍細小為上選。

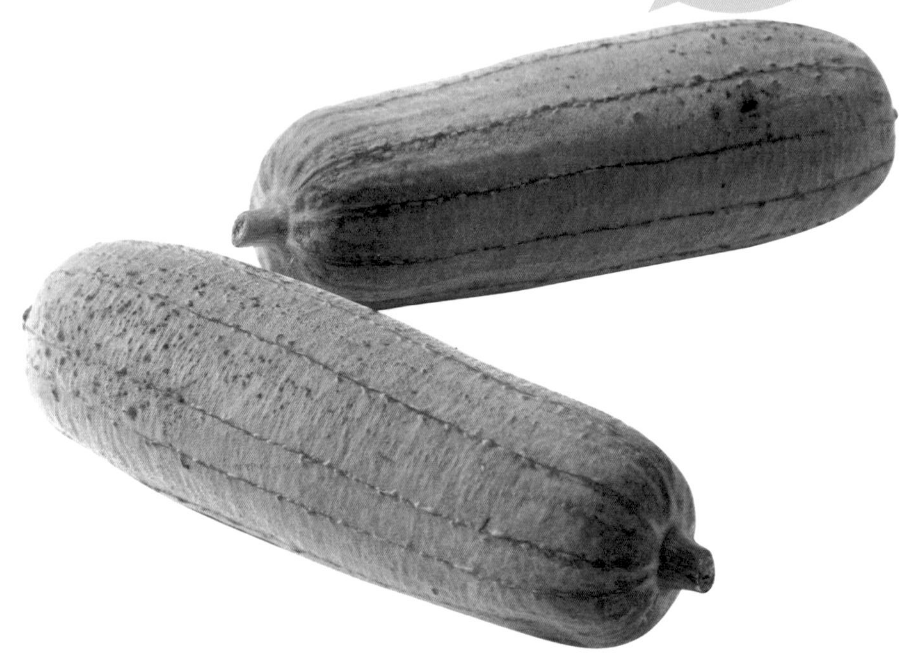

美味兼養生，還可以外用美顏，是營養與經濟價值極高的食材。絲瓜含有皂甙、絲瓜苦味素、黏液、瓜氨酸、脂肪、蛋白質、醣類，維生素A、C，膳食纖維、鈣、鎂、磷、鐵、鋅；種子則含有脂肪油和磷脂等。

女性伴有生理期不規律的情形，平時可多吃絲瓜，有助調理月經不順的困擾，中醫認為夏季食用可祛暑除煩，生津止渴，絲瓜所含的皂甙成分有強心作用，老絲瓜乾可以製成藥材稱 絲瓜絡，用於治療胸肋痛、筋骨酸痛等症，還可作洗澡、洗碗筷的海綿，把絲瓜搗爛取汁抹塗傷口可以消炎。

功效	清熱解毒，生津止渴
性味	涼；甘
歸經	脾
適用症狀	痰喘咳嗽、乳汁不通
適合體質	任何體質皆可
盛產季節	夏、秋

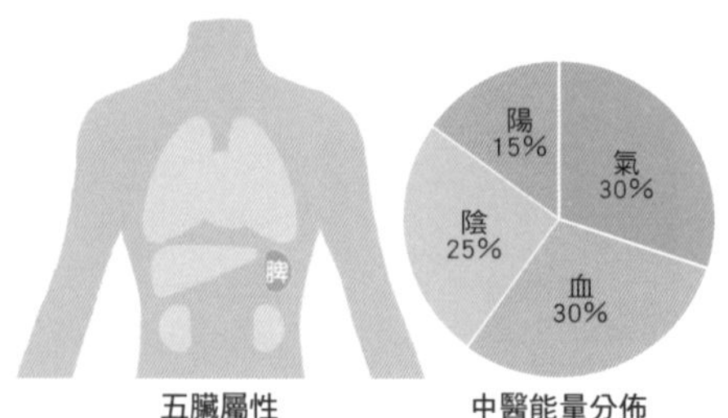

五臟屬性　　中醫能量分佈

食用小提醒：
絲瓜可以養顏美容。

食譜：

絲瓜炒肉末
絲瓜200克去皮，絞肉100克，放入油20毫升，鹽3克，炒5分鐘。可清熱利濕，美白皮膚。

提升性能力

秋葵

選購技巧
色綠，越小越嫩，形態完整，絨毛多，摸起來不硬，無枯黃。

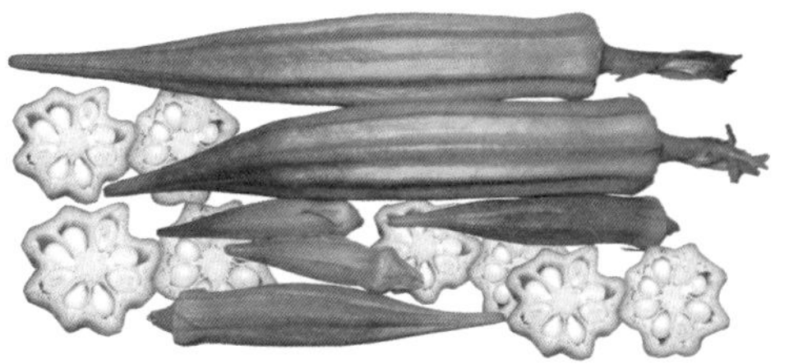

功效	清熱利濕，補腎壯陽
性味	寒；淡
歸經	腎、胃、膀胱
適用症狀	小便澀痛、咽喉腫痛、陽痿
適合體質	任何體質皆可，寒盛體質除外
盛產季節	夏、秋

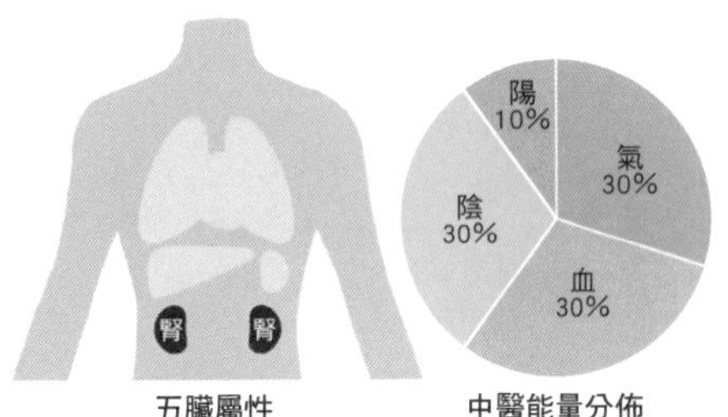

五臟屬性　中醫能量分佈

秋葵吃起來清爽可口，滑嫩多汁，本身因含有羊角豆成分，可以壯陽，提升男性的性能力，所以有植物威而剛的稱號。它的果膠是可溶性纖維，可健脾和胃，保護胃黏膜，防止腸胃疾病的發生。

中醫認為秋葵具有清熱利濕，補腎壯陽的功效。對於尿路感染，小便疼痛，咽喉腫痛，月經失調，男性房事不舉等都有很好的效果。對於產後乳汁分泌不足也有不錯的改善。

食用小提醒：
腎臟疾病人群，不宜吃。

食譜：
涼拌秋葵
秋葵200克，鹽巴2克，放入800毫升熱水川燙，撈起瀝乾，沾醬油與醋吃。可補腎助陽，提高性能力。

抗疲勞，防癌

甘薯

選購技巧
形態完整，瘦長飽滿，大小均勻，表皮無蟲蛀與凹陷。

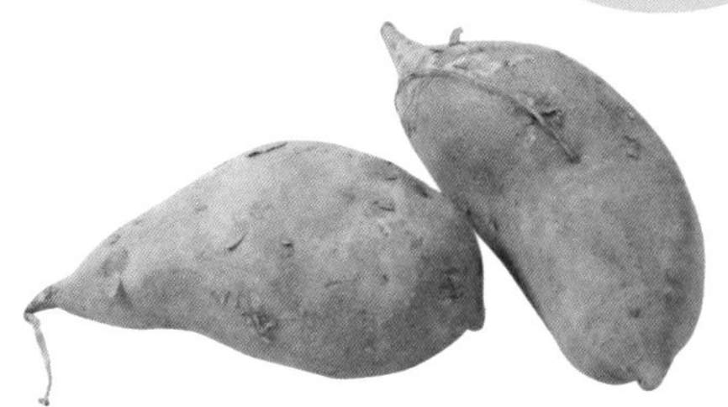

功效	補腎填精，補中益氣
性味	平；甘
歸經	脾、胃、大腸
適用症狀	便秘、疲勞、腰酸
適合體質	任何體質皆可
盛產季節	秋

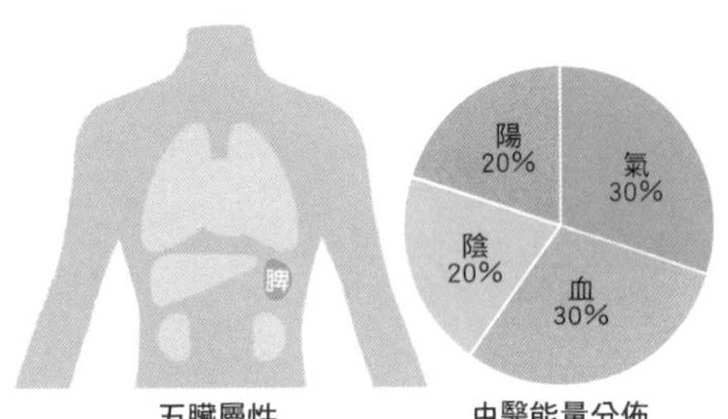

五臟屬性　中醫能量分佈

甘薯是鹼性食物，含有豐富的維生素與微量元素，可促進腸胃蠕動，分解油脂，防止動脈粥樣硬化與膽固醇形成，提高新陳代謝，增加排便次數，有效預防便秘與大腸癌。

甘薯補腎填精，補中益氣。可以補充人體的氣血功能，對於食欲不振，體質虛弱的人，可以吃甘薯強身，對於腰酸，疲勞也有很好的滋補效果。很多長壽老人都有吃甘薯保健的習慣。

食用小提醒：
容易腹瀉者少吃。

食譜：
甘薯飯
甘薯250克，白米200克，水300毫升，放入電鍋煮熟即可。可潤腸通便，預防大腸癌。

化濕減肥，解酒

茭白筍

功效	除煩解毒，生津止渴
性味	寒；甘
歸經	脾、肝
適用症狀	肥胖、高血糖、高血脂
適合體質	任何體質皆可
盛產季節	秋

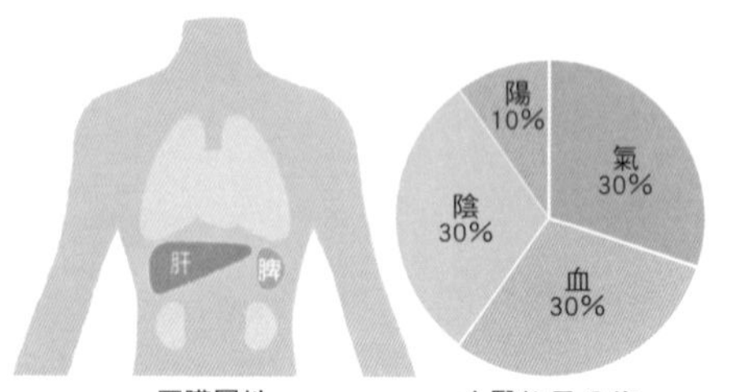

五臟屬性　中醫能量分佈

選購技巧

筍體飽滿肥美，較重，中段不突起，沒有枯萎綣折。

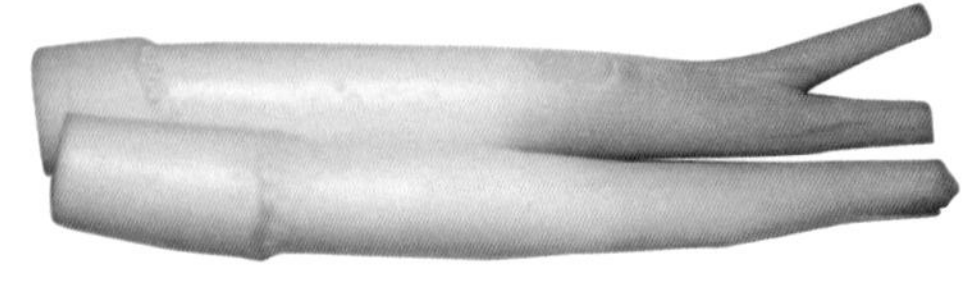

食用小提醒：

草酸鈣較高，尿路結石者不宜食用。

食譜：

茭白筍炒肉絲

白筍300克去殼，肉絲120克，蒜末30克，鹽2克，放入油20毫升，炒5分鐘。可解肝毒，改善高血脂。

茭白筍口感清甜，美味又生津止渴。對於黃疸疾病，四肢水腫，小便不利有很好的利濕，退黃疸的功效。還可提高人體免疫力，預防疾病，強筋壯骨，可解肝臟之毒，解酒、排毒。

茭白筍可除煩解毒，生津止渴。對於煩躁，口乾舌燥，燥熱，眼睛腫痛，熱性腹瀉，痢疾有緩解效果。對於肥胖，痰濕困脾，也有促進腸胃蠕動，加速新陳代謝的作用。

清熱降壓

芹菜

功效	平肝涼血，清熱利濕
性味	涼；微苦
歸經	肝、胃
適用症狀	失眠、煩躁、水腫
適合體質	任何體質皆可
盛產季節	春、秋、冬

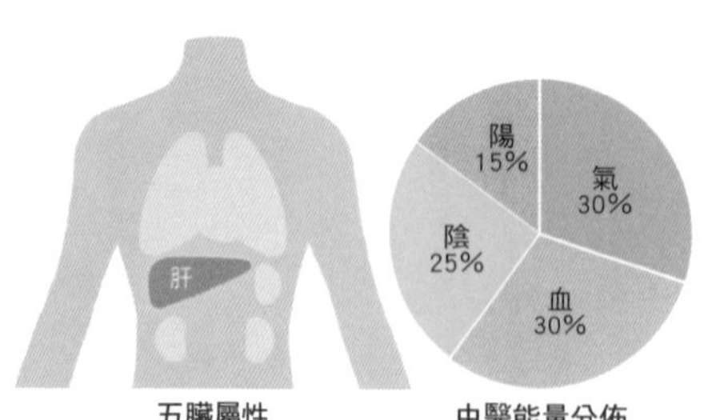

五臟屬性　中醫能量分佈

選購技巧

色綠，鮮明潤澤，枝葉完整，無枯黃。

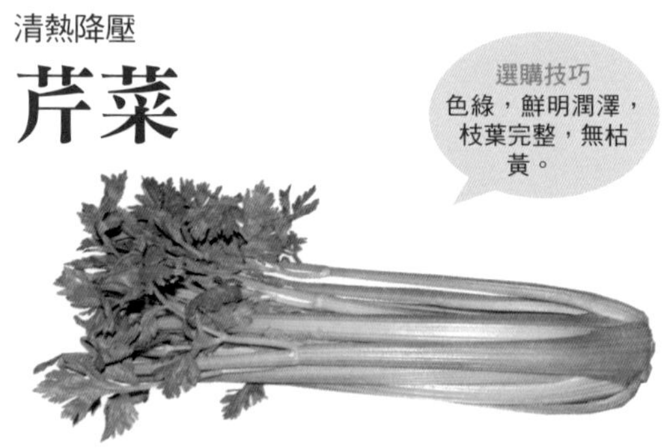

食用小提醒：

脾胃虛寒、容易腹瀉者不宜多吃。

食譜：

芹菜炒百合

芹菜150克，百合50克，油20毫升，鹽3克，炒2分鐘。可清熱安神，降血壓。

芹菜中含有蛋白質、碳水化合物、脂肪及礦物質，其中磷和鈣的含量較高。常吃芹菜對高血壓、血管硬化、神經衰弱、小兒軟骨症等有輔助治療作用。芹菜除含有豐富的維生素及礦物質外，還含有揮發性的芹菜油，具香味，能促進食欲。

中醫認為，芹菜平肝涼血、清熱利濕。對於肥胖，體內多餘的水分，可利尿消腫，化痰濕。更年期心煩，燥熱不寧可吃芹菜緩解心情與體熱。芹菜可防止心血管疾病，高膽固醇等。

寬胸舒心

佛手瓜

選購技巧
色綠，形態完整，潤澤，無枯黃或蟲害。

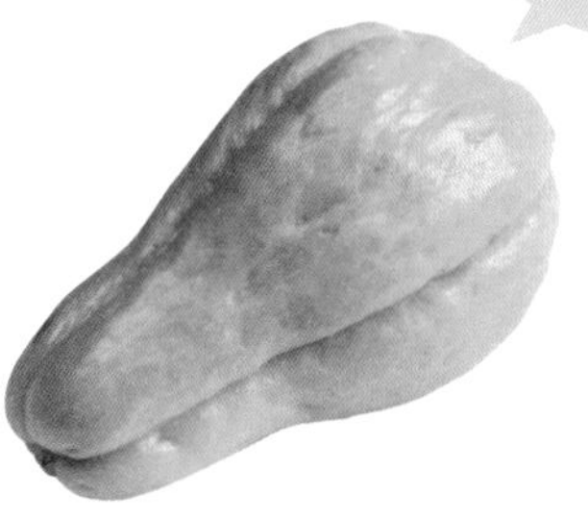

功效	舒肝理氣，和胃止痛
性味	涼；甘
歸經	脾、胃、肺
適用症狀	煩躁、胸悶、腹脹
適合體質	任何體質皆可
盛產季節	夏、秋

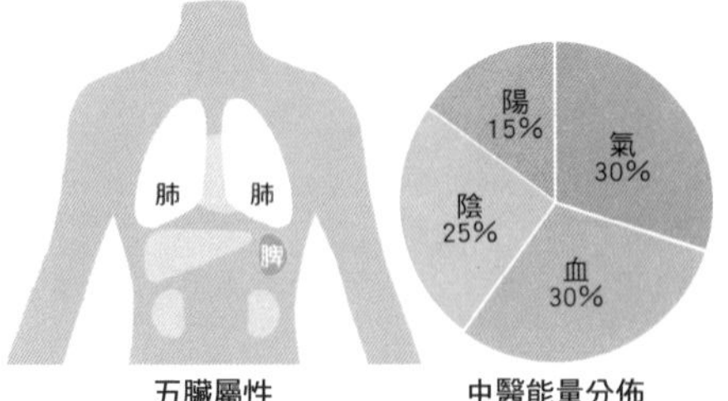

五臟屬性　中醫能量分佈

佛手瓜是一種高鉀低鈉蔬菜，可利尿排鈉，減少鈉的吸收，擴張血管，可降低血壓，並有益心血管疾病者，微量元素可調節人體的免疫功能，提高人體預防疾病的發生。佛手瓜鈣、鐵、鋅對兒童的智力有提升效果。

中醫認為佛手瓜可舒肝理氣、和胃止痛。若是心情不舒，胸悶氣短，鬱悶，愛歎氣者，多吃佛手瓜可讓心情愉快，寬胸理氣的效果。對於腹部脹氣，也有緩解效果。

食用小提醒：
脾胃虛寒者與寒性體質者不宜多吃。

食譜：
蝦仁炒佛手瓜
佛手瓜200克去皮，鹽巴2克，放入20毫升，油炒5分鐘，再下蝦仁100克，至蝦仁變色即可。可養心安神，緩解負面情緒。

抗癌解毒

牛蒡

選購技巧
以外形完整、質地硬、無分叉者為佳。

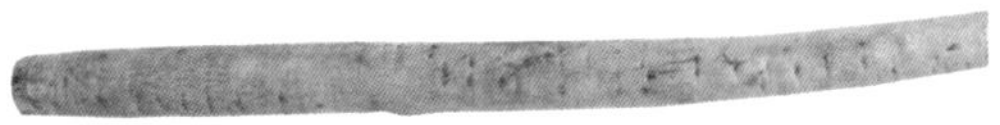

功效	清咽利膈，清熱解毒
性味	寒；苦
歸經	肺、胃
適用症狀	風熱感冒、利咽消腫、袪痰止咳
適合體質	任何體質皆可
盛產季節	秋、冬

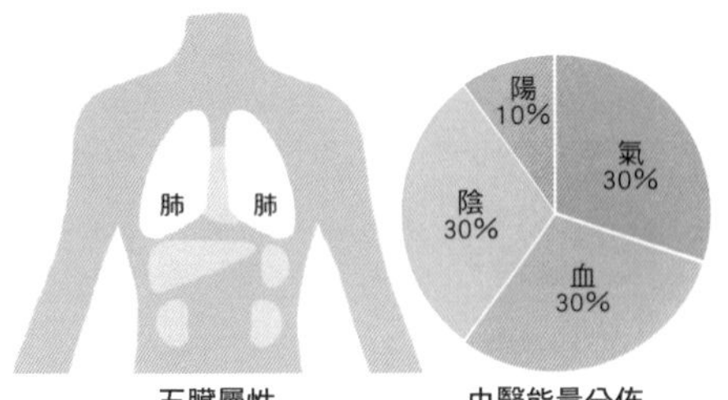

五臟屬性　中醫能量分佈

牛蒡可清熱解毒，熱炒或是涼拌風味均佳，不只是護膚良品，還具有強精壯陽的特殊效果呢！傳說牛蒡有強精壯陽的神效，日本人特別喜愛牛蒡。

牛蒡具有滋養人體的強效，並有疏散風熱、宣肺透疹、消腫解毒、預防癌症及動脈硬化等功效，在所有根菜類中，纖維含量最高的就是牛蒡，因其水溶性纖維和不溶性纖維成分各半，故可使乳酸菌更活潑，徹底改善便秘，又木質素有抗菌作用，因此日本人還據此而開發出牛蒡護膚產品呢！

食用小提醒：
牛蒡含大量鐵質，削皮後很快氧化變黑，可用清水浸泡。

食譜：
牛蒡茶
牛蒡30克切絲，泡入熱水400毫升5分鐘後喝，可清熱解毒，緩解風熱感冒與喉嚨疼痛。

開胃、舒胸解悶

芫荽

選購技巧
葉片完整，翠綠，不枯黃，葉梗不能太粗。

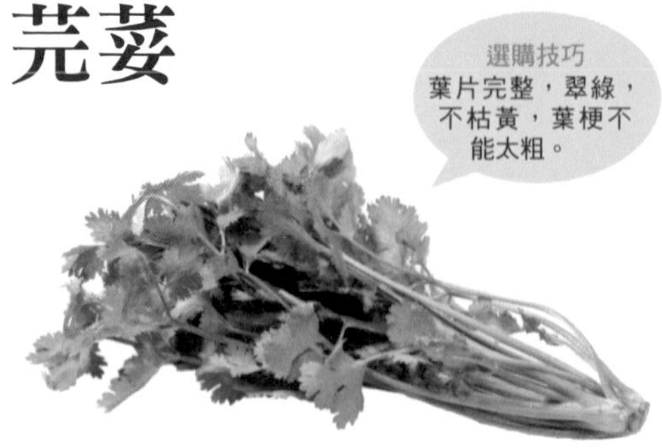

芫荽氣味清香，經常被當成提味的開胃菜，有促進食欲與消化的作用。芫荽特殊香味能刺激汗腺分泌，促進皮膚新陳代謝，促使人體發汗，透疹。

芫荽健脾和胃，發汗透疹。可以發出體內濕氣與寒氣。《本草綱目》：「芫荽性味辛溫香竄，內通心脾，外達四肢」。芫荽性溫，陽氣可以通達心脾，寬胸散結，解除煩悶，有舒胸的效果。

功效	健脾和胃，發汗透疹
性味	溫；辛
歸經	脾、肺
適用症狀	食欲不振、便秘
適合體質	任何體質皆可，除了陽盛體質與濕熱體質
盛產季節	春、秋、冬

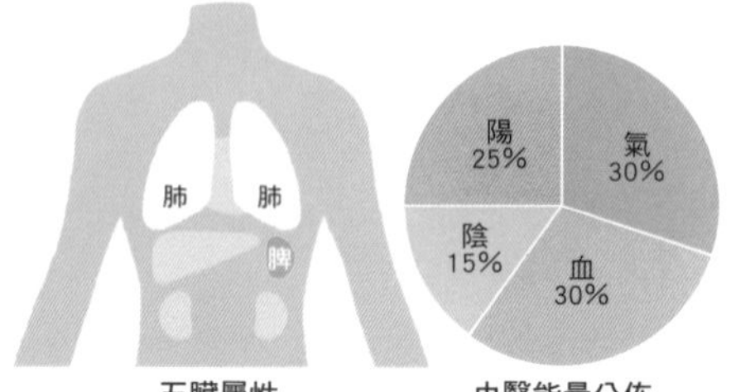

食用小提醒：
服藥期間忌吃。

食譜：
涼拌芫荽
芫荽200克去頭，放入醬油20毫升，麻油20毫升，糖20克，烏醋60毫升，均勻攪拌。可促進食欲，幫助消化。

保護視力

胡蘿蔔

選購技巧
以質地硬實、表皮清潔、沒有斑痕者較佳。

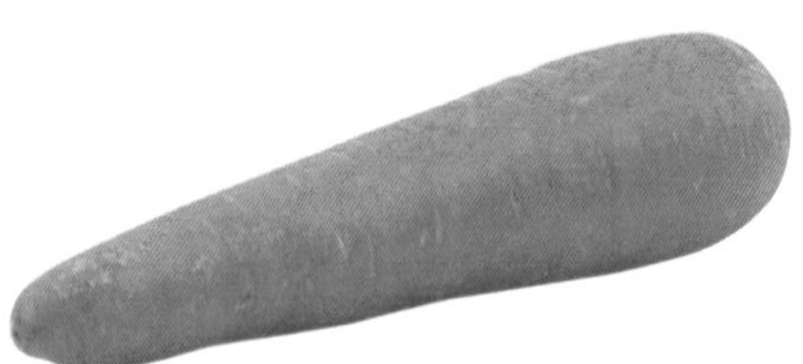

含有極豐富的胡蘿蔔素，比白蘿蔔和其他蔬菜高出約30~40倍，而且在高溫下也很少被破壞，且容易被人體吸收而轉變成維生素A，能保護細胞的正常功能，並防治呼吸道感染、促進人體生長發育、維持視力功能。

胡蘿蔔健脾消食，養肝明目。胡蘿蔔中的大量胡蘿蔔素和木質素，具有抗癌症功能，經常食用胡蘿蔔可防止肺癌，長期吸菸的人，每日半杯胡蘿蔔汁，對肺部亦有保護作用。

功效	健脾消食，養肝明目
性味	平；甘
歸經	脾、胃、小腸
適用症狀	夜盲症、營養不良、皮膚乾燥
適合體質	任何體質皆可
盛產季節	秋、冬、春

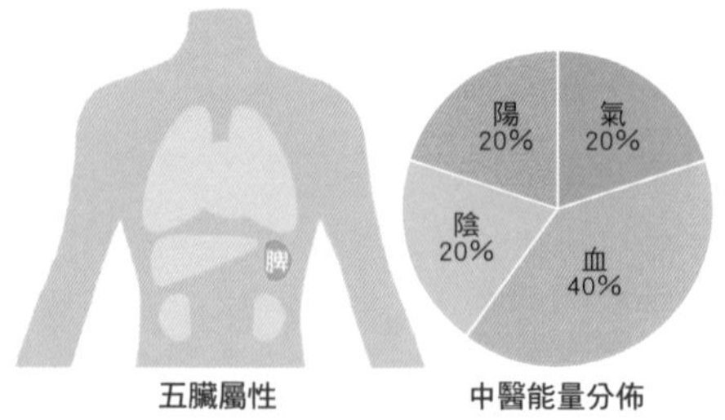

食用小提醒：
不宜與酒同吃，容易產生毒素。

食譜：
胡蘿蔔蛋
胡蘿蔔去皮200克，雞蛋2粒打散，鹽2克，放入油20毫升，炒5分鐘。可養血明目，緩解眼睛疲勞。

調理腸胃，助消化

豇豆

選購技巧
綠，長度與粗細均勻，形態完整，彈性，無枯黃。

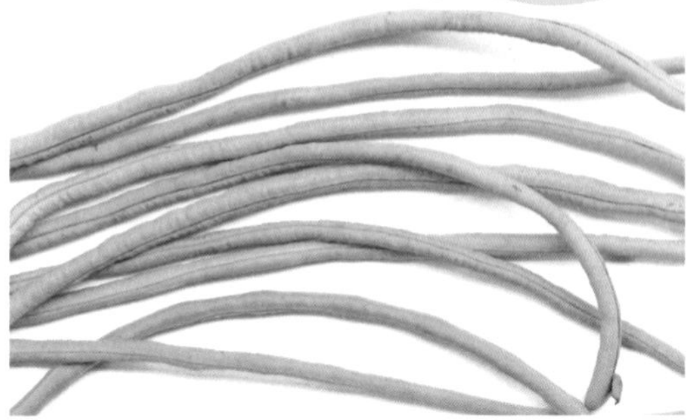

功效	健脾開胃，利尿除濕
性味	平；甘
歸經	脾、膀胱
適用症狀	小便不通、食欲不振
適合體質	任何體質皆可
盛產季節	夏

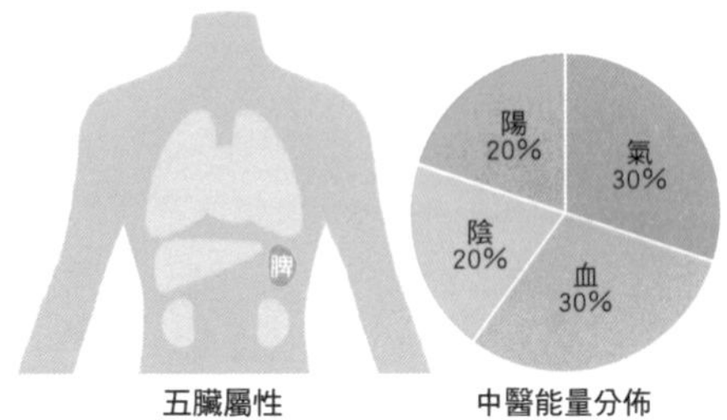

豇豆含豐富維生素B、C和植物蛋白質，能使大腦靈活思考，調理腸胃，緩解疲勞。維生素B能促進腸胃蠕動，幫助消化，分解食物，增進食欲，磷脂有促進胰島素分泌，參與糖代謝。《滇南本草》：「治脾土虛弱，開胃健脾。」中醫認為健脾開胃、利尿除濕。對於消化不良，食欲不振有很好的緩解效果。

食用小提醒：
胃寒者少吃。

食譜：

豇豆炒肉末
豇豆200克，絞肉120克，鹽2克，放入30毫升油，少許水，炒10分鐘。可促進食欲，幫助消化。

瘦身、降脂

秀珍菇

選購技巧
形態完整，菌蓋下卷，菇肉肥厚彈性，菌褶色白乾淨，菇柄短粗鮮嫩。

功效	健脾和胃，潤腸通便
性味	寒；甘
歸經	脾、胃
適用症狀	肥胖、便秘
適合體質	氣虛體質、濕熱體質、痰濕體質、陽虛體質、陰虛體質
盛產季節	秋

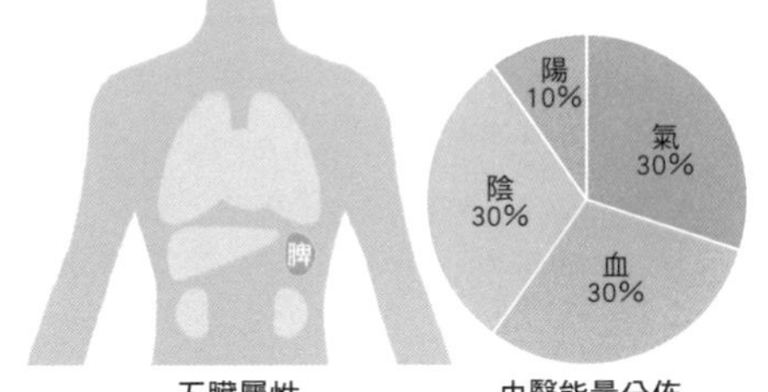

秀珍菇含有多種氨基酸和維生素，可提高免疫力，促進新陳代謝，提高體內新陳代謝，預防疾病的發生，秀珍菇是很好的減肥食物，口感Q彈，有飽足感，清爽味甘美，熱量低。
中醫認為秀珍菇健脾和胃，潤腸通便。可以幫助腸胃蠕動，清除體內廢棄物，讓腸胃道清清爽爽， 對於肥胖或糖尿病的人來說，秀珍菇熱量低，適合食用。還可降血壓，血脂，減低膽固醇形成。

食用小提醒：
脾胃虛寒與腹瀉者不宜食用。

食譜：

秀珍菇黑木耳炒蛋
秀珍菇200克，雞蛋2粒打散，黑木耳100克，鹽2克，放入油20毫升，快炒3分鐘，可增加飽足感，幫助減肥。

功效	補腎填精，益氣和血
性味	平；甘
歸經	肝、脾、腎
適用症狀	疲勞、腰酸
適合體質	任何體質皆可
盛產季節	秋

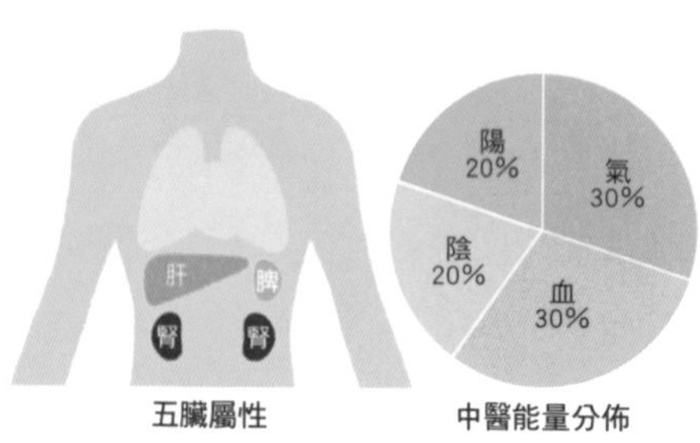

五臟屬性　　中醫能量分佈

食用小提醒：

容易腹脹與腹瀉者少吃。

食譜：

黑糖紫薯湯

紫薯200克，黑糖50克，紅棗30克，水600毫升放入電鍋煮熟即可。可解毒，保護肝臟，緩解疲勞。

補血保肝

紫薯

選購技巧
形態完整，瘦長飽滿，大小均勻，表皮無蟲蛀與凹陷。

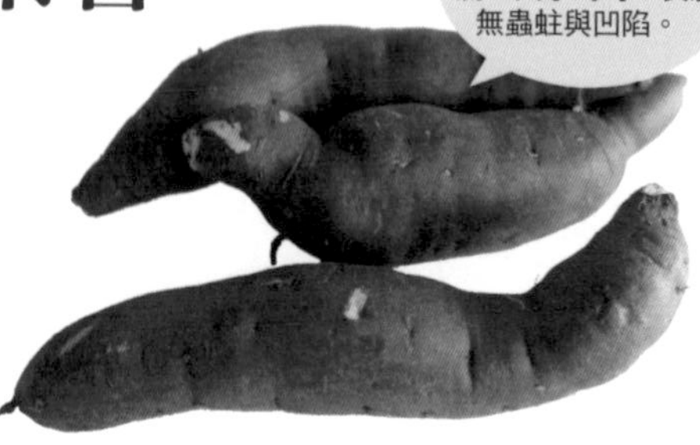

紫薯豐富的營養可養顏美容，延緩衰老，對於皮膚彈性有很好的幫助。其中硒元素可提高免疫力，對於防癌抗癌也有效果。紫薯熱量低，有飽足感，潤腸通便，促進陳新代謝，還可降低膽固醇與血糖。

紫薯補腎填精，益氣和血。對於氣血兩虛的人來說，紫薯可以有效恢復體力與精神，是緩解疲勞很好的保健食物，還可以保護肝臟，排出毒素。

功效	清熱解暑，涼血止血
性味	平；甘、澀
歸經	脾、大腸、胃
適用症狀	口乾舌燥、食欲不振、月經過多
適合體質	任何體質皆可
盛產季節	秋

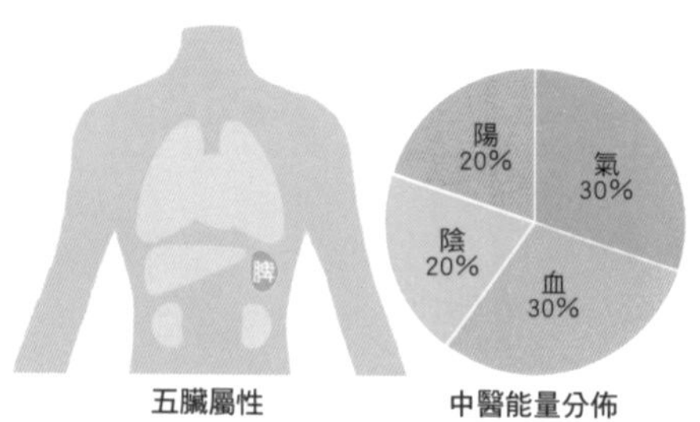

五臟屬性　　中醫能量分佈

食用小提醒：

過敏體質者不宜食用。

食譜：

菱角排骨湯

菱角200克剝殼，排骨200克，鹽3克，加入水800毫升煮30分鐘即可。可清熱解暑，緩解口乾舌燥。

防癌、止血

菱角

選購技巧
嫩菱角挑色澤翠綠，老菱角就挑黃色或紅色。

菱角豐富的營養素可防治食道癌、胃癌、子宮癌等。對於食欲不振與消化不良也有很好的緩解效果。

中醫認為清熱解暑，涼血止血。對於血熱型月經過多，痛經，煩躁口乾者，有很好的緩解效果。根據《本草綱目》：菱角能補脾胃，強股膝，健力益氣，菱粉粥有益胃腸，可解內熱。菱角還可補中益氣，提升人體元氣，多吃可以提高免疫力。

抗菌消炎

芥菜

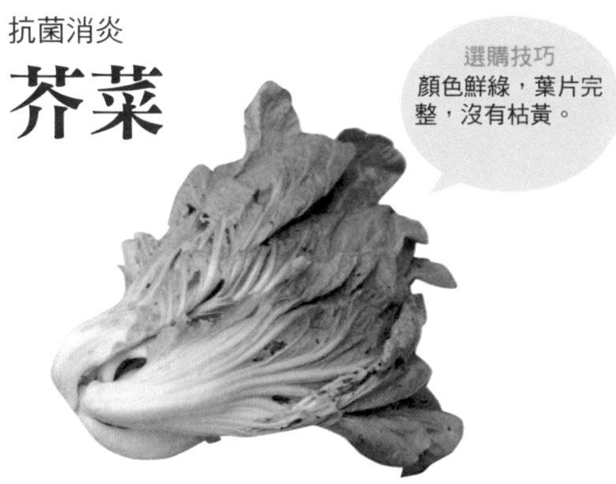

功效	宣肺化痰，溫中行氣
性味	溫；辛
歸經	脾、胃
適用症狀	腹冷、痰多、咳嗽
適合體質	任何體質皆可，陽盛體質與濕熱體質除外
盛產季節	秋、冬

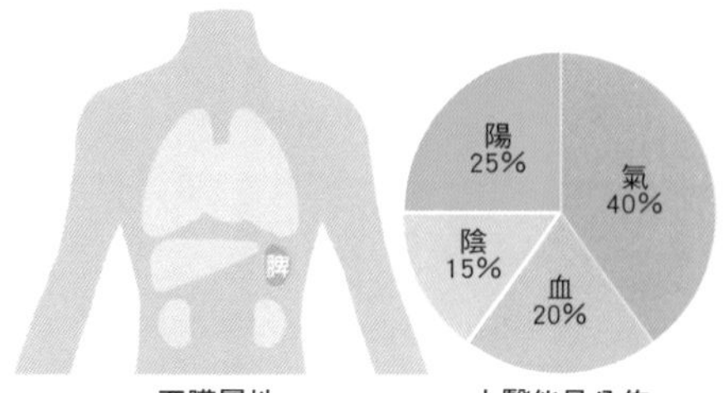

芥菜含有多種維生素，有抗氧化作用，活化人體細胞，增加大腦的含氧量，有提神醒腦與提高大腦運作的效果，解除疲勞，還可以抗菌消炎，殺死體內毒素與病菌，對於預防感冒也有不錯的效果。

中醫認為芥菜有宣肺化痰，溫中行氣。對於咳嗽白痰多、胸悶氣短、眼部不適有很好的療效。芥菜含有大量的纖維素與胡蘿蔔素，可促進腸胃蠕動，潤腸通便，緩解老年性便秘。

食用小提醒：

芥菜醃製後可開胃健脾。

食譜：

牛肉炒芥菜

牛肉200克，芥菜150克，鹽3克，油30毫升，快炒。可發散風寒，預防感冒。

調節血糖，緩解腰酸

甘藍

選購技巧
卷心球狀，色綠，潤澤，大而飽滿，質地重，無枯黃。

功效	補腎益氣，填精益髓
性味	平；甘
歸經	腎、胃
適用症狀	健忘、胃痛、食欲不振
適合體質	任何體質皆可
盛產季節	秋、冬

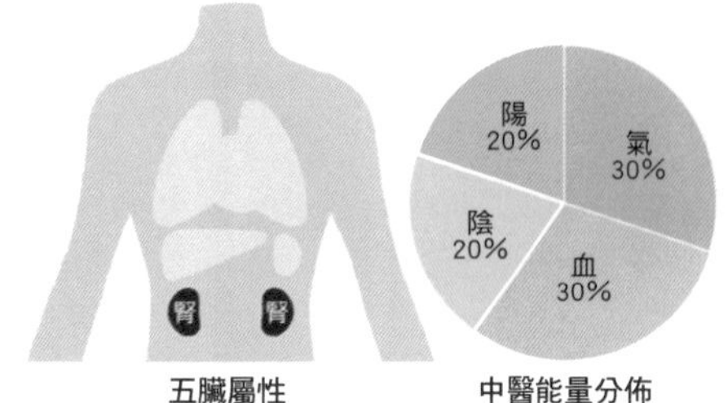

甘藍豐富的營養素與優質蛋白，可補充營養與強壯筋骨，對於心血管疾病與癌症有很好的預防效果，且對於胰島素有不錯的調節功效，抑制血糖吸收與上升，對鈣質的吸收也有好處。

甘藍菜可補腎益氣，填精益髓。可以提補腎壯腰，緩解疲勞與腰酸，頭暈耳鳴。對於健忘，食欲不振，便秘，腹脹，消化不良可潤腸通便，促進食欲，幫助消化，健腦益精。

食用小提醒：

容易腹瀉者少吃。

食譜：

炒甘藍菜

起油鍋，大蒜20克切碎，甘藍200克，鹽2克，炒3分鐘。可幫助消化，改善便秘。

健腦益智

金針菇

功效	健脾和胃，補肝益腎
性味	涼；甘
歸經	脾、大腸
適用症狀	肥胖、高血脂、高血壓
適合體質	任何體質皆可
盛產季節	秋、冬

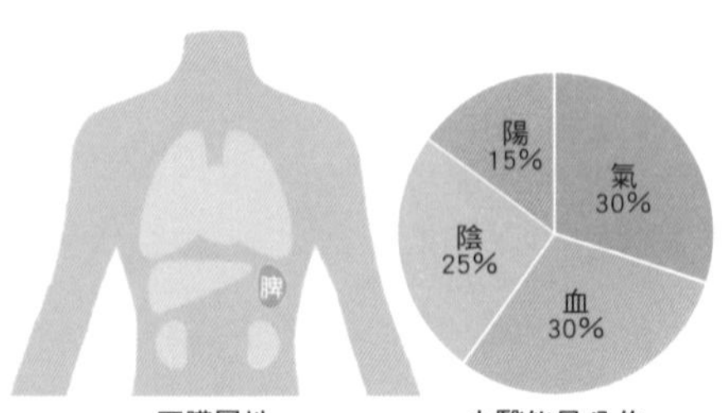

五臟屬性　中醫能量分佈

食用小提醒：

脾胃虛寒，不宜多吃。

食譜：

蛋炒金針菇

金針菇120克，雞蛋2粒打散，蠔油10毫升，放入10毫升油，炒至蛋液凝固。可補益氣血，緩解高血壓與高血脂。

選購技巧

色白，菌菇完整，長度均勻，無枯黃。

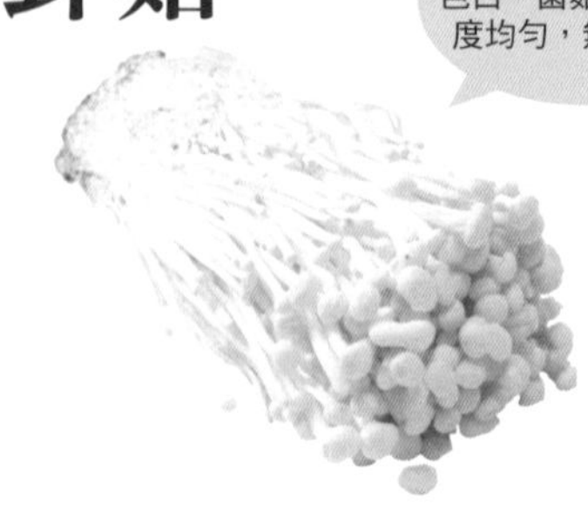

金針菇是益智的食物，豐富的賴氨酸，精氨酸，鋅，對於小孩智力發育與身高生長與老年人健腦益智有很好的提升效果。金針菇還可對抗癌細胞，降血脂，降血壓，緩解疲勞，抗菌消炎。

金針菇有健脾和胃，補肝益腎。對於人體提升氣血很有幫助，強身保健，保護脾胃，對於消化道潰瘍，肝臟解毒，高血壓，高血脂，預防心血管疾病都很有幫助。

補氣養胃，保護牙齒

芋頭

功效	補中益氣，健脾消腫
性味	平；甘
歸經	脾、小腸、胃
適用症狀	疲勞、腰酸、甲狀腺腫大
適合體質	任何體質皆可
盛產季節	秋

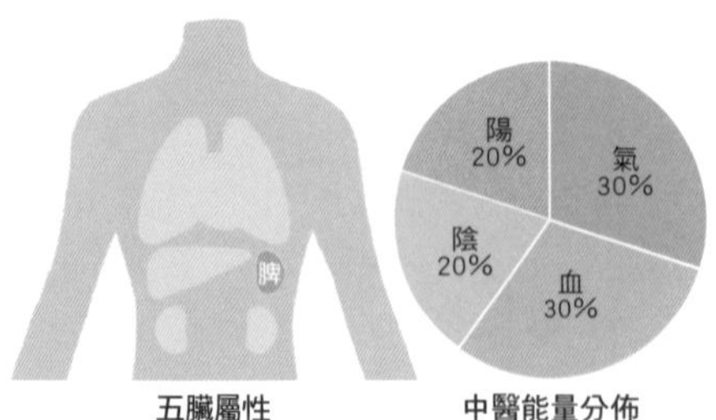

五臟屬性　中醫能量分佈

食用小提醒：

糖尿病與肥胖者少吃。

食譜：

排骨芋頭湯

排骨200克，芋頭200克，鹽2克，放入熱水800毫升，煮30分鐘。可保護胃黏膜，潤腸通便。

選購技巧

橢圓形，形態完整，質地硬。

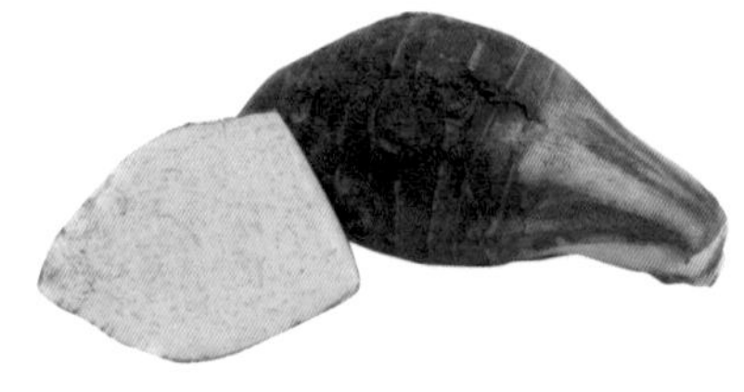

芋頭吃起來粉粉的清香，口感綿密，是鹼性食物，對於防止蛀牙等牙齒保健有很好的效果，大量的纖維素，維生素，微量元素都能提高免疫力。對肝腎都有很好的保養效果，芋頭大量粘液蛋白能保護腸粘膜。

芋頭可補中益氣，健脾消腫。對於甲狀腺腫大，癰腫毒痛，癌毒有抑制消炎解毒作用。對於便秘有潤腸通便的效果。容易氣血疲勞者，吃芋頭可以提升精力。

養顏美容，解毒防癌

銀耳

選購技巧
色淡黃，質地脆，耳花大而鬆散，肉質肥厚。

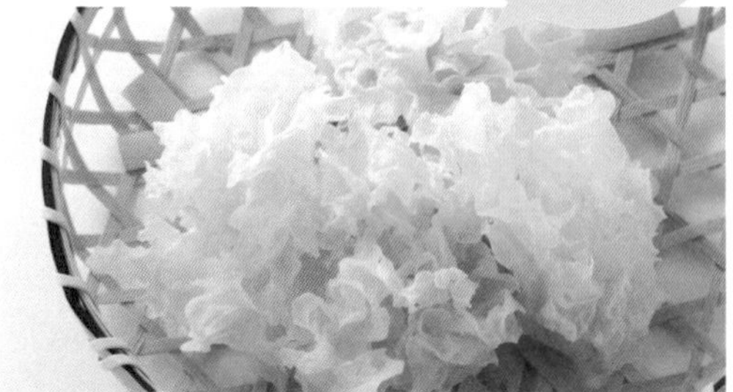

功效	滋陰潤肺，益胃生津
性味	平；甘
歸經	肺、腎、胃
適用症狀	咽乾、燥熱、咳嗽
適合體質	任何體質皆可

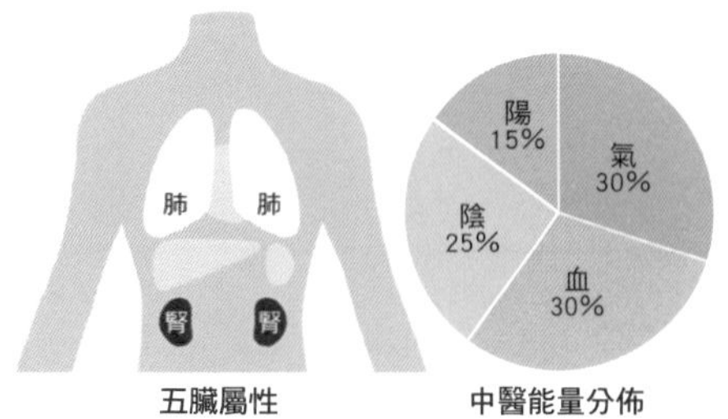

銀耳自古以來被當做宮廷聖品，經常被製作成甜品，流傳至今。可保護肝臟，提高解毒能力，就能防止癌症腫瘤的發生，還可減少化療後的副作用，緩解不適感，當人體抵抗力與免疫力提升就能緩解毒邪侵襲。

銀耳可滋陰潤肺，益胃生津。長期服用可養顏美容，美白皮膚，袪除黃褐斑，讓皮膚潔淨度提高，含量高的纖維素可助胃腸蠕動，減少脂肪吸收，預防膽固醇形成。

食用小提醒：

不宜與含鐵成分的食物同吃，例如菠菜。

食譜：

紅棗銀耳湯

紅棗30克，銀耳60克，冰糖20克，倒入水300毫升煮半小時。可養顏美容，美白肌膚。

降血脂，延緩衰老

香菇

選購技巧
氣味清香，肉質肥厚，彈性，傘狀向下緊緻，不要鬆散張開，形態完整。

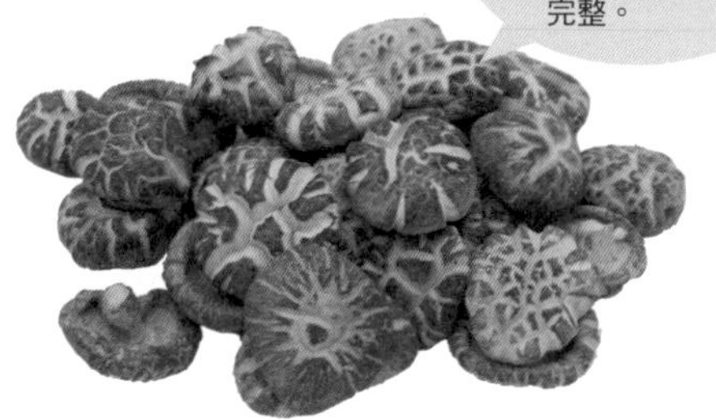

功效	健脾益氣，透托痘疹
性味	平；甘
歸經	肝、胃
適用症狀	食欲不振、疲勞、貧血
適合體質	任何體質皆可

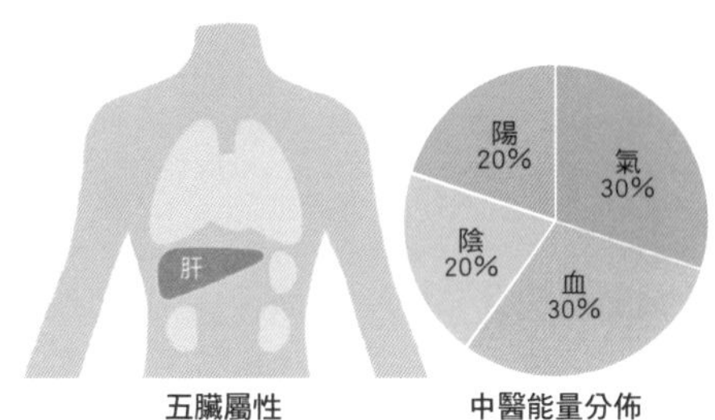

香菇含有豐富的營養素，大量的高蛋白、低脂肪、多糖等，可提高人體免疫力，促進新陳代謝，預防流行性感冒，還有延緩衰老，養顏美容，降血脂，降低膽固醇，降血壓，抗癌等效果。

香菇健脾益氣，還可幫助體內把皮膚的痘、疹之毒排出。對於腹脹，食欲不振，便秘，痘疹伏於體內，發的不夠順暢，都有健脾和托疹的功效。對於體質差，氣虛也有很好的補氣效果。

食用小提醒：

脾胃虛寒與容易腹瀉者少吃。

食譜：

香菇雞腿湯

香菇100克，雞腿200克，生薑30克，鹽2克，放入700毫升水，煮30分鐘。可養顏美容，延緩衰老。

預防乳癌，清熱生津

大白菜

選購技巧
球形，葉片完整，翠綠，不枯，重量較重。

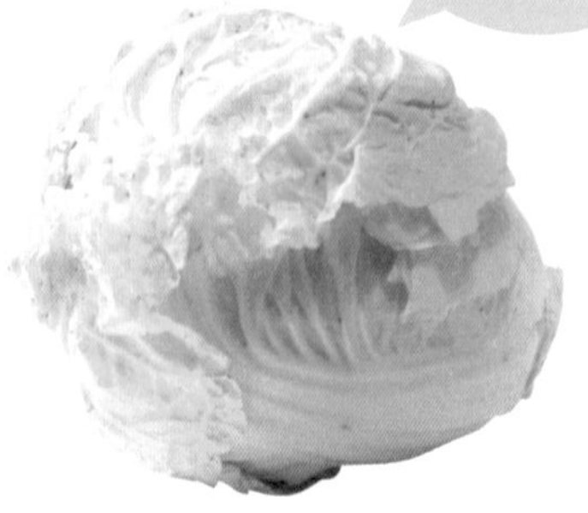

功效	清熱生津，健脾消食
性味	微寒；平
歸經	脾、胃、大腸
適用症狀	腹脹、消化不良、便秘
適合體質	任何體質皆可
盛產季節	冬

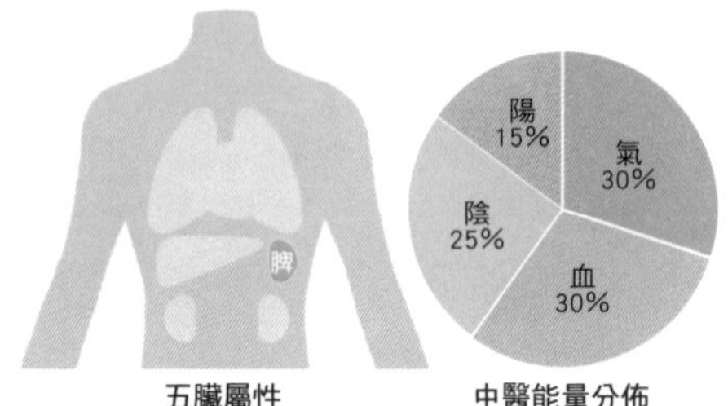

五臟屬性　　中醫能量分佈

歐美國家研究發現，亞洲女性罹患乳癌的機率明顯低於西方國家，因為亞洲人經常吃大白菜，白菜中有豐富的微量元素，能分解同乳腺癌相關的雌激素，預防乳癌效果很好。

大白菜清熱生津，健脾消食。對於習慣性便秘，大便乾結，腹脹，食欲不振，有幫助促進食欲與排便的作用。還可緩解煩躁口渴，咽乾，生津止渴，通利小便。

食用小提醒：
容易腹瀉或脾胃虛寒者少吃。

食譜：

白菜排骨湯
排骨200克，鹽3克，放入水800毫升，先煮半小時，再加白菜300克，煮15分鐘。可開胃，潤腸通便。

消炎止血

蓮藕

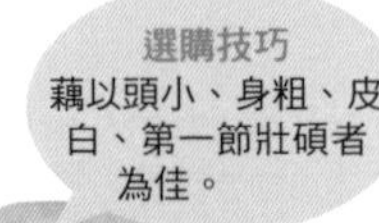

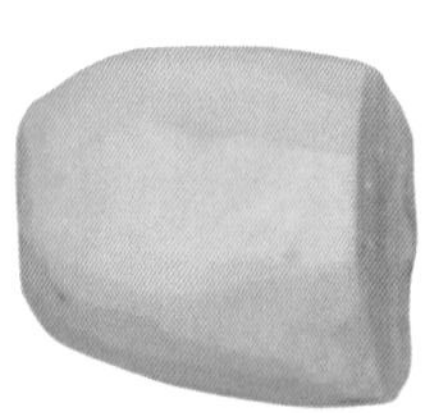

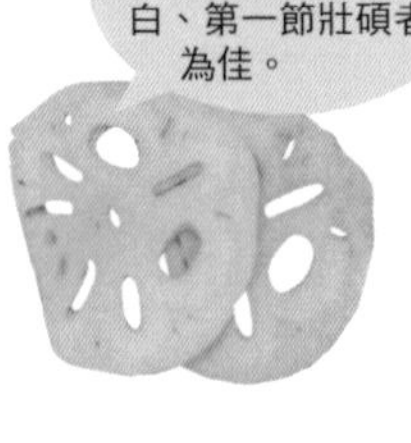

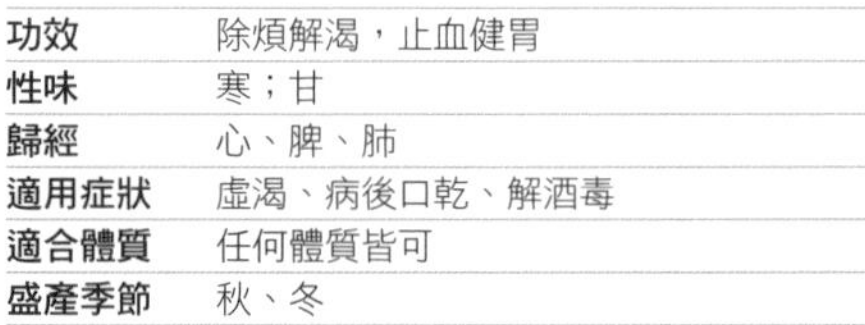

功效	除煩解渴，止血健胃
性味	寒；甘
歸經	心、脾、肺
適用症狀	虛渴、病後口乾、解酒毒
適合體質	任何體質皆可
盛產季節	秋、冬

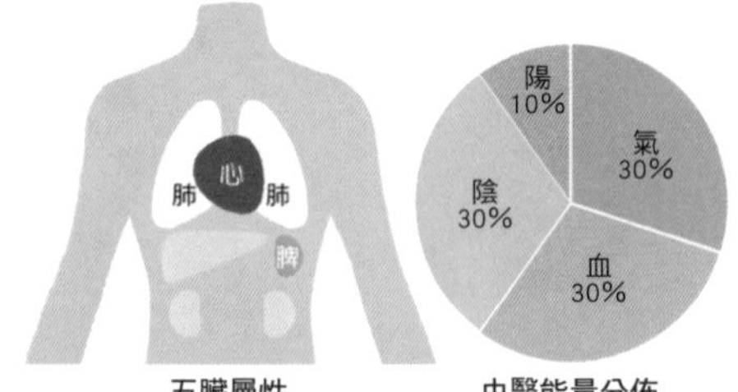

五臟屬性　　中醫能量分佈

「藕斷絲連」一詞說明蓮藕纖維質多，可以有效預防便秘，也是古代滋養食品之一。在古早時代，蓮藕即被作為滋養食品，是增加精力的菜餚之一，此外，蓮藕還含有具收斂功效的單寧酸，單寧酸加鐵質證實可以止血。若有十二指腸潰瘍、鼻黏膜發炎、喉嚨發炎、聲音沙啞和晨起吐痰有血絲者，飲用蓮藕汁可清熱、消炎、止血，亦可改善眼睛疲勞。蓮藕由於纖維含量高，有良好的通便作用，因此能有效防止痘痘上身，是便秘及痘痘患者的最佳食物，神經不穩定者若常吃蓮藕，也有助於穩定神經。

食用小提醒：
婦女在產後需忌食生冷食物，但若在產後兩週後吃藕，能消瘀、促進惡露排清。

食譜：

排骨蓮藕湯
排骨100克，蓮藕200克，鹽2克，放入水800毫升，煮30分鐘。可除煩解渴，緩解眼睛疲勞與口乾舌燥。

活血解毒

蒟蒻

選購技巧
市面上大多數販賣蒟蒻成品，灰黑色是自然色。

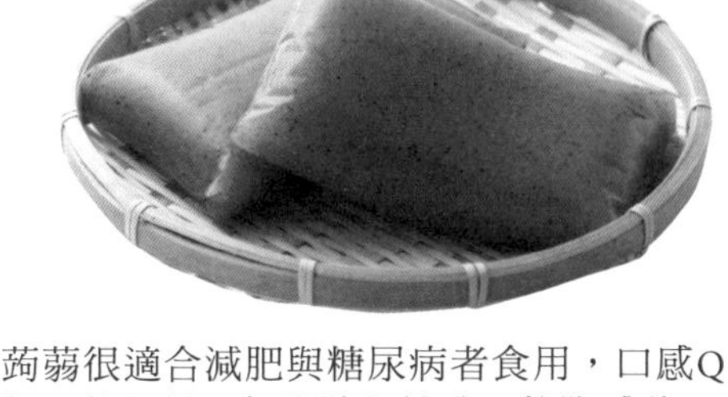

功效	散積消腫，活血化瘀
性味	溫；辛
歸經	心、脾
適用症狀	閉經、跌打損傷瘀血、癰腫疔瘡
適合體質	血瘀體質、痰濕體質、濕熱體質、氣鬱體質

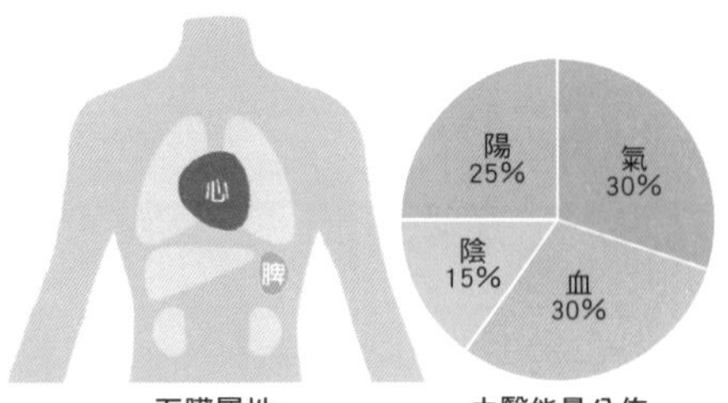

五臟屬性　中醫能量分佈

蒟蒻很適合減肥與糖尿病者食用，口感QQ軟軟，熱量低，無脂肪與糖分，飽腹感強，可任意調味或料理，夏天可涼拌吃，很清涼。蒟蒻是高纖維的食品，含多種氨基酸與粗蛋白，還可降低血壓，血脂與膽固醇，是控制體重最理想的食物。

中醫認為蒟蒻散積消腫，活血化瘀。對於跌打損傷引起的瘀血，氣血運行不暢，閉經，月經量少伴血塊多等都有活血化瘀，消散腫痛的作用。對於癰腫、疔瘡也有很好的消炎解毒的功效。

食用小提醒：
皮膚疾病者不宜食用。

食譜：
涼拌蒟蒻
蒟蒻200克川燙，撈起瀝乾，切絲，拌入白糖20克，醬油100毫升，醋30毫升，薑末20克，蔥40克，大蒜泥30克，攪拌均勻。可幫助活血化瘀，緩解疼痛。

活化大腦，提高記憶力

紫菜

選購技巧
無異味，暗紫紅色，色澤與厚薄均勻，無破洞，色黑較老。

功效	軟堅散結，清熱利尿
性味	寒；甘、鹹
歸經	肝、肺、胃、腎
適用症狀	煩躁、甲狀腺疾病、肥胖
適合體質	任何體質皆可
盛產季節	冬

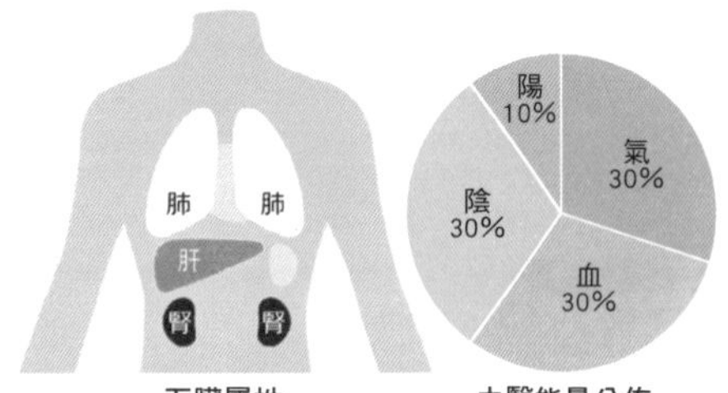

五臟屬性　中醫能量分佈

紫菜含有豐富的維生素，維生素B12含量與魚肉差不多高，可靈活大腦運作，活躍腦神經，延緩衰老，提高記憶力，緩解老年性癡呆與心情低落，對於改善體力與免疫力很有幫助。

紫菜有軟堅散結，清熱利尿的功效。《本草經集注》：「治癭瘤結氣。」有散結消腫的作用，也可預防甲狀腺疾病的發生。對於煩躁，心神不寧也有清熱利尿的作用。

食用小提醒：
脾胃虛寒者，不宜食用。

食譜：
紫菜蛋花湯
紫菜100克，鹽2克，放入水800毫升，煮5分鐘，雞蛋2粒打散下蛋液，湯滾即可。可軟堅散結，緩解甲狀腺腫大的包塊。

利咽止痛

芥藍菜

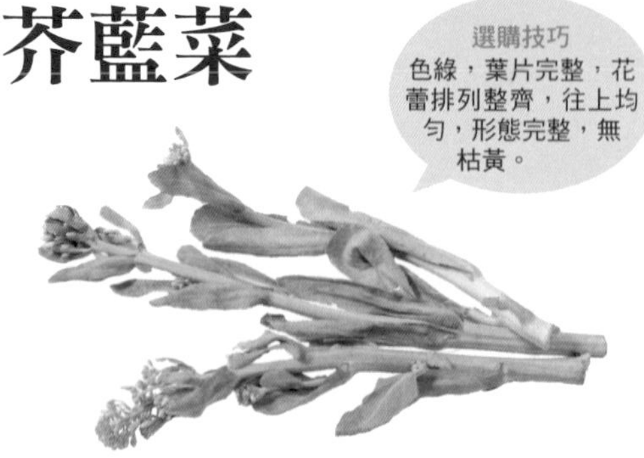

芥藍菜含有大量纖維素與維生素，能促進腸胃蠕動，改善食欲不振，加速陳新代謝，提高食欲，還可有效防止便秘。還可預防止脂肪沉澱在血管中，對於心血管疾病，降低膽固醇，軟化血管有很好的功效。

芥藍菜清肺利咽，降氣化痰。對於熱性咳嗽，黃色痰，咽喉腫痛，牙齦腫痛，煩躁，燥熱有很好的效果。對於上呼吸道疾病也有很好的防治效果。

功效	清肺利咽，降氣化痰
性味	涼；甘、辛
歸經	肝、胃
適用症狀	咳嗽、咽痛、牙齦腫痛
適合體質	任何體質皆可
盛產季節	冬、春

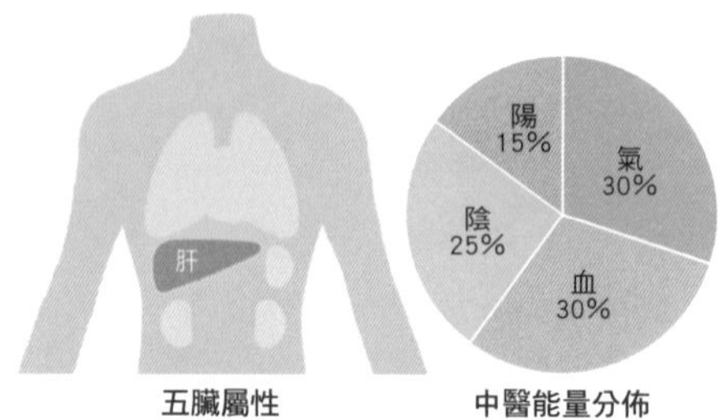

五臟屬性　　中醫能量分佈

食用小提醒：

甲狀腺功能不佳者不宜食用。

食譜：

蠔油芥藍菜

芥藍菜200克，放入油10毫升，蠔油10毫升，炒12分鐘。可緩解喉嚨痛，口乾舌燥。

補氣養胃

馬鈴薯

選購技巧
凍傷或腐敗的肉色、變成深灰或呈黑斑者則應該丟棄。

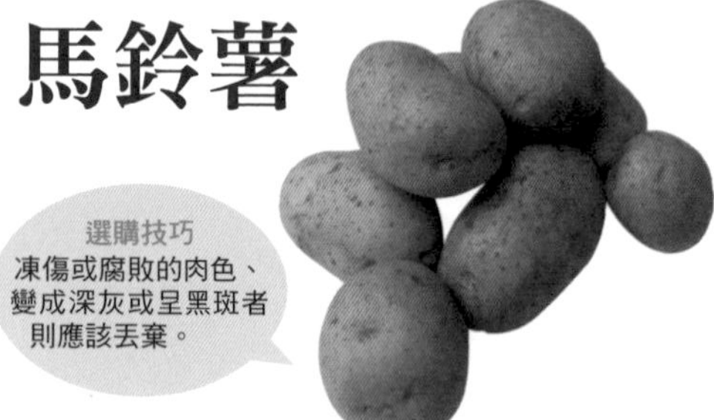

馬鈴薯的澱粉低於白米，對於減肥者來說，可取代食入的米飯量，進而減少澱粉的攝取，一個熱量為220大卡，容易讓人飽足。馬鈴薯的蛋白質屬於完全蛋白質，容易被人體吸收；馬鈴薯是高鉀食物，古時人們出海遠航，為進免發生壞血病，都隨身帶著馬鈴薯，還可預防癌症和心臟病，並增強免疫力；維生素B6含量也很高，可幫助增強免疫系統功能；纖維質可助排便，預防直腸和結腸癌。

馬鈴薯補氣健脾，調中和胃。對於消化道疾病有很好的緩解效果。

功效	補氣健脾，調中和胃
性味	平；甘
歸經	肝、脾
適用症狀	胃及十二指腸潰瘍、便秘、熱性胃痛
適合體質	任何體質皆可
盛產季節	冬、春

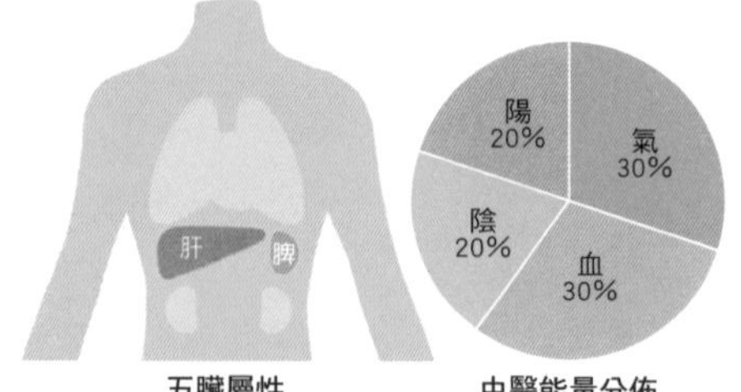

五臟屬性　　中醫能量分佈

食用小提醒：

馬鈴薯汁是極佳的制酸劑，德國人常用來治療消化不良。

食譜：

青椒馬鈴薯

馬鈴薯150克（去皮，切絲，多次沖洗），青椒60克，放入油10毫升，蠔油10毫升，炒3分鐘。可提高免疫力，潤腸通便。

緩解疲勞

大頭菜

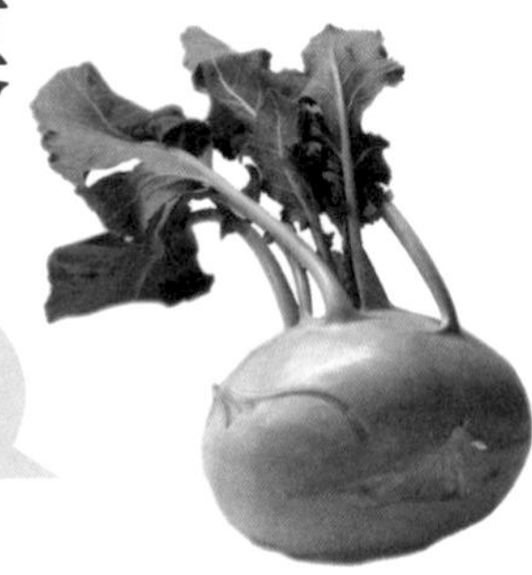

選購技巧
球型，色綠鮮明，質地重，形態完整，無枯黃或蟲害。

功效	解毒消腫，醒腦提神
性味	溫；苦
歸經	脾、胃
適用症狀	黃疸、便秘、腹脹
適合體質	任何體質皆可
盛產季節	冬、春

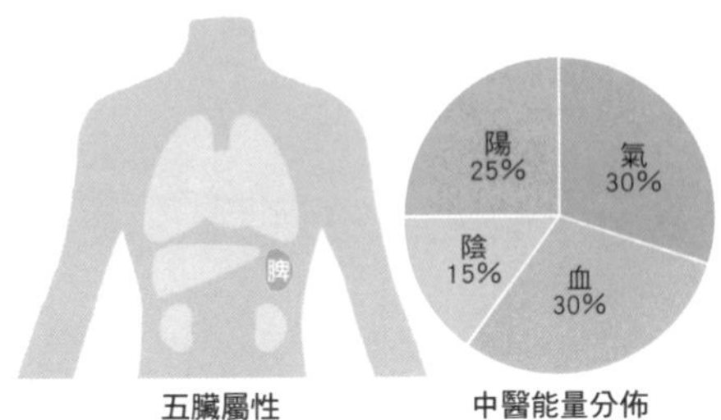

五臟屬性　中醫能量分佈

大頭菜是很好的保健食物，大量的水分和纖維素，可起到潤腸通便，排毒消腫，預防習慣性便秘。豐富的維生素E，可提高人體免疫與體力，維生素C能促進胃與十二指腸潰瘍的癒合，微量元素鉬，能抑制亞硝酸胺的合成，能有效的預防癌症。

中醫認為大頭菜可解毒消腫，醒腦提神。對於尿路感染，腫毒，黃疸，腹脹都有緩解效果。也可以提高大腦運作，增加記憶力與改善腦部疲勞感，提高工作效率。

食用小提醒：
消化功能差者，不宜多吃。

食譜：

糖醋大頭菜
大頭菜500克去皮，糖30克，鹽2克，白醋50毫升，醬油100毫升，蒜泥30克，浸泡3小時再吃。可緩解大腦的疲勞感，提高記憶力。

養顏美容

南瓜

選購技巧
有褶紋的南瓜含水分會較多，且以沒有黑點者為佳。

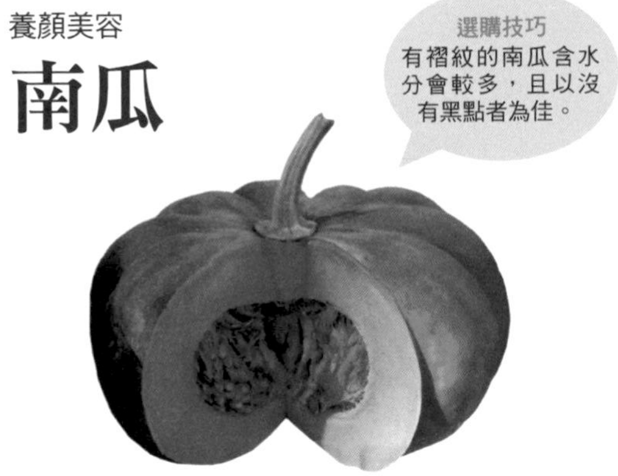

功效	除濕袪蟲，退熱止痢
性味	寒；甘
歸經	脾、胃、大腸
適用症狀	下肢潰瘍、陰囊濕疹、胃痛
適合體質	任何體質皆可
盛產季節	春、夏、秋

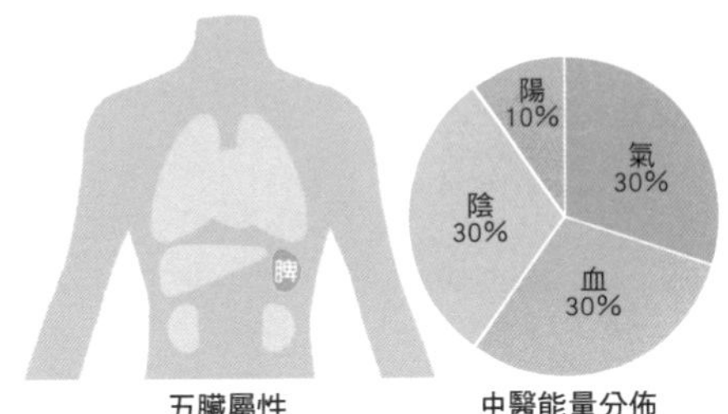

五臟屬性　中醫能量分佈

南瓜的主要成分為醣質，胡蘿蔔素在體內轉換成維生素A，有保護皮膚和黏膜的作用，對治療冷虛、胃潰瘍、預防感冒、美容等相當有效。南瓜中的維生素C也很多，加上含維生素Ｅ的油脂類一起食用，則美顏養生的效果更佳！

烹煮香甜的南瓜時，瓜肉瓜仁都可以食用，具有多種養生美顏功效。南瓜種子含有很多蛋白質和脂肪，中醫認為南瓜仁有降低血壓、防止白髮、止咳化痰的作用。

食用小提醒：
南瓜種子含油量達50%，可以炸油，炒食，滋味很不錯。

食譜：

南瓜飯
南瓜300克去皮，白米200克，水200克，放入電鍋煮熟即可。可改善消化道疾病，保護胃黏膜。

消腫化濕

黃豆芽

選購技巧
葉黃，色澤鮮明，豆體細長完整，均勻，無枯黃。

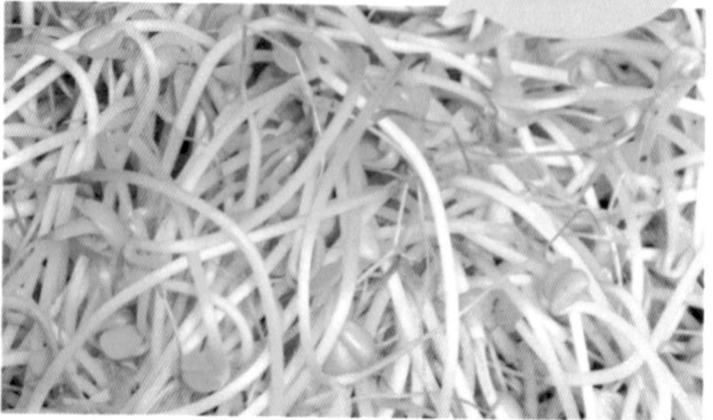

功效	清熱利濕，消腫除痹
性味	涼；甘、苦
歸經	脾、大腸
適用症狀	便秘、貧血、高血壓
適合體質	任何體質皆可
盛產季節	全年

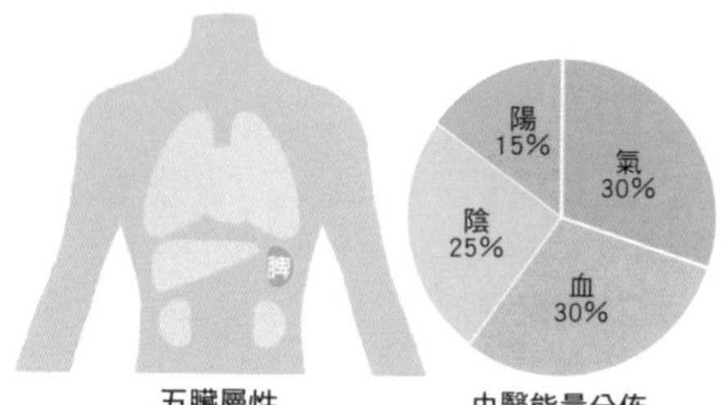

五臟屬性　中醫能量分佈

黃豆芽具有豐富的維生素與微量物質，可防止牙齦出血，軟化血管，降低血脂，血壓與膽固醇。黃豆的維生素E可養顏美容，美白肌膚，維生素C可淡斑，酶類可降低癲癇發作。

中醫認為，黃豆芽可清熱利濕、消腫除痹。對於煩躁，便秘，痔瘡，腹脹，貧血，高血脂，高血壓有改善效果。吃黃豆芽，對於痰濕型肥胖與青春痘可以化痰除濕，緩解不適感。

食用小提醒：

脾胃虛寒，容易腹瀉者少吃。

食譜：

牛肉炒黃豆芽

牛肉100克，黃豆芽150克，鹽3克，放入油20毫升，炒5分鐘。可清熱消腫，防止皮膚腫毒，牙齦出血。

清熱潤腸

綠豆芽

選購技巧
葉綠，色澤鮮明，豆體細長完整，均勻，無枯黃。

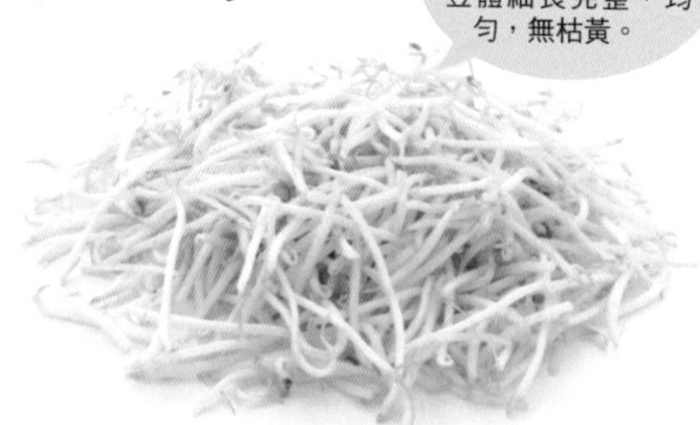

功效	清熱解毒
性味	涼；甘
歸經	脾、胃、三焦
適用症狀	煩渴、酒毒、小便不利
適合體質	任何體質皆可
盛產季節	全年

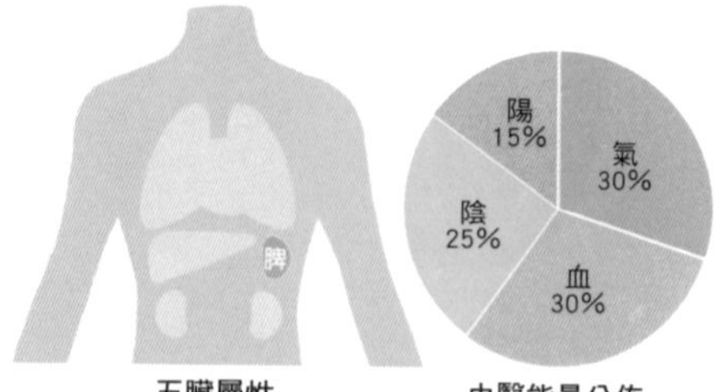

五臟屬性　中醫能量分佈

綠豆芽吃起來爽口清脆，熱量低，飽腹感，美國人認為綠豆芽是減肥聖品。綠豆芽有多種營養素與纖維素，可促進腸胃蠕動，防止大腸癌與習慣性便秘。豐富的的維生素B2可防止口腔潰瘍等。

中醫認為綠豆芽具有清熱解毒的功效。對於心煩，躁熱，牙齦腫痛，小便量少，尿路感染，都有很好的效果。綠豆芽對於夏季清熱解暑效果不錯。與韭菜同吃可防止綠豆芽寒涼。

食用小提醒：

慢性腸胃炎或脾胃功能差者少吃。

食譜：

韭菜炒綠豆芽

綠豆芽200克，韭菜80克，鹽3克，放入油20毫升，炒1分鐘。可清熱解毒，預防大腸癌。

消炎止痛

蘆薈

選購技巧
選擇能夠食用或是有藥用的品種：吉拉索蘆薈、中華大葉蘆薈。

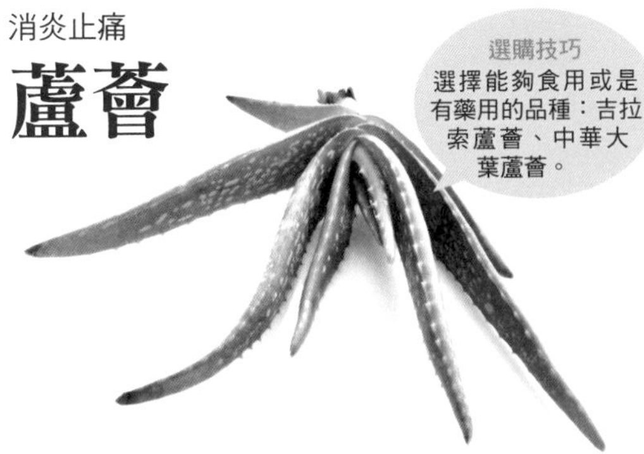

功效	瀉下通便，清肝殺蟲
性味	寒；苦
歸經	肝、大腸
適用症狀	小兒驚癇、五疳、鼻癢
適合體質	任何體質皆可，除寒盛體質外
盛產季節	全年

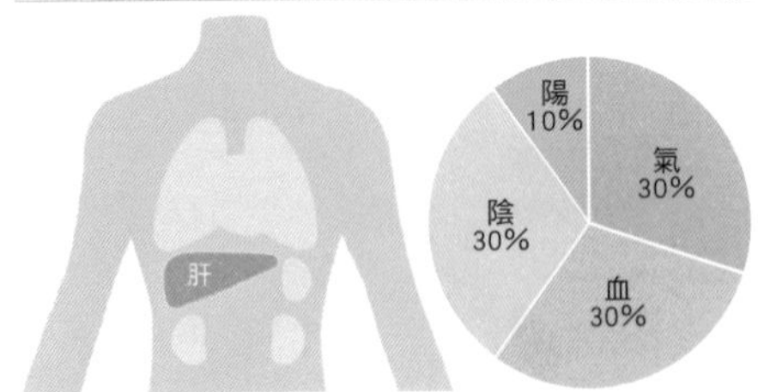

蘆薈的經濟價值極高，是餐桌上的美麗佳餚，也是可塗塗抹抹的化妝品。其木質素能強力滲透物質，以幫助營養素滲透進入肌膚；皂角甘有清潔與抗菌效果；安特拉綜合體能消炎、消腫、抑菌、止癢、止痛；單醣與多醣能提供能量，調節脂肪和蛋白質新陳代謝，促進腸胃蠕動；酵素能幫助腸胃分解食物；氨基酸能合成抗體、增加體抗力、維持身體組織。蘆薈有以上這麼多的效用，不管是食用或外用，都是非常天然健康的素材。

食用小提醒：

內服時必須將葉皮與緊貼於葉皮內面的一層黃色膜徹底削掉，只留下葉肉和汁，因那層黃色的膜含有大黃素，會導致嚴重腹瀉。

食譜：

涼拌蘆薈

蘆薈500克去刺與皮，果肉川燙，撈起瀝乾，拌入白糖20克，醬油100毫升，醋30毫升，大蒜泥30克，攪拌均勻。可幫助新陳代謝，潤腸通便。

散寒止吐，解魚蟹毒

紫蘇

選購技巧
香氣濃郁，葉片完整，顏色鮮明，質感飽滿。

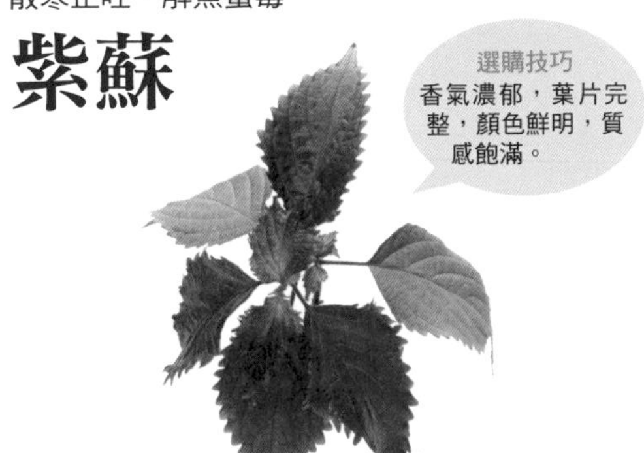

功效	解表散寒，行氣寬中
性味	溫；辛
歸經	肺、脾
適用症狀	風寒感冒、腹脹、食物中毒
適合體質	任何體質皆可
盛產季節	春

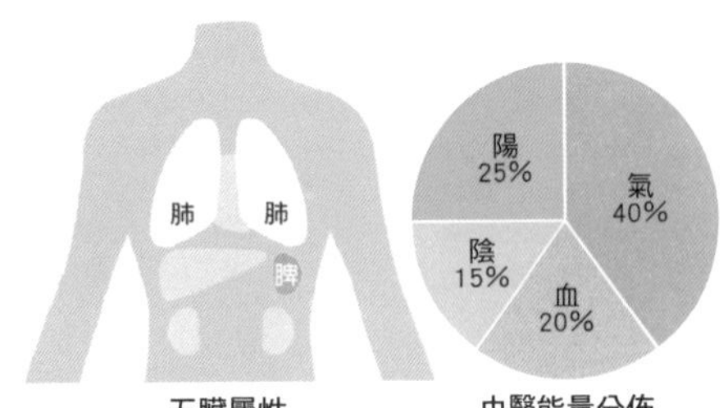

現代研究發現，紫蘇油強化大腦的功效，特別是對於智力與記憶力有很大的幫助，紫蘇還可預防感冒，治療肝陽上亢的頭痛，感冒咳嗽，痰多，胸悶氣短。

中醫認為紫蘇可以行氣寬中，解魚蟹毒。若是消化不良，吃海鮮過敏或吃魚蟹不適，可以吃紫蘇解毒，緩解食物中毒的症狀。對於情緒低落，胸悶不舒可行氣寬胸，調理氣滯，讓體內之氣通暢。

食用小提醒：

風寒感冒頭痛可吃紫蘇緩解。

食譜：

紫蘇梅子茶

紫蘇葉20克，梅子3粒，泡入熱水350毫升，可袪風散寒，緩解感冒。

滋陰補腎

甲魚

選購技巧
形態完整，外殼堅硬，無受傷或缺損，反應靈活，大小適中。

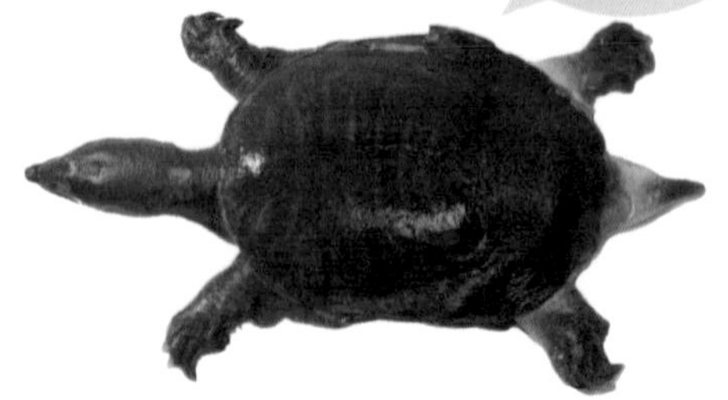

功效	清滋陰涼血，補腎健骨
性味	平；甘
歸經	肝
適用症狀	月經過多、子宮脫垂
適合體質	任何體質皆可，除寒盛體質
盛產季節	春、夏

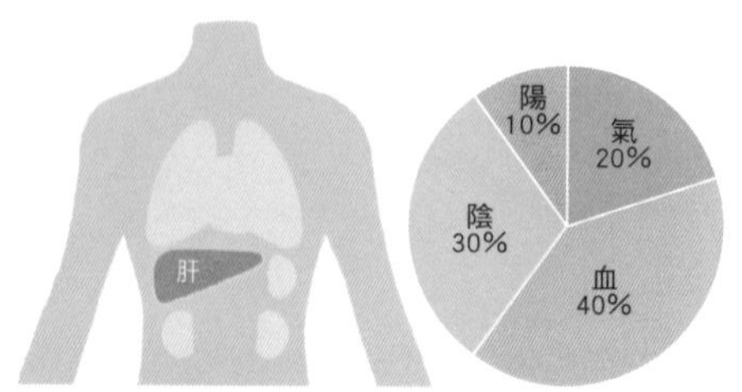

五臟屬性　中醫能量分佈

甲魚營養豐富，高蛋白質可緩解疲勞，提高免疫力與預防疾病的能力，其中不飽和脂肪酸可軟化血管，降血脂與血糖。大量的維生素A可養顏美容保護視網膜，維生素B2可預防口角炎與口腔潰瘍。

甲魚可滋陰涼血，補腎健骨。經常用於婦科調經，例如腎陰虛引起的月經失調，不孕症等起到滋陰涼血，補腎健脾的功效，且效果顯著。

食用小提醒：
脾胃虛寒者不宜食用。

食譜：

甲魚湯
甲魚一隻，薑絲50克，鹽2克，枸杞子20克，紅棗20克，料理酒100毫升，水900毫升煮40分鐘。可滋陰涼血，緩解更年期燥熱。

補氣通乳

鯰魚

選購技巧
頭大身肥，形態扁圓，體表黏液多，外表鮮明潤澤。

功效	補中益氣，通乳利尿
性味	溫；甘
歸經	脾、胃、膀胱
適用症狀	乳汁分泌不足、小便不通
適合體質	任何體質皆可
盛產季節	全年，秋、冬味美

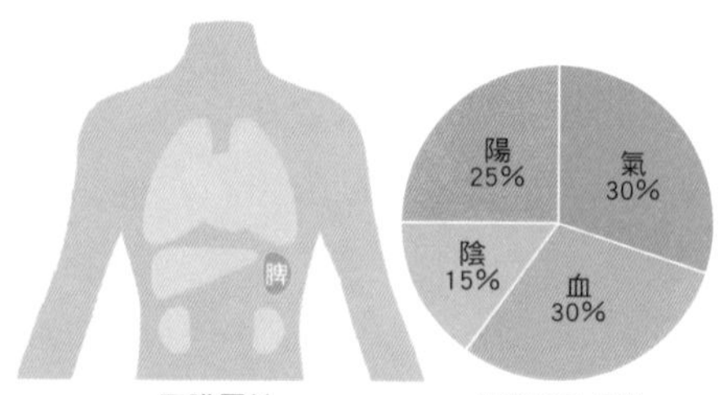

五臟屬性　中醫能量分佈

鯰魚經常煲中藥補身體，因為本身土味中，適合添加中藥料理改善，肉質鮮嫩美味，蛋白質和脂肪的含量比較，容易被吸收與消化，對於產後或術後調理是不錯的選擇。

鯰魚可祛補中益氣，通乳利尿。對於體質差，產後氣血虧虛，氣虛引起的乳汁分泌不足，小便不通，疲勞乏力可緩解。鯰魚肉多，刺少，對於老年人或小孩食用起來比較安全。

食用小提醒：
魚卵有毒不宜食用。

食譜：

鯰魚湯
鯰魚200克，黃耆20克，當歸12克，鹽2克，紅棗10克，枸杞子10克，放入800毫升水煮30分鐘。可改善氣血兩虛的疲勞與精神不濟。

滋陰補腎

鮪魚

選購技巧
無異味，眼睛透明明亮，魚鱗光澤，肉色紅而肥美。

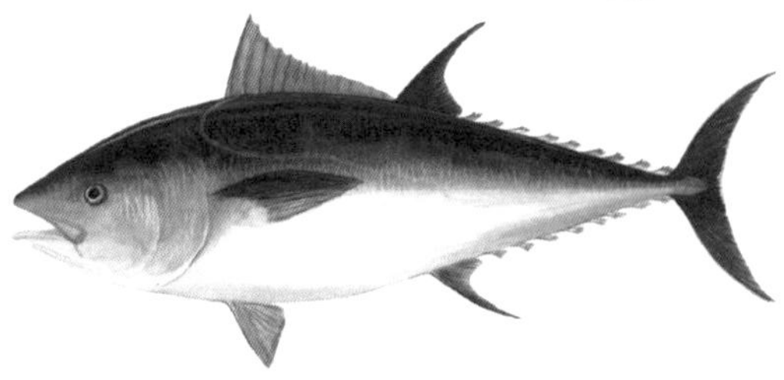

功效	補腎助陽，祛風除濕
性味	平；甘
歸經	肝、腎
適用症狀	疲勞、腰酸、筋骨酸痛
適合體質	任何體質皆可
盛產季節	春、夏

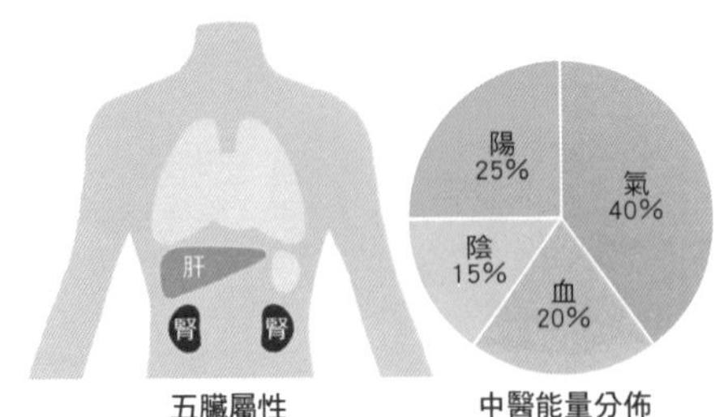

五臟屬性　中醫能量分佈

鮪魚肉質扎實，含有豐富的不飽和脂肪酸可軟化血管，降低膽固醇，並且可以提高大腦的活性，防止老年性癡呆與提高學習效率。鮪魚的脂肪與熱量低可作為減肥的食物。

鮪魚有補腎助陽，祛風除濕的功效。對於陽虛引起的風濕性關節痛，關節屈伸不利，性慾減退，陽痿都有強壯筋骨的作用。

食用小提醒：
肝硬化者不宜食用。

食譜：

香煎鮪魚
鮪魚150克，鹽2克，放入20毫升橄欖油，煎10分鐘。可補腎助陽，可緩解腰酸與筋骨酸痛。

補充氣血

鯖魚

選購技巧
無異味，眼睛透明明亮，紋路均勻，肉肥美。

功效	補氣養血，健脾和胃
性味	平；甘
歸經	脾、肺
適用症狀	疲勞、消瘦、貧血
適合體質	任何體質皆可
盛產季節	夏、秋、冬

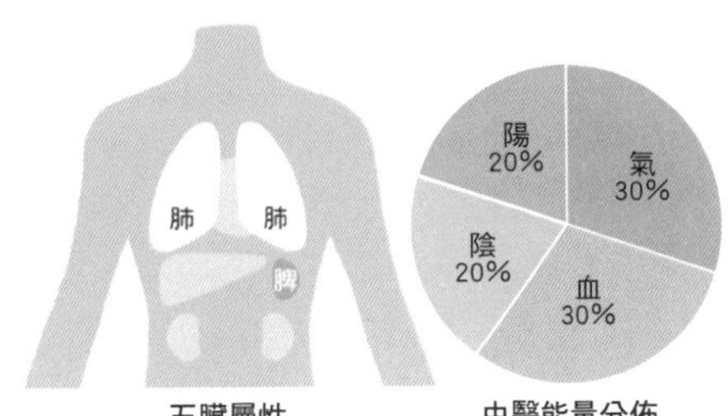

五臟屬性　中醫能量分佈

鯖魚經常被製作成鹹魚製品，非常開胃，營養成分豐富，其中高含量的魚油可預防心血管疾病的發生，對於腦梗塞，心肌梗塞等都有保健效果。也可治療消化道疾病，神經衰弱，骨質疏鬆等。

鯖魚補氣養血，健脾和胃。對於體質差，氣血兩虛，疲勞，頭暈，貧血，手術後補充氣血的效果不錯，但對於本身有皮膚性疾病的人來說，盡量少吃。

食用小提醒：
過敏或皮膚疾病者忌吃。

食譜：

番茄鯖魚
番茄200克，蒜泥20克，鯖魚300克，鹽3克，放入800毫升水，煮30分鐘。可補氣養血，緩解疲勞，改善貧血。

滋陰美容

鮑魚

選購技巧
無異味，外殼堅硬，肉質肥美。

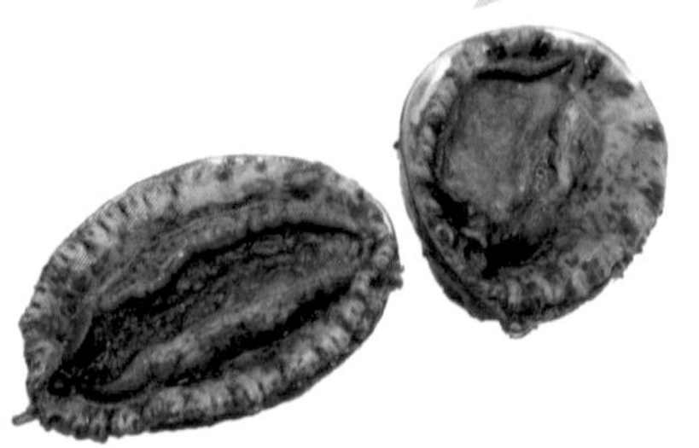

功效	滋陰清熱
性味	平；鹹
歸經	肝、腎
適用症狀	燥熱、心煩、陰虛咳嗽
適合體質	任何體質皆可
盛產季節	冬、春

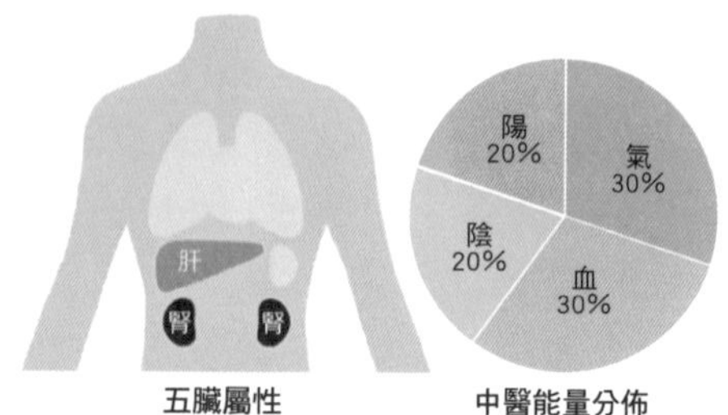

鮑魚是高貴的食材之一，經常用於接待上賓的佳餚。含有豐富的蛋白質與維生素A可延緩衰老，養顏美容，保護視力，其中鮑魚的特殊成分鮑靈素可提高免疫力，調節心血管。

鮑魚滋陰清熱。對於熱性體質引發的燥熱，心煩，月經量多，夜間汗出，心神不寧，失眠等都可以吃鮑魚清內熱。鮑魚屬於滋養產品，對於女性生殖系統也有益處，而且吃多不會上火。

食用小提醒：
尿酸高，痛風者忌口。

食譜：
鮑魚湯
鮑魚一顆，薑絲20克，鹽2克，加入400毫升水，料理酒20毫升，煮12分鐘。可滋陰清熱，改善失眠與燥熱。

除濕利水

黃鱔

選購技巧
外形圓筒狀，尾部扁，外表鮮明潤澤，肥碩，肉扎實。

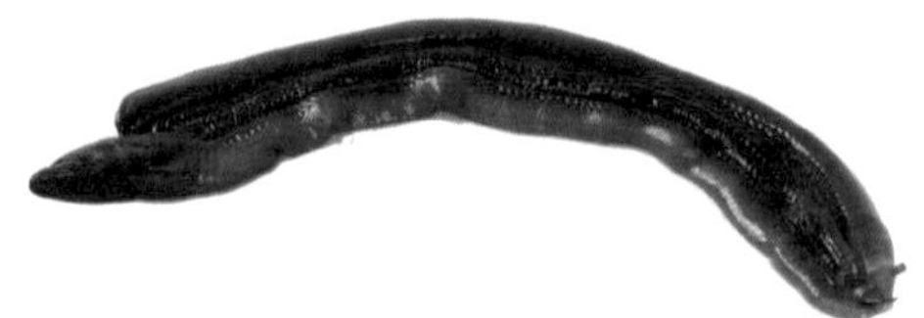

功效	祛風除濕，補中益氣
性味	溫；甘
歸經	肝、脾、腎
適用症狀	風濕痛、腰酸、疲勞
適合體質	任何體質皆可

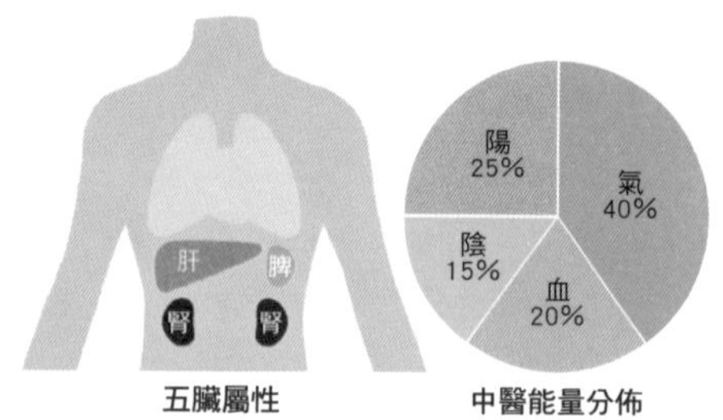

黃鱔富含豐富的蛋白質，具有維持鉀鈉的代謝的功能，幫助利水，排除體內多餘的水分與濕氣，還可降血壓，增加血管通透性。黃鱔脂肪低，其維生素A成分可幫助肝臟的解毒與保肝，也能降低血脂與血糖。

黃鱔可祛風除濕，補中益氣。對於氣虛疲勞，頭暈耳鳴，咳嗽，體內濕氣，風濕痛，關節屈伸不利，骨頭酸痛，有很好的改善。

食用小提醒：
不宜與菠菜同吃。

食譜：
黃耆黃鱔湯
黃耆20克，鹽2克，黃鱔200克，放入水800毫升，煮30分鐘。可祛風除濕，緩解腰酸背痛。

調理脾胃

石斑魚

選購技巧
外表鮮明潤澤，肥碩，肉扎實。

功效	健脾益胃，補氣和中
性味	平；甘
歸經	脾
適用症狀	消化不良、腹脹、皮膚乾燥
適合體質	任何體質皆可
盛產季節	夏

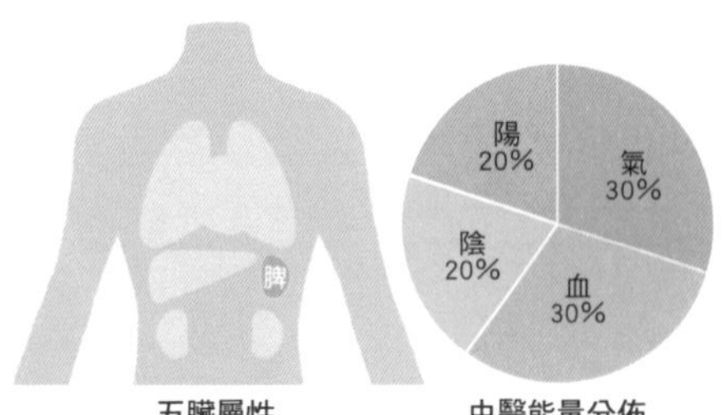

五臟屬性　　中醫能量分佈

石斑魚燉湯鮮嫩清甜，是低脂肪，高蛋白的食物，對於補充氣血，恢復體力，與預防疾病有不錯的功效，它的魚皮成分對於皮膚損傷的修復效果明顯，多吃石斑魚可養顏美容，恢復皮膚的潤澤與保濕度。

石斑魚可健脾益胃，補氣和中。對於氣虛引起的消化不良，食欲不振，腹脹，皮膚乾燥有補氣且調養脾胃功能的效果。

食用小提醒：
石斑魚含嘌呤成分，高尿酸者不宜食用。

食譜：
薑絲石斑魚
石斑魚一隻，薑絲30克，鹽2克，放入水800毫升，煮15分鐘。可補中益氣，緩解氣虛引發的疲勞與消化不良。

保護肝臟

虱目魚

選購技巧
無異味，眼睛透明明亮，魚鱗銀色，肉肥美。

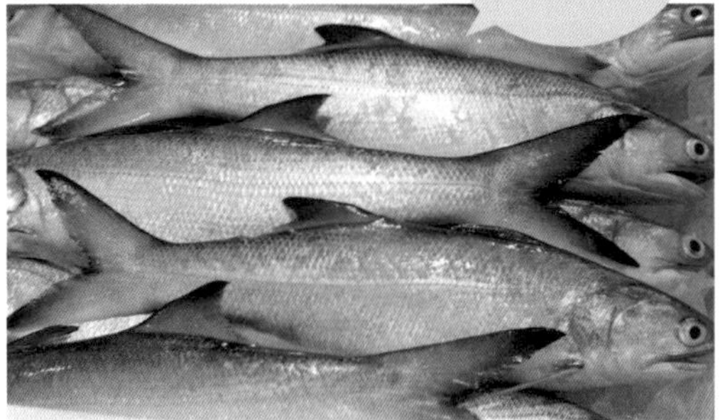

功效	補肝益腎
性味	平；甘
歸經	肝、腎
適用症狀	疲勞、腰酸、口角炎
適合體質	任何體質皆可
盛產季節	夏、秋

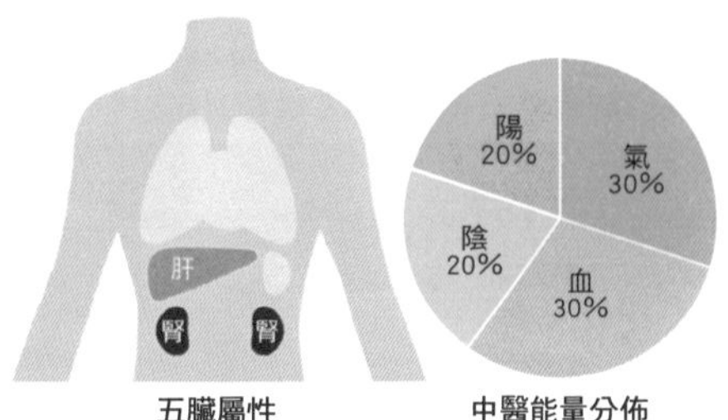

五臟屬性　　中醫能量分佈

虱目魚最早流傳於鄭成功趕走荷蘭人，駐軍台南，官兵人數眾多，糧食缺乏，經過媽祖托夢，在港口發現肥美的魚群，閩南語問什麼魚，結果就被老百姓聽錯取名虱目魚，流傳至今。

虱目魚補肝益腎。對於補益氣血，治療腰酸，食欲不振，疲勞又明顯的功效。虱目魚有氨基酸等17種營養素，膠質、鈣、磷，等對於保護肝臟與幫助肝臟代謝解毒很有好處。

食用小提醒：
高尿酸者不宜食用。

食譜：
虱目魚湯
虱目魚一隻，薑絲30克，鹽2克，放入水700毫升，煮10分鐘。有保護肝臟的作用，可緩疲勞。

蛤蜊

選購技巧
無異味，外殼光滑，顏色鮮明，舌頭半吐，一碰就縮進去表示是活的。

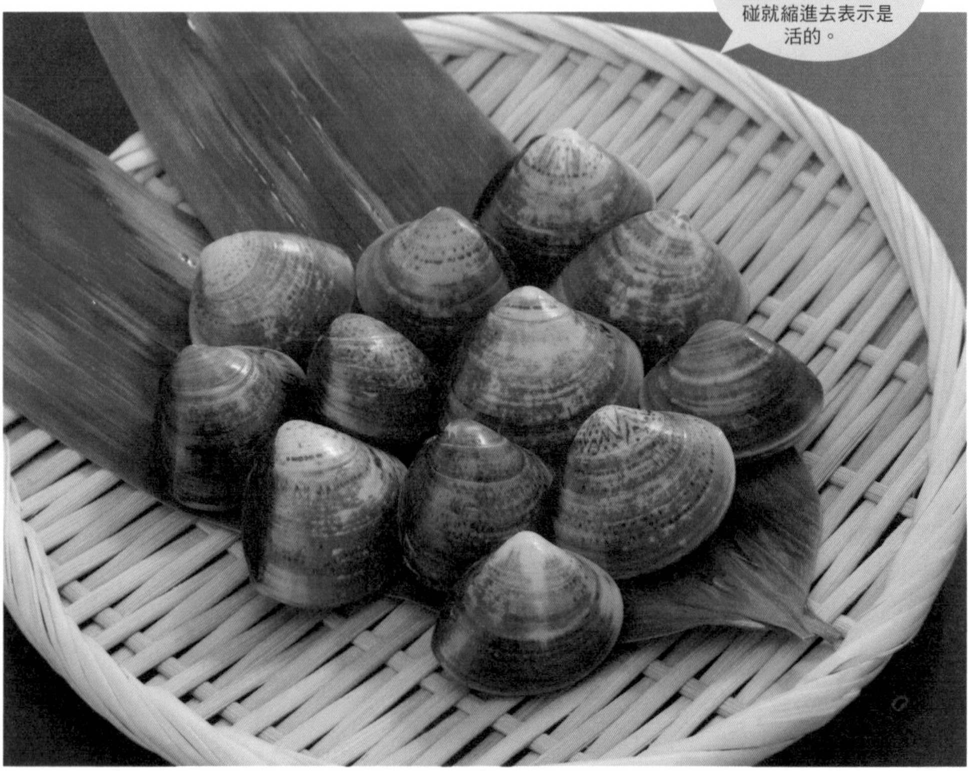

夏天喝蛤蜊湯可清熱解毒，預防皮膚性疾病或體內濕熱，現代研究發現，蛤蜊對於肝臟解毒有很好的效果，可分解肝臟毒性，預防癌症，特別是肝癌。清代乾隆皇帝下江南時在蘇州吃到蛤蜊，禦封它為「天下第一鮮」。對於五臟六腑都有很好的保健功效。

蛤蜊可清熱利濕，化痰軟堅。對於甲狀腺腫大，淋巴結核，乳腺結節，月經過多，慢性支氣管炎都有很好的效果。

功效	清熱利濕，化痰軟堅
性味	平；鹹
歸經	肺、膀胱
適用症狀	口渴、煩熱、月經量多
適合體質	任何體質皆可
盛產季節	夏

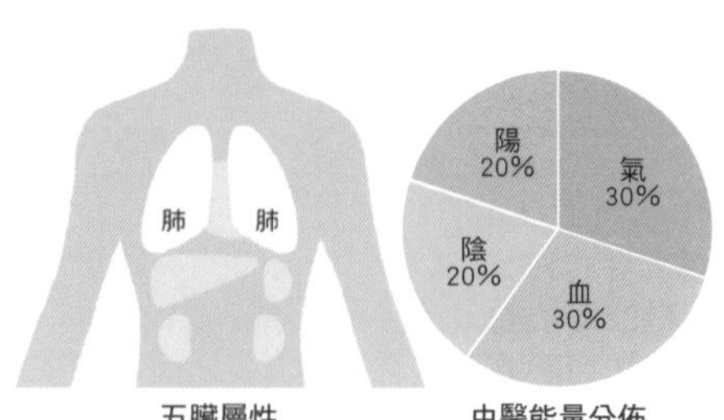

五臟屬性　　中醫能量分佈

食用小提醒：

煮之前，外殼洗乾淨，把蛤蜊平鋪，少許鹽，放乾淨的水裡吐沙1小時。

食譜：

薑絲蛤蜊湯

蛤蜊300克，薑絲30克，鹽巴2克，放入800毫升的水，煮至蛤蠣打開即可。可化痰軟堅，改善甲狀腺腫大。

收濕止血

花枝

選購技巧
無異味，無黏膩感，乾淨，色白，肉肥美。

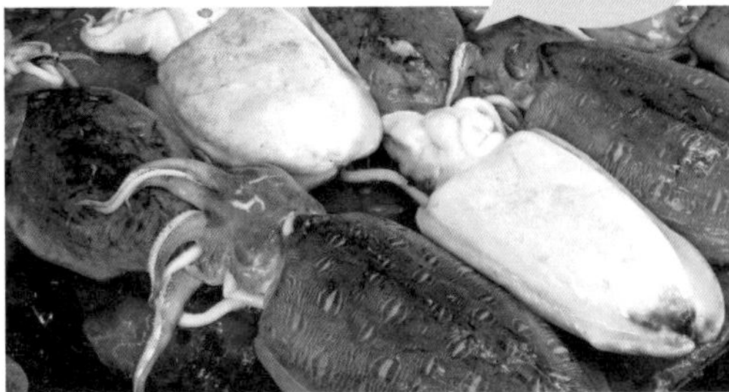

功效	健脾利水，止血止帶
性味	平；鹹
歸經	肝、腎
適用症狀	水腫、腳氣、閉經
適合體質	任何體質皆可
盛產季節	夏

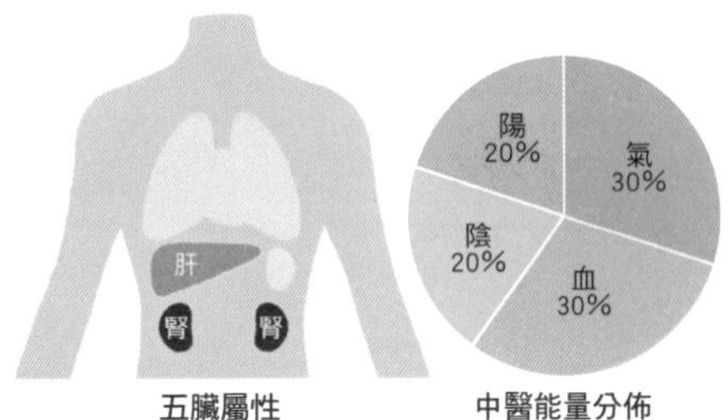

五臟屬性　　中醫能量分佈

花枝含有豐富的高蛋白質與各種維生素，熱量低，它的墨汁的多醣體可預防癌症的發生。李時珍認為花枝的骨頭海螵蛸為「血分藥」，可治貧血、女性閉經等。花枝還可養顏美容，使皮膚白皙彈性。

花枝健脾利水，止血止帶。對於痰濕體質差者，有腹水，月經過多者，催乳，白帶過多者都有很好的緩解效果，起到健脾利水，收斂固攝的效果。

食用小提醒：
濕疹或蕁麻疹患者忌口。

食譜：

韭菜炒花枝
起油鍋，花枝300克，韭菜150克，鹽2克，蒜泥20克，快炒1-2分鐘。可改善白帶過多伴身體寒冷的症狀。

滋陰清熱

鴨肉

選購技巧
無異味，乾淨，無黏膩感，肉質扎實，胸部隆起，外皮乳白，肉質玫瑰色。

功效	滋陰養胃，利水消腫
性味	微寒；甘、鹹
歸經	胃、腎
適用症狀	燥熱、口乾、遺精
適合體質	任何體質皆可

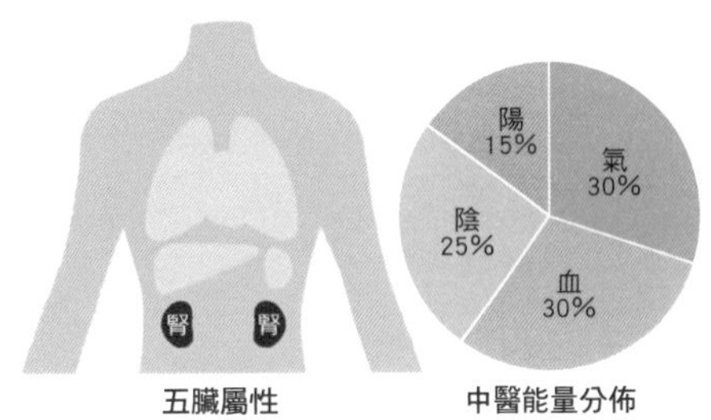

五臟屬性　　中醫能量分佈

鴨肉豐富的維生素B和E以及不飽和脂肪酸最健康，易於消化與分解。其脂肪的化學成分類似橄欖油，有軟化血管，降血脂，降低膽固醇的作用，對肥胖與心血管疾病者最適合食 用。

中醫認為，鴨肉滋陰養胃，利水消腫。對於陰虛內熱的熱性咳嗽，睡眠差，汗出，煩躁，大便乾燥，口乾舌燥有滋陰的效果，緩解虛熱。對於濕熱型的肥胖也有化濕利水的功效。

食用小提醒：
患濕疹者不宜吃。

食譜：

酸菜鴨
酸菜200克，鴨肉300克，生薑40克，鹽3克，胡椒6克，放入800毫升水煮30分鐘。可清熱涼血，緩解煩躁與口乾舌燥。

提高生殖能力

海參

選購技巧
無異味，摸起來硬，外表潤澤，身材均勻，大小適中。

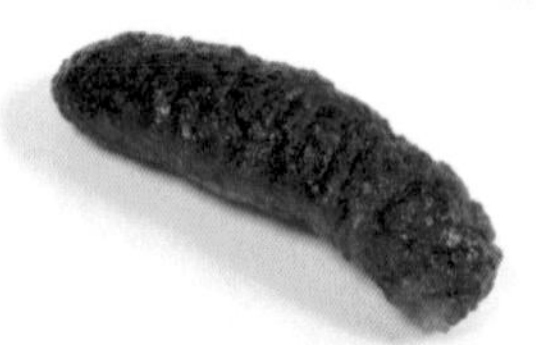

功效	滋陰補血，補腎助陽
性味	溫；鹹
歸經	心、脾、肺、腎
適用症狀	遺精、陽痿、尿頻
適合體質	任何體質皆可，除痰濕體質外

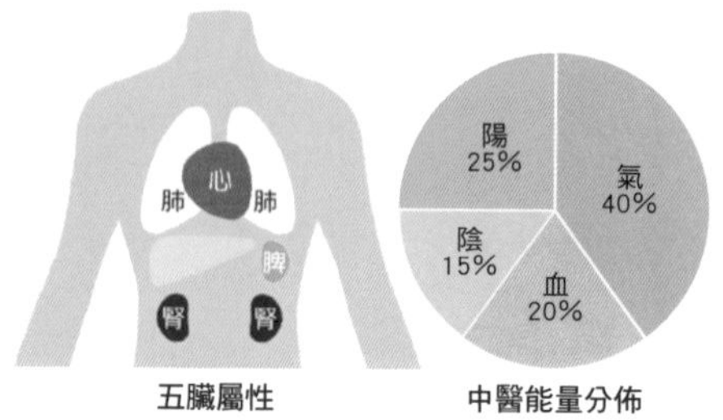

海參是珍貴的食材，現代研究發現海參可促進子宮內膜厚度不足的修補，延緩衰老，防止高血壓與高血脂等功效。海參所含成分的釩，可以促進血液的新陳代謝，增強血細胞的造血功能，可加速術後的傷口癒合，補充氣血，海參還可增加人體免疫力，活化細胞，起到抗癌與防癌的作用。

海參可滋陰補血，補腎助陽。對於生殖系統有提升效果，特別是女性月經不調，男性遺精，性慾減退，陽痿都能提升陽氣，滋補氣血。

食用小提醒：
不宜放醋，破壞營養成分。

食譜：

海參湯
海參2個，黃耆20克，鹽2克，枸杞子10克，紅棗10克，料理酒20毫升，放入600毫升水煮40分鐘。可補腎助陽，緩解腰酸，頭暈耳鳴。

溫補陽氣

羊肉

選購技巧
色紅，無異味，摸起來彈性伴黏膩感，乾淨，肉質紋路均勻。

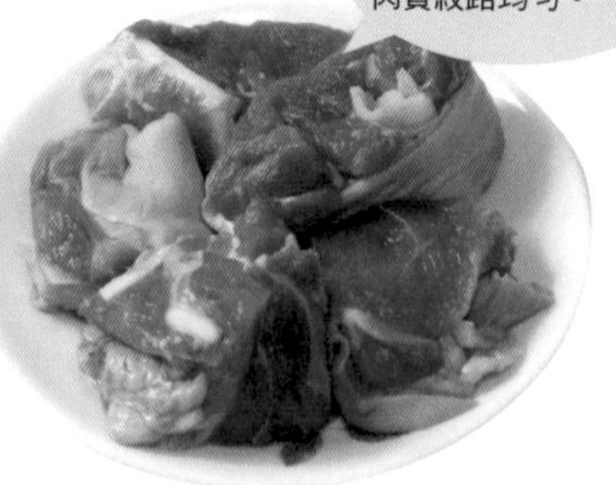

功效	溫中健脾，補中益氣
性味	溫；甘
歸經	脾、腎
適用症狀	手腳怕冷、痛經、陽痿
適合體質	任何體質皆可，陽盛體質與濕熱體質除外

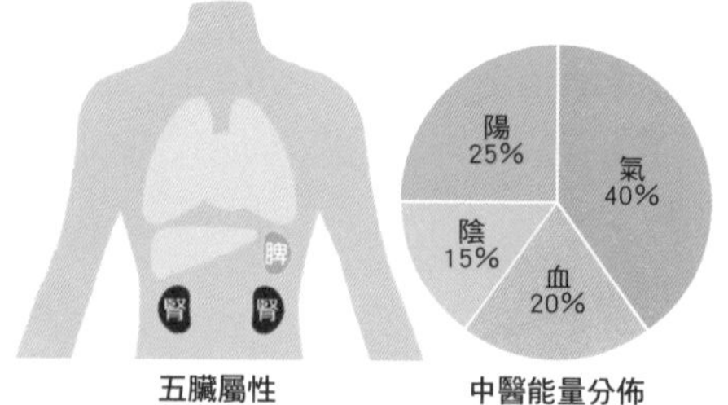

冬季老百姓愛吃羊肉爐溫補暖身，驅除寒氣，強筋壯骨，調養全身之氣。羊肉適合寒性體質者，不適合熱性體質者。其脂肪含量低於豬肉，牛肉，具有增強體質，提高免疫力的功效。

羊肉溫中健脾；補腎壯陽。可大補元氣，提升精氣，對於女性寒凝血瘀型的痛經不適，男性虛寒型陽痿，都有溫陽與壯陽的功效。相對的，如果食用過量也可能傷陰，形成燥熱。

食用小提醒：
胃熱者與肝病者不適合食用。

食譜：

生薑羊肉湯
羊肉200克，生薑30克，鹽2克，放入800毫升的水，煮30分鐘。可溫補陽氣，改善手腳怕冷。

提升精子質量

牡蠣

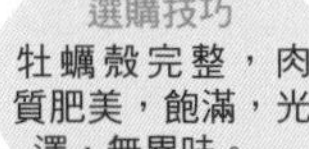

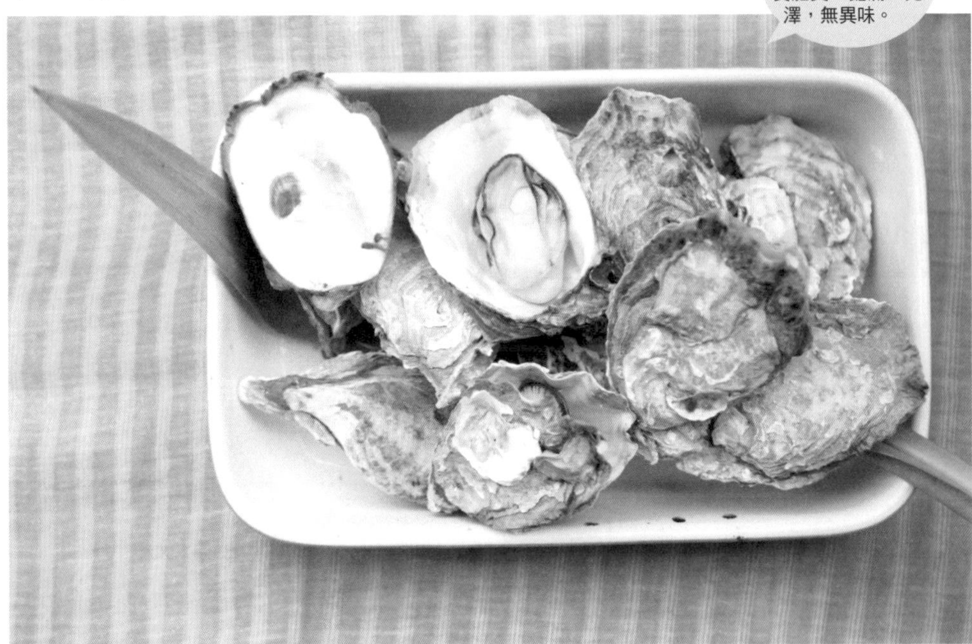

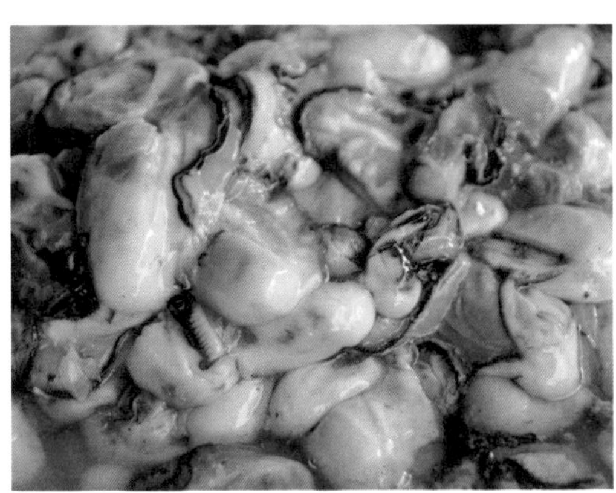

功效	滋陰潛陽，化痰軟堅
性味	平；甘、鹹
歸經	肝、腎
適用症狀	汗症、失眠、心煩
適合體質	任何體質皆可
盛產季節	夏、秋

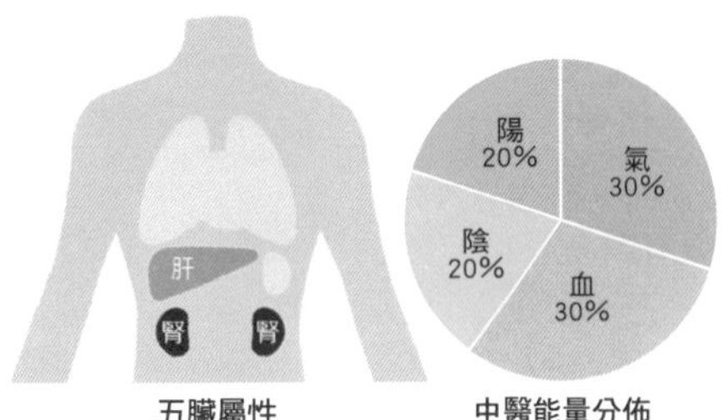

五臟屬性　中醫能量分佈

牡蠣營養豐富，含大量蛋白質和鋅，對於提升男性的精子質量很有益處，牡蠣還可潤澤皮膚，預防乾燥，加強美白，加速陳新代謝，防止黑色素沉澱。六個牡蠣所含的鋅是每日人體需求的二倍，適量即可。

牡蠣滋陰潛陽，化痰軟堅。對於心煩，失眠，燥熱，遺精，汗症具有緩解作用。對於更年期的陰虛內熱，心神不寧，口乾舌燥，烘熱汗出，起到很好的改善。

食用小提醒：

脾胃虛寒者少吃，吃牡蠣忌配酒。

食譜：

蚵仔煎蛋

牡蠣肉200克，雞蛋2顆打散，鹽2克，混合均勻，入鍋兩面煎熟。可滋陰潛陽，緩解更年期燥熱，心煩等。

抗疲勞，補充體力

章魚

選購技巧
無異味，無黏膩感，光澤，色白，眼睛色亮，肉肥美。

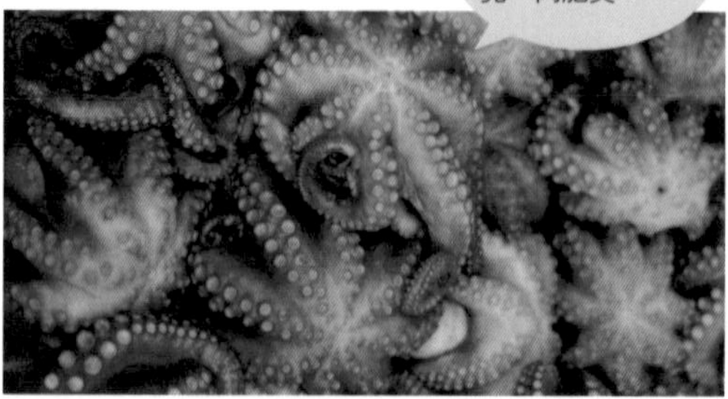

功效	補氣養血，收斂生肌
性味	平；甘、鹹
歸經	肝、脾、腎
適用症狀	痛經、乳汁分泌不足
適合體質	任何體質皆可

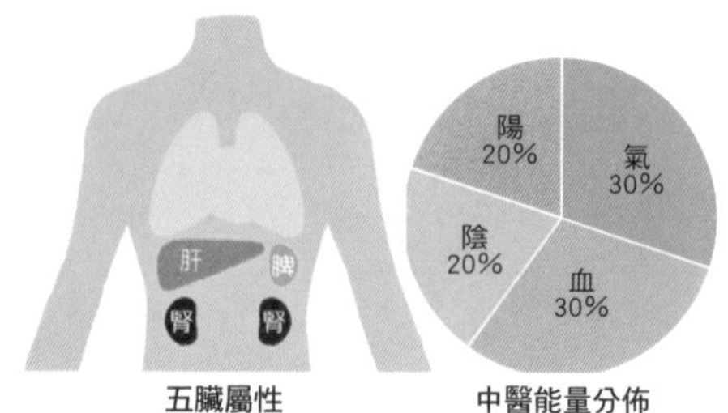

五臟屬性　中醫能量分佈

章魚是很好的高蛋白質海鮮，含量比魚肉和牛高。章魚吃起來很美味有彈性，其脂肪含量不高，有飽足感，其中含有豐富的牛磺酸成分可緩解疲勞，軟化血管，降血壓與降血脂，與心血管疾病有很好的保健效果。

中醫認為章魚可補氣養血，收斂生肌。對於體質虛弱，氣血兩虛，大病癒後，產後乳汁分泌不足者，營養不良，體力不佳者可吃章魚調理氣血，補充體力。

食用小提醒：
有蕁麻疹史者不宜食用。

食譜：

蒜泥炒章魚
起油鍋，章魚300克，蒜泥30克，鹽2克，快炒1-2分鐘。可補氣養血，改善產後體質虛弱與乳汁分泌不足。

提高性能力

蝦

選購技巧
無異味，外型完整，彎月狀，色澤鮮明，殼肉緊連，乾淨。

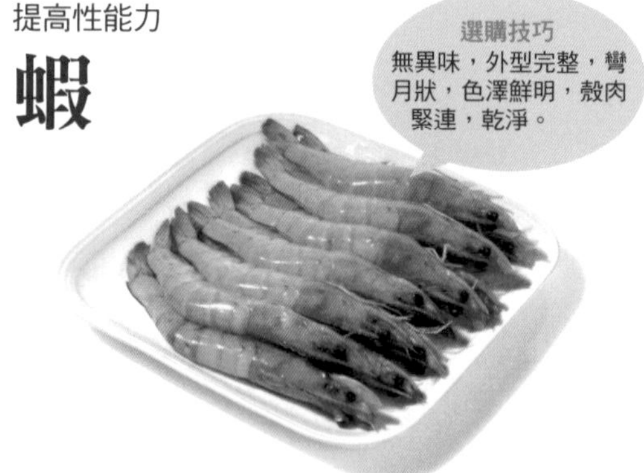

功效	健脾和胃，補腎助陽
性味	溫；甘
歸經	腎
適用症狀	腰酸、陽痿、性慾減退
適合體質	任何體質皆可

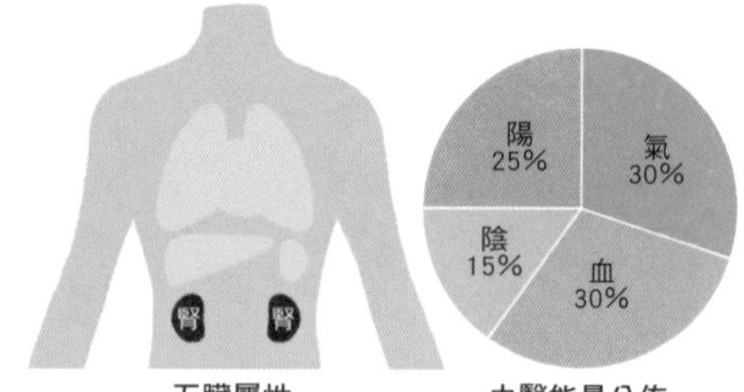

五臟屬性　中醫能量分佈

蝦子含有優質蛋白與牛磺酸，可促進手術預後的康復與恢復體力，緩解疲勞，礦物質與鎂可調心臟，它的不飽和脂肪酸可降低心血管疾病與降低膽固醇。但蝦膏與卵卻有高熱量與膽固醇，高血脂，肥胖者，心血管疾病者建議只吃蝦肉。

中醫認為蝦子健脾和胃，補腎助陽。對於性能力有很好的提升效果，特別是性慾減退，陽痿，腰酸，頭暈耳鳴等腎虛症狀。

食用小提醒：
皮膚疾病者不宜食用。

食譜：

蒜泥醉蝦
蝦子500克川燙熟，顏色變紅，撈起瀝乾，放入米酒200毫升，生蒜泥50克，鹽2克，醬油50毫升。可補腎助陽，提高性功能。

功效	活血化瘀，解毒止痛
性味	寒；甘、鹹
歸經	心、肝、腎
適用症狀	閉經、濕熱、瘀血
適合體質	任何體質皆可，氣虛體質除外
盛產季節	秋

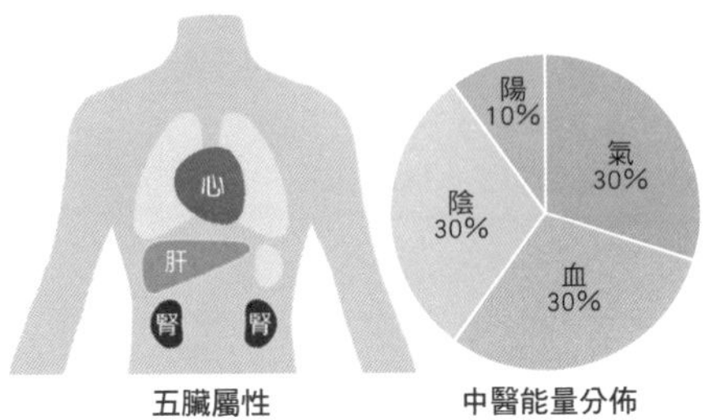

五臟屬性　中醫能量分佈

食用小提醒：
脾胃虛寒與容易腹瀉者少吃。

食譜：
清蒸蟹
蟹與薑片40克，一起放入鍋中清蒸15分鐘。可活血化瘀改善痛經與血塊。

活血解毒

蟹

選購技巧
無異味，活動力強，吐泡泡，兩夾有力，眼睛光澤，外殼顏色鮮明。

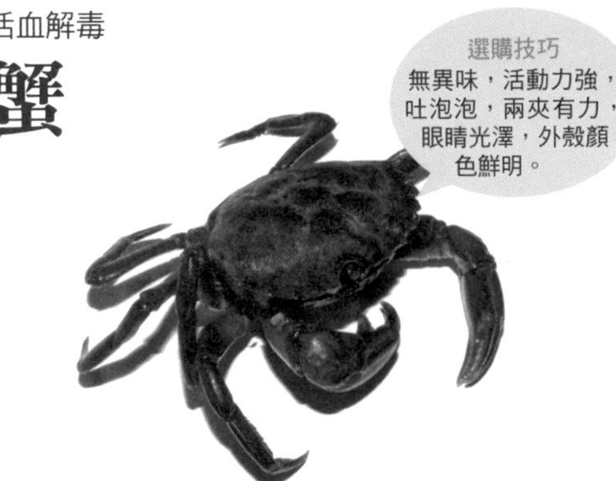

螃蟹的甲殼素成分可以防癌抗癌，它的蛋白質與微量元素對於結核病的預後很有幫助。老百姓喜歡吃螃蟹的蟹黃，肥美誘人，但高油脂與高膽固醇容易引發膽囊炎發作，加重膽的代謝障礙。高血脂，高血壓者應該少吃。

中醫認為蟹可活血化瘀，解毒止痛。特別是對於閉經，體內瘀血，疔瘡腫毒等都有很好的改善。螃蟹寒涼容易導致脾胃虛寒而腹瀉，腹痛，建議用薑片與螃蟹一起蒸熟。

功效	清熱利濕，解毒
性味	寒；甘、鹹
歸經	脾、胃、腎
適用症狀	濕氣、癰毒
適合體質	任何體質皆可

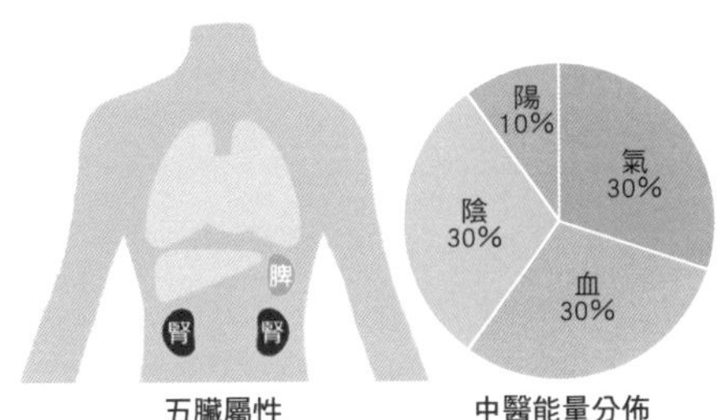

五臟屬性　中醫能量分佈

食用小提醒：
煮之前，外殼洗乾淨，把蜆平鋪，放乾淨的水裡吐沙1小時。

食譜：
蜆湯
蜆100克，放入薑絲20克，鹽2克，放入水500毫升煮至蜆開口即可。可解肝毒，緩解燥熱。

解毒利濕，提高精子質量

蜆

選購技巧
無異味，外殼光滑，質重則肉肥，顏色鮮明，一碰就閉起來表示是活的。

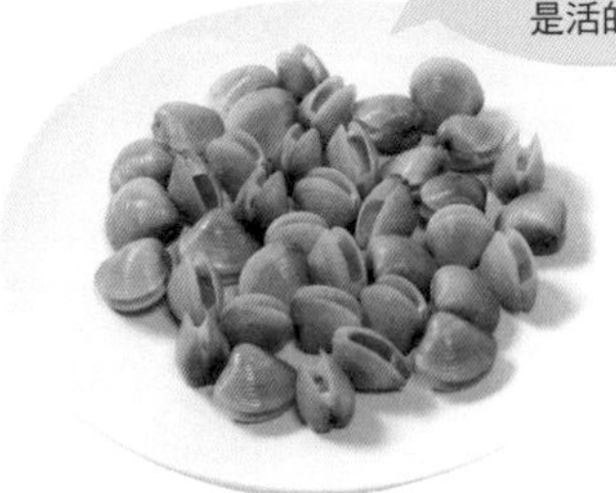

蜆豐富的蛋白質對於提升人體免疫力與體力效果良好，也可提高精子質量，促進性能力，對於心血管疾病有降低膽固醇與軟化血管的作用。

蜆清熱利濕，解毒。對於濕熱，皮膚疾病，疔瘡腫毒有很好的解毒效果。根據蜆的記載《日華子本革》：去暴熱，明目，利小便，下熱氣，腳氣濕毒，解酒毒目黃，浸取汁服，主消渴。蜆對於體內的解毒效果明顯，對於糖尿病引起的燥熱也有緩解功效。

降低血脂、血壓

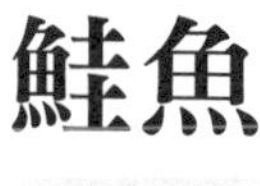

鮭魚

選購技巧
魚鱗銀色光澤，魚皮黑白分明，，眼睛明亮透明。

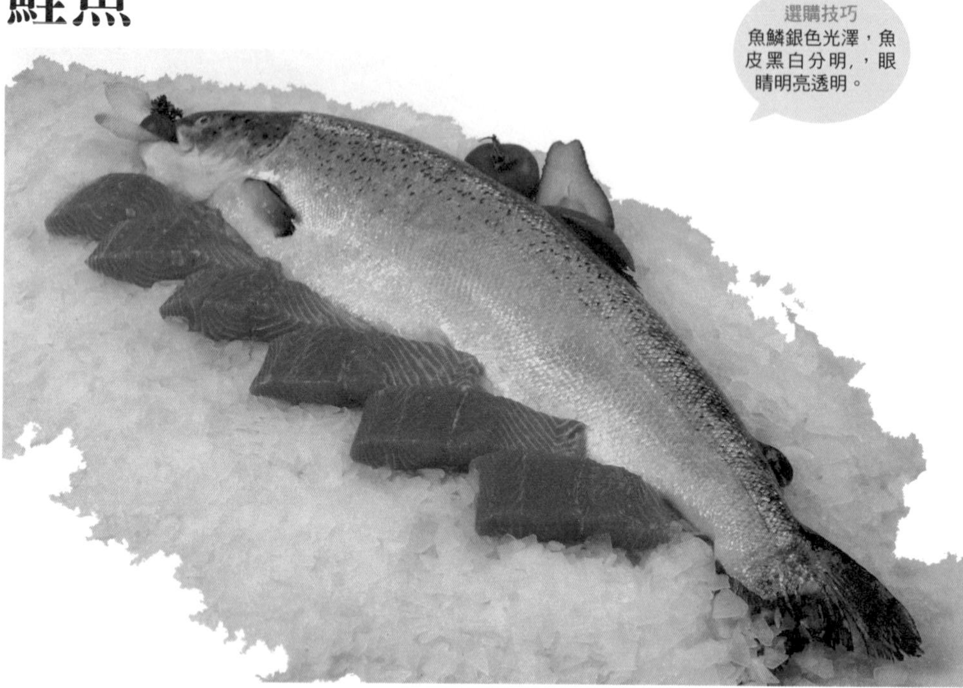

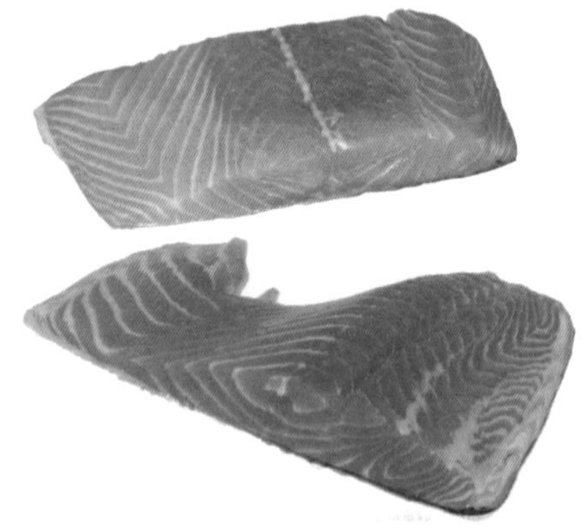

功效	補中益氣，健脾和胃
性味	溫；甘
歸經	脾、胃
適用症狀	消瘦、消化不良、食欲不振
適合體質	任何體質皆可，痰濕體質與濕熱體質除外

脾

五臟屬性

陽 25%
氣 30%
陰 15%
血 30%

中醫能量分佈

鮭魚含有豐富深海魚油，屬於不飽和脂肪酸，能改善貧血，體力不支，疲勞，消瘦。相對的，對於高血脂，肥胖，高血壓者來說，深海魚油的不飽和脂肪酸可清除血脂沉澱，軟化血管降低動脈粥樣硬化的發生率。

鮭魚補中益氣，健脾和胃。對於體質差者，產後或大病預後，氣血不足，食欲不振，消化不良等可吃鮭魚調理精氣與恢復體力。

食用小提醒：

高血脂者與肥胖者適量。

食譜：

香煎鮭魚

鮭魚100克，抹鹽，放入10毫升橄欖油，兩面煎熟。可防止動脈粥樣硬化，降低血壓與血脂。

補氣健腦，預防心血管疾病

秋刀魚

選購技巧
無異味，眼睛透明明亮，紋路均勻，肉肥美。

功效	補中益氣
性味	平；甘
歸經	脾、胃
適用症狀	疲勞、腹脹、食欲不振
適合體質	任何體質皆可
盛產季節	秋

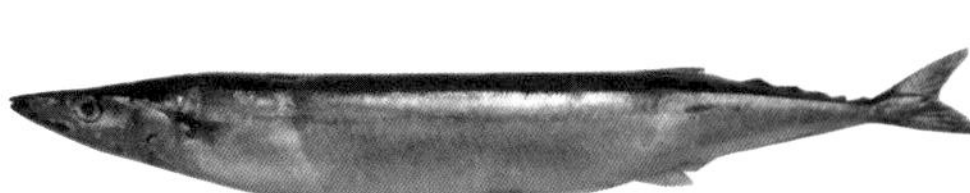

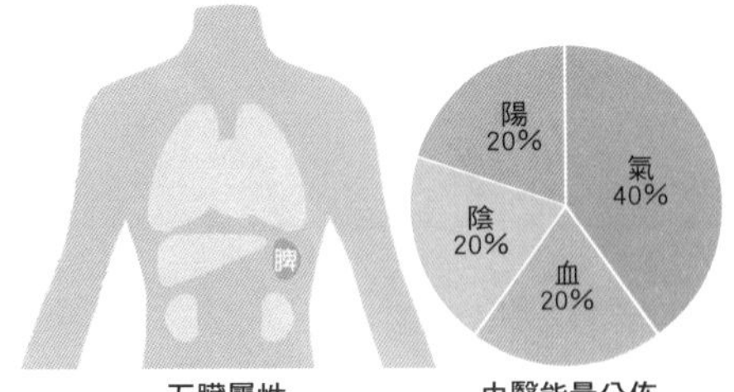

五臟屬性　中醫能量分佈

秋刀魚豐富的維生素與微量元素可預防貧血，開胃，促進食欲，改善消化不良，氣血不足的症狀，其中DHA對於腦部與神經系統很有好處，可補腦健腦，增加記憶力與智力。秋刀魚的不飽和脂肪酸對於心腦血管疾病也有益處。
秋刀魚補中益氣。對於體質差，氣虛引起的疲勞，腹痛，尿頻，頭暈目眩，有很好的補氣效果，對於精氣的恢復很有幫助。

食用小提醒：
過敏或皮膚疾病者不宜食用。

食譜：
煎秋刀魚
秋刀魚200克抹鹽，1小時後，再放入少許油，兩面煎熟。可補中益氣，緩解疲勞與氣虛症。

活化肌膚

鯛魚

選購技巧
無異味，色澤紅亮，眼睛透明明亮，紋路均勻，肉肥美。

功效	健脾和胃，補益氣血
性味	平；甘
歸經	心、脾、胃、大腸
適用症狀	疲勞、消化不良、食欲不振
適合體質	任何體質皆可
盛產季節	秋

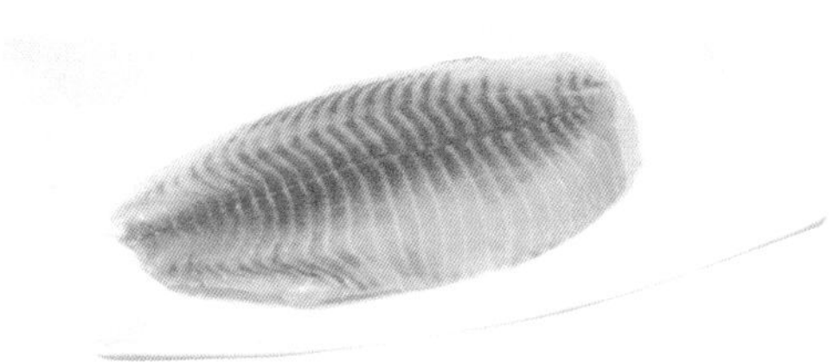

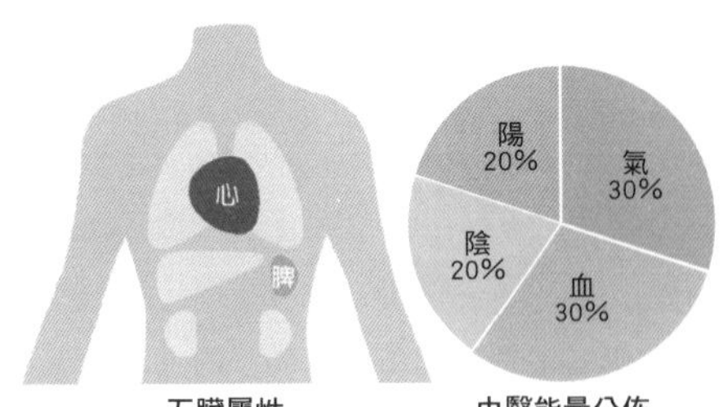

五臟屬性　中醫能量分佈

鯛魚的肉質鮮美可口，含有豐富的蛋白質與膠質，其中可溶性膠原蛋白被人體的吸收度良好，對於女性養顏美容，緊緻肌膚，活化細胞活性，延緩衰老，保濕與彈性效果明顯。
中醫認為鯛魚可健脾和胃，補益氣血。對於食欲不振，腹脹，貧血，氣短，氣血不足，疲勞，精神不濟者有很好的開胃，可快速恢復體力與幫助食欲。

食用小提醒：
皮膚為過敏體質者不宜食用。

食譜：
紅燒鯛魚
鯛魚一隻，鹽2克，放入油20毫升，兩面先煎過，加入300毫升水，蔥段50克，醬油50毫升煮20分鐘。可補充膠原蛋白，養顏美容。

養顏美容

鱸魚

選購技巧
無異味，眼睛透明，魚鱗明亮，肉肥美。

功效	健脾補氣，益腎安胎
性味	平；甘
歸經	肝、脾、腎
適用症狀	疲勞、消瘦、頭暈目眩
適合體質	任何體質皆可
盛產季節	秋

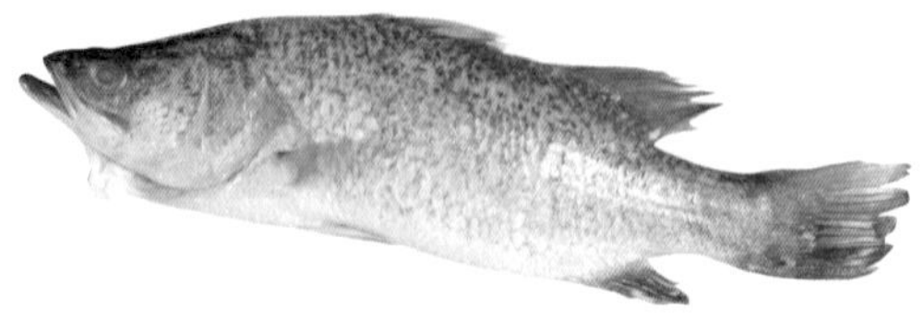

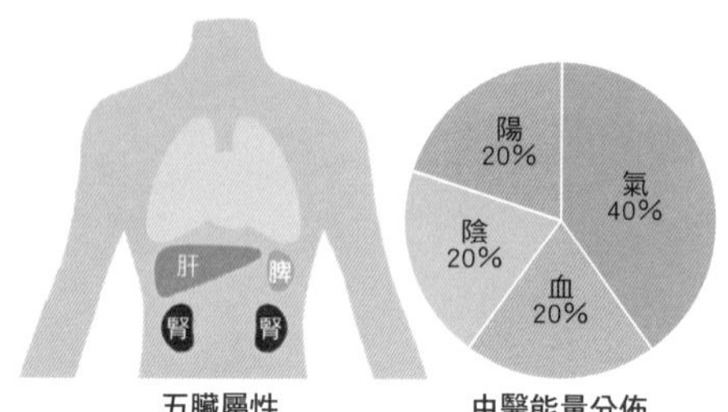

鱸魚的高蛋白質與DHA可提高人體免疫力與健腦補腦，其豐富的膠原蛋白可養顏美容，使得皮膚潤澤美白，保濕與保持彈性。

鱸魚健脾補氣，益腎安胎。對於婦人腎虛虛，保胎安胎，體質氣血兩虛，脾胃功能差者，消化不良等，可補充精氣，緩解疲勞，頭暈，貧血，促進食欲，手術後健脾補腎的效果不錯，但對於本身有皮膚性疾病的人來說，盡量少吃。

食用小提醒：
皮膚疾病者不宜食用。

食譜：
鱸魚薑絲湯
鱸魚一隻，薑絲30克，鹽2克，放入水800毫升，煮10分鐘。可補益氣血，提高免疫力。

活血止痛

鰻魚

選購技巧
外形圓筒狀，尾部扁，外表鮮明潤澤，肥碩，肉扎實。

功效	祛風解毒，活血通絡
性味	平；甘
歸經	肺、肝
適用症狀	風濕痛、瘡毒、疹
適合體質	任何體質皆可
盛產季節	冬

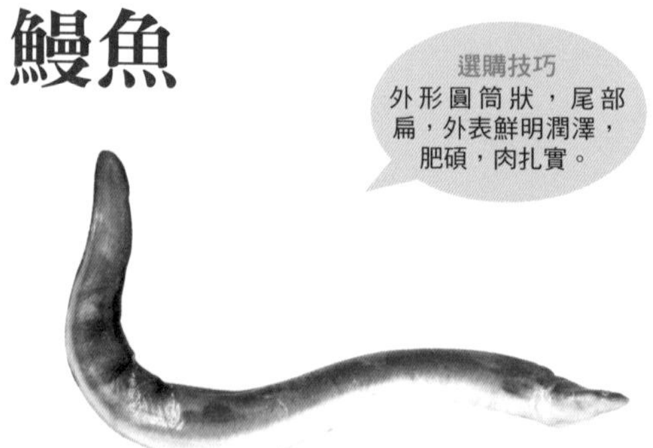

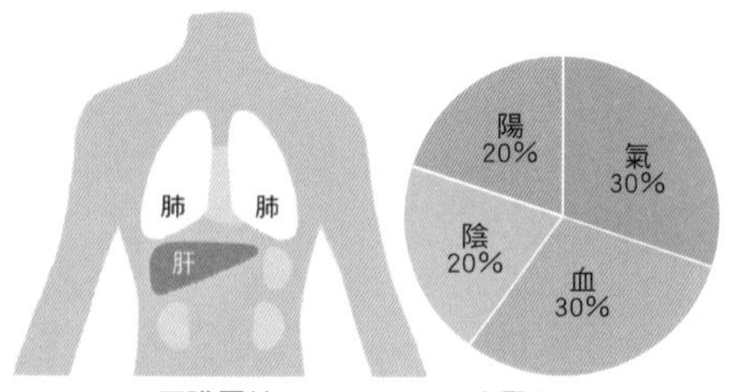

吃烤鰻魚是人生一大享受，油脂肥美多汁。鰻魚含有豐富的膠原蛋白，可活化細胞，養顏美容，增加皮膚保濕與彈性，有效延緩衰老。鰻魚也含有高成分的鈣質可以幫助鈣質的吸收，預防骨質疏鬆，可強筋壯骨。

鰻魚可祛風解毒，活血通絡。對於瘀血，風濕痛，關節屈伸不利，骨頭酸痛，疔瘡腫毒有很好的活血化瘀，祛風止痛的效果。

食用小提醒：
感冒發燒者不宜食用。

食譜：
紅燒鰻魚
鰻魚200克，放入油20毫升煎5分鐘，再放入300毫升水，薑絲20克，鹽2克，冰糖10克，醬油50毫升，煮25分鐘。可活血化瘀，改善筋骨酸痛。

功效	補氣養血，健脾養胃
性味	溫；甘
歸經	肝、脾
適用症狀	消化不良、食欲不振、皮膚乾燥
適合體質	任何體質皆可
盛產季節	冬

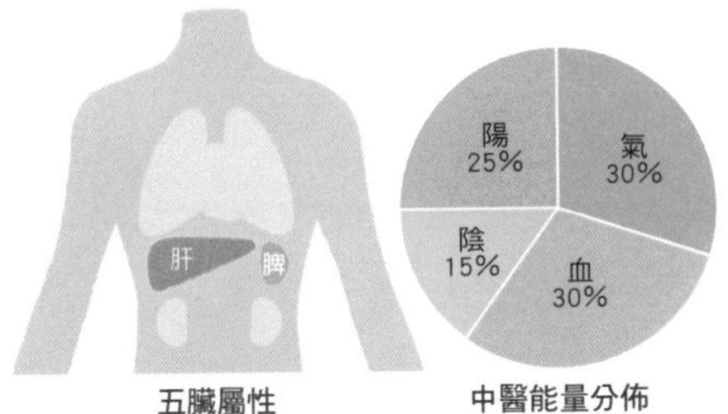

食用小提醒：
皮膚病者不宜食用。

食譜：
香煎帶魚
帶魚200克，抹鹽，油20毫升，入鍋煎至兩面金黃。可補氣養血，緩解皮膚乾燥。

暖胃健腦

白帶魚

選購技巧
外形扁呈條帶狀，色澤銀亮，眼睛光亮，肥碩。

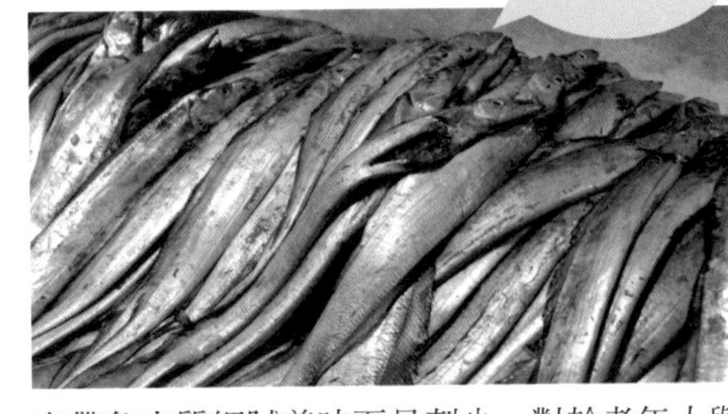

白帶魚肉質細膩美味而且刺少，對於老年人與兒童的食用也有很大的好處，特別是豐富的維生素與微量元素與礦物質可健腦益智，預防老年性癡呆，對於營養不良的氣血兩虛有不錯的調理效果。

白帶魚可補氣養血，健脾養胃。對於脾胃虛寒引發的食欲不振，腹痛，腹瀉與氣虛疲勞，精神不濟等有緩解效果。氣血充沛則人體免疫力強，可預防疾病的發生。

功效	補氣養血，補肝益腎
性味	平；甘、鹹
歸經	脾、胃、腎
適用症狀	疲勞、消瘦、貧血
適合體質	任何體質皆可
盛產季節	全年

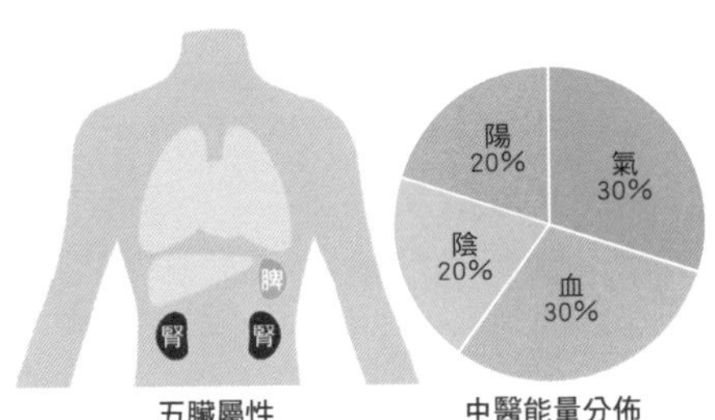

食用小提醒：
脂肪含量高，高血脂者與肥胖者少吃。

薑絲炒豬肉：
薑絲炒豬肉
豬肉100克，薑絲30克，鹽2克，放入油10毫升炒5分鐘。可健脾養血，緩解疲勞，補益氣血。

強身壯骨，提升體力

豬肉

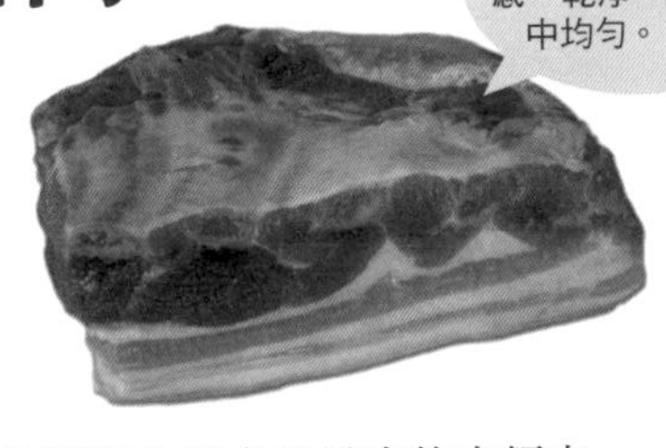

豬肉是亞洲人需求量最高的肉類之一，富含的脂肪量最高，蛋白質最低，熱量也最高，提供人體需要的脂肪酸與熱能，還能改善貧血，頭暈目眩，精疲力盡，消瘦。相對的，豬肉的高熱量與脂肪，對於高血脂，肥胖，高血壓者來說，吃豬肉也必須適量，以免引發動脈粥樣硬化的發生率。

中醫認為豬肉補氣養血，補肝益腎。對於體質差者，產後或大病預後，氣血不足者，可以適度吃豬肉補氣養血，滋補五臟，提升精氣有很好的幫助。

提升精氣

雞肉

選購技巧

無異味，無黏膩感，乾淨，肉質紋路均勻。

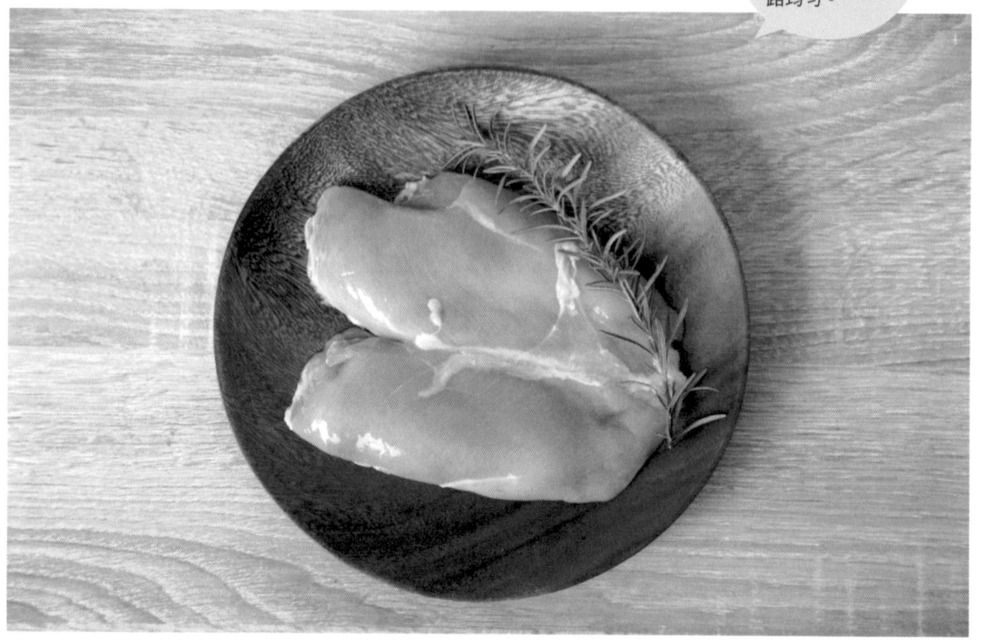

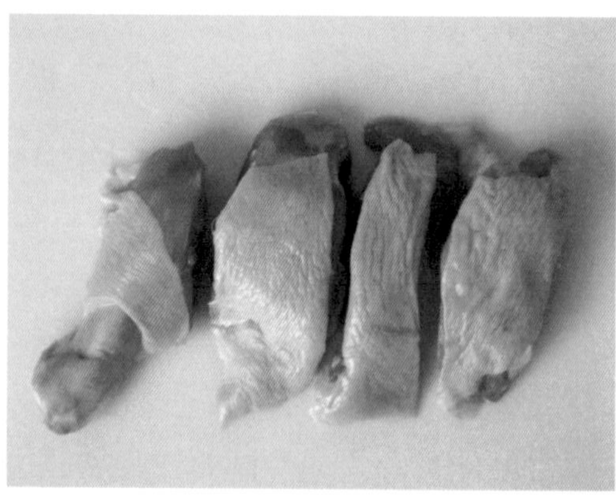

功效	溫中補氣，填精益髓
性味	溫；甘
歸經	肝
適用症狀	食欲不振、腰酸、尿頻
適合體質	任何體質皆可
盛產季節	全年

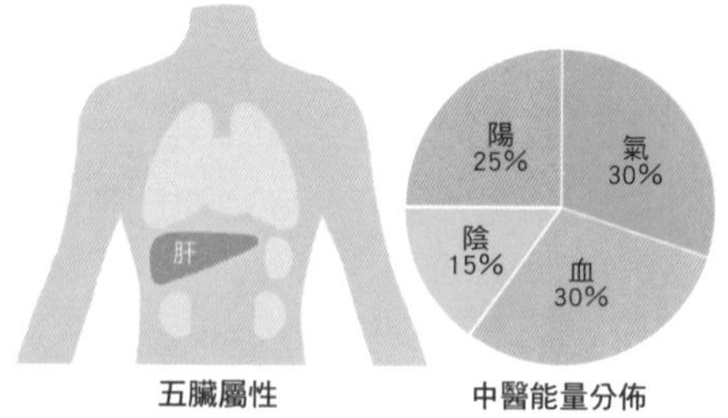

五臟屬性　　中醫能量分佈

雞肉含有豐富的營養素，其中維生素A與蛋白質的含量最高，而且容易被吸收，可以有效補充體力與緩解手腳怕冷，精神不濟，月經不調，貧血等。對於心血管疾病者，選擇吃雞肉比豬肉的熱量與脂肪低，比較健康。

雞肉溫中補氣，填精益髓。對於中氣不足，腎精匱乏者，例如有脾胃虛弱，食欲不振，月經過多，尿頻，腰酸，頭暈耳鳴，精神不濟都可以吃雞肉煲湯調理。

食用小提醒：

腎臟病者不宜食用。

食譜：

玉米炒雞肉

玉米粒100克，雞肉200克，鹽2克，放入油20毫升炒至雞肉變色即可。可補充氣血，改善食欲不振，提升精氣。

提升造血功能

牛肉

選購技巧
色紅，無異味，無黏膩感，乾淨，肉質紋路均勻。

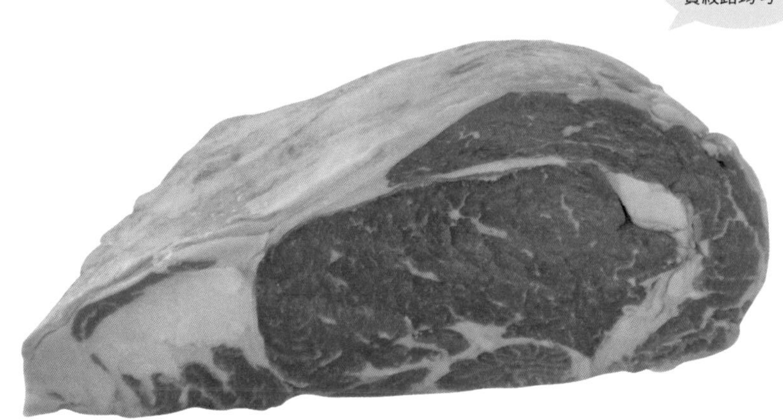

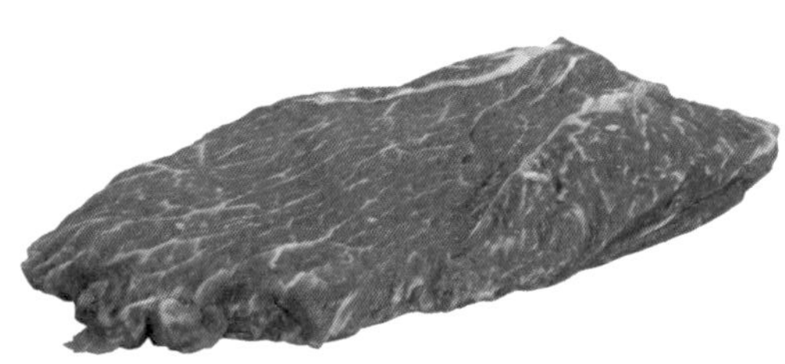

功效	健脾養胃，補益氣血
性味	平；甘
歸經	脾、胃
適用症狀	疲勞、手腳怕冷、身體虛弱
適合體質	任何體質皆可
盛產季節	全年

脾

五臟屬性

陽 15%
氣 20%
陰 25%
血 40%

中醫能量分佈

牛肉中含有豐富的蛋白質，維生素，微量元素，脂肪比豬肉低，對於提高免疫力，造血功能，增加體力與生長肌肉骨骼，補充鈣質，緩解疲勞與恢復體力有不錯的效果，特別是對於手術後的飲食調理。

牛肉可健脾養胃，補益氣血。對於食欲不振，腹脹，消化不良，精神不濟，體力不支，手腳怕冷，大病癒後氣血虧虛都有很好的緩解效果。

食用小提醒：
建議貧血者多吃牛肉補血。

食譜：

番茄牛肉煲
牛肉200克，番茄100克，胡蘿蔔50克，鹽3克，放入800毫升水煮30分鐘。可提高造血功能，改善貧血。

健脳護肝

雞蛋

選購技巧
外殼堅硬完整，沒有破損，搖晃沒有聲音，無黑點。

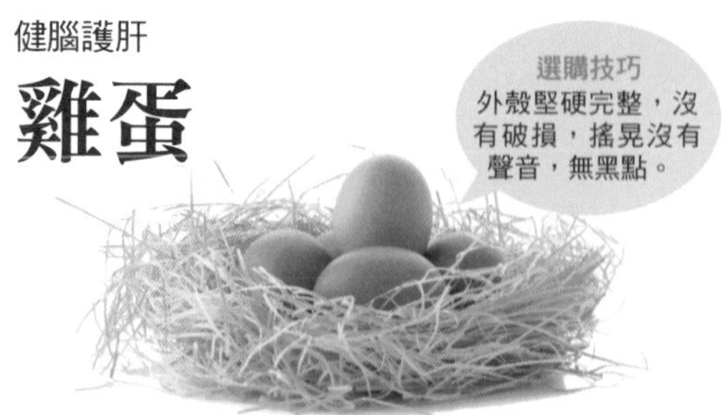

功效	滋陰潤燥，養血寧神
性味	平；甘
歸經	心、腎
適用症狀	安神、失眠、貧血
適合體質	任何體質皆可

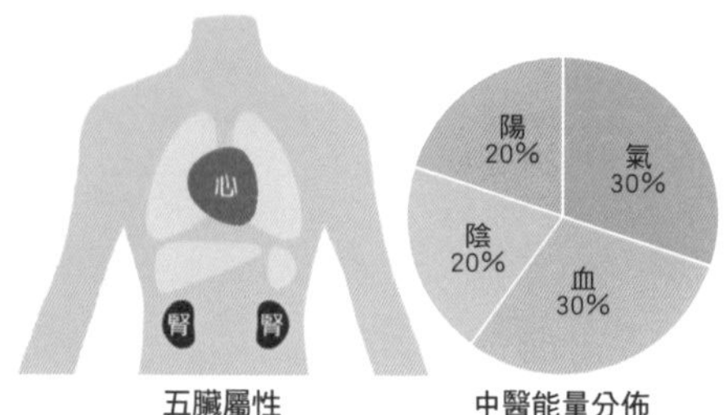

蛋是重要的食品之一，其中以雞蛋最為普遍，更是成長中兒童、青少年及孕婦的營養補給站。卵磷脂可促進清除血管中的膽固醇，有預防動脈粥樣化的功用，且卵磷脂經消吸收之後會生成膽鹼，其與腦部神經傳達作用有關，能促進學習、記憶的能力，達到預防老人癡呆的功效，還可預防肝臟積存過量脂肪，避免脂肪肝及改善肝臟機能，所含的鐵質被利用率最高，是極佳的補血食品。

雞蛋滋陰潤燥、養血寧神。改善心神不寧，失眠煩躁，大便乾結，燥熱等症狀。對於產後或大病癒後的氣血虧虛者，吃雞蛋就可以得到改善。

食用小提醒：

生雞蛋有細菌，建議熟食比較安全。

食譜：

豆腐烘蛋

杏鮑菇50克切塊，蝦仁50克，豌豆仁50克，胡蘿蔔50克切塊，鹽2克，放入油10毫升，炒2分鐘，把以上食材拌入已打散的蛋汁（2顆）與打散的嫩豆腐（150克）裡，烤箱烤10分鐘。可養血安神，補充體力。

清熱開胃

皮蛋

選購技巧
形態完整，無破損，搖晃無聲音，製造日期新鮮。

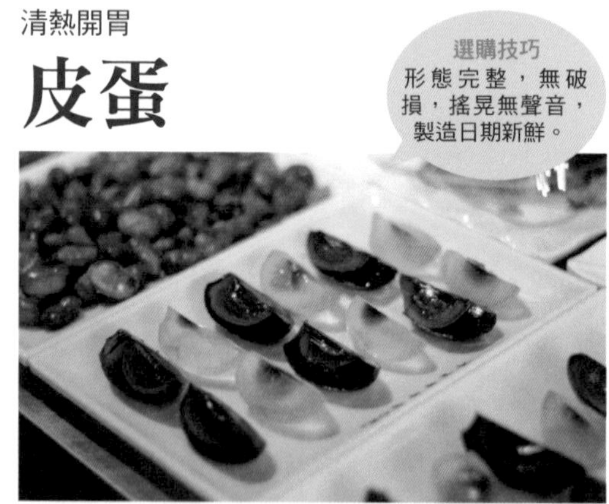

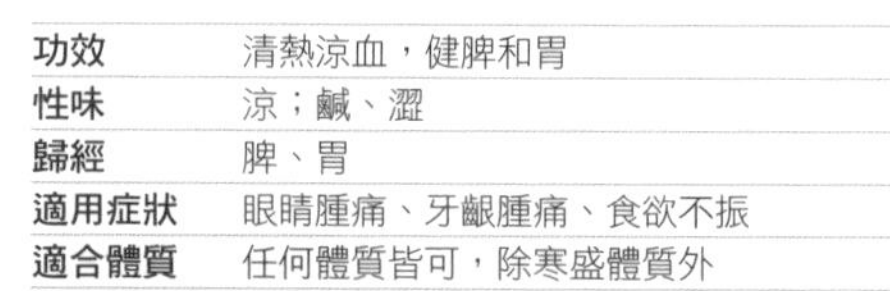

功效	清熱涼血，健脾和胃
性味	涼；鹹、澀
歸經	脾、胃
適用症狀	眼睛腫痛、牙齦腫痛、食欲不振
適合體質	任何體質皆可，除寒盛體質外

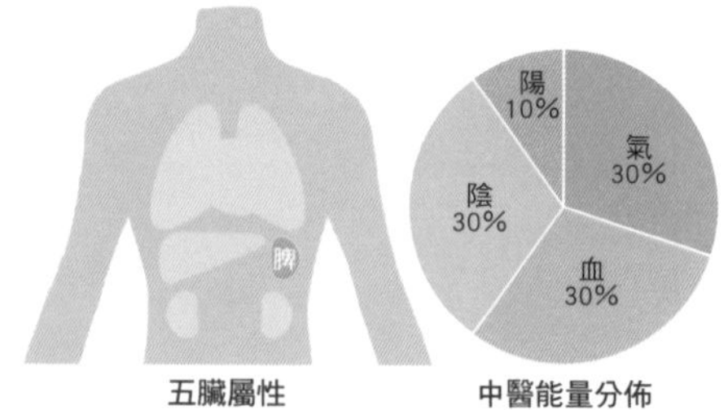

皮蛋是鴨蛋的加工製品，性質偏涼，含有豐富的礦物質與脂肪，但膽固醇與熱量比鴨蛋低，能助消化，緩解胃酸，具有開胃，幫助消化與健脾和胃的功效，對於降低血壓與預防心血管疾病有益處。

皮蛋可清熱涼血，健脾和胃。對於體內有熱引發的牙齦腫痛，口腔潰瘍，口乾舌燥，眼睛腫痛，便秘，食欲不振都可清熱涼血，開胃消食。

食用小提醒：

肝病與脾胃虛寒者忌口。

食譜：

蔥花皮蛋

蔥花30克，麻油10毫升，皮蛋2粒剝殼，拌入蠔油或醬油膏5毫升。可清熱涼血，緩解喉嚨腫痛，燥熱等。

美白養顏

牛奶

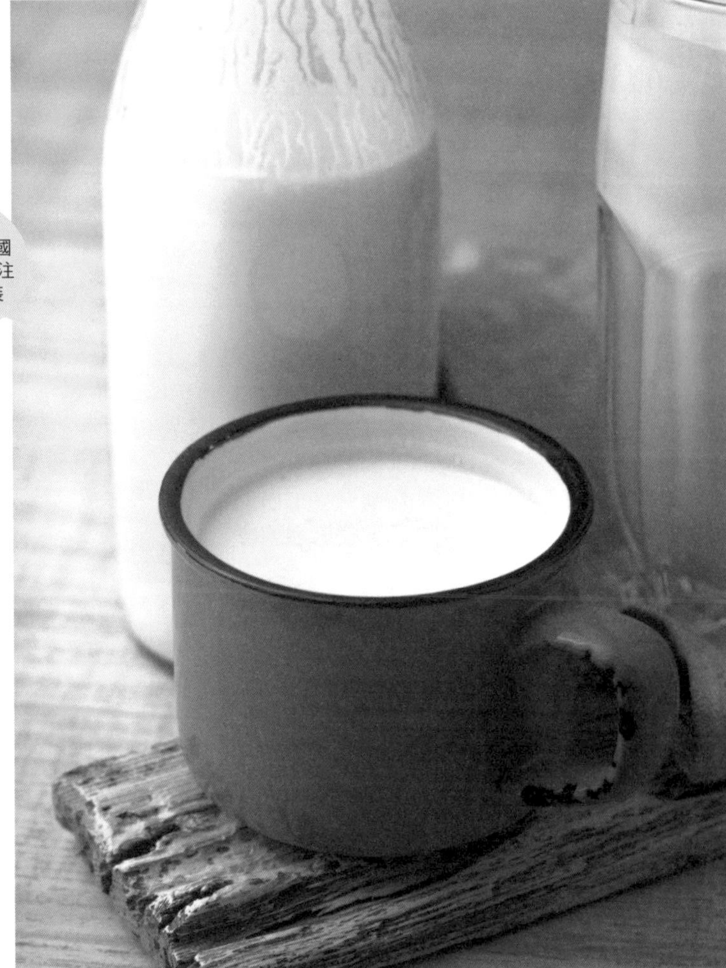

選購技巧
市面上都是經過國家認可的牛奶，注意保鮮期與包裝完整。

食用小提醒：
不宜與藥物同服。

食譜：
鮮奶茶
熱水300毫升泡入紅茶5克，3分鐘後倒入鮮奶100毫升。可生津止渴，緩解燥熱。

現代人常推崇牛奶是「完全食品」，其營養豐富，是老弱、病、孕者的滋補佳品。牛奶中的蛋白質和脂肪易被人體消化吸收，並含有多種免疫球蛋白，能增強人體免疫能力，現代醫學研究證實，常喝牛乳、食用乳製品，能夠有效預防骨質疏鬆症、癌症、高血壓等疾病，還可防止老化、滋養皮膚，對於忙碌的現代人而言，每日攝取牛乳與乳製品是保持身體健康的基本健身之道。

牛奶可潤腸通便，生津止渴。起到補充氣血，改善體質的功效，對於食欲不振，營養不良的情況，可喝牛奶改善。

功效	潤腸通便，生津止渴
性味	微寒；甘
歸經	脾、肺、胃
適用症狀	食欲不振、大便乾結、營養不良
適合體質	任何體質皆可

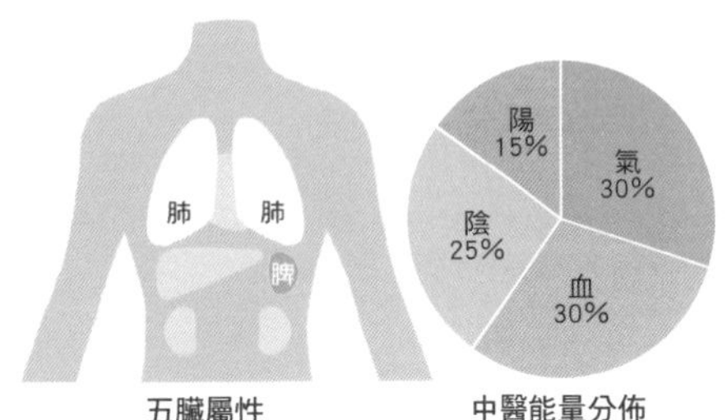

五臟屬性　　中醫能量分佈

保護腸胃

優格

選購技巧
選乳酸菌含量每cc至少一千萬個以上者，對健康的幫助較大。

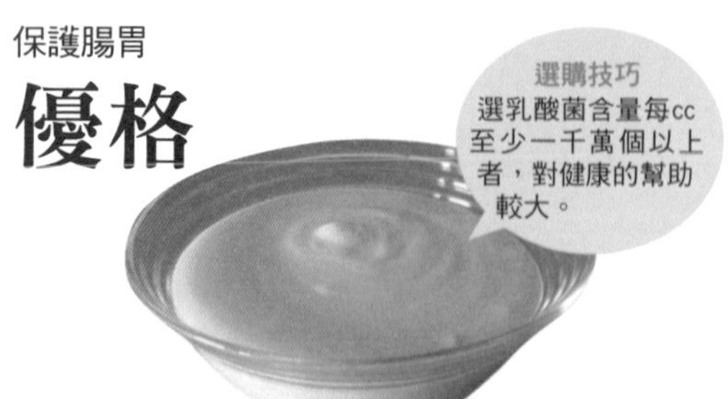

優格功能繁多，諸如殺壞菌、生好菌、抑制有害菌生長，進而分解腸內腐敗物質，減少毒素產生，真是好處多多；乳酸菌能促進腸蠕動，預防或改善便秘，重整腸道消化功能；腸道裡乳酸菌比較多的人，膽固醇值也會比較低；乳酸菌亦有強化免疫系統、預防及減輕婦女陰道感染等保健功效。優格內含的乳酸菌更可促進胃腸蠕動，減肥助消化，預防因便秘引起的毒素與黑斑形成。

優格可健脾和胃。對於腹脹與便秘有很好的潤腸通便的效果，也可促進食欲與消化，對於脾胃有不錯的保健效果。

功效	健脾和胃
性味	平；酸、甘
歸經	肝、脾、肺
適用症狀	便秘、消化不良、食欲不振
適合體質	任何體質皆可

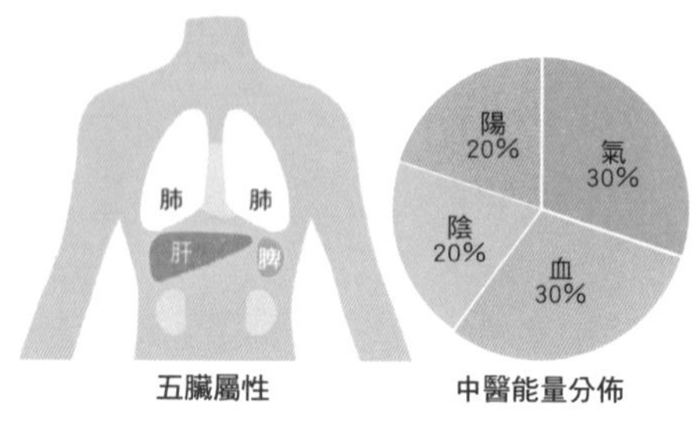

五臟屬性　中醫能量分佈

食用小提醒：

痛風與糖尿病者忌口。

食譜：

草莓優格

草莓50克與優格200克倒入果汁機打30秒。可促進腸胃蠕動，幫助消化。

補充鈣質

起司

選購技巧
固體狀乳製品，注意生產日期新鮮與包裝未破損。

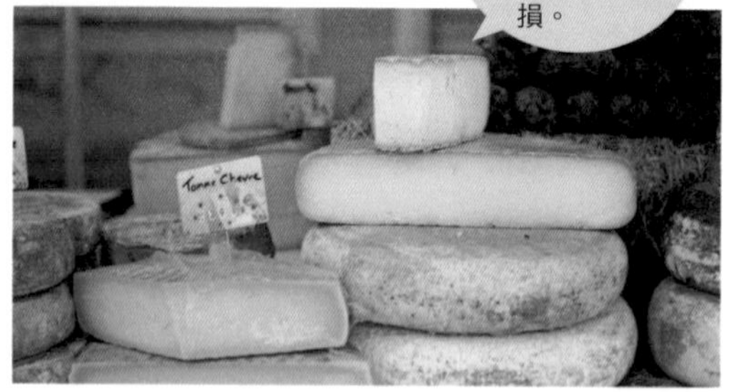

起司是濃縮的乳製品，熱量與營養成分極高，含有大量的鈣質適合老年人預防骨質疏鬆與提高小孩的骨骼生長發育，而起司的蛋白質成分是酪蛋白，但很容易被人體吸收消化，補充體力，起司雖然有高脂肪，但屬於低膽固醇血，適當食入，對於心血管疾病不會有傷害。

起司可滋陰補肺，潤腸通便。對於皮膚乾燥，消瘦，食欲不振，腹脹，便秘可幫助消化，潤腸通便，滋陰潤燥。

功效	滋陰補肺，潤腸通便
性味	平；甘
歸經	肺、脾、胃
適用症狀	便秘、食欲不振、消瘦
適合體質	任何體質皆可，除了痰濕體質與濕熱體質外

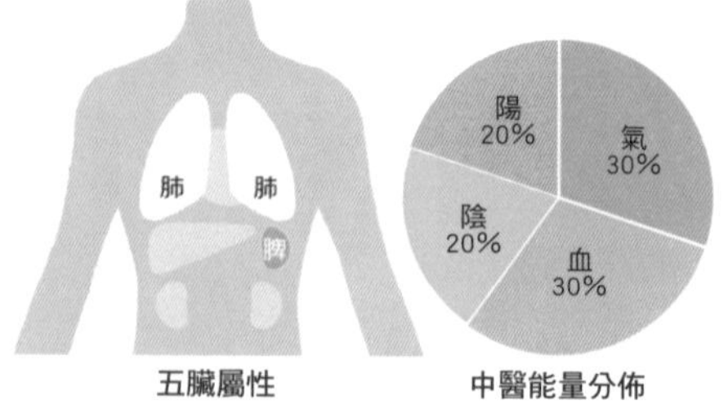

五臟屬性　中醫能量分佈

食用小提醒：

肥胖、高血壓、高血脂者少吃。

食譜：

起司餅

把起司片夾入蘇打餅乾裡，微波10秒。可幫助鈣質吸收，補益氣血。

開胃增重

美乃滋

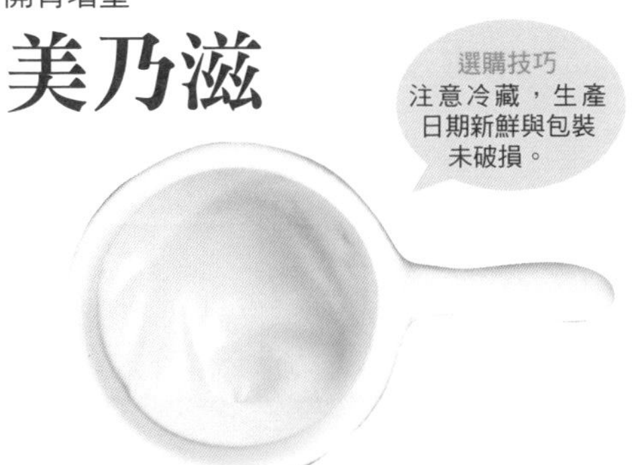

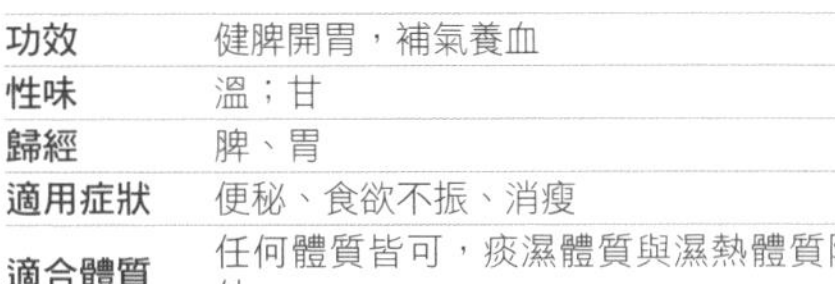

功效	健脾開胃，補氣養血
性味	溫；甘
歸經	脾、胃
適用症狀	便秘、食欲不振、消瘦
適合體質	任何體質皆可，痰濕體質與濕熱體質除外

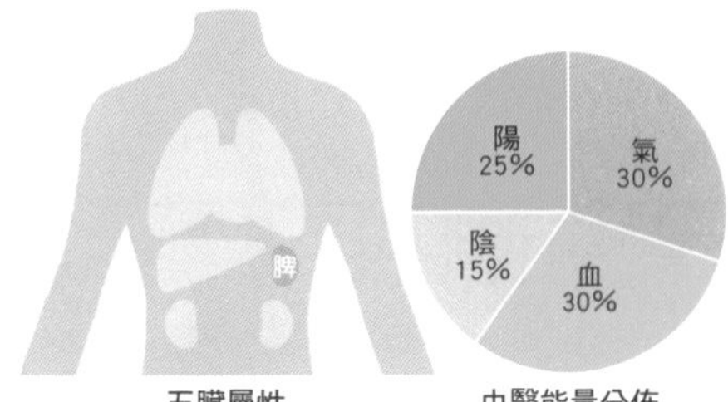

美乃滋的主要成分是雞蛋與油，熱量很高，適合氣血兩虛，體型瘦弱者補充營養，尤其是體力勞動者補益氣血非常有幫助，美乃滋口感細膩，作為輔助醬料非常開胃，能幫助食欲，促進消化。但對於高血脂，高血壓與肥胖者，避免過量。

美乃滋可健脾開胃，補氣養血。對於營養不良，增肥，皮膚乾燥，消瘦，食欲不振，腹脹，便秘可幫助消化，潤腸通便，開胃。

食用小提醒：
肥胖、高血壓、高血脂者少吃。

食譜：
黃瓜美乃滋
黃瓜切片沾美乃滋。可健脾開胃，促進消化，潤腸通便。

緩解疲勞

蔗糖

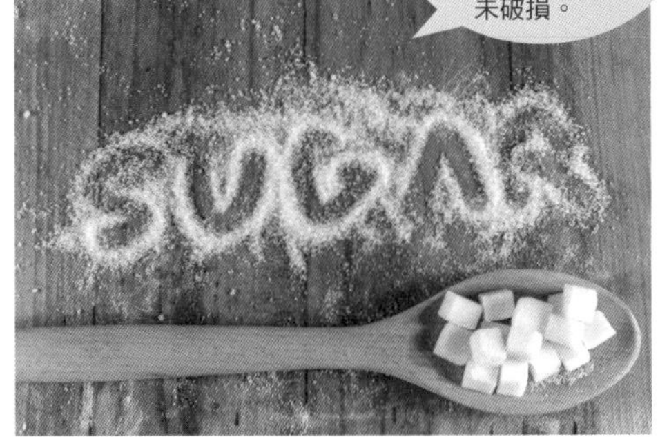

功效	健脾和胃，補中益氣
性味	溫；甘
歸經	肝、脾、胃
適用症狀	消化不良、食欲不振
適合體質	任何體質皆可，除了痰濕體質與濕熱體質外

食用小提醒：
肥胖與糖尿病者少吃。

蔗糖可以迅速補充血糖與體力，特別是對於高體力勞動者而言，蔗糖可加速緩解疲勞，提高精氣血，腦力工作者適度攝入蔗糖，可以提高工作效率，緩解大腦壓。根據《蔗糖史》記載，唐朝是製糖技術是世界第一，而蔗糖的原產地是古印度，英文字根sacca，來自梵文sakara。

蔗糖可健脾和胃，補中益氣。對於氣虛體質，或氣虛引起的食欲不振，消化不良，消瘦，便秘有很好的健脾開胃，補中益氣的效果，也可幫助消化，潤腸通便，對於脾胃有不錯的保健效果。

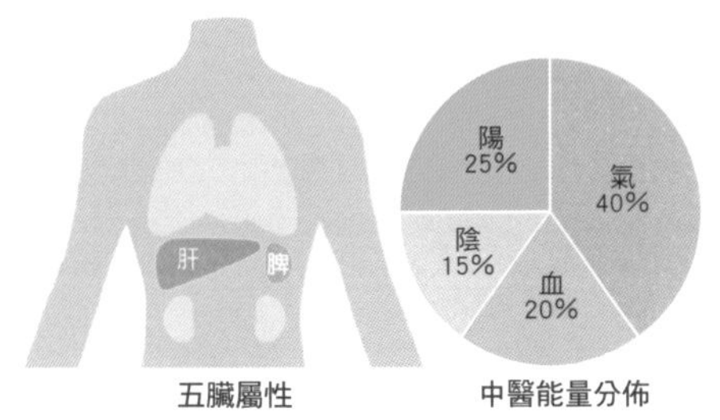

開胃，助消化

醬油

選購技巧
顏色黑而潤澤，無雜質與沉澱物，生產日期新鮮與包裝未破損。

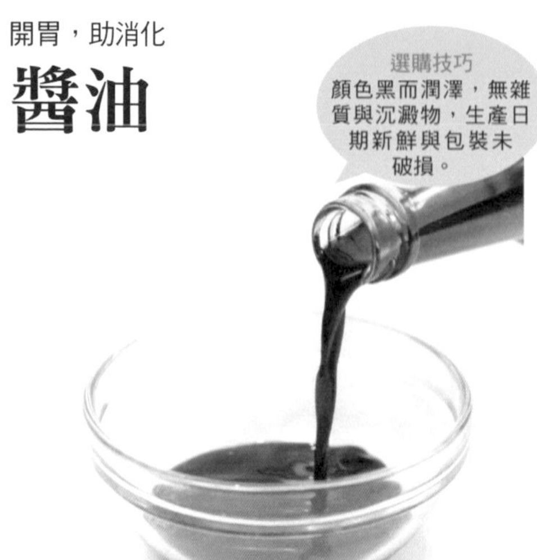

功效	清熱解毒
性味	寒；鹹、甘
歸經	肝、脾、肺
適用症狀	燥熱、消化不良、食欲不振
適合體質	任何體質皆可

醬油是日常生活不可或缺的調味品，味道鹹而甘醇，適合沾醬與滷味，令人垂涎三尺，深受老百姓喜愛，而醬油的主要原料大豆含有大豆異黃醇，可軟化血管，降低血脂與膽固醇，可預防心血管疾病。而醬油的軟磷脂成分可預防乳癌。

醬油可清熱解毒。對於燥熱，食欲不振，消化不良與便秘有很好的效果，也可促進食欲與幫助消化，對於脾胃有不錯的保健效果。

食用小提醒：
痛風與腎病患者忌口。

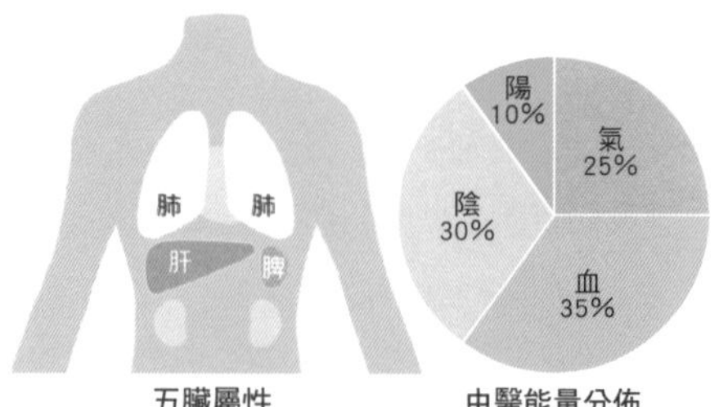

散寒止痛

芥末

選購技巧
氣味辛辣刺鼻，生產日期新鮮與包裝未破損。

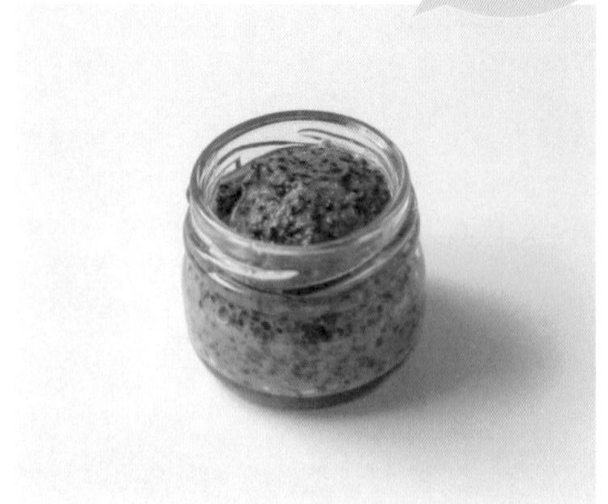

功效	溫中散寒，行氣開胃
性味	熱；辛
歸經	肺、胃
適用症狀	虛寒怕冷、消化不良、食欲不振
適合體質	任何體質皆可，熱盛體質除外

芥末性熱味辛，可以起到解毒殺蟲的功效。還可軟化血管，降低高血脂與血液黏稠度，幫助血液循環與新陳代謝，有效預防心血管疾病與癌症的發生。對於風濕性關節炎的肢體酸痛也有改善效果。

芥末可溫中散寒、行氣開胃。對於腹部冷痛，腹脹，食欲不振，消化不良，手腳怕冷，便秘有很好的緩解效果，可溫暖脾胃，袪除體內寒氣。

食用小提醒：
眼睛腫痛者與孕婦忌口。

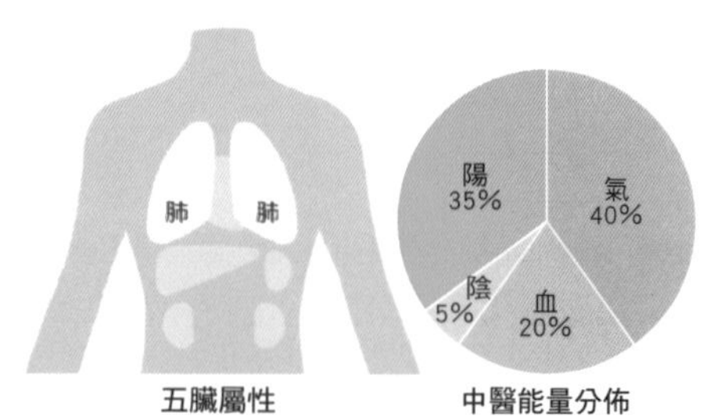

軟化血管

醋

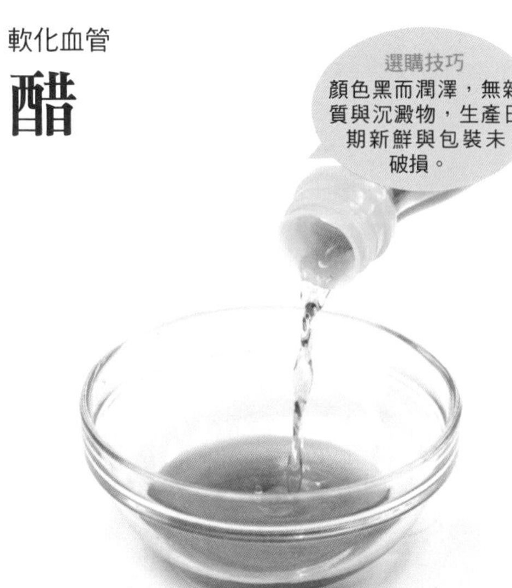

功效	健脾消食
性味	溫；酸、苦
歸經	肝、胃
適用症狀	便秘、消化不良、食欲不振
適合體質	任何體質皆可

在夏天，醋是非常開胃的調味品，本身的保健功效也很多，對於消化道有殺菌的效果，有效預防脾胃疾病，還可軟化血管，降低膽固醇預防高血壓與心血管疾病。適度食入醋，也可緩解疲勞，放鬆心情。

醋可健脾消食。對於腹脹，食欲不振，消化不良，便秘有很好的開胃與潤腸通便的效果，也可促進食欲與幫助消化。根據《本草備要》：「散瘀，解毒，下氣消食，開胃氣。」可活血化瘀，解毒與幫助消化的作用。

食用小提醒：
脾胃功能差，容易泛酸者少吃。

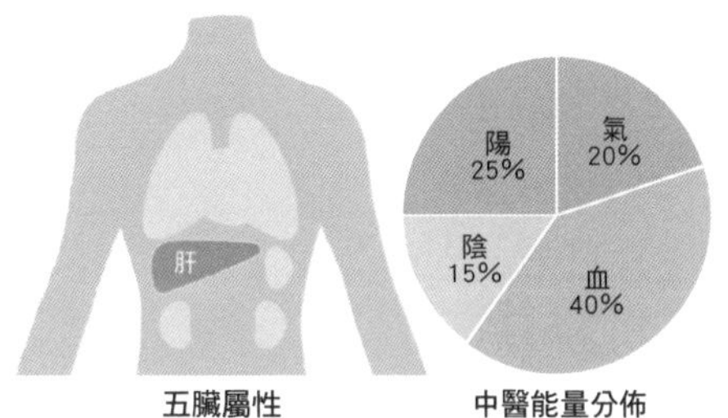

活化細胞

味噌

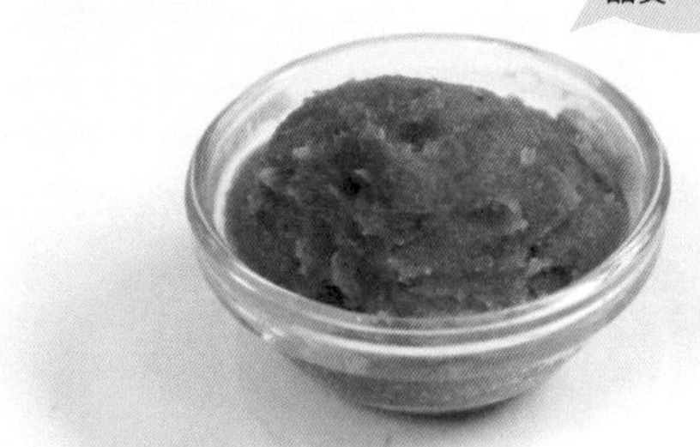

功效	健脾消食，理氣和胃
性味	涼；甘、鹹
歸經	脾、腎
適用症狀	便秘、高血壓、癌症
適合體質	任何體質皆可

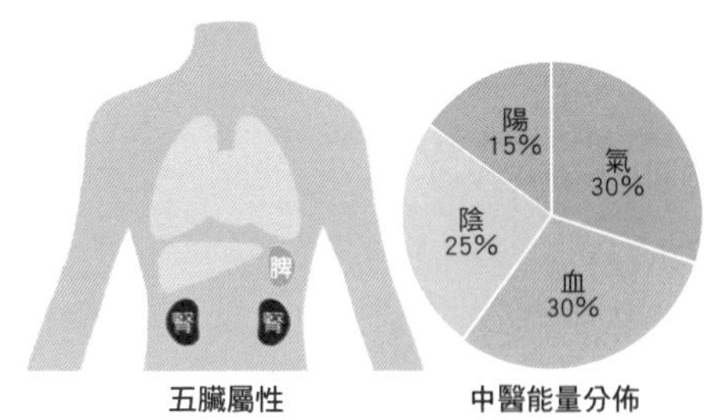

味噌含活性酵母並具有酵素活性，能阻礙使皮膚變黑的酵素生成，可以預防斑點、黑色素以及膚色黝黑，也有抗皮膚發炎、避免細胞氧化的功效。味噌是新一代抗癌食品，近幾年研究中顯示味噌可抑制胃癌的發生，更能增強黃豆蛋白質的被消化及吸收能力，保留體內年輕的細胞、延緩老化，亦可降低膽固醇、降血壓，也是一種抗過敏的食物，可說是品質優秀健康食品。

食用小提醒：
可抑制癌細胞生長，發酵時間越長，抑制能力則越高。

食譜：

味噌豆腐湯
味噌30克，海帶40克，鹽2克，嫩豆腐100克，放入水600毫升，煮滾即可。可幫助消化，潤腸通便。

散寒祛濕

咖喱

選購技巧
辛味刺鼻，色黃，生產日期新鮮與包裝未破損。

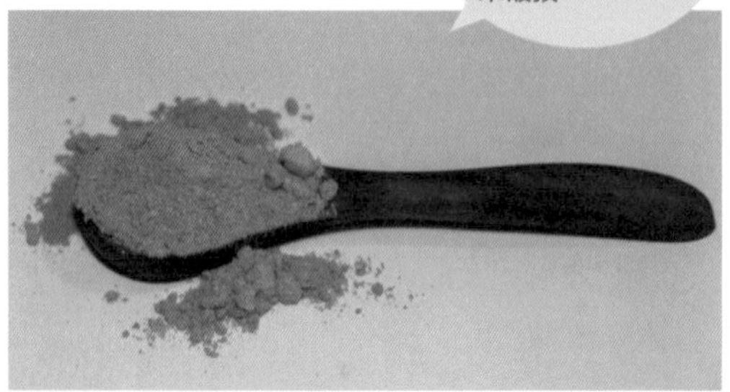

功效	活血化瘀，溫經散寒
性味	溫；辛
歸經	肝、脾、胃
適用症狀	手腳怕冷、腹部冷痛，食欲不振
適合體質	任何體質皆可，陽盛體質與濕熱體質除外

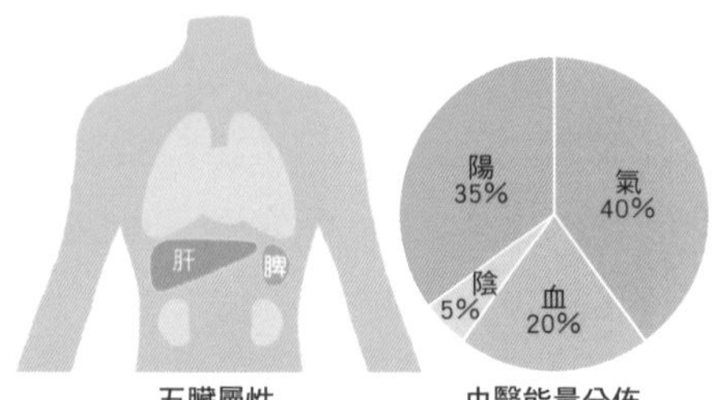

咖喱的主要成分是薑黃、芫荽、孜然等香料，能促進血液循環與新陳代謝，起到發汗祛濕的功效。美國現代研究發現咖喱的主要成分薑黃可預防老年性癡呆，防癌，降低心血管疾病。咖喱內多種香辛料可抗菌消炎，提高人體免疫力。

中醫認為，咖喱可活血化瘀，溫經散寒。對於寒證引發的手腳怕冷，腹痛，痛經，食欲不振有溫經與驅寒的作用，可透過小便或發汗幫助排出體內濕氣。

食用小提醒：

胃炎、胃潰瘍患者少吃。

食譜：

咖喱雞

咖喱100克，胡蘿蔔100克，洋蔥100克，雞肉200克，鹽巴2克，放入水800毫升煮30分鐘。可活血化瘀，預防痛經與手腳怕冷。

滋潤皮膚

麻油

功效	潤燥通便，解毒生肌
性味	涼；甘
歸經	肝、腎
適用症狀	皮膚乾燥、消化不良、便秘
適合體質	任何體質皆可

選購技巧
麻油香，色黃而透明清晰，無雜質與沉澱，生產日期新鮮與包裝未破損。

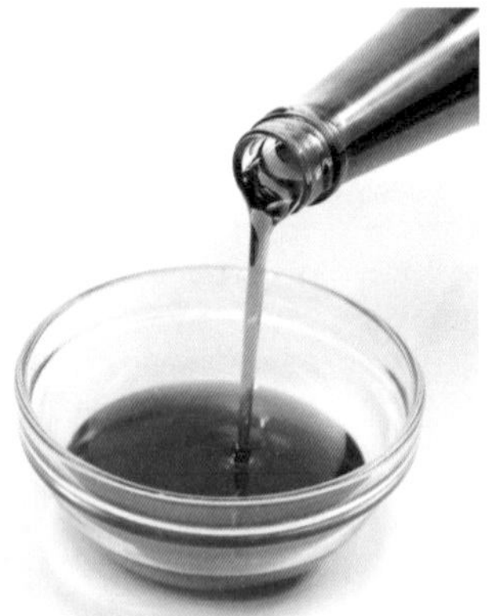

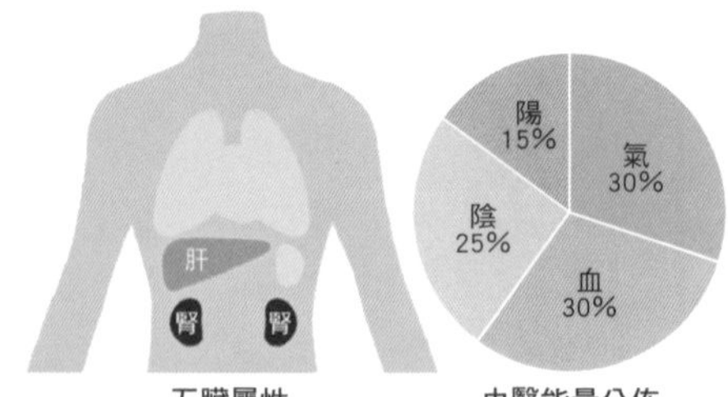

麻油香而順滑，對於烹飪的提味起了很好的幫助，豐富的維生素E可以延緩衰老，促進皮膚的新陳代謝，不飽和脂肪酸可軟化血管，降低膽固醇，防止心血管疾病。麻油對於口腔與牙齒的防護功能也很好。

麻油可潤燥通便，解毒生肌。對於消化不良，腹脹，便秘有很好的潤腸通便的效果，對於皮膚的美白也有好處，特別是淡斑，潤澤皮膚乾燥等問題。

食用小提醒：

腹瀉者少吃。

食譜：

麻油雞

麻油20毫升煎香老薑片20克，再放入雞肉200克，米酒100毫升，鹽3克，炒5分鐘，再放入水700毫升煮20分鐘。可緩解皮膚乾燥，改善血液循環，預防手腳怕冷。

功效	補中益氣，潤燥解毒
性味	平；甘
歸經	肺、脾、大腸
適用症狀	腹部虛痛、乾咳、便秘
適合體質	任何體質皆可

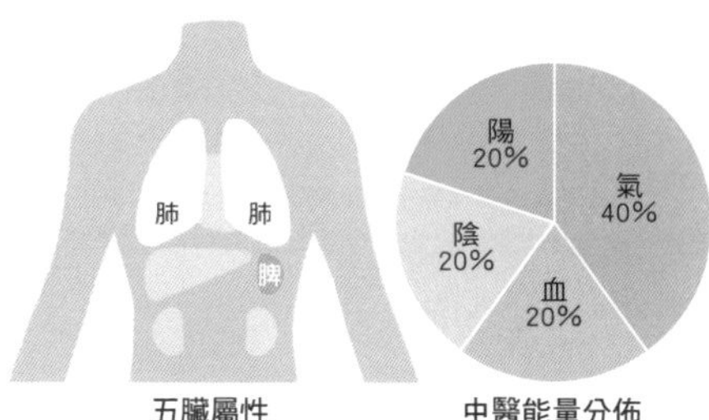

五臟屬性　中醫能量分佈

食用小提醒：
糖尿病與肥胖者少吃。

食譜：
蜂蜜檸檬水
檸檬1顆壓汁，放入400毫升水，倒入蜂蜜20毫升。可潤腸通便，解毒。

潤膚解毒
蜂蜜

選購技巧
氣味清香，顏色鮮明，潤澤，粘稠狀，無沉澱與雜質。

蜂蜜香甜可口，不僅可養顏美容，還可加速血液循環，改善心腦血管疾病，降低血脂，對於肝臟的解毒與修復很有好處，蜂蜜對於皮膚的損傷與提高人體免疫力很有好處。
蜂蜜可補中益氣，潤燥解毒。對於皮膚乾燥，養顏美容，氣虛引起的消化不良，腹脹，便秘有很好的潤腸通便的效果，也可促進食欲與消化，對於脾胃與皮膚有不錯的保健效果。

功效	健脾益氣，生津潤燥
性味	涼；甘
歸經	脾、胃、大腸
適用症狀	燥熱、口乾舌燥、疲勞
適合體質	任何體質皆可

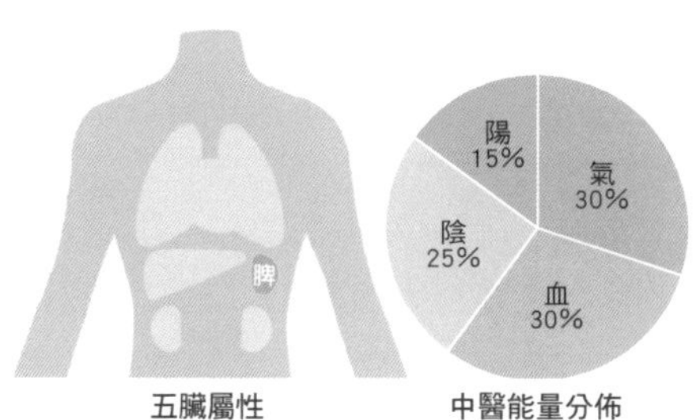

五臟屬性　中醫能量分佈

食用小提醒：
痛風者忌不宜食用。

食譜：
紅燒豆腐
香菇30克，豆腐200克，絞肉50克，鹽2克，醬油20毫升，放入油10毫升，燒8分鐘。可補脾益氣，緩解疲勞。

提高免疫力
豆腐

選購技巧
豆香，色淡黃，固體狀，質地軟，形態潤澤完整。

豆腐含有高蛋白質與不飽和脂肪酸，對於提高人體的體力與免疫力有很好的幫助，也預防老年人的心血管疾病，動脈粥樣硬化等。豆腐中的類黃酮成分可補充女性的雌激素，對於更年期婦女來說是很好的天然雌激素，可緩解不適感。
豆腐可健脾益氣，生津潤燥。對於燥熱，口乾舌燥，或氣虛引起的疲勞，腹脹，消化不良，便秘，生津止渴，有很好的健脾益氣，潤腸通便的效果，也可促進食欲與消化，對於脾胃有不錯的保健效果。

提升精氣

豆漿

選購技巧
豆香，色淡黃，液體狀，滑順可口。

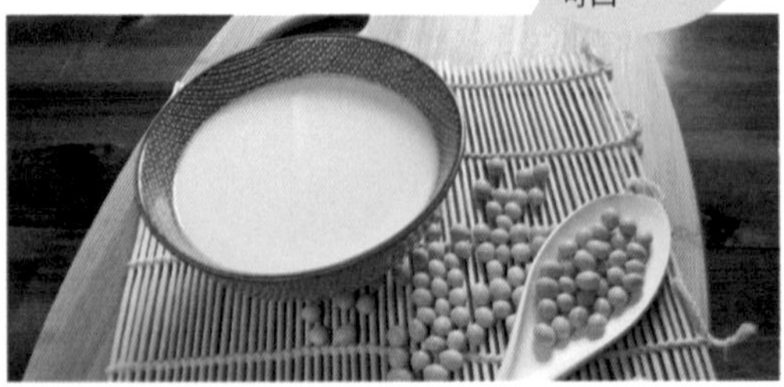

功效	健脾益氣，生津潤燥
性味	涼；甘
歸經	脾、胃、大腸
適用症狀	燥熱、高血脂、疲勞
適合體質	任何體質皆可

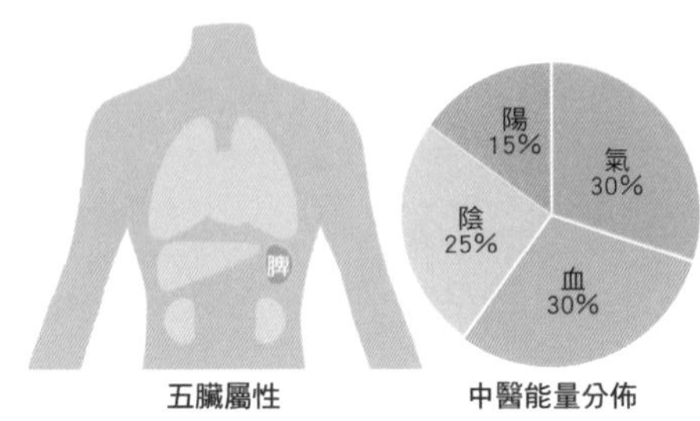

豆漿是國人喜歡的飲品之一，在國外被稱為植物奶，含有豐富的植物蛋白與卵磷脂，可補充氣血與體力，可提高免疫力與預防疾病。豆漿對於心血管疾病，高血脂，高血壓都有改善效果，特別是降低血脂與膽固醇。

豆漿與豆腐一樣可健脾益氣，生津潤燥。但豆漿是液體，對於人體的吸收較快。對於更年期的燥熱，心煩，口乾舌燥，或氣虛引起的便秘，疲勞，精神不濟，生津止渴，有很好的清熱，補氣和中，潤腸通便的效果。

食用小提醒：

不宜食用。

食譜：

豆漿燕麥粥

無糖豆漿500毫升，燕麥80克，葡萄乾30克，倒入鍋子煮15分鐘。可促進腸胃蠕動，幫助消化，潤腸通便。

提神醒腦

咖啡

選購技巧
高海拔產地的咖啡豆口感好，品質佳，但價格也高。

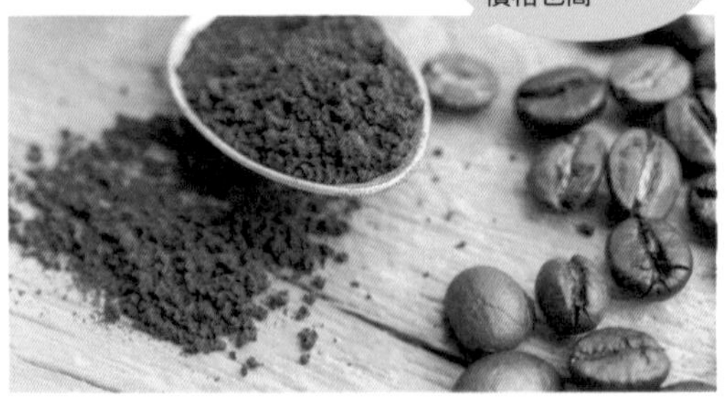

功效	健脾和中，發散行氣
性味	平；苦、澀
歸經	心、大腸
適用症狀	頭痛、熱症、便秘
適合體質	任何體質皆可

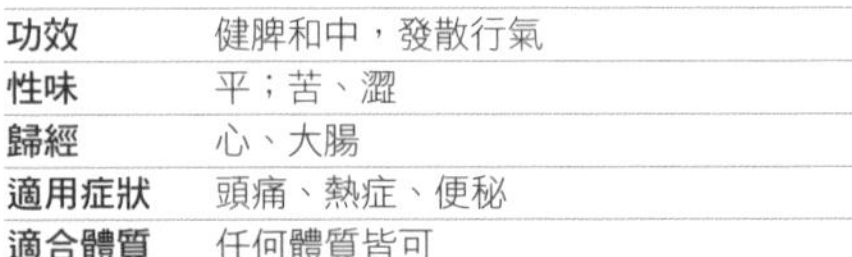

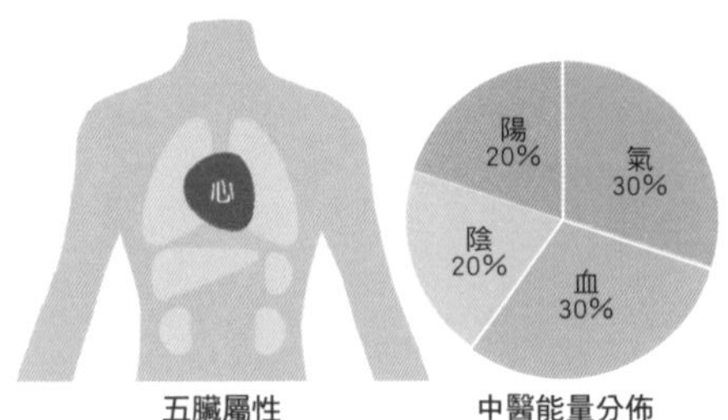

喝咖啡是享受，用咖啡美顏美體更是一種豪華的享受。甘醇味有補養及緩和作用，能緩和拘急疼痛，提神醒腦，辛味有發散行氣作用，能通過腦血屏障，治療表風熱、頭痛。研究報告指出，只要不過量，咖啡的特殊成份對人體具有某些不錯的生理反應，包括抗氧化、止痛、保護心臟血管、抗憂鬱、控制體重、促進消化、利尿、改善便秘、增強身體敏捷度、降低罹患膽結石機率等。

食用小提醒：

服用抗生素和胃潰瘍治療藥物時不適合同時喝咖啡。

食譜：

咖啡薄荷茶

即溶黑咖啡粉5克，薄荷6克，倒入熱水400毫升。可提神醒腦，緩解宿醉的功效。

防癌、減肥

綠茶

選購技巧

香氣，色澤鮮明，葉片扁平而長，手輕握茶葉微感刺手，輕捏會碎的表示乾燥良好。

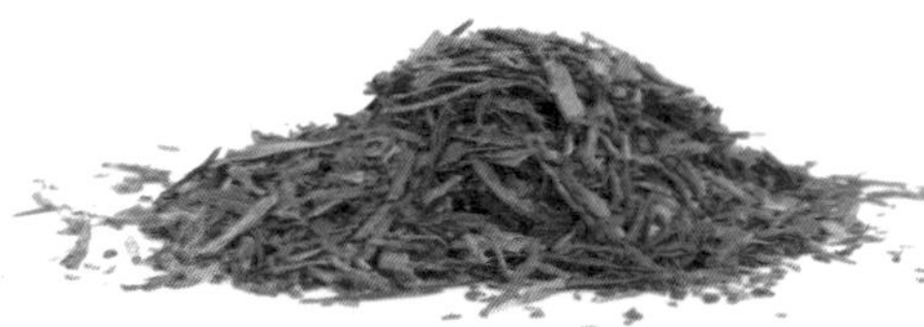

功效	清熱除濕，生津止渴
性味	微寒；甘、苦、澀
歸經	心、脾、腎、大腸
適用症狀	口乾熱渴、小便不利、消化不良
適合體質	任何體質皆可

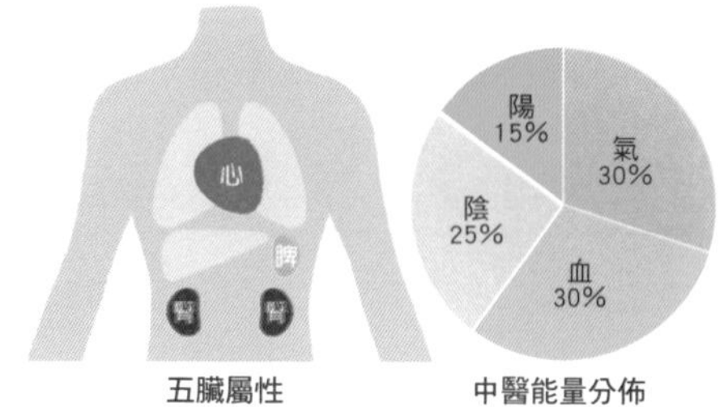

綠茶的好處在於含有維生素C，以及有抗癌的功效，是現代人不可不喝的優質飲品。綠茶可抑制血壓上升、抑制膽固醇、提神、抑制血糖、抗氧化與抑制老化、抗菌的功效，還可以抗癌，茶對腎及膀胱有清利之能力，多飲茶能令人清瘦輕健；喝茶會使人興奮造成失眠，易失眠症者要小心飲用。

綠茶清熱除濕，生津止渴。對於濕熱，肥胖，口乾熱渴，小便不利，消化不良都有改善效果。

食用小提醒：

服人參等滋補藥品期間應戒飲茶類。

食譜：

綠茶蜂蜜水

綠茶5克與蜂蜜20毫升，倒入350毫升水。可清熱止渴，潤腸通便，緩解口乾舌燥，生津止渴。

預防心血管疾病

葡萄酒

選購技巧

香氣，色澤紫紅，包裝完整無破損。

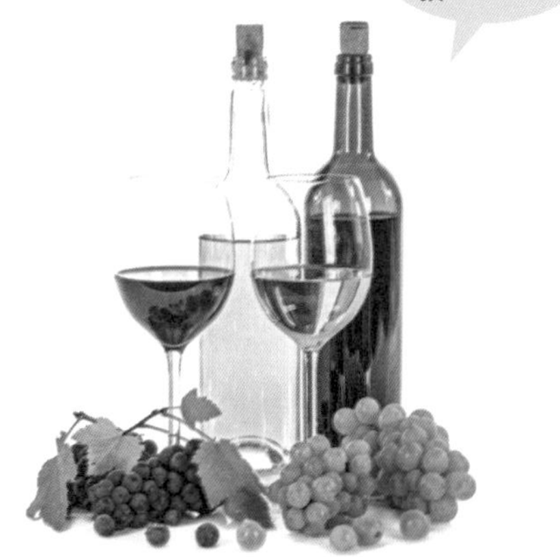

功效	活血化瘀
性味	寒；酸、甘
歸經	脾、肺、腎
適用症狀	心血管疾病、高血脂
適合體質	任何體質皆可

每天適量喝點葡萄酒，對於心血管疾病的預防起到很大的功效。紅葡萄酒中的花青素等成分具有抗氧化、軟化血管、清理血脂沉澱，分解脂肪的作用，並可防止動脈粥樣硬化。其中抗氧化物質可延緩衰老，活化皮膚，使肌膚保濕，美白緊緻。

葡萄酒對於氣滯血瘀性的痛經，閉經，月經量少都有好處，也可緩解貧血，補氣養血，活血化瘀的效果明顯。

食用小提醒：

孕婦不宜飲用。

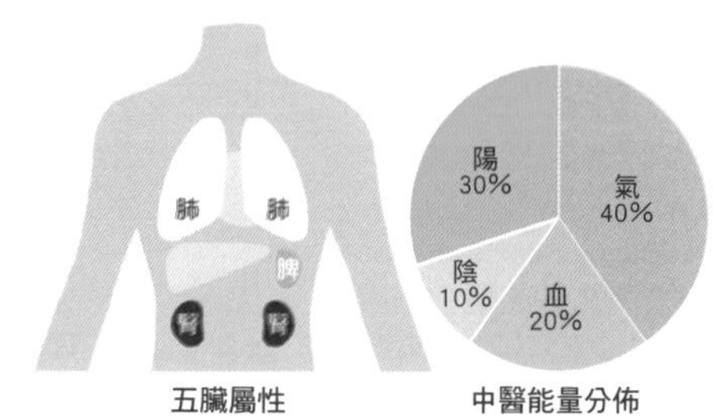

清熱解暑

啤酒

選購技巧
清香，色黃清澈，生產日期新鮮，包裝完整，無膨脹。

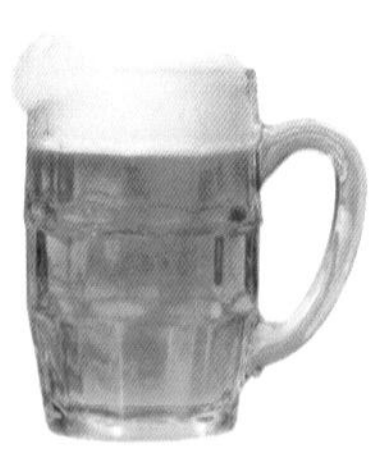
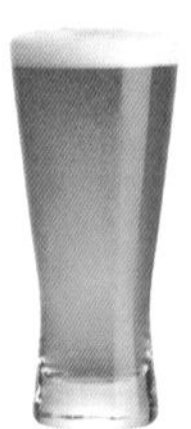
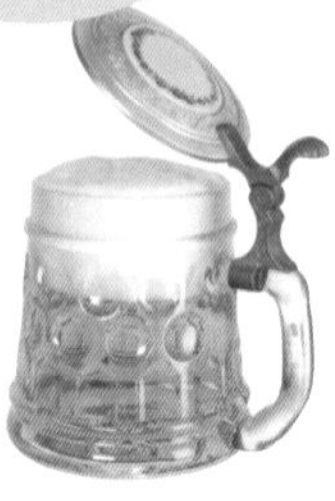

功效	健脾消食，清熱利尿
性味	涼；苦、澀
歸經	肝、脾、心
適用症狀	消化不良、小便不通、燥熱
適合體質	任何體質皆可

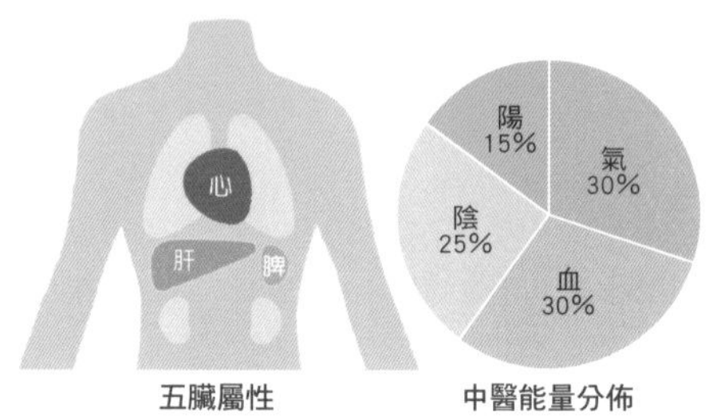

夏天喝啤酒可清熱利尿，化解暑熱，防止中暑。啤酒含有90%的水分，可迅速補充水分，並含有大量的維生素B12可緩解疲勞，貧血，提高大腦的活動力。啤酒中的鈉與酒精可加速新陳代謝，擴張血管，清除體內的廢棄物。

啤酒可健脾消食，清熱利尿。對於燥熱，煩躁易怒，眼睛腫痛，胃熱引起的消化不良，腹脹，便秘有很好的清熱利尿，健脾潤腸的效果，也可促進食欲與消化。

食用小提醒：
胃炎者忌喝。

抗憂鬱

巧克力

選購技巧
香氣，褐色，選擇可可含量高的黑巧克力較健康。

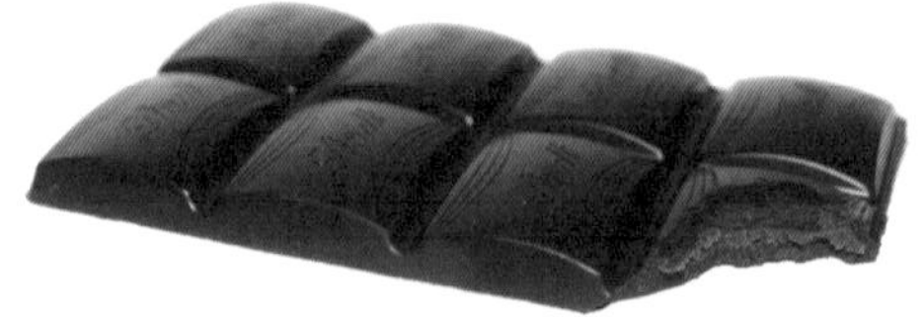

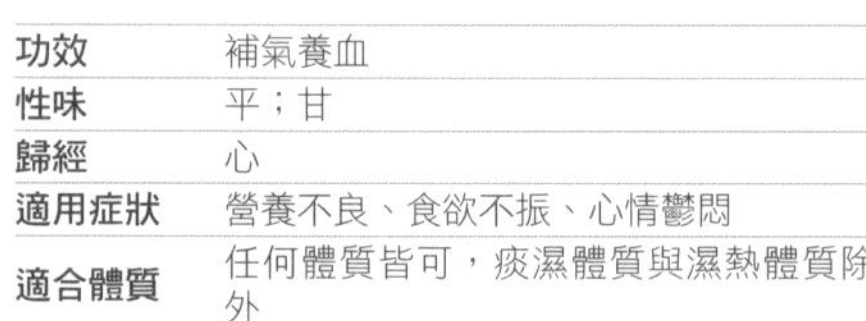

功效	補氣養血
性味	平；甘
歸經	心
適用症狀	營養不良、食欲不振、心情鬱悶
適合體質	任何體質皆可，痰濕體質與濕熱體質除外

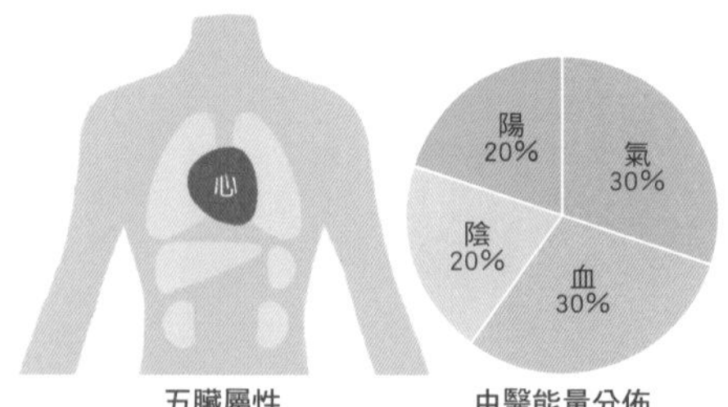

巧克力是風靡世界的零食之一，大家對於巧克力的印象往往停留在熱量高，會發胖，但其原料可可本身跟咖啡一樣是有濃度的區別，加了糖與奶才會熱量高。實際上，若是選擇高可可含量，低糖的黑巧克是可以預防抑鬱症與心血管疾病，並且可延緩衰老。

巧克力可補益氣血。對於恢復體力與緩解疲勞有很大的好處，情緒低落吃點巧克力可讓心情愉快。

食用小提醒：
糖尿病者少吃。

食譜：

巧克力腰果
巧克力300克隔水加熱，放入腰果仁100克，牛奶100毫升，攪拌均勻，放入冰箱1小時。可補氣養血，改善氣血兩虛，緩解負面情緒。

潤肺止咳

柿餅

選購技巧
柿餅表皮有白色的果霜，形狀為扁、圓形，果霜均勻，無發霉。

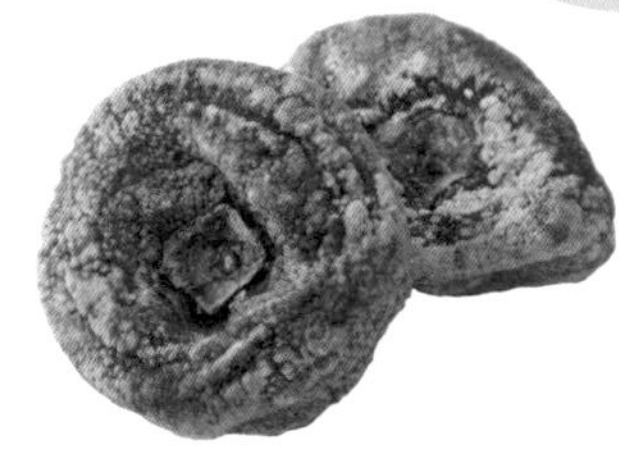

功效	潤肺，止血，澀腸
性味	寒；甘、澀
歸經	脾、肺、大腸
適用症狀	咽喉熱痛、咳血
適合體質	任何體質皆可，寒盛體質除外

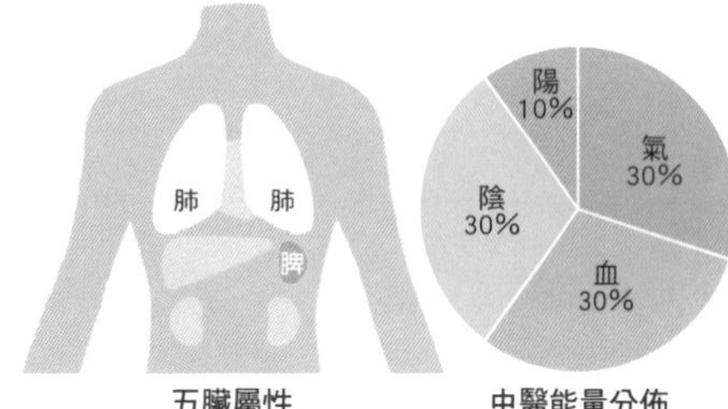

五臟屬性　中醫能量分佈

柿餅是柿子脫水加工的蜜餞製品，在各種成分以及熱量上，都比軟、硬柿高出許多；柿葉中含有單寧物質、蘆丁、膽鹹、礦物質等成分，經常飲用可降低膽固醇、淨化血液及增強細胞活性，使肌膚更添緊緻。柿餅的果霜對於潤肺止咳很有效。

柿餅可潤肺、止血、澀腸。特別是有止咳潤肺的功效，對於咳嗽、氣喘、喉嚨咽乾，便秘等都有很好的緩解作用。

食用小提醒：
柿餅甜度高，糖尿病者少吃，腎炎、尿毒症患者應忌口。

食譜：
柿餅茶
柿餅100克，放入350毫升水，煮20分鐘。可潤肺止咳，緩解喉嚨腫痛。

清熱解毒

龜苓膏

選購技巧
無異味，果凍狀，口感不硬，色黑潤澤，製造日期新鮮。

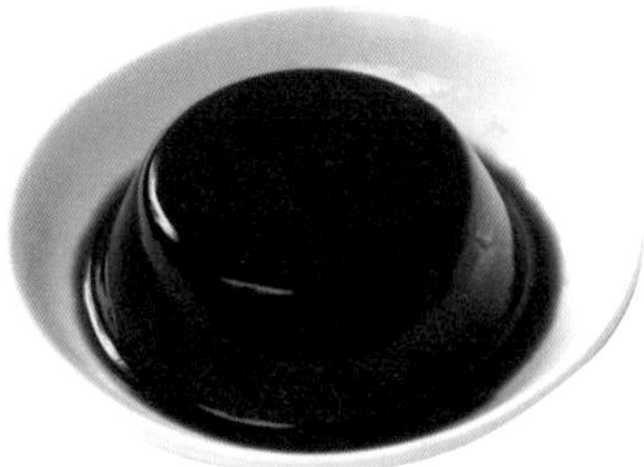

功效	滋陰潤燥，涼血解毒
性味	涼；苦
歸經	心、肺、脾、腎
適用症狀	牙齦腫痛、便秘、疔瘡腫毒
適合體質	任何體質皆可，寒盛體質除外

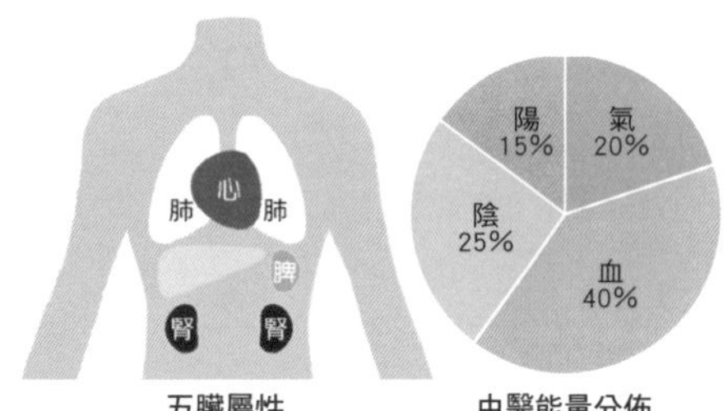

五臟屬性　中醫能量分佈

龜苓膏是滋陰聖品，有養顏美容，滋養皮膚的效果，還可緩解胃熱便秘，口臭，心神不寧，失眠等症狀。龜苓膏含有多種活性多糖和氨基酸，可加速新陳代謝，提高人體免疫力。

龜苓膏可滋陰潤燥，涼血解毒。對於腎陰虛的月經過少，更年期燥熱與煩躁可滋陰補腎。體內熱證引起的牙齦腫痛，口腔潰瘍，皮膚腫毒等都可以清熱、涼血解毒，改善症狀。

食用小提醒：
孕婦不宜食用。

食譜：
鮮奶龜苓膏
鮮奶100毫升，倒入龜苓膏200克。可清熱解毒，緩解牙齦腫痛與便秘。

清熱安神

菊花

選購技巧
清香，花朵大而完整，乾淨，乾燥無潮濕與雜質。

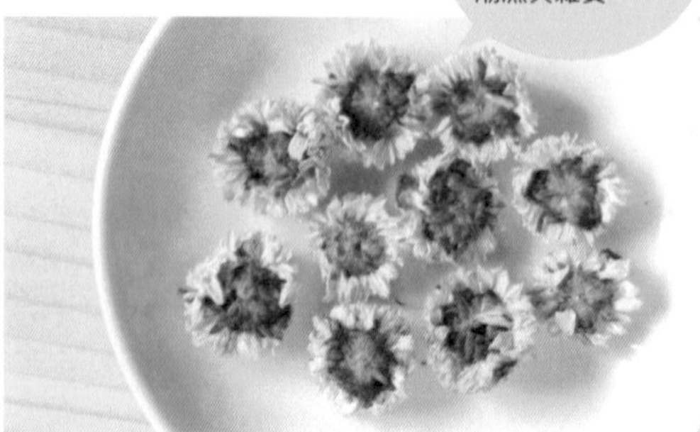

功效	疏風清熱，平肝明目
性味	微寒；苦、甘
歸經	肺、肝
適用症狀	風熱咳嗽、眼睛酸澀、高血壓
適合體質	任何體質皆可
盛產季節	春

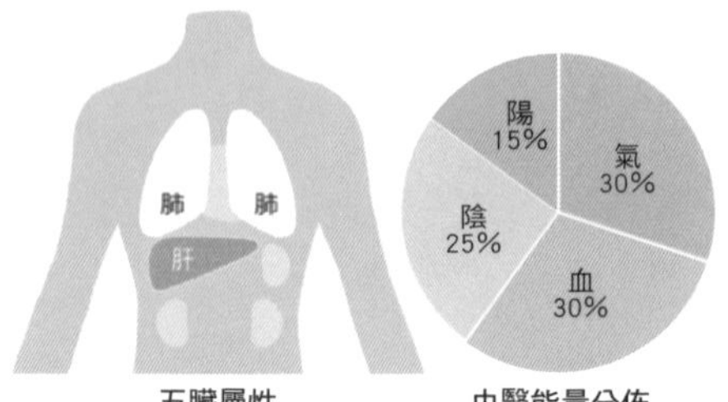

五臟屬性　　中醫能量分佈

菊花茶清香，生津止渴，清熱潤肺，特別是對於肝陽上亢型的高血壓人群，菊花可緩解頭痛，面紅目赤，心煩失眠等症狀。現代醫學研究發現，菊花可降低血脂，降血壓，防止動脈粥樣硬化，緩解疲勞的功效。

菊花可疏風清熱，平肝明目。對於風熱感冒，熱性咳嗽，肝陽頭痛，咽喉腫痛，咽喉腫痛，眼睛酸澀有緩解效果。

食用小提醒：

胃寒或容易腹瀉者少喝。

食譜：

枸杞菊花茶

菊花12克，枸杞子10克，倒入熱水350毫升。可清肝明目，緩解眼睛疲勞。

殺菌解毒

蒜頭

選購技巧
要選擇鱗莖肥大、鱗莖層次薄、氣味濃郁者。

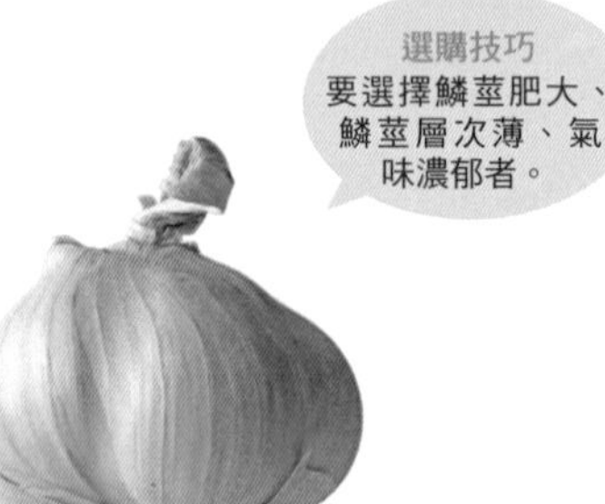

功效	殺蟲除濕，溫中消食
性味	溫；辛、熱
歸經	脾、腎
適用症狀	水腫、腹瀉、腹中冷痛
適合體質	任何體質皆可，熱盛體質除外
盛產季節	春

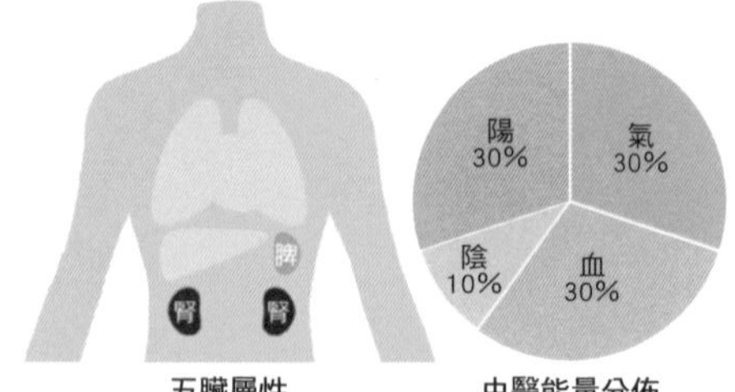

五臟屬性　　中醫能量分佈

蒜頭妙用可能不止18招，煮菜、去腥、提味、擦蚊蟲咬等，都是最佳利器。大蒜有助於預防心血管疾病與高血壓，並能促進新陳代謝、改善血液循環，其中，大蒜素及增精素具有殺菌的效果。大蒜素還可與維生素B1結合，用來增進腸道蠕動、幫助排便、防止便祕，同時能增進維生素B1的吸收利用，以減少疲勞。

蒜頭可殺蟲除濕、溫中消食。對於腹中冷痛、宿食不消、祛蛔蟲，解食蟹中毒及蜈蚣、蠍子咬傷有幫助。

食用小提醒：

大蒜不宜多吃，會刺激腸胃，甚至造成潰瘍或溶血性貧血

食譜：

糖醋蒜頭

蒜頭100克，放入冰糖20克，水100毫升，醋20毫升，醬油20毫升泡1天。可殺菌，預防腹痛與腹瀉，防止感冒。

緩解疲勞

枸杞

選購技巧
香氣，色紅，顆粒飽滿，無潮濕。

功效	滋補肝腎，益精明目
性味	平；甘
歸經	肝、腎
適用症狀	腰酸、頭暈耳鳴、眼睛酸澀
適合體質	任何體質皆可
盛產季節	夏、秋

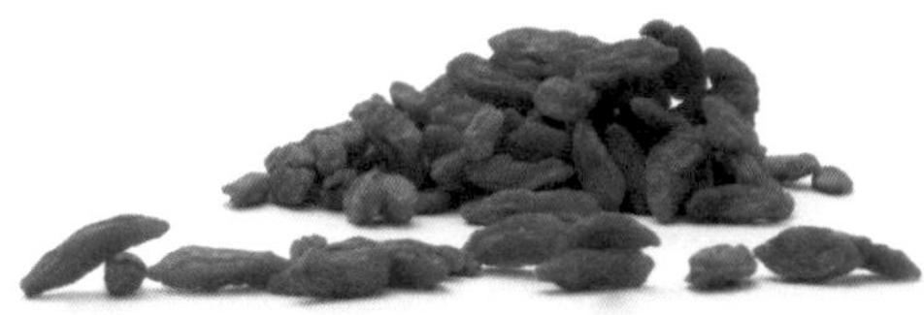

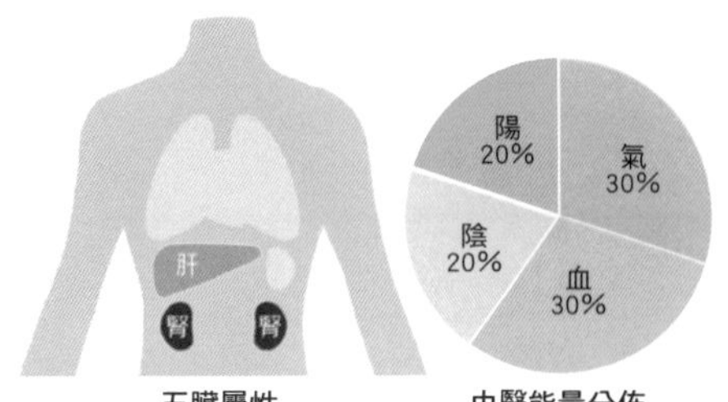

五臟屬性　中醫能量分佈

枸杞茶是簡單方便又保護眼睛，緩解疲勞的養生茶。現代研究發現枸杞子含有類胡蘿蔔素與多糖成分可軟化血管，預防高血壓，高血脂，動脈粥樣硬化，延緩衰老，提高人體免疫力等效果，對於養顏美容，活化皮膚很有好處。

枸杞可滋補肝腎，益精明目。對於肝、腎陰虛引起的腰酸，頭暈耳鳴，疲勞，月經失調，眼睛酸澀等都有很好的補益效果。

食用小提醒：
發燒者不宜食用。

食譜：

黃耆枸杞茶
枸杞子10克，黃耆10克，放入350毫升熱水。可補氣養血，改善血液循環，提高免疫力。

改善貧血

紅棗

選購技巧
香氣，色紅，顆粒飽滿，無潮濕。

功效	補中益氣，養血安神
性味	溫；甘
歸經	脾、胃
適用症狀	貧血、疲勞、高血壓
適合體質	任何體質皆可
盛產季節	夏

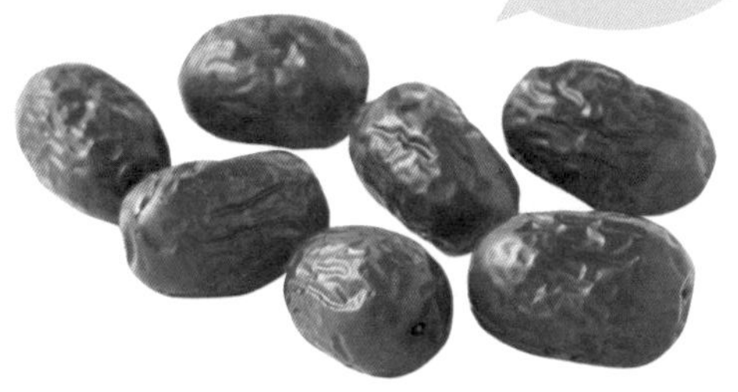

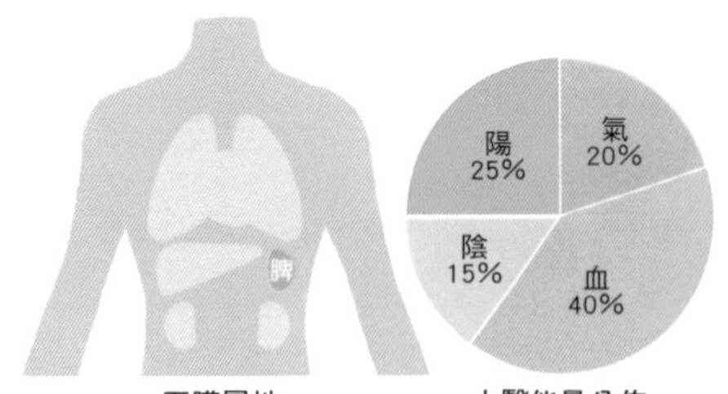

五臟屬性　中醫能量分佈

紅棗是許多藥膳的料理之一，紅棗乾香甜，可在煲湯裡醞釀甘甜的效果，其營養價值也很高，豐富的維生素，蛋白質，糖類可提高血細胞造血功能，防止癌症、高血壓，與心血管疾病等，還可寧心安神，緩解疲勞，對於身心都有幫助。

紅棗可補中益氣，養血安神。對於氣血兩虛引發的疲勞，食欲不振，腰酸，頭暈耳鳴，心神不寧，失眠多夢，貧血都有很好的緩解效果。

食用小提醒：
感冒者不宜食用。

食譜：

桂圓薑棗茶
紅棗10克、桂圓5粒、乾薑10克，倒入熱水350毫升。可提高免疫力，緩解疲勞，預防手腳怕冷。

殺菌

蔥

功效	發表解肌，解毒消腫
性味	溫；辛
歸經	肺、肝、胃
適用症狀	感冒頭痛、無汗、鼻塞
適合體質	任何體質皆可，熱盛體質除外
盛產季節	冬、春

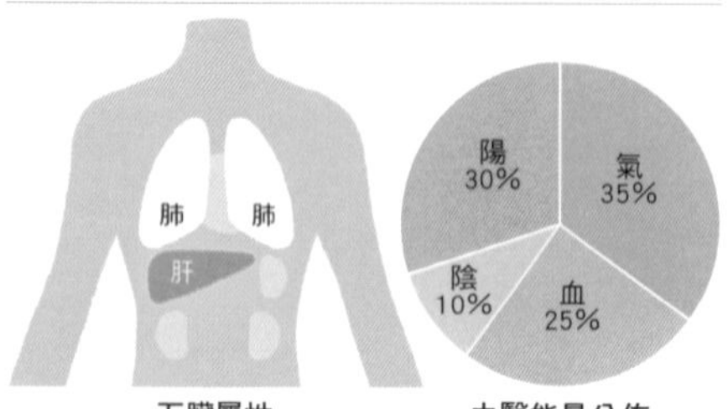

五臟屬性　中醫能量分佈

食用小提醒：
喉嚨腫痛與發燒者不宜食用。

食譜：
蔥花水餃
水餃皮300克，雞蛋2顆打散，胡椒粉5克，蔥花100克，鹽3克，豬絞肉200克，食材攪拌均勻，適量包入水餃皮，燒開1公升熱水，放入包好的水餃煮10分鐘撈起。可預防感冒，提高免疫力。

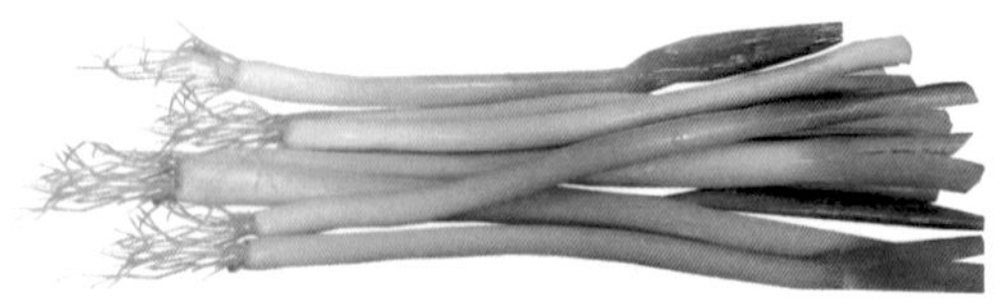

除了作菜之外，蔥也常常被用來治療感冒，外用也有美容的效果。蔥葉含豐富的維生素A、C及鈣、鉀，蔥白根部分則未含維生素A。蔥可以提高維生素B1的吸收，維持穩定神經。自古以來蔥便被用為治風寒感冒的特效藥，方法是將蔥白切細，混入少量的味增及生薑，沖熱水飲用，待出汗後即可退燒，還可以治咳嗽、促進脂肪分解，外用可治療耳痛流膿、痔瘡痛、鼻塞。

蔥可發表解肌、解毒消腫。對於感冒頭痛、無汗、鼻塞、面目浮腫、安胎、大小便不暢有所幫助。

活血通經

薑黃

功效	破血行氣，通經止痛
性味	溫；辛、苦
歸經	肝、脾
適用症狀	痛經、閉經、產後惡露不下
適合體質	血瘀體質、痰濕體質、氣鬱體質
盛產季節	冬、春

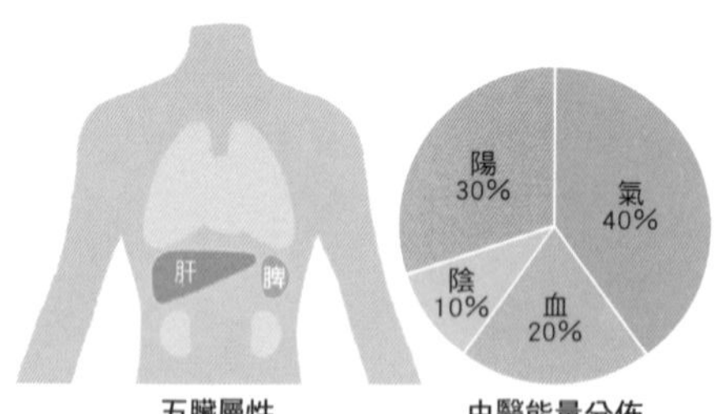

五臟屬性　中醫能量分佈

食用小提醒：
孕婦忌用。

食譜：
薑黃炒肉
里脊肉120克，薑黃20克，鹽2克，放入油20毫升，炒至肉片變色熟透。可活血化瘀，緩解痛經與月經失調。

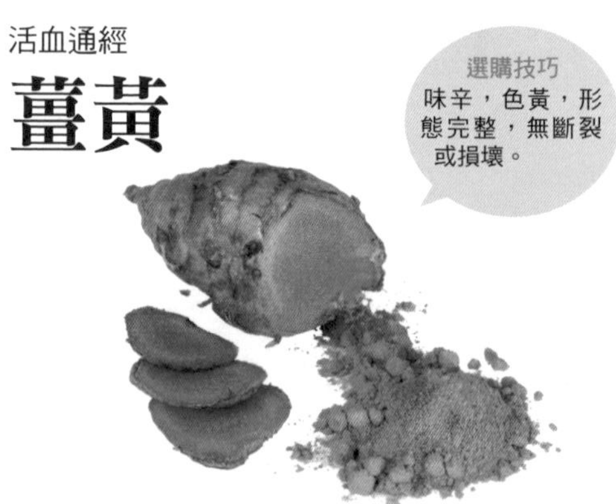

薑黃是近年非常流行的養身產品，可促進新陳代謝，提高人體免疫力，防癌與抗癌，對於心血管疾病起到擴張血管，降血壓，降血脂，減低膽固醇的形成。薑黃也有利膽的效果，幫助膽汁代謝，防止膽結石。

薑黃可破血行氣，通經止痛。對於婦科氣滯血瘀型的痛經，閉經，產後惡露不下有很好活血化瘀的效果。破血行氣的效果強烈，孕婦忌用。

預防骨質疏鬆

洋蔥

選購技巧
球體完整，沒有裂開或損傷，表皮完整光滑、沒有腐爛、發霉。

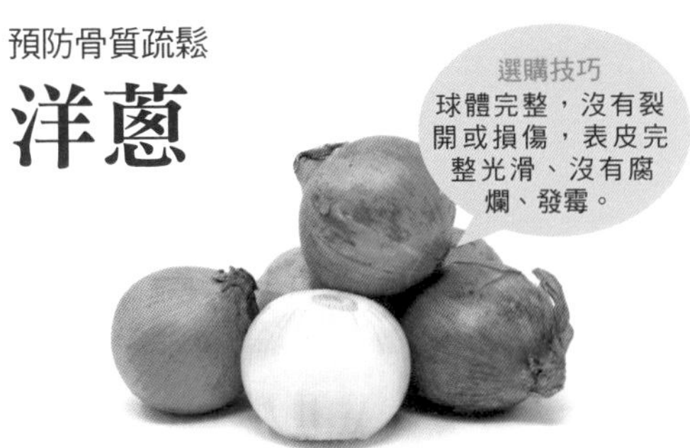

功效	健脾和胃，驅蟲解毒
性味	溫；辛
歸經	肺
適用症狀	疲勞、陰道滴蟲病、便秘
適合體質	任何體質皆可，熱盛體質除外
盛產季節	冬、春

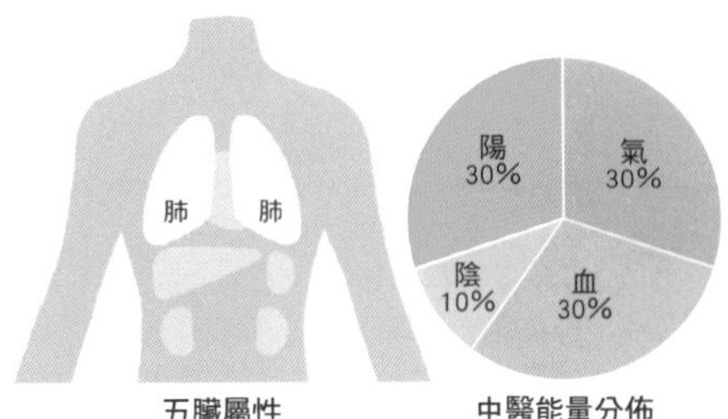

古埃及人將洋蔥當成供奉神明的聖品，每天吃200~300克的洋蔥，就能強效防止骨質流失，且其中所含的硫化物，有驅蟲、增強體能、消除疲勞、提升免疫力、殺菌抗癌的功效。在眾多蔬菜當中，洋蔥是極少數含有前列腺素A的蔬菜，前列腺素A是一種血管擴張劑，能降低外周血管阻力使血壓下降，還有治療皮膚疾病、減少血液中的總膽固醇。

洋蔥可健脾和胃，驅蟲解毒。對於腹脹，便秘有很好的潤腸通便的效果，也可促進食欲與消化，對於脾胃有不錯的保健效果。

食用小提醒：
熱病患者，感冒發高燒者須小心食用。

食譜：
洋蔥汁
洋蔥200克，蜂蜜20毫升，水100毫升，倒入果汁機攪打。可預防感冒與緩解喉嚨腫痛。

散寒止嘔

薑

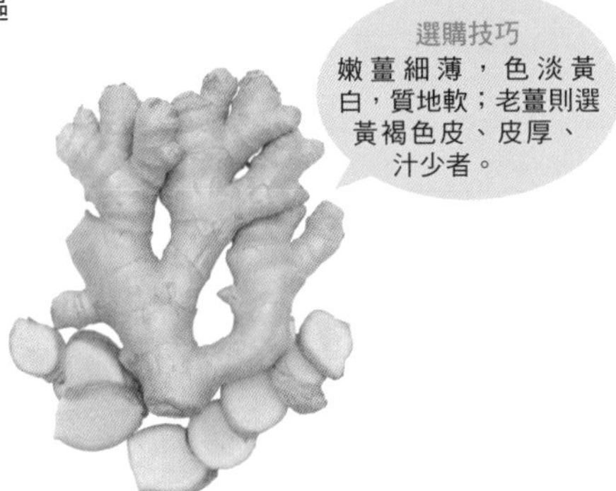

功效	發汗解表，溫中止嘔
性味	微溫；辛
歸經	肺、脾、胃
適用症狀	風寒感冒、胃寒嘔吐、虛寒型腹痛
適合體質	任何體質皆可，熱盛體質除外
盛產季節	全年

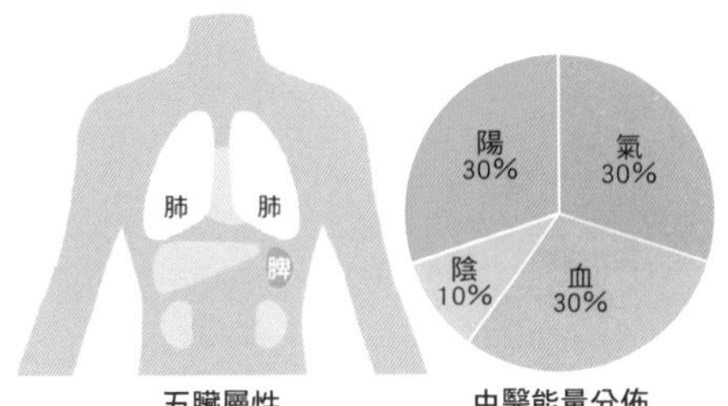

薑辣素對心臟及血管有刺激作用，能使心跳加快、血管擴張、血液流動加速、使身體產生溫熱的感覺，同時能使毛孔張開，促進排汗，帶走多餘的熱量。在寒冷的冬天時，泡上一杯暖暖的薑茶，甜甜辣辣的驅寒避邪，是相當不錯的養生茶品。體質虛寒的女性，生理期常會腹痛或經血量稀，也可以多喝黑糖薑茶，以促經血排出。

薑可發汗解表、溫中止嘔。對於風寒感冒、怕冷、解魚蟹毒、腹瀉有幫助。

食用小提醒：
喉嚨腫痛不宜食用。

食譜：
黑糖薑茶
黑糖30克，老薑80克，放入水500毫升，煮20分鐘。可祛風散寒，緩解寒性咳嗽與怕冷。

散寒祛濕

胡椒

選購技巧
氣味辛香，乾燥，無潮濕。

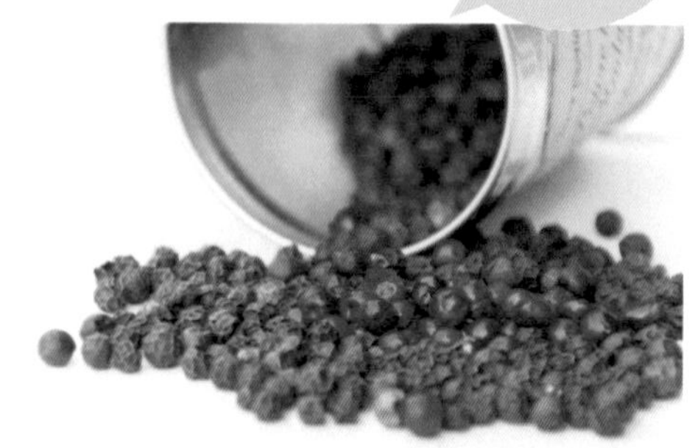

胡椒是日常生活的調味品，屬於辛熱品，對於冬天手腳怕冷，寒性咳嗽等寒性症狀都有溫中散寒的效果，對於脾胃虛寒也有緩解的效果，也可抗菌消炎，活血化瘀，祛除體內寒濕。
胡椒可溫中散寒，消食止痛。對於寒邪引發的疾病，如寒性腹痛，腹瀉，痛經與手腳怕冷都有改善的作用。對於消化不良，食欲不振，噁心嘔吐都有效果。

功效	溫中散寒，消食止痛
性味	熱；辛
歸經	脾、胃、大腸
適用症狀	痛經、消化不良、手腳怕冷
適合體質	任何體質皆可，熱盛體質與濕熱體質除外

脾
陽 35%
氣 40%
陰 5%
血 20%

五臟屬性　中醫能量分佈

食用小提醒：
燥熱，喉嚨腫痛，熱盛體質等不宜食用。

食譜：
酸菜魚湯
酸菜100克，胡椒5克，辣椒5克，魚片200克，薑片10克，鹽3克，白醋10毫升，放入水800毫升，煮20分鐘。可預防怕冷與感冒，提高免疫力。

化瘀止痛

紅花

選購技巧
味辛，顏色鮮紅，絲狀，乾燥。

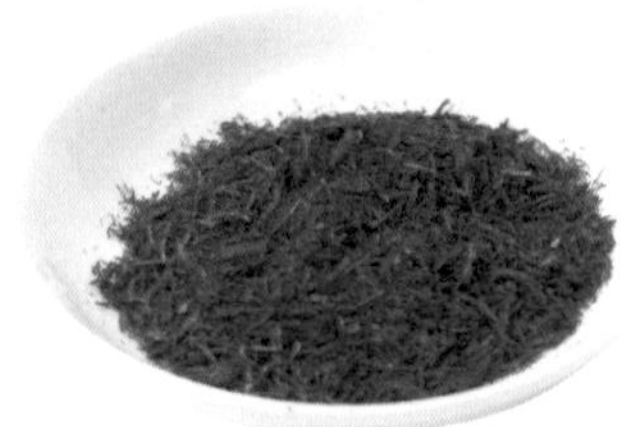

冬天使用紅花與艾葉泡腳可活血化瘀，溫經通絡，加速體內血液循環，祛除寒氣，提升陽氣，避免手腳怕冷，胸腹部的冷痛症狀，但孕婦忌用。
紅花可活血通經，散瘀止痛。對於血瘀症狀，婦科調經，產後惡露不下等瘀血內阻都有很好的活血化瘀，行氣止痛的效果，對於心血管疾病的活血化瘀，防止動脈粥樣硬化等也有明顯的效果。

功效	活血通經，散瘀止痛
性味	溫；辛
歸經	心、肝
適用症狀	閉經、產後惡露不下、痛經
適合體質	血瘀體質

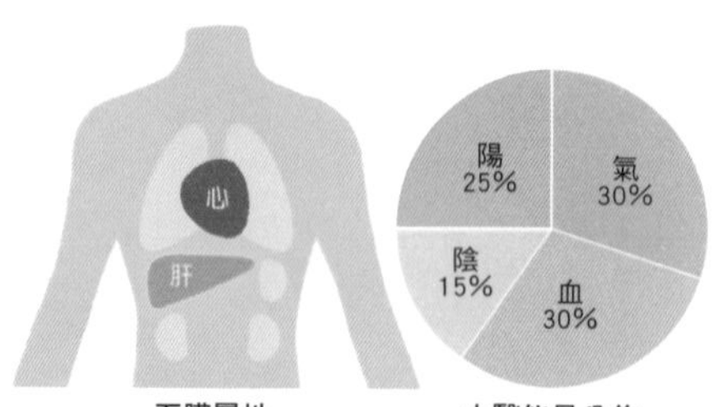

五臟屬性　中醫能量分佈

食用小提醒：
孕婦與體虛者不宜食用。

食譜：
黑糖紅花茶
黑糖20克與紅花6克，泡入熱水350毫升。可活血化瘀，緩解痛經與怕冷的症狀。

溫經通絡

桂皮

選購技巧
氣味辛香，桂皮完整，無碎裂，乾燥，乾淨。

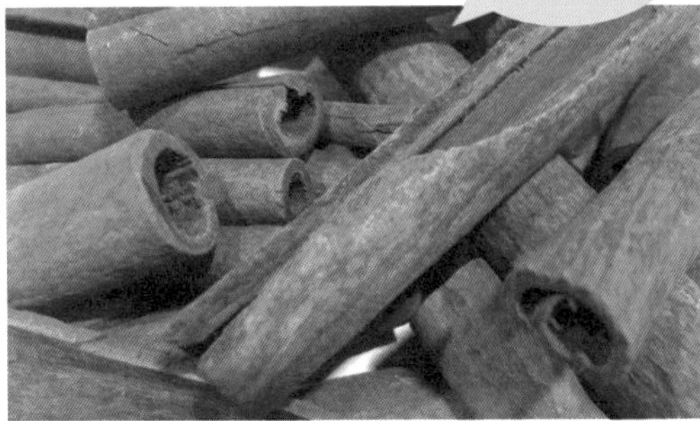

功效	祛風散寒，溫經通絡
性味	溫；辛
歸經	心、肝、脾、腎
適用症狀	風寒感冒、寒性腹痛、手腳怕冷
適合體質	任何體質皆可，陰虛體質、熱盛體質與濕熱體質除外

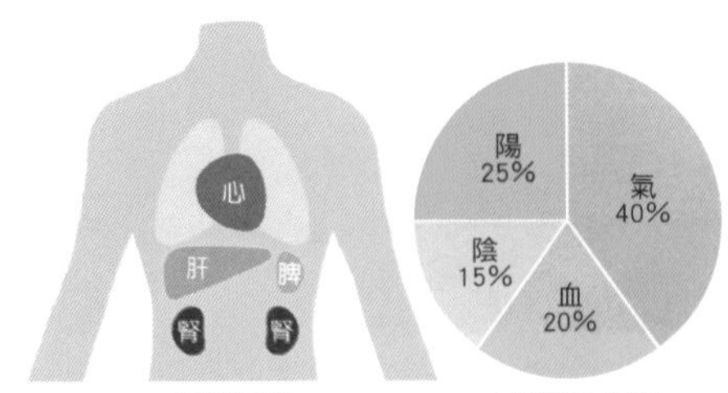

英國科學家研究發現桂皮可提高胰島素的敏感度，有效調節血糖，對於糖尿病患者有不錯的幫助，其性辛溫，揮發油氣味濃郁可祛除食物的油膩感，有效提高食欲，促進消化。桂皮還可加速體內新陳代謝，防止心血管疾病的發生。

桂皮可祛風散寒，溫經通絡。對於體內有寒氣，風寒感冒，寒性腹痛，腹瀉，手腳怕冷，腰酸冷痛，風濕疼痛等都有很好的效果。

食用小提醒：

體內有熱，陰虛，熱盛與濕熱體質者不宜用。

食譜：

桂皮滷肉

豬肉600克，八角10克，胡椒3克，桂皮4克，陳皮6克，香菇40克，鹽3克，白糖10克，醬油30毫升，放入水800毫升，煮30分鐘。可大補元氣，改善虛弱體質，加強免疫力。

抗菌止嘔

丁香

選購技巧
氣味辛香，完整，無碎裂，乾燥，乾淨。

功效	溫中止嘔，補腎助陽
性味	溫；辛
歸經	腎、胃
適用症狀	脾胃虛寒、噁心嘔吐、陽痿
適合體質	任何體質皆可，陰虛體質、熱盛體質與濕熱體質除外

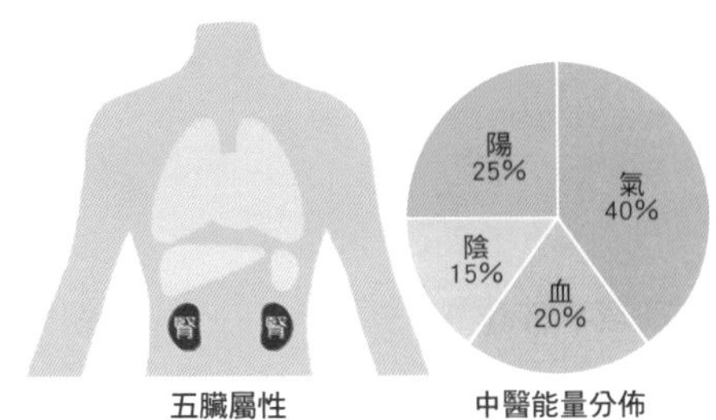

現代研究發現丁香對於消化道疾病很有幫助，有抗菌，消炎，殺蟲的功效，大多數慢性胃炎的患者都有幽門螺旋桿菌感染，也有口臭症狀，此細菌容易誘發胃潰瘍與胃癌，而丁香可以有效殺菌，除口臭。

丁香可溫中止嘔，補腎助陽。對於寒性體質，體內有寒氣，陽痿，遺精，噁心嘔吐，腹痛，腹瀉，手腳怕冷，腰酸冷痛，風濕痛等都有很好的效果。

食用小提醒：

陰虛、熱盛與濕熱體質者不宜食用。

改善心血管疾病

茴香

選購技巧
香氣，色黃綠，
顆粒均勻飽滿。

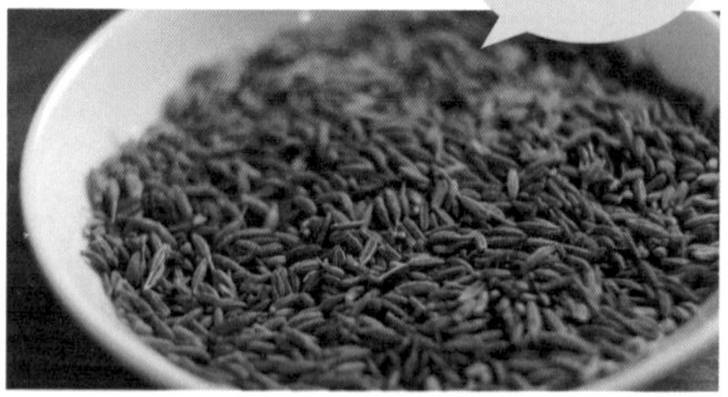

功效	散寒止痛，理氣和胃
性味	溫；辛
歸經	肝、腎、脾、胃
適用症狀	寒性腹痛、風寒感冒、筋骨酸痛
適合體質	任何體質皆可，陰虛體質、熱盛體質與濕熱體質除外

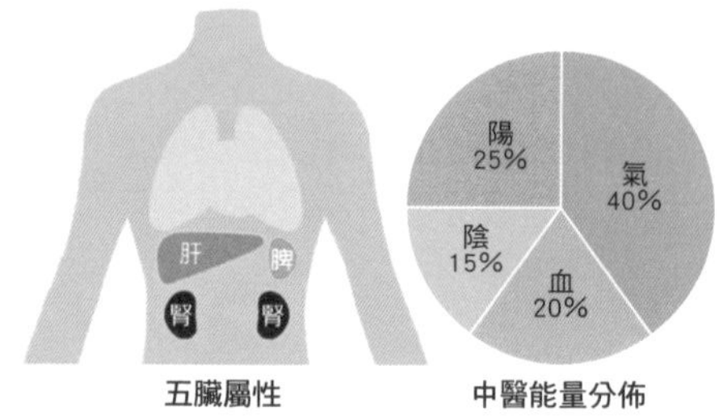

茴香含有豐富的維生素與纖維素，對於皮膚的養顏美容與消化道疾病有很好的改善效果，促進腸胃蠕動，幫助消化，高纖維素還可增加飽腹感，而高鉀，低鈉可有效降血壓與血脂，防止動脈粥樣硬化，對於心血管疾病的預防很有幫助。

茴香可散寒止痛，理氣和胃。對於寒性體質，筋骨酸痛，腹痛，腹瀉，噁心嘔吐，手腳怕冷，腰酸冷痛，風濕痛等都有很好的效果。

食用小提醒：
過量容易引發過敏。

大補元氣

人參

選購技巧
香氣，外型看起
來人字完整，無
斷裂。

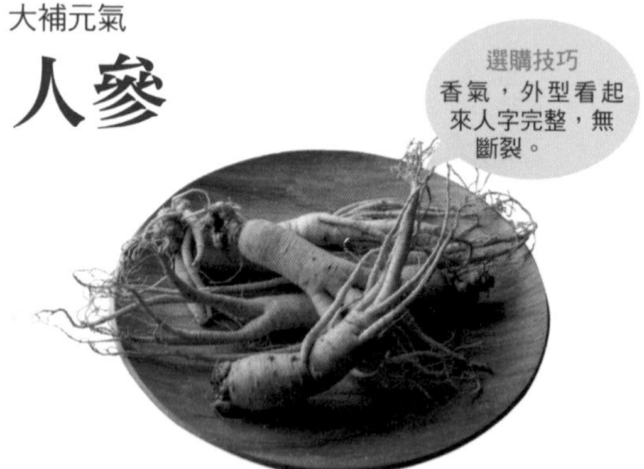

功效	大補元氣，復脈固脫
性味	微寒；甘
歸經	脾、肺、心
適用症狀	疲勞、術後、久病體虛
適合體質	任何體質皆可

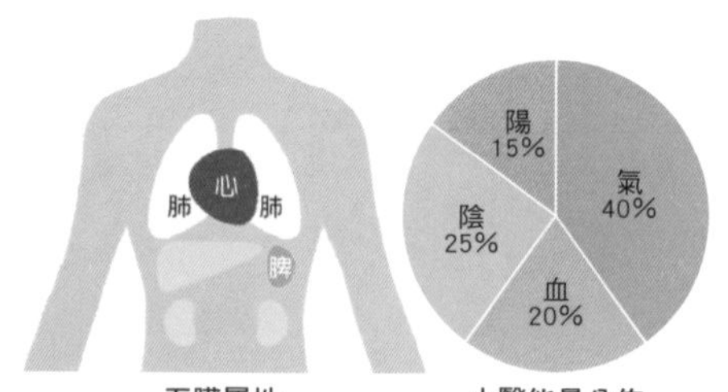

人參是非常高貴的藥材與食材，主要有大補元氣的效果，對於氣虛的體力不支，各種虛弱症狀都有提升氣力的功效。人參的營養成分很高，對於全身的系統都有幫助，可調節血糖，降血壓與血脂，修復胃黏膜損傷，對於皮膚彈性，養顏美容等都有幫助。

人參可大補元氣，複脈固脫。特別是對於術後恢復體力或久病體虛引起的氣血兩虛，有大補的功效，故人參有藥王的稱號。

食用小提醒：
不能與蘿蔔同吃，感冒與炎症忌服。

食譜：

人參雞湯
人參12克，雞腿200克，香菇40克，薑片20克，鹽2克，放入水800毫升，煮30分鐘。可大補元氣，改善虛弱體質，加強免疫力。

調理脾胃

陳皮

選購技巧
清香，橘皮片狀完整，乾燥。

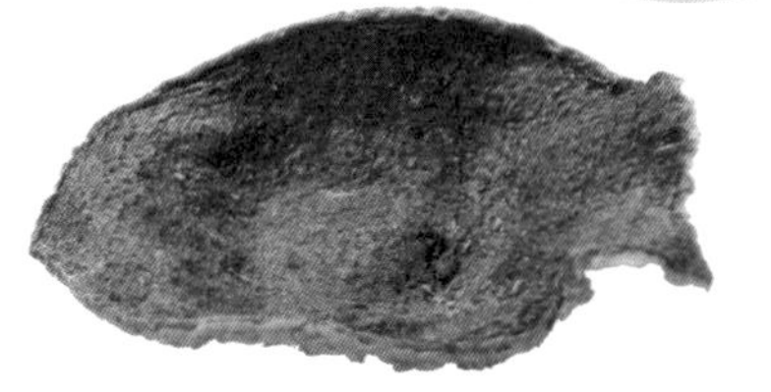

功效	理氣健脾，燥濕化痰
性味	溫；苦、辛
歸經	肺、脾
適用症狀	便秘、消化不良、食欲不振
適合體質	任何體質皆可

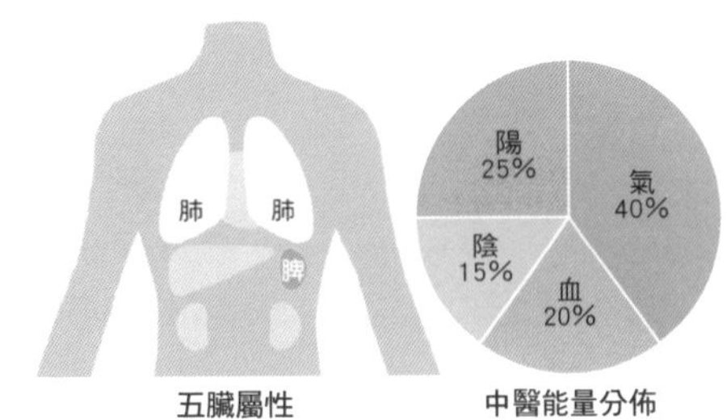

五臟屬性　　中醫能量分佈

陳皮就是橘皮，豐富的維生素對於抗氧化，促進皮膚新陳代謝，增加濕度美白與延緩衰老很有幫助，陳皮還可降低血脂，防止動脈粥樣硬化，軟化血管，對於心血管疾病很有幫助。

陳皮可理氣健脾，燥濕化痰。對於痰濕肥胖可化痰濕，使體態緊緻結實。陳皮對於脾胃疾病，對於食欲不振，消化不良，腹脹，胸悶，便秘都有很好的改善效果。

食用小提醒：

陰虛燥熱，乾咳，喉嚨疼痛者忌口。

食譜：

陳皮紅棗茶

紅棗20克，陳皮10克，放入水350毫升。可補氣養血，潤腸通便，緩解腹脹與食欲不振。

燃脂減肥

辣椒

選購技巧
色紅，潤澤，顏色鮮明，摸起來飽滿有彈性。

功效	健胃消食，溫中散寒
性味	溫；辛
歸經	心、脾
適用症狀	寒性腹痛、噁心嘔吐、腹瀉
適合體質	任何體質皆可，陰虛體質、熱盛體質與濕熱體質除外

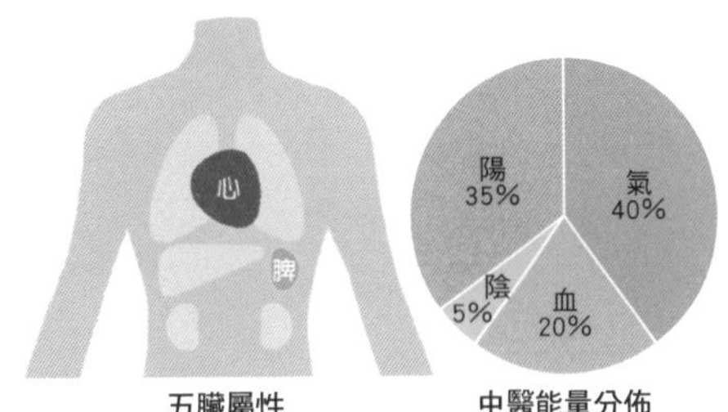

五臟屬性　　中醫能量分佈

辣椒含有多種豐富的維生素，胡蘿蔔素與纖維素能促進食欲，幫助消化，加速油脂的分解，起到潤腸通便與燃脂減肥的效果，豐富的維生素C還可養顏美容，辣椒能通過發汗來降低體溫，有效緩解肌肉疼痛，起到止痛的效果。

辣椒可健胃消食，溫中散寒。對於體內有寒氣，濕氣者，辣椒可發散風寒與痰濕，對於寒邪引起的筋骨酸痛，食欲不振，腹痛，腹瀉，噁心嘔吐，手腳怕冷，腰酸冷痛，風濕痛等都有很好的效果。

食用小提醒：

中暑或發燒者不宜食用。

食譜：

辣椒炒雞肉

辣椒6克，雞肉200克，蠔油10毫升，放入油20毫升炒10分鐘。可溫中散寒，幫助血液循環，預防手腳冰涼。

清心安神

蓮子

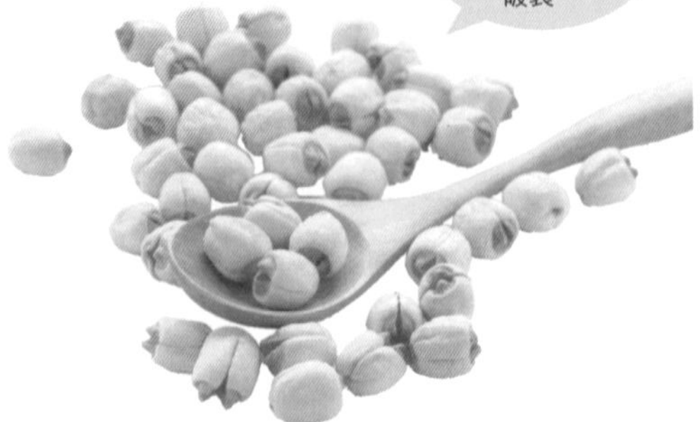

功效	補脾益腎，養心安神
性味	平；甘、澀
歸經	脾、腎、心
適用症狀	腰酸、遺精、心煩失眠
適合體質	任何體質皆可

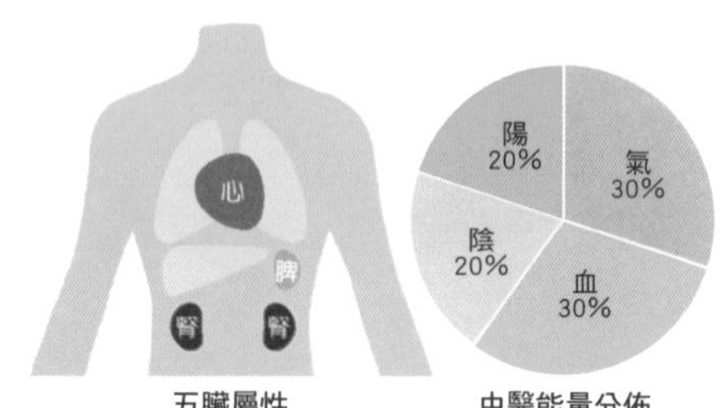

生蓮子吃起來清甜可口，煮成甜湯的口感鬆而粉，本身含有豐富的營養，可清補五臟六腑，可提高人體免疫力，有效抗癌，對於降血壓與血脂也有明顯的幫助。蓮子也可安神助眠，對於心火偏盛的遺精也有固攝效果。

蓮子可補脾益腎，養心安神。對於肝腎陰虛引發的心煩失眠，腰酸，頭暈耳鳴，遺精，白帶過多，脾虛腹瀉都有緩解效果。

食用小提醒：

腹脹與大便乾結者不適宜。

食譜：

銀耳蓮子湯

銀耳40克，蓮子40克，白糖20克，放入水400毫升煮30分鐘。可養心安神，幫助睡眠，緩解煩躁。

祛寒

八角

功效	溫中散寒，行氣止痛
性味	辛；甘
歸經	脾、腎
適用症狀	寒性腹痛、手腳冰涼、頭痛
適合體質	任何體質皆可，陰虛體質、熱盛體質與濕熱體質除外

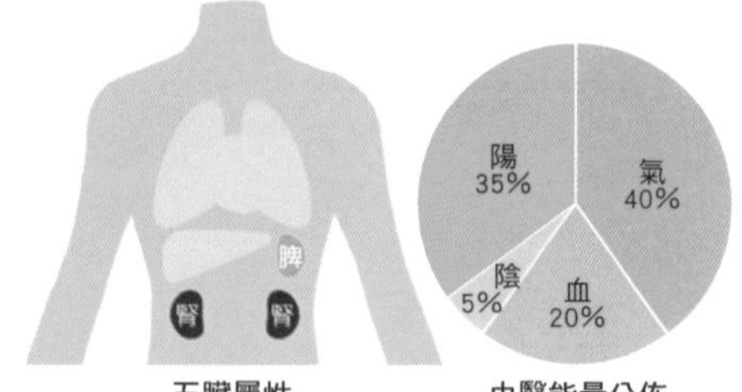

八角是很好的調味食材，經常用在滷味包的提味，可去除肉的腥味與油膩感，具有開胃與幫助消化的功效。現代研究發現，八角可抗菌消炎，八角茴香的乙醇提取物對金皮膚真菌、大腸桿菌等十餘種細菌具有殺菌的作用。

八角可溫中散寒，行氣止痛。對於寒濕體質，體內有寒氣與濕氣者，八角可發散風寒與痰濕，對於寒邪引起的感冒，頭痛，咳嗽，食欲不振，腹痛，手腳怕冷，腰酸冷痛等，都有很好的效果。

食用小提醒：

熱性咳嗽，喉嚨腫痛，陰虛或熱盛體質者不適合。

食譜：

八角滷肉

八角20克，梅花肉200克，胡椒6克，鹽3克，白糖10克，醬油30毫升，料理酒30毫升，放入水500毫升，煮30分鐘。可祛除寒氣，預防手腳怕冷，腹部冷痛。

清熱消炎

薄荷

選購技巧
香氣，色綠，葉片大而完整。

功效	疏風清熱，利咽透疹
性味	涼；辛
歸經	肺、肝
適用症狀	頭痛、喉嚨腫痛、眼睛腫痛
適合體質	任何體質皆可

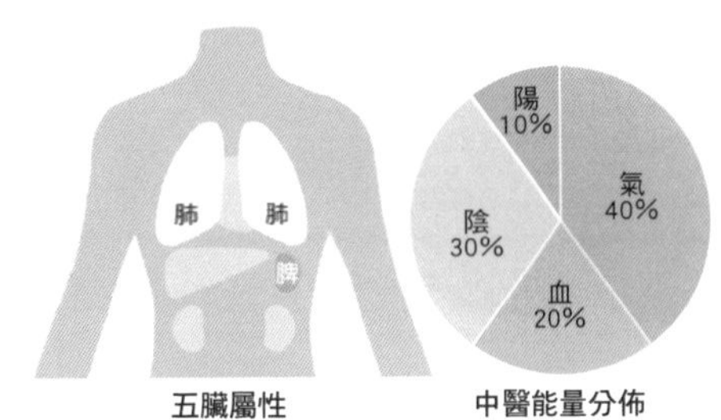

薄荷氣味特殊，有濃郁的辛香味，聞一聞具有提神醒腦，防止暈車嘔吐的效果。薄荷可興奮神經，擴張血管，降低體溫，起到清熱解暑的效果，對於輕微的燙傷可消炎止痛。薄荷的成分薄荷醇可緩解膽結石疼痛。

中醫認為，薄荷可疏風清熱，利咽透疹。夏季中暑或熱邪致病引起的症狀，例如風熱感冒，咳嗽，頭痛，喉嚨腫痛，眼睛腫痛，心煩都有緩解的效果。

食用小提醒：
孕婦忌用。

食譜：
薄荷涼茶
白糖20克，薄荷10克，倒入400毫升水，煮10分鐘。可提神醒腦，緩解宿醉與口臭。

提神醒腦

迷迭香

選購技巧
香氣，乾燥，色綠，形態完整，生產日期新鮮。

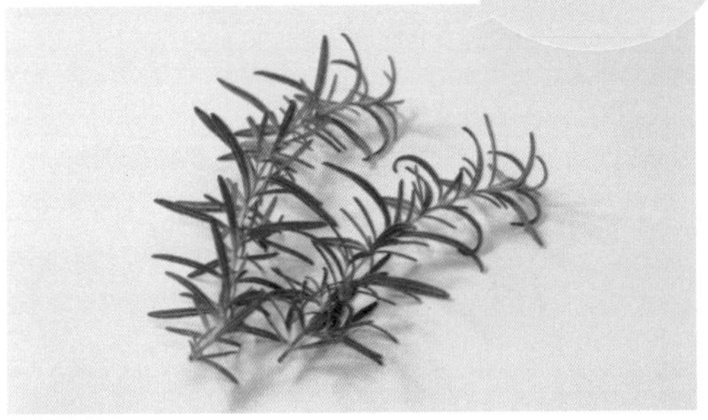

功效	健脾和胃，疏風散寒，發汗
性味	溫；辛
歸經	肺、胃、腎、肝
適用症狀	風寒感冒、汗出不暢
適合體質	任何體質皆可

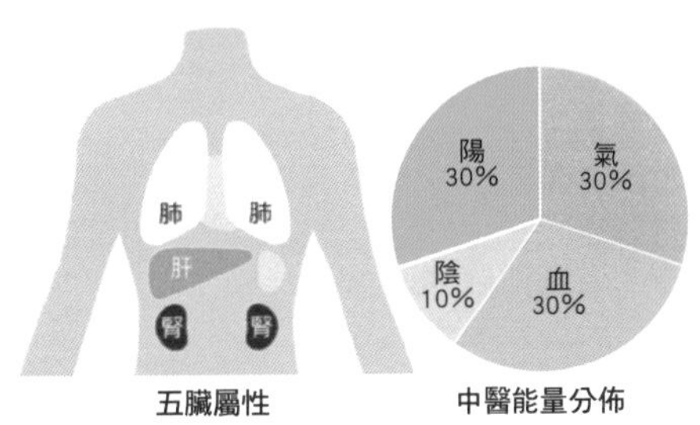

迷迭香可安定神經，鎮靜安神，提神醒腦，可緩解頭痛，頭暈目眩，有效提高記憶力，對於血管緊張性頭痛也有緩解效果。

迷迭香可健脾和胃，疏風散寒，發汗。對於寒濕體質，體內有寒氣與濕氣者，迷迭香可發散風寒與痰濕，幫助體內發汗祛濕，對於寒邪引起的感冒，頭痛，咳嗽，食欲不振，消化不良，腰酸冷痛等都有很好的效果。

食用小提醒：
有毒性，不宜多吃；孕婦忌用。

清熱止咳

羅漢果

選購技巧
球形，褐色，形態完整，無破裂，質量重。

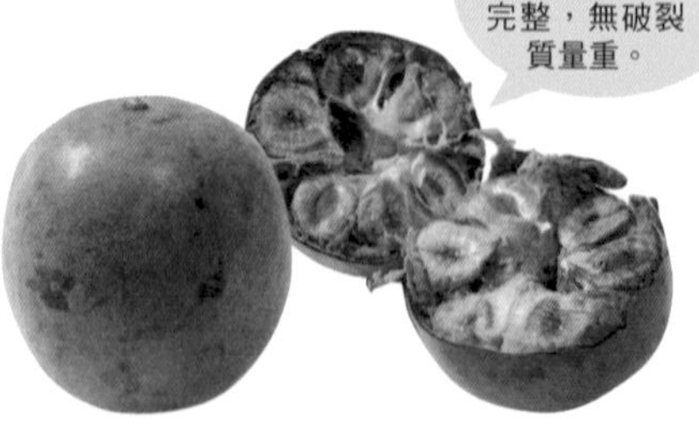

功效	潤肺止咳，生津止渴
性味	涼；甘
歸經	肺、大腸
適用症狀	風熱感冒、咳嗽、喉嚨腫痛
適合體質	任何體質皆可，陰盛體質除外

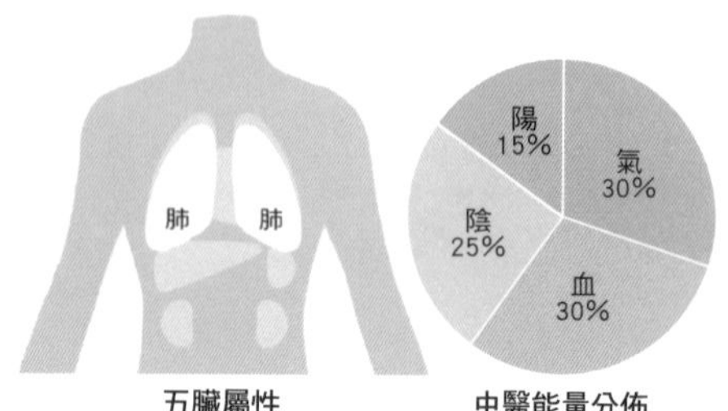

羅漢果含有豐富的維生素，是常見的保健食物，老百姓在咳嗽痰多，喉嚨腫痛的時候喜歡吃羅漢果，現代醫學發現羅漢果對於支氣管炎，高血壓，高血脂有改善作用。羅漢果含的甜味素是蔗糖的三百倍，但沒有熱量與糖分，所以是糖尿病與肥胖者的首選。

羅漢果可清熱、潤肺止咳、生津止渴。對於風熱感冒，熱性咳嗽，喉嚨腫痛，燥熱，口乾舌燥，與心煩都有幫助。

食用小提醒：

輕度喉嚨痛可吃羅漢果，嚴重者效果不佳。

食譜：

羅漢果茶

羅漢果半顆，倒入熱水600毫升。可潤肺止咳，緩解風熱咳嗽與熱性感冒，喉嚨腫痛等。

提升中氣

黃耆

選購技巧
香氣，乾燥，外皮色白，內心色偏黃，無發霉或蟲蛀。

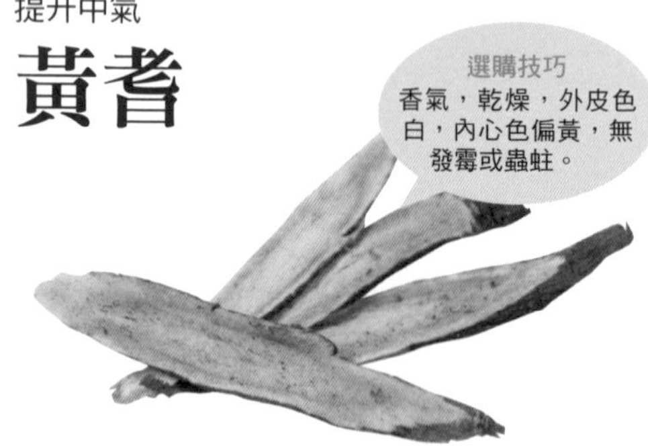

功效	補氣固表，利尿消腫，斂瘡生肌
性味	溫；甘
歸經	肺、脾
適用症狀	氣虛疲勞、輕度水腫、子宮下垂、中氣不足
適合體質	任何體質皆可

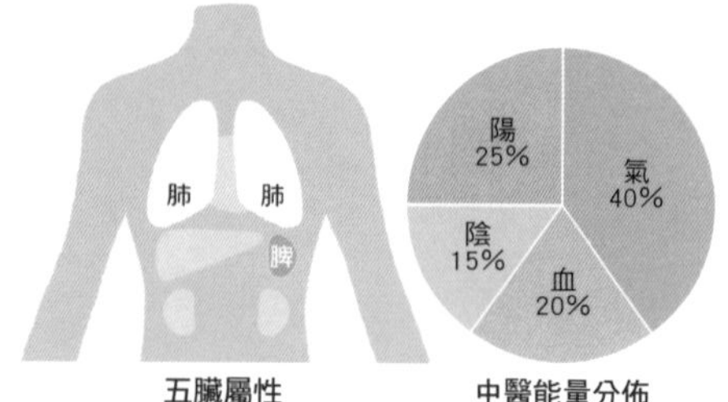

黃耆是大家最耳熟能詳的中藥之一，經常聽到老年人說每天一杯黃耆水可延年益壽，因為年老體虛者容易氣血虛弱，黃耆的補氣效果明顯，可補氣養血，提升精氣，氣行則血行。黃耆對於血糖有雙向調節的功效，特別是對於糖尿病患者來說，黃耆可調節血糖，其補氣的功效可改善疲勞與夜尿多的症狀。對於輕度水腫伴尿量減少者，亦可幫助利尿消腫，因黃耆的補氣利水作用，可幫助推動體內囤積的水分運行與排出。

食用小提醒：

發燒或喉嚨腫痛期間，不宜食用黃耆。

食譜：

黃耆陳皮枸杞茶

黃耆15克，枸杞子6克，陳皮6克，倒入熱水350毫升。可補中益氣，改善氣色，緩解疲勞。

化瘀降脂

山楂

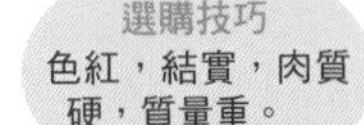

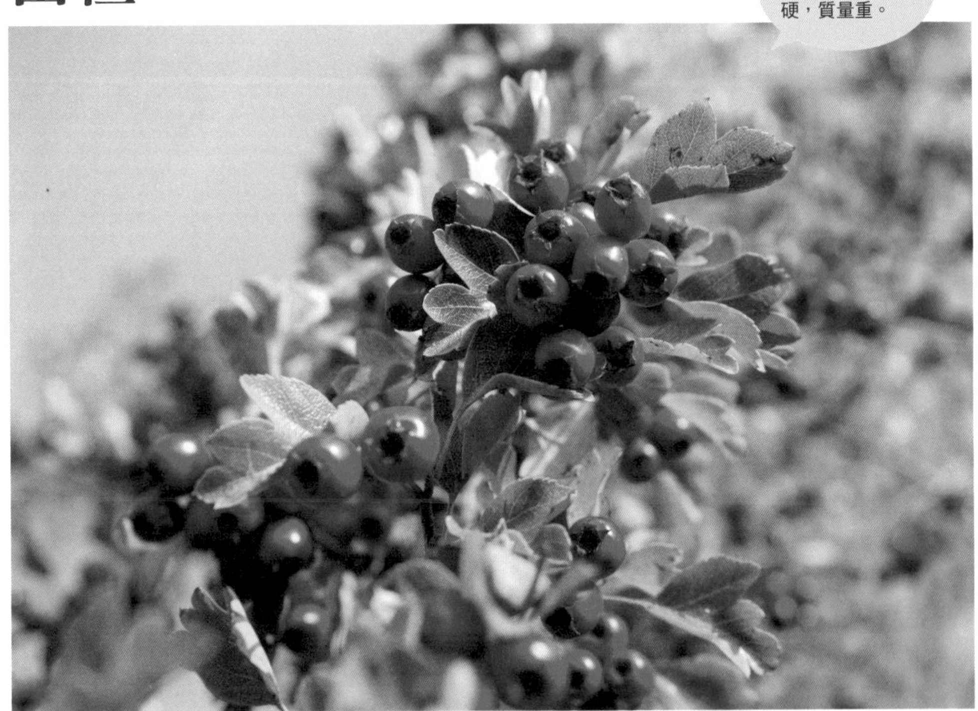

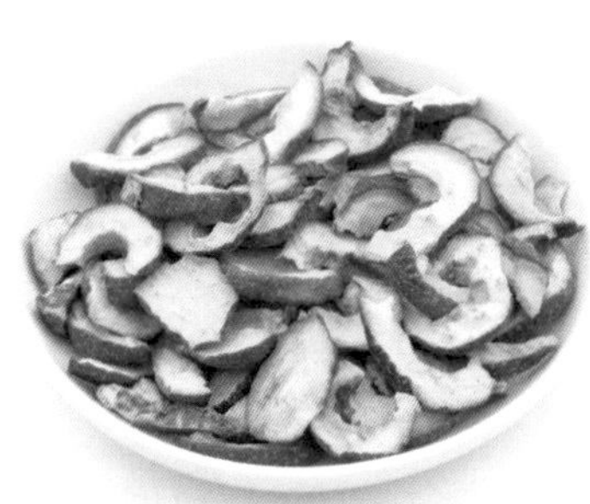

功效	健胃消食，行氣散瘀
性味	微溫；酸、甘
歸經	脾、胃、肝
適用症狀	便秘、消化不良、食欲不振
適合體質	任何體質皆可

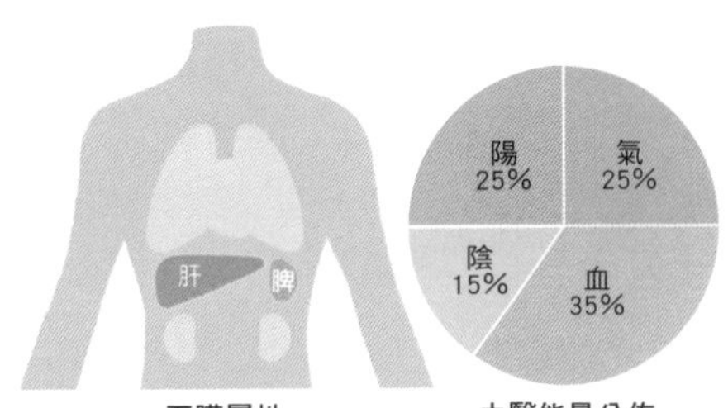

山楂有活血化瘀，促進新陳代謝的效果，對於高血脂，高血壓，動脈粥樣硬化有很好的調節效果，可軟化血管，清除血內沉澱的油脂，對於心血管疾病的保健起了很大的功效。山楂還可健胃消食，幫助食物中的油脂分解。

山楂可健胃消食，行氣散瘀。對於腹脹，消化不良，便秘，月經不調血塊多，產後惡露不下，有很好的幫助，也可促進食欲，消化與活血通經。

食用小提醒：

胃酸者與孕婦不宜食用。

食譜：

山楂茶

山楂12克，紅花6克，冰糖10克，倒入熱水350毫升，泡5分鐘。可活血化瘀，潤腸通便，促進減肥。

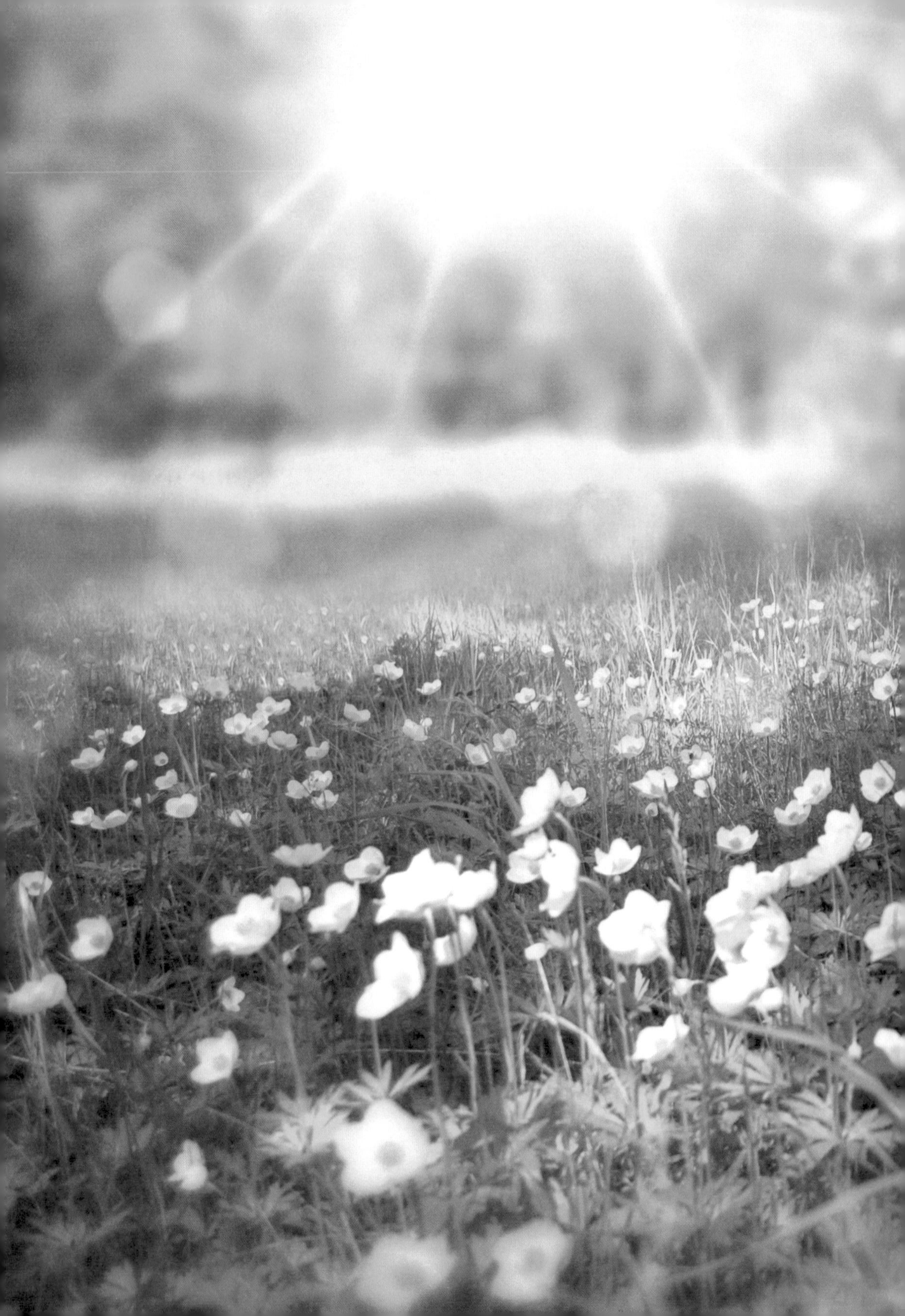

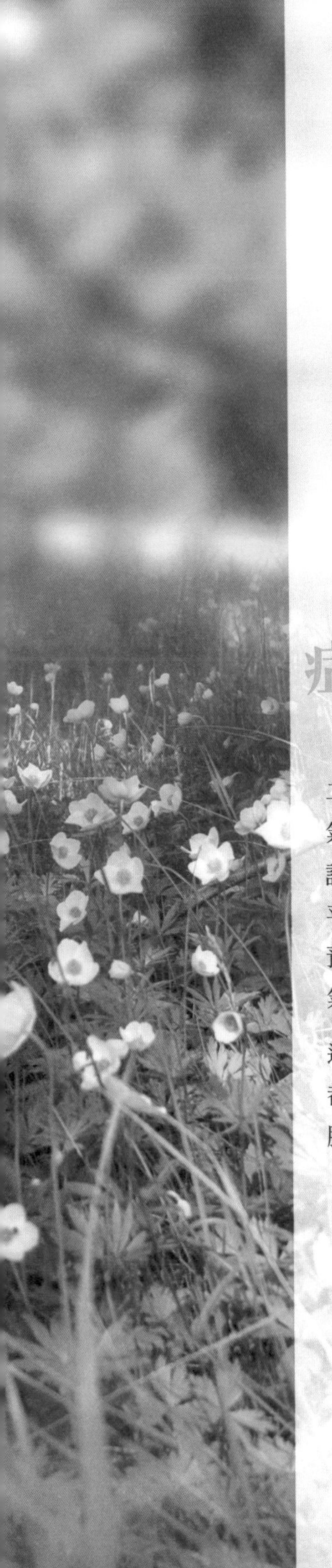

PART III

季節／24節氣 症狀必備食材與飲食對策

二十四節氣是千百年來指導人類農耕與收成的科學依據。節氣反映了自然界的氣象與物候的變化與其特性，中醫基礎理論天地與生理功能的陰陽變化，講究其統一性與陰陽兩者的平衡，人類的生理功能、好發疾病、發病趨勢、疾病變化及預後情況都與節氣變化息息相關，二十四節氣闡述了每種節氣的養生定律，提醒了人與自然的平衡與統一。

遵循節氣，四季養生可提高養生保健的效果，因為每個節氣都有不同的氣候特徵、常見疾病，若是結合四季所相應的五臟屬性，便能起到很好的防病作用。

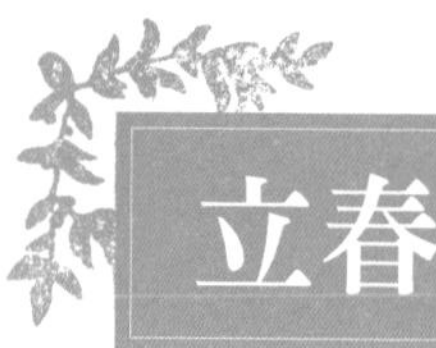

立春

（二月三日、四日或五日）

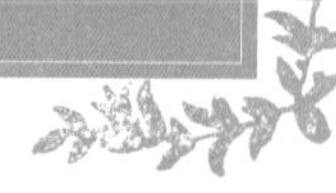

健康防範

春天因陽氣升發，人體新陳代謝開始旺盛，在飲食養生方面應貫徹《黃帝內經》所提出的「春夏養陽」原則，也就是說適宜多吃些能溫補陽氣的食物，大蒜、韭菜等辛香類食材，都是能夠提升體內陽氣的食材。

食療重點

春季在五行中肝屬木，而傳統中醫認為「青」對應到人體的肝臟部位，所以青色在五行中也屬「木」，故在春季時節，多吃些青（綠）色食物，是有益於肝氣循環、代謝，能幫助消除疲勞、舒緩肝鬱、防範肝疾，此外還有明目、保健視神經、提升免疫力等作用。建議可以多吃一些青色保肝食物，如芹菜、菠菜等應時蔬菜。

好發疾病

慢性肝炎、高血壓、過敏性疾病。

節氣食材

雜糧

山藥、芋頭、玉米、甘薯、紅豆、茶葉、馬鈴薯。

蔬菜

青蔥、香菇、杏鮑菇、金針菇、芥藍、甘藍、大白菜、萵苣、小白菜、花椰菜、蘿蔔、胡瓜、苦瓜、絲瓜、冬瓜、南瓜、小黃瓜、茄子、豇豆、甜椒、辣椒、牛蒡、蕃茄、韭菜、韭菜花、蒜頭、薑、黃豆芽、綠豆芽、苜蓿芽、芥菜、油菜、九層塔、香菜、木耳、茼蒿、豌豆、芹菜、菠菜、洋蔥。

水果

楊桃、番石榴、檸檬、香蕉、木瓜、葡萄、鳳梨、椰子、甘蔗、柳丁、棗子、釋迦、蓮霧、草莓、青梅、葡萄柚、山竹。

海鮮

鮪魚、白帶魚、鯛魚、鰻魚、鱸魚、石斑魚、虱目魚、蝦子、文蛤、牡蠣、螃蟹、鯖魚。

鮮蚵豆腐煲

吃法：搭配正餐食用。

材料：

牡蠣 300 克、芹菜 40 克、嫩豆腐 1 盒、香菜 20 克、豆豉 1 茶匙、紅棗 10 顆、枸杞 5 克、人蔘鬚 20 克、鹽 1/2 茶匙。

步驟：

1. 紅棗洗淨、去籽；芹菜切末備用。
2. 牡蠣洗淨，去雜質，用開水川燙、瀝乾
3. 嫩豆腐切成 1.5 公分立方體待用。
4. 人蔘鬚加水熬煮 15 分鐘，然後放入嫩豆腐、豆豉、紅棗、枸杞煮滾至約 10 分鐘。
5. 放入牡蠣燙熬，加入鹽巴調味，並以太白粉水薄芶芡，最後放入芹菜末，待滾，再放入香菜即可。

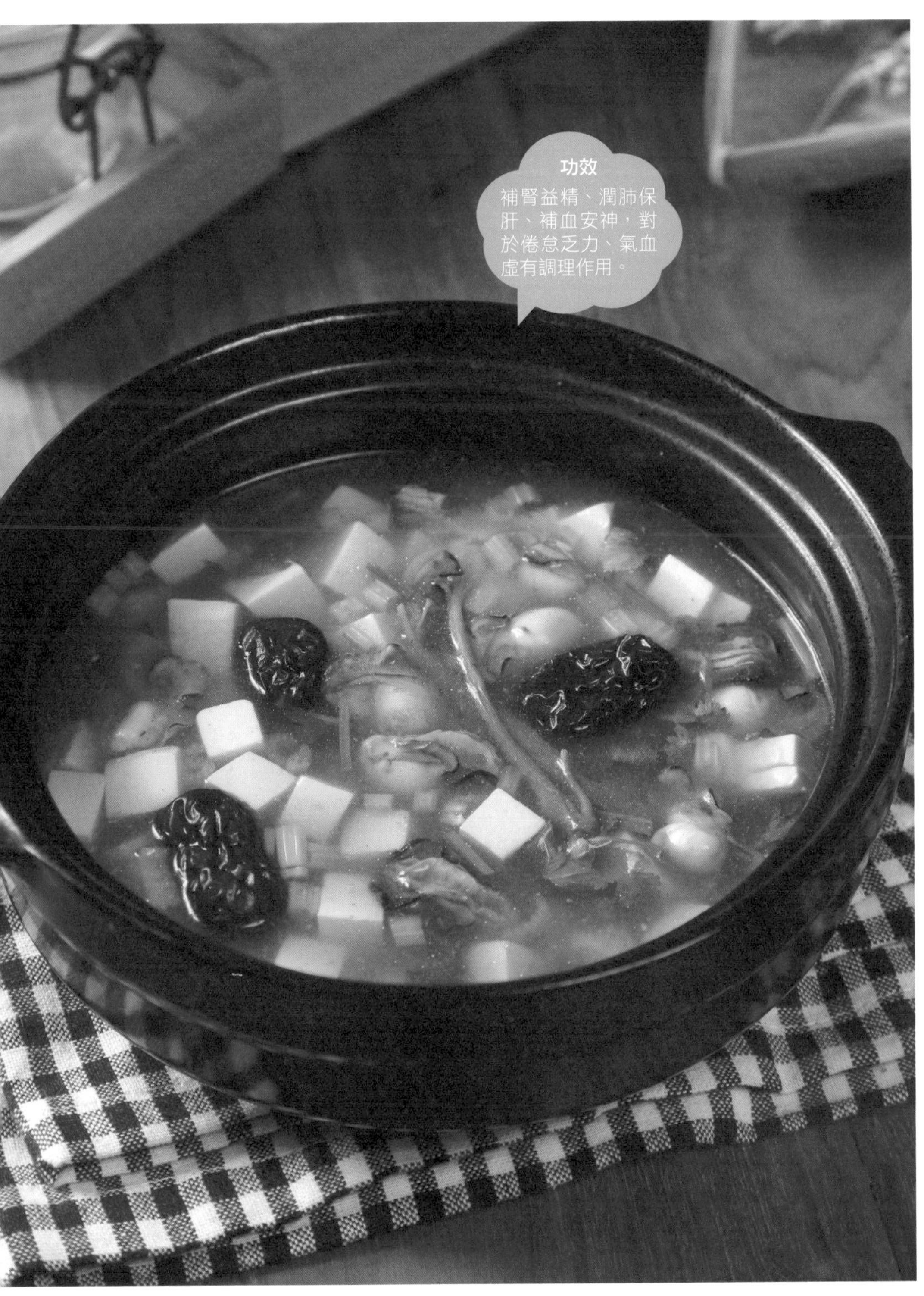
功效
補腎益精、潤肺保肝、補血安神，對於倦怠乏力、氣血虛有調理作用。

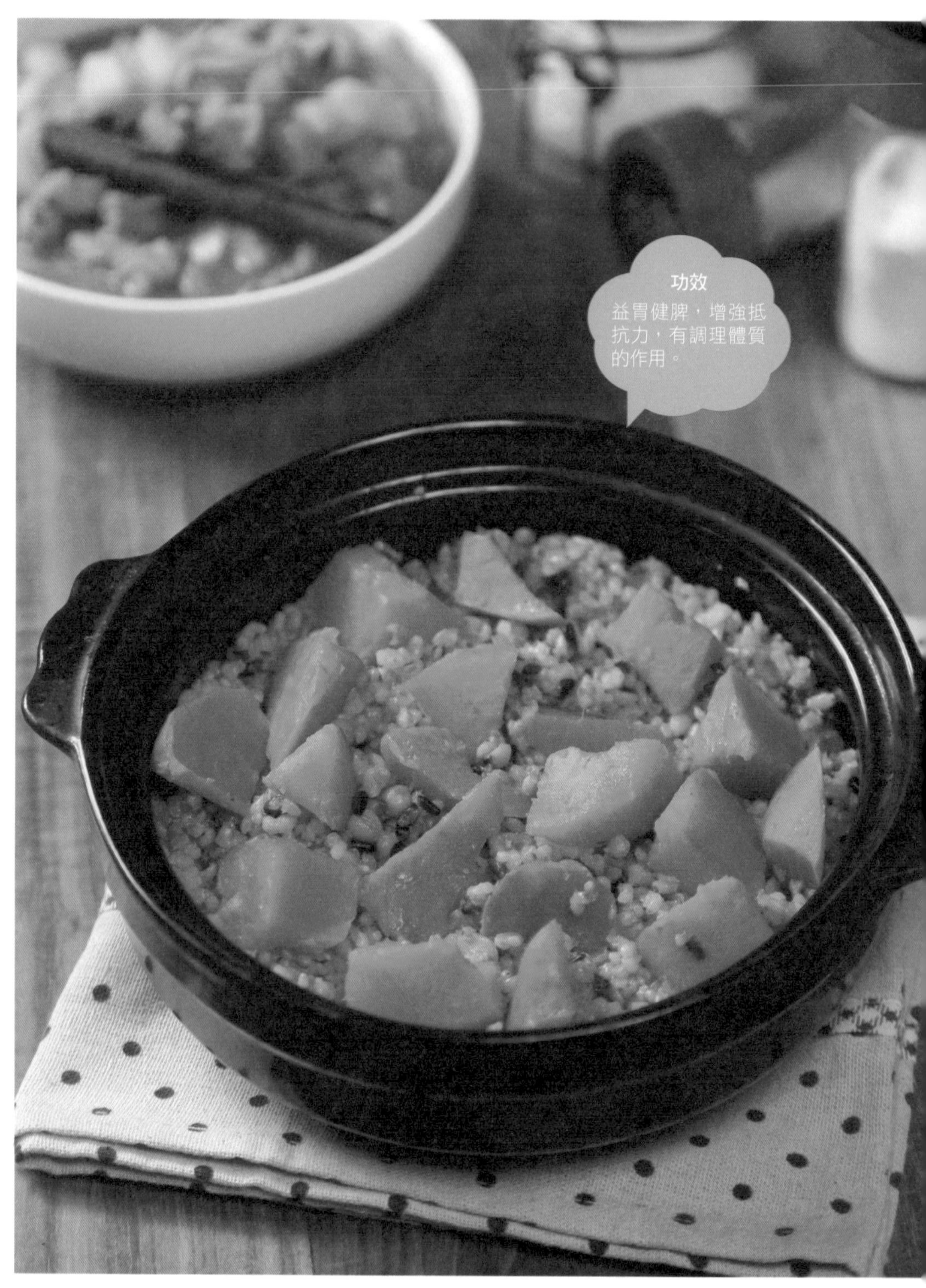
功效
益胃健脾，增強抵
抗力，有調理體質
的作用。

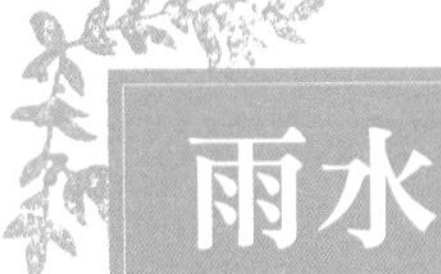

雨水

（二月十八日、十九日或二十日）

健康防範

春天萬物復甦，當然病毒與細菌也不例外，適宜的溫度有利於病原體的繁殖，感冒是早春常見的疾病，主因是源自於本身免疫力低下，故在平日可多攝取未精製的五穀根莖類食材，糙米、薏仁、地瓜等，都具有豐富的多醣體，可幫助提升身體防禦力。

食療重點

此外，若是在感冒期間，若有頭痛、鼻塞、發燒等症狀時，也可多食用蔥、薑、蒜等一些日常生活中常用的辛香調味品，這些食材的性味皆屬溫熱，對於緩解感冒時的一些不適症狀，相當具有效果。

好發疾病

流行性感冒、腸胃性疾病、風濕痛、關節痠痛。

節氣食材

雜糧

山藥、芋頭、玉米、甘薯、紅豆、茶葉、馬鈴薯。

蔬菜

青蔥、香菇、杏鮑菇、金針菇、芥藍、甘藍、大白菜、萵苣、小白菜、青江菜、花椰菜、蘿蔔、胡瓜、苦瓜、絲瓜、冬瓜、南瓜、小黃瓜、茄子、豇豆、毛豆、甜椒、辣椒、牛蒡、蕃茄、韭菜、韭菜花、蒜頭、薑、黃豆芽、綠豆芽、苜蓿芽、芥菜、油菜、九層塔、芫荽、木耳、茼蒿、豌豆、芹菜、菠菜、洋蔥。

水果

楊桃、番石榴、檸檬、香蕉、木瓜、葡萄、鳳梨、椰子、甘蔗、柳丁、棗子、釋迦、蓮霧、草莓、青梅、金柑、葡萄柚、枇杷、桃子、山竹。

海鮮

鮪魚、白帶魚、鯛魚、鰻魚、鱸魚、石斑魚、虱目魚、蝦子、文蛤、牡蠣、螃蟹、鯖魚。

五穀米甘薯香飯

吃法： 作正餐食用。

材料：

糙米160克、紫米20克、小米20克、小麥20克、蕎麥20克、薏仁60克、芡實20克、地瓜1個。

步驟：

1. 將所有材料洗淨後浸泡2~5小時。
2. 地瓜洗淨、去皮，切成塊狀。
3. 將所有材料（不含地瓜）放入電鍋，最後鋪上地瓜塊，水與材料為1：1。
4. 按下電鍋開關直至跳起，熟後燜些時間，增加飯的軟度。

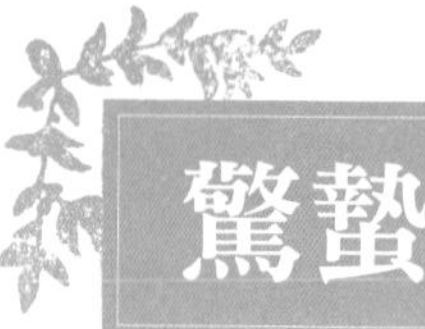

驚蟄

（三月五日、六日或七日）

健康防範

《曆書》：「斗指丁為驚蟄，雷鳴動，蟄蟲皆震起而出，故名驚蟄也。」意思是指春雷聲響，驚醒了蟄伏的冬眠生物，也是全年氣溫回升最快的節氣。水痘中醫又稱為水花、水瘡、水皰，常發生於春、冬二季，是由於外感時行邪毒引起的急性傳染病。水痘患者最好給予容易消化及營養豐富的流質或半流質飲食，而且應當清淡，可吃些粥、牛奶、麵條等。

食療重點

在患病期間，因為容易有便秘的情形，所以最好要適時補充水分，多吃些新鮮水果及蔬菜，像是竹筍、芫荽等當季食材，都具有清熱、透疹的效果，可幫助舒緩出痘時的發熱症狀，亦可使水痘順利發出。另外也可以煮綠豆湯、冬瓜湯食用，或用些性涼的水果打成果汁也不錯，如西瓜汁等，皆有清熱、利濕、解毒的效果。

好發疾病

水痘、流行性感冒、腮腺炎、發熱、流鼻涕、咳嗽。

節氣食材

雜糧

山藥、芋頭、玉米、甘薯、紅豆、茶葉、馬鈴薯。

蔬菜

青蔥、香菇、杏鮑菇、金針菇、芥藍、甘藍、大白菜、萵苣、小白菜、青江菜、花椰菜、蘿蔔、胡瓜、甜瓜、苦瓜、絲瓜、冬瓜、南瓜、小黃瓜、茄子、豇豆、毛豆、甜椒、辣椒、牛蒡、蕃茄、韭菜、韭菜花、蒜頭、薑、黃豆芽、綠豆芽、苜蓿芽、芥菜、油菜、九層塔、芫荽、木耳、茼蒿、豌豆、芹菜、菠菜、洋蔥。

水果

楊桃、番石榴、檸檬、香蕉、木瓜、葡萄、鳳梨、椰子、甘蔗、柳丁、棗子、釋迦、蓮霧、草莓、葡萄柚、枇杷、桃子、山竹。

海鮮

鮪魚、白帶魚、白鯧、鯛魚、鰻魚、鱸魚、石斑魚、虱目魚、蝦子、文蛤、牡蠣、螃蟹、鯖魚。

竹筍薏仁粥

吃法： 作正餐食用。

材料：

竹筍 50 克、薏仁 30 克、白米 60 克。

步驟：

1. 將鮮竹筍洗淨，切片；薏苡仁、粳米，淘洗乾淨。
2. 將鍋置於火上，放入適量清水，放入竹筍片、薏仁、白米。
3. 先用大火燒開，後用小火熬煮 30 分鐘，粥熟即成。

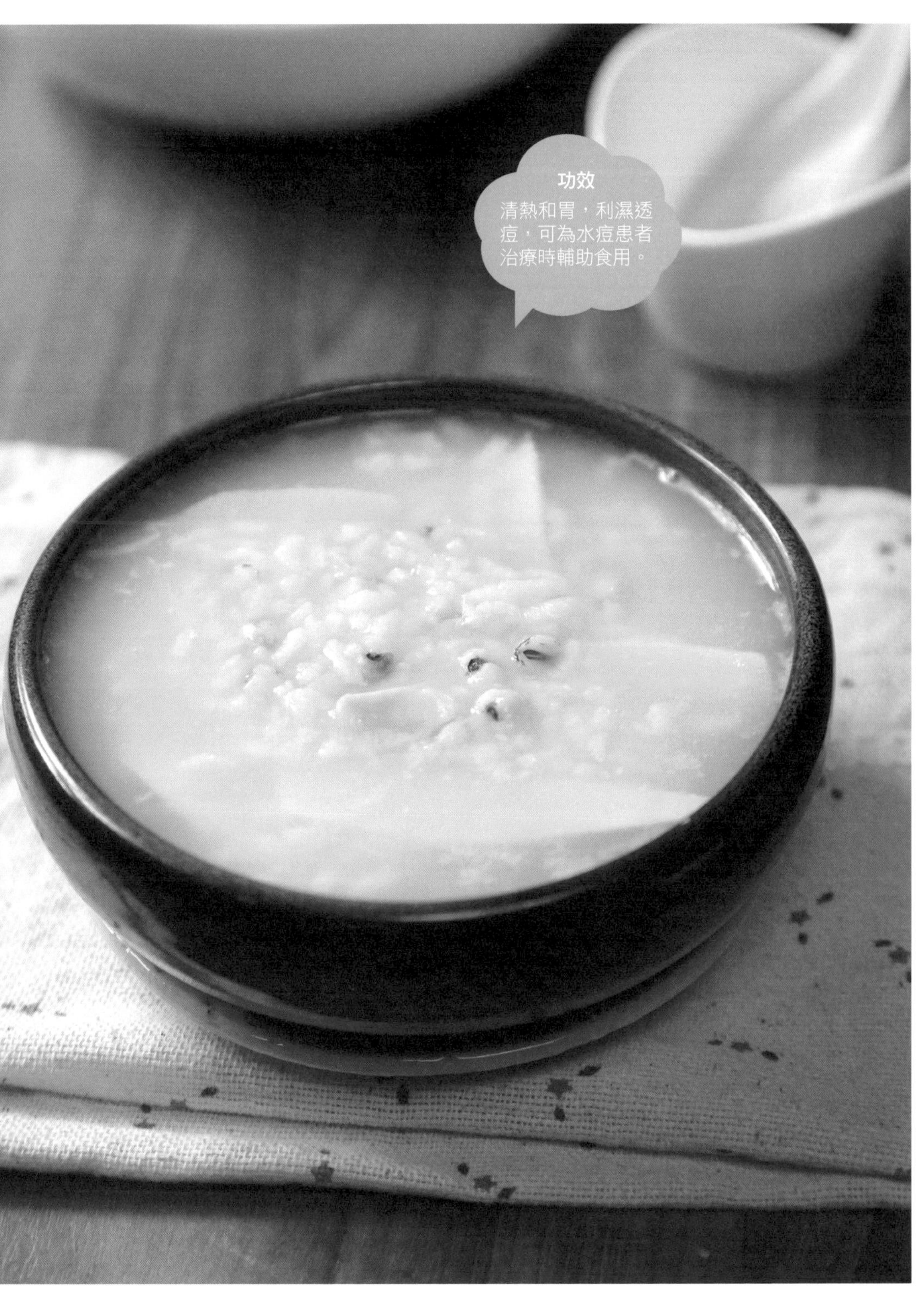
功效
清熱和胃，利濕透痘，可為水痘患者治療時輔助食用。

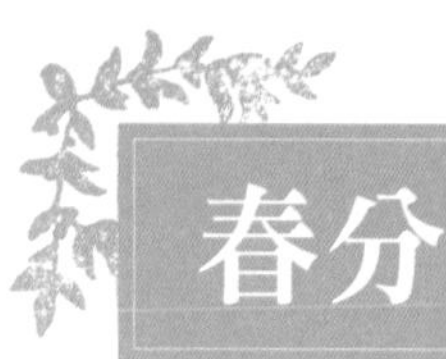

春分

（三月二十日、二十一日或二十二日）

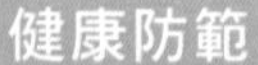

健康防範

台灣有句諺語叫：「春分有風發，郎中盡可殺；春分無雨下，郎中笑哈哈」，意思是指在春分時，若是有颳風下雨的情況，大家就會更注意氣候的變化以預防疾病。麻疹是由麻疹病毒的感染而引起的一種疾病，尤其以1~6歲的幼兒最容易被傳染。麻疹通常會在春天流行，但只要感染過一次之後，終生即具有免疫性，不會再發。

食療重點

在前期發熱或出疹期間，飲食宜要清淡少油膩、刺激，可進食些流質食物，如稀飯、清淡湯麵、新鮮果汁等；而在後期退熱或恢復時期，可逐步給予容易消化吸收，且營養價值高的食物。如牛奶、豆漿、清蒸魚類、瘦肉、嫩菜葉及新鮮的蔬菜水果等。如同水痘，在出疹期間亦是可以多吃清熱解毒、發汗透疹的食物，如香菜、牛蒡等，都有此功效。

好發疾病

痲疹、腎炎、高血壓、腰酸。

節氣食材

雜糧

芋頭、玉米、甘薯、茶葉、馬鈴薯。

蔬菜

青蔥、香菇、杏鮑菇、金針菇、芥藍、甘藍、大白菜、萵苣、小白菜、青江菜、花椰菜、蘿蔔、胡瓜、苦瓜、絲瓜、冬瓜、南瓜、小黃瓜、茄子、豇豆、毛豆、辣椒、牛蒡、蕃茄、韭菜、韭菜花、蒜頭、薑、黃豆芽、綠豆芽、苜蓿芽、小芥菜、油菜、九層塔、芫荽、木耳、榨菜、芹菜、竹筍、洋蔥、筊白筍。

水果

楊桃、番石榴、檸檬、香蕉、木瓜、葡楊桃、芭樂、檸檬、香蕉、木瓜、葡萄、鳳梨、椰子、甘蔗、柳丁、棗子、釋迦、蓮霧、草莓、青梅、金柑、葡萄柚、枇杷、桃子、山竹、香瓜。

海鮮

鮪魚、白帶魚、鯛魚、鰻魚、鱸魚、石斑魚、虱目魚、蝦子、文蛤、牡蠣、螃蟹。

香菜肉絲

吃法：搭配正餐食用。

材料：

瘦豬肉200克、香菜300克、雞蛋一顆、太白粉適量、鹽1/2茶匙、米酒5克、蔥1根（切段）、薑5克（切絲）、香油茶1茶匙半、油1湯匙。

步驟：

1. 將肉洗淨，切成絲，加入雞蛋，以太白粉抓勻。
2. 將洗淨的香菜切段，長3公分左右。
3. 在鍋內倒入油，油熱後放進肉絲翻炒，起鍋。
4. 鍋內留底油，放蔥、薑、香菜煸炒後放肉絲，再放鹽、酒迅速炒勻，熟後淋上香油即成。

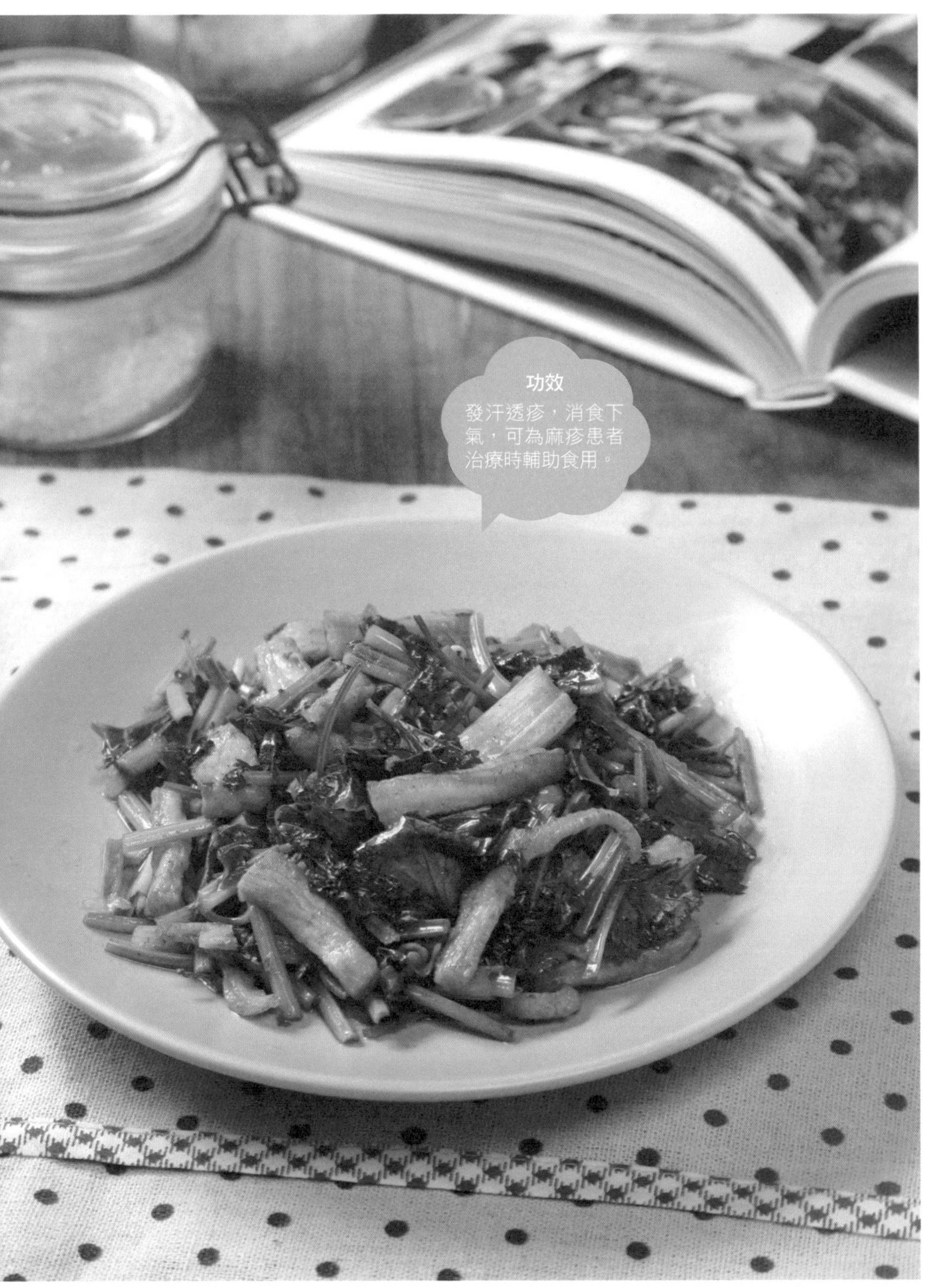
功效
發汗透疹，消食下氣，可為麻疹患者治療時輔助食用。

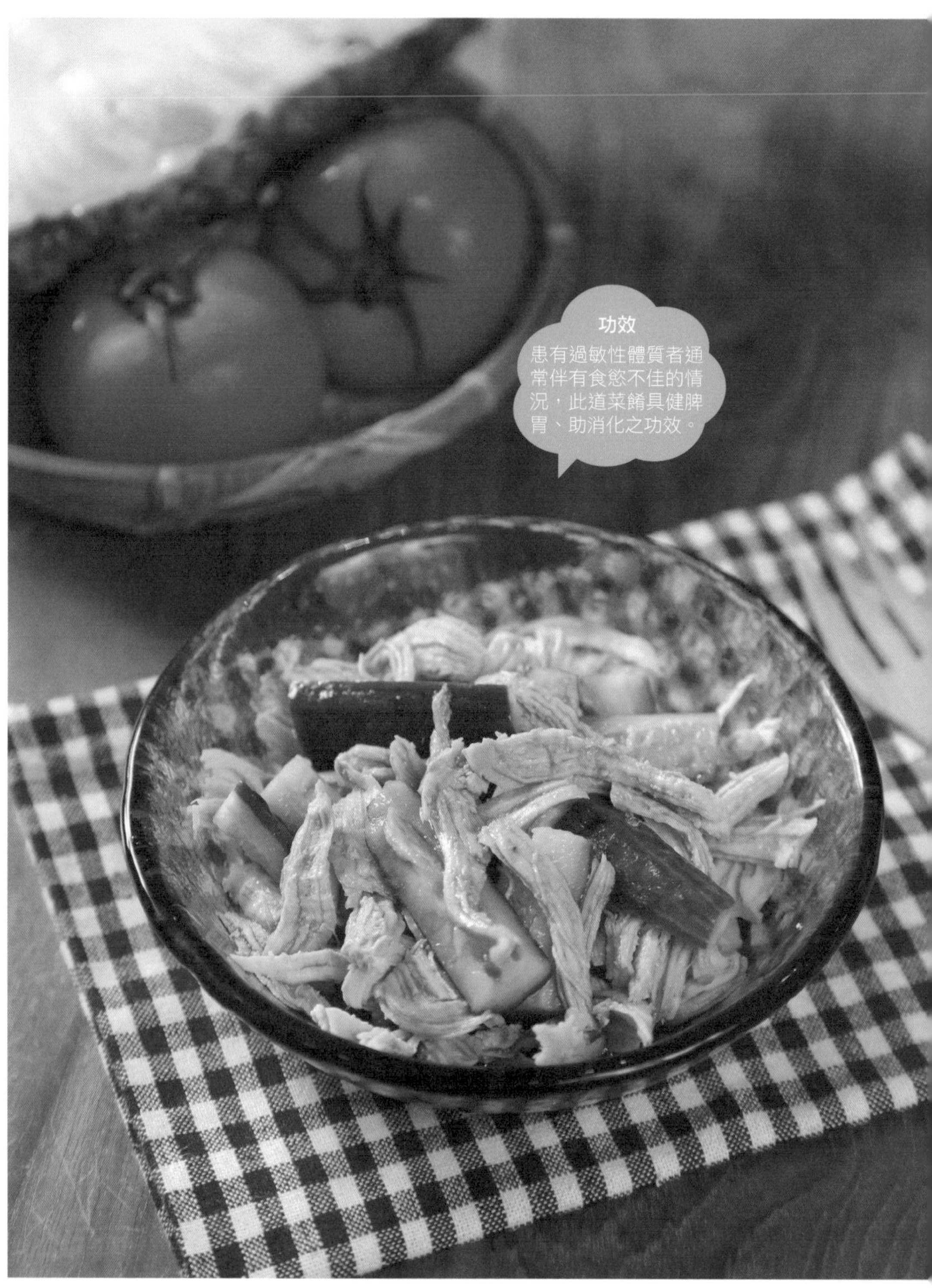
功效
患有過敏性體質者通
常伴有食慾不佳的情
況，此道菜餚具健脾
胃、助消化之功效。

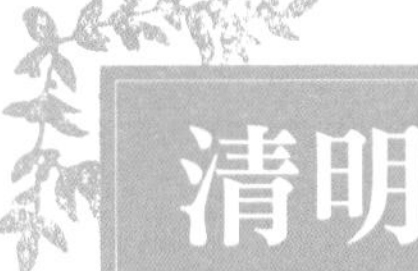

清明

（四月四日、五日或六日）

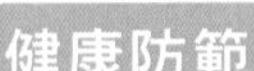

健康防範

每年一到春雨、梅雨季節，就有很多過敏性疾病患者苦惱不已。過敏性鼻炎患者發作時全身不適，好像得了重感冒，持續時間長，嚴重影響工作效率。過敏性鼻炎患者應常吃新鮮的食物。尤其應多吃一些富含維生素A、維生素B的食物，以補充人體的需要。

食療重點

在眾多食物中，鳳梨、柿子、胡蘿蔔、番茄、動物肝臟、雞蛋、牛奶等含有豐富的維生素A和胡蘿蔔素。而維生素B主要存在於瘦肉及動物肝臟、粗糧（如糙米）中，建議可以多加食用。此外，最新有研究顯示，常吃「地中海飲食（指大量的蔬菜、水果、海鮮、五穀雜糧、堅果和橄欖油，以及少量的牛肉和乳製品、酒類的飲食風格）」能有效預防氣喘及過敏性鼻炎。

好發疾病

過敏性鼻炎、過敏性哮喘、花粉症、日光性皮膚炎、肺炎。

節氣食材

雜糧

芋頭、玉米、甘薯、茶葉、馬鈴薯。

蔬菜

青蔥、香菇、杏鮑菇、金針菇、芥藍、甘藍、大白菜、萵苣、小白菜、青江菜、花椰菜、蘿蔔、胡瓜、苦瓜、絲瓜、冬瓜、南瓜、小黃瓜、茄子、豇豆、辣椒、牛蒡、蕃茄、韭菜、韭菜花、蒜頭、薑、黃豆芽、綠豆芽、苜蓿芽、芥菜、油菜、九層塔、芫荽、木耳、茼蒿、豌豆、芹菜、洋蔥、筊白筍、竹筍。

水果

楊桃、番石榴、檸檬、香蕉、木瓜、葡萄、鳳梨、椰子、甘蔗、釋迦、蓮霧、草莓、青梅、金柑、葡萄柚、枇杷、桃子、芒果、香瓜、西瓜。

海鮮

鮪魚、白帶魚、鯛魚、鰻魚、鱸魚、石斑魚、虱目魚、蝦子、文蛤、牡蠣、螃蟹。

涼拌雞絲

吃法：搭配正餐食用。

材料：

雞胸肉 250 克、小黃瓜 2 條、山楂 8 克、麥芽 8 克、穀芽 8 克、醬油 1 湯匙、烏醋 1 湯匙、蒜泥 1 茶匙、糖 1 茶匙、麻油 1 湯匙。

步驟：

1. 將山楂、麥芽、穀芽用 2 杯水燒開，轉小火 10 分鐘取 1 湯匙藥汁備用。
2. 雞胸肉抹點鹽巴放置電鍋內蒸熟，取出待涼後撕成條狀，另外蒸雞肉的雞汁取一湯匙備用。
3. 小黃瓜洗淨，切小段拍碎，加少許鹽攪拌後備用。
4. 將藥汁、雞汁、醬油、烏醋、蒜泥、糖、麻油拌勻做成調味醬。
5. 取一大盤，將小黃瓜瀝乾水分後擺盤，再放上雞肉絲，最後淋上調好的醬，食用時拌勻即可。

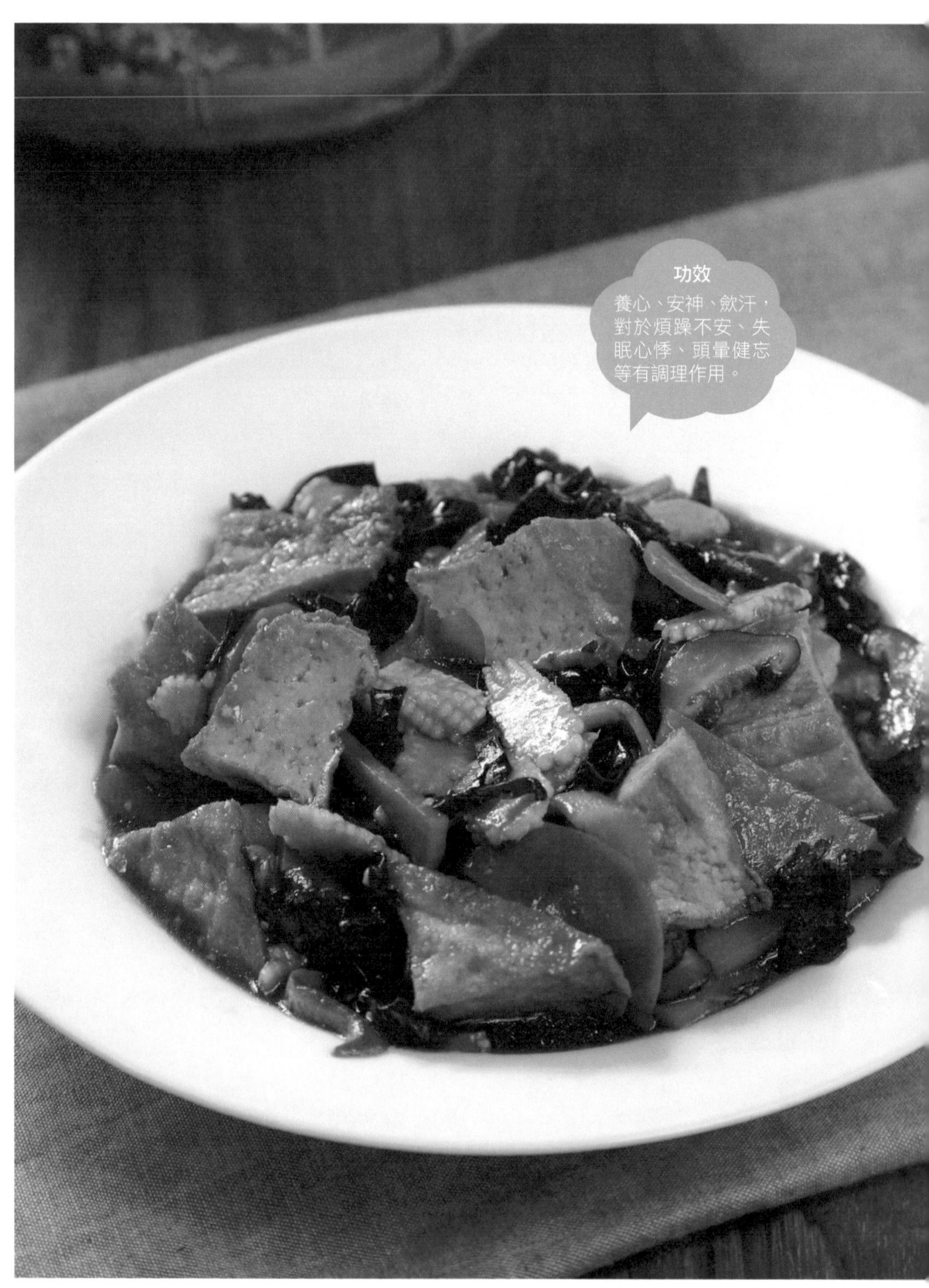
功效
養心、安神、歛汗，對於煩躁不安、失眠心悸、頭暈健忘等有調理作用。

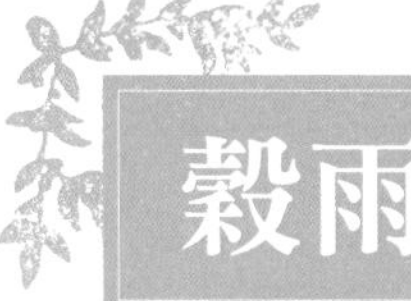

穀雨

（四月十九日、二十日或二十一日）

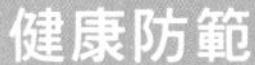

健康防範

春季時由於會有忽冷忽熱、溫差大的情形，加上濕度逐漸增大，使得情緒容易受到影響，導致憂鬱症或躁鬱症的發作，憂鬱症患者首重營養均衡，透過飲食的調整來抗壓及抗憂鬱，其中效果最好的當屬於多醣類食物，例如：糙米、大麥、小麥、燕麥等五穀雜糧，或高纖維多醣的蔬果如胡蘿蔔、蕃茄、蘋果等。

食療重點

哈佛大學研究顯示，深海魚油含有良好的不飽和脂肪酸ω-3，其有類似抗憂鬱藥的作用，能阻斷神經傳導路徑，增加血清素的分泌量，故可多食一些深海魚類，如鮭魚、鯛魚、鮪魚、青花魚等，都含有豐富的ω-3脂肪酸。此外，雞肉、乳製品、堅果類、香蕉、菠菜、南瓜、櫻桃、巧克力等，也都是能夠補充血清素的良好食物來源，建議也可以多加食用。

好發疾病

憂鬱症、三叉神經痛、坐骨神經痛、肋間神經痛。

節氣食材

雜糧

芋頭、玉米、甘薯、茶葉、馬鈴薯。

蔬菜

青蔥、香菇、杏鮑菇、金針菇、芥藍、甘藍、大白菜、萵苣、小白菜、青江菜、花椰菜、蘿蔔、苦瓜、絲瓜、冬瓜、南瓜、小黃瓜、茄子、豇豆、辣椒、牛蒡、蕃茄、韭菜、韭菜花、蒜頭、薑、黃豆芽、綠豆芽、苜蓿芽、芥菜、油菜、九層塔、芫荽、木耳、茼蒿、豌豆、芹菜、洋蔥、筊白筍、竹筍。

水果

楊桃、番石榴、檸檬、香蕉、木瓜、葡萄、鳳梨、椰子、甘蔗、釋迦、蓮霧、草莓、葡萄柚、枇杷、桃子、芒果、香瓜、西瓜。

海鮮

鮪魚、白帶魚、白鯧、鯛魚、鰻魚、鱸魚、石斑魚、虱目魚、蝦子、文蛤、牡蠣、螃蟹、烏賊。

羅漢素菜

吃法： 搭配正餐食用。

材料：

玉米筍切片 80 克、油豆腐 20 克、香菇切絲 20 克、熟筍片 200 克、紅蘿蔔切片 60 克、木耳切絲 40 克、鹽 1/2 茶匙、油 2 湯匙、香油 1 茶匙、醬油 1 湯匙、太白粉 2 茶匙、酒 2 茶匙。

步驟：

1. 加熱 2 大匙油，放入香菇拌炒，再加入紅蘿蔔、玉米筍、筍片、木耳絲；再倒入油豆腐、鹽、醬油、酒煮至油豆腐入味，淋上太白粉水。
2. 最後淋上香油即可。

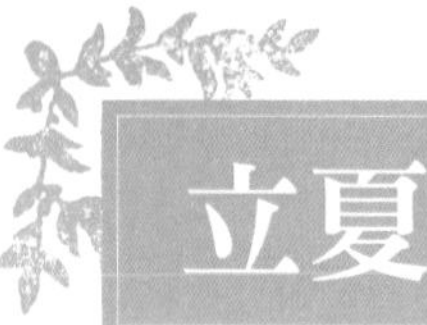

立夏

（五月五日、六日或七日）

健康防範

立夏代表又濕又熱的天氣型態已逐步到來，此時也是最適合細菌、微生物繁殖的時刻，稍不注意很容易引發胃腸疾病，如細菌性痢疾、急性腸胃炎、食物中毒等，令人不得不多加防範。基本上處理的原則大致相同，最重要的是讓腸胃能適當休息，在第一天時至少要空腹一餐，適量的補充水分。

食療重點

飲食上以清淡、少量多餐為原則，清淡的食物例如乾飯、白麵包、白稀飯等，造成腸胃炎主要的原因在於「溼熱病邪」侵入人體，在腸胃炎期間飲食當然是吃的清淡較好，但在恢復期過後，也不要急著大魚大肉，建議可以多吃絲瓜、冬瓜、蓮子、綠豆等具有清熱祛溼功效的食物來保養、強健脾胃。此外，山藥素有“神仙之食”的美名，對於身體虛弱、食慾不振、消化不良、久痢泄瀉等脾胃功能不好的人群相當有補益，建議亦可多食。

好發疾病

腸胃炎、細菌性痢疾、急性腸胃炎、食物中毒。

節氣食材

雜糧

芋頭、玉米、茶葉、綠豆、花生。

蔬菜

青蔥、香菇、杏鮑菇、金針菇、芥藍、大白菜、小白菜、青江菜、胡瓜、苦瓜、絲瓜、冬瓜、南瓜、小黃瓜、茄子、豇豆、毛豆、辣椒、牛蒡、蕃茄、韭菜、韭菜花、蒜頭、薑、黃豆芽、綠豆芽、苜蓿芽、小芥菜、油菜、九層塔、芫荽、木耳、茼蒿、豌豆、芹菜、洋蔥、筊白筍。

水果

楊桃、番石榴、檸檬、香蕉、木瓜、葡萄、鳳梨、椰子、甘蔗、蓮霧、青梅、葡萄柚、枇杷、桃子、芒果、香瓜、李子、西瓜。

海鮮

海鮮：鮪魚、白帶魚、鯛魚、鰻魚、鱸魚、石斑魚、虱目魚、蝦子、文蛤、牡蠣、螃蟹。

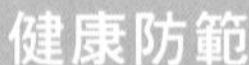

清熱蓮子冬瓜粥

吃法： 作正餐食用。

材料：

白米200克、冬瓜切丁200克、薑絲少許、蔥絲少許、蓮子40克、鹽1/2茶匙。

步驟：

1. 白米洗淨，冬瓜去皮、籽切成丁狀。
2. 白米、冬瓜、蓮子及水、鹽一起入鍋煮熟即可。

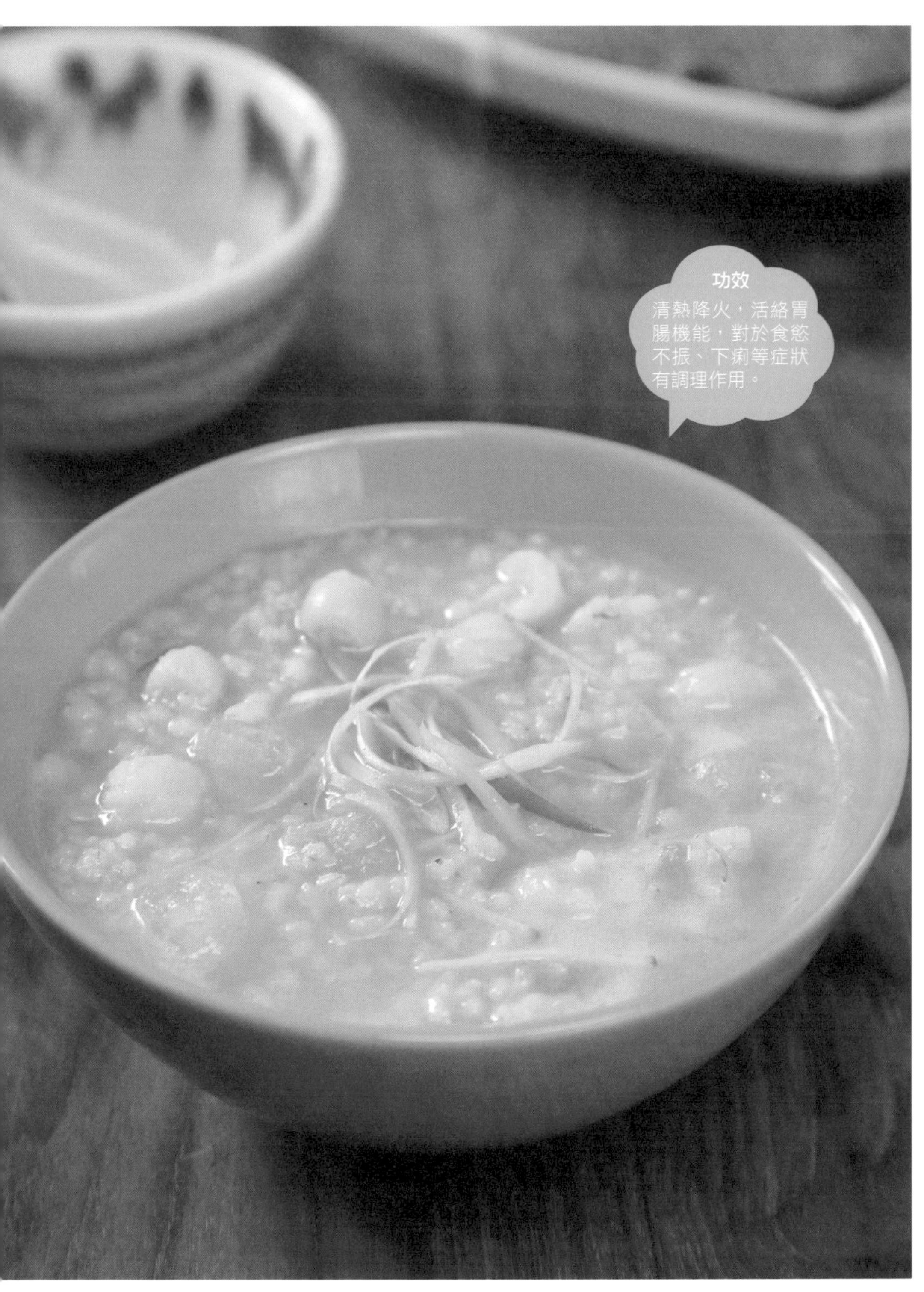
功效
清熱降火，活絡胃腸機能，對於食慾不振、下痢等症狀有調理作用。

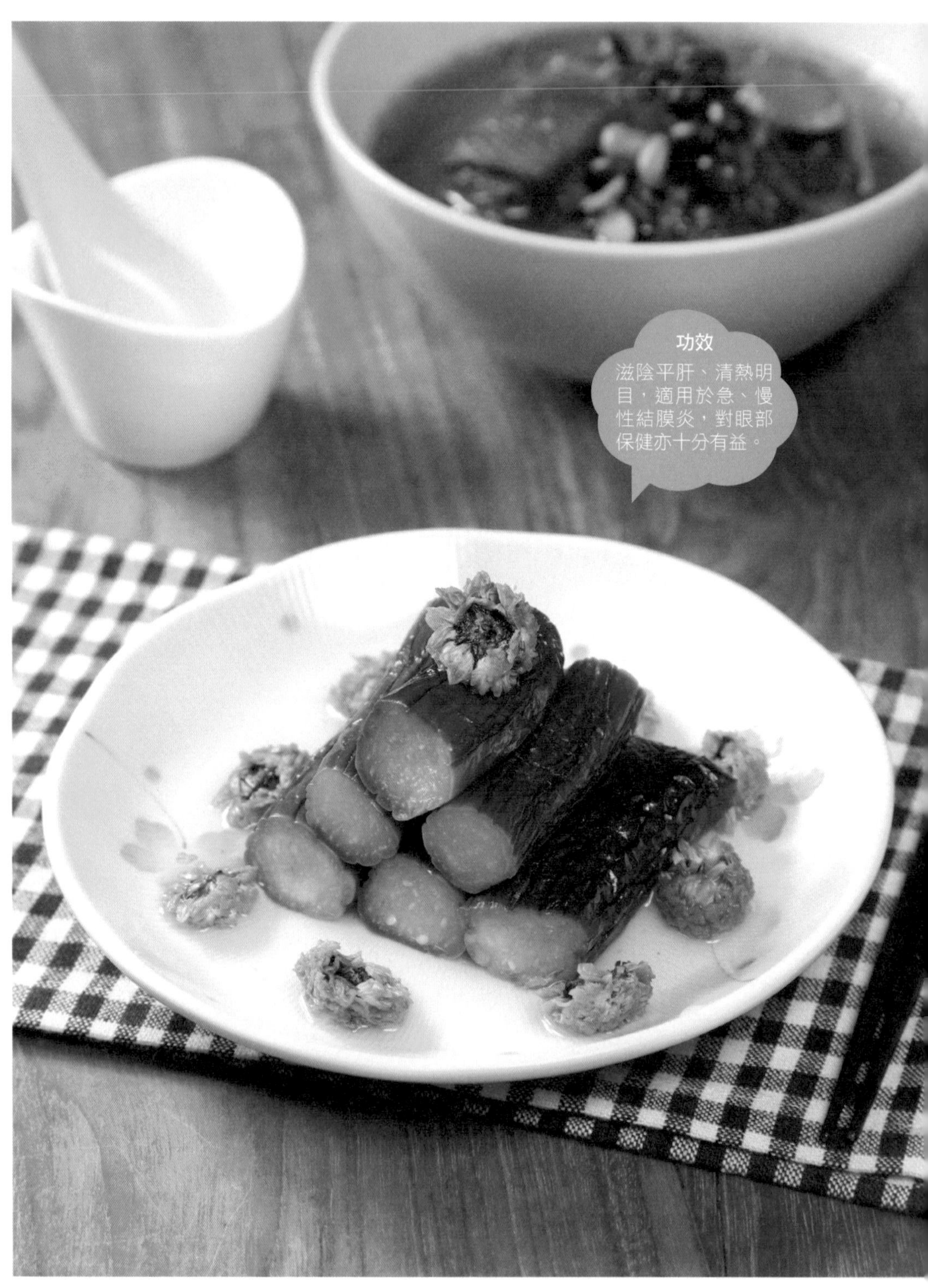
功效
滋陰平肝、清熱明
目，適用於急、慢
性結膜炎，對眼部
保健亦十分有益。

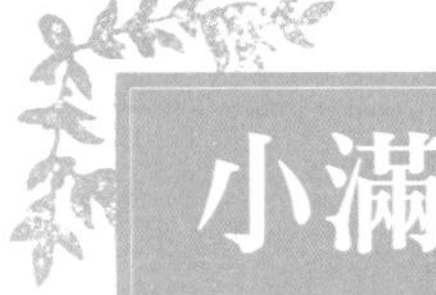

小滿

（五月二十日、二十一日或二十二日）

健康防範

由於夏季氣候炎熱，使得各種病毒、微生物都加快了生長及傳播的速度，導致急性結膜炎的發病率增加，其流行的途徑主要是透過公共場所或於家庭中接觸傳染，輕者積極治療即可痊癒，嚴重的還會影響到視力。由於結膜炎在中醫來說乃是因為風熱火毒所引起，故在患病期間，建議可以多食用清熱解毒之食材，如瓜類、綠豆、白蘿蔔、莧菜、番茄、白菜、芹菜、茄子等。

食療重點

建議不怕吃「苦」的人，可以多吃味道較苦的食物或茶飲，如苦瓜、較苦的濃綠茶、蓮子心等食材，不但可以消熱解毒、提神除煩，對於健康也是大有助益。平日亦可多食用一些「護眼」食材，如枸杞、菊花、紅蘿蔔、芹菜等，對於保護眼睛功能及增進其健康相當有幫助。

好發疾病

急性結膜炎、風濕痺痛、心煩、失眠、便秘。

節氣食材

雜糧

芋頭、玉米、茶葉、綠豆、花生。

蔬菜

青蔥、香菇、杏鮑菇、金針菇、芥藍、大白菜、小白菜、青江菜、蘿蔔、胡瓜、苦瓜、絲瓜、冬瓜、南瓜、小黃瓜、茄子、豇豆、毛豆、辣椒、牛蒡、蕃茄、韭菜、韭菜花、蒜頭、薑、黃豆芽、綠豆芽、苜蓿芽、芥菜、油菜、九層塔、芫荽、木耳、茼蒿、豌豆、芹菜、洋蔥、筊白筍、竹筍。

水果

楊桃、番石榴、檸檬、香蕉、木瓜、葡萄、鳳梨、椰子、甘蔗、蓮霧、葡萄柚、枇杷、桃子、芒果、荔枝、百香果、香瓜、西瓜。

海鮮

鮪魚、白帶魚、鯛魚、鰻魚、鱸魚、石斑魚、虱目魚、蝦子、文蛤、牡蠣、螃蟹。

菊花蒸茄子

吃法：搭配正餐食用。

材料：

菊花 10 克、茄子 2 條、鹽 1/2 茶匙、醋 1/2 茶匙、麻油 1/2 茶匙。

步驟：

1. 將菊花洗淨後放入鍋內，加入適量水，煎煮至沸，去菊花留汁備用。
2. 茄子與菊花湯同放入碗中，隔水蒸熟，放入適量麻油、鹽、醋，拌勻即成。

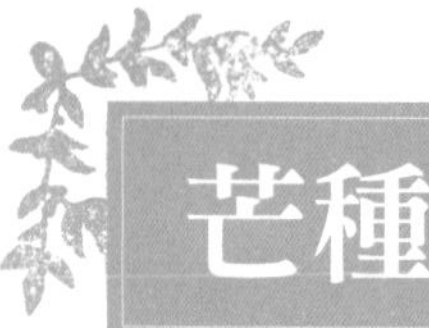

芒種

（六月五日、六日或七日）

健康防範

到了芒種，之前的綿綿梅雨，也將轉變為夏日型的午後雷陣雨，梅雨季節就要宣告結束，而天氣也會越來越熱、越來越乾燥。炎炎夏日到來，人的心情易於煩躁，新陳代謝也相對旺盛，使體內的水分和營養容易隨著汗水一起流失，再加上酷熱難眠，很容易造成內分泌失調，而內分泌失調極可能就會導致失眠。

食療重點

中醫認為失眠主要是因心神不寧所致，所以可以多吃一些養心安神之食材大多能夠改善失眠症狀，如龍眼肉、紅棗、蓮子等都是不錯的食材。建議平常食用如：燕麥、杏仁、馬鈴薯、香蕉等食物，睡不著時泡一杯溫牛奶、菊花茶或是蜂蜜水飲用，都有助於入眠。

好發疾病

失眠、腹痛腹瀉、汗疹。

節氣食材

雜糧

芋頭、玉米、茶葉、綠豆、小米。

蔬菜

青蔥、香菇、杏鮑菇、金針菇、芥藍、大白菜、小白菜、青江菜、蘿蔔、胡瓜、苦瓜、絲瓜、冬瓜、南瓜、小黃瓜、茄子、豇豆、辣椒、牛蒡、蕃茄、韭菜、韭菜花、蒜頭、薑、黃豆芽、綠豆芽、苜蓿芽、芥菜、油菜、九層塔、芫荽、扁蒲、木耳、茼蒿、豌豆、芹菜、洋蔥、筊白筍、竹筍。

水果

楊桃、番石榴、檸檬、香蕉、木瓜、葡萄、鳳梨、椰子、甘蔗、蓮霧、葡萄柚、枇杷、桃子、芒果、荔枝、百香果、梨、水蜜桃、香瓜、西瓜。

海鮮

鮪魚、白帶魚、鯛魚、鰻魚、鱸魚、石斑魚、虱目魚、蝦子、文蛤、牡蠣、螃蟹。

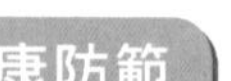

蓮棗糯米飯

吃法： 作正餐食用。

材料：

糯米200克、金桔餅4粒、蓮子20克、紅棗10顆、桂圓肉20克、糖60克、沙拉油1湯匙。

步驟：

1. 糯米洗淨加1倍水和桂圓肉一起放入電鍋煮熟後，趁熱加糖、沙拉油拌勻。
2. 蓮子先放入蒸籠蒸熟，再放入紅棗續蒸約3分鐘。
3. 金桔餅切成碎粒。
4. 準備一器皿，先將蓮子、紅棗、金桔餅碎粒排入器皿中，再放入黑糯米壓緊，放入蒸籠15分鐘後，再將器皿中的材料倒扣於盤中即可。

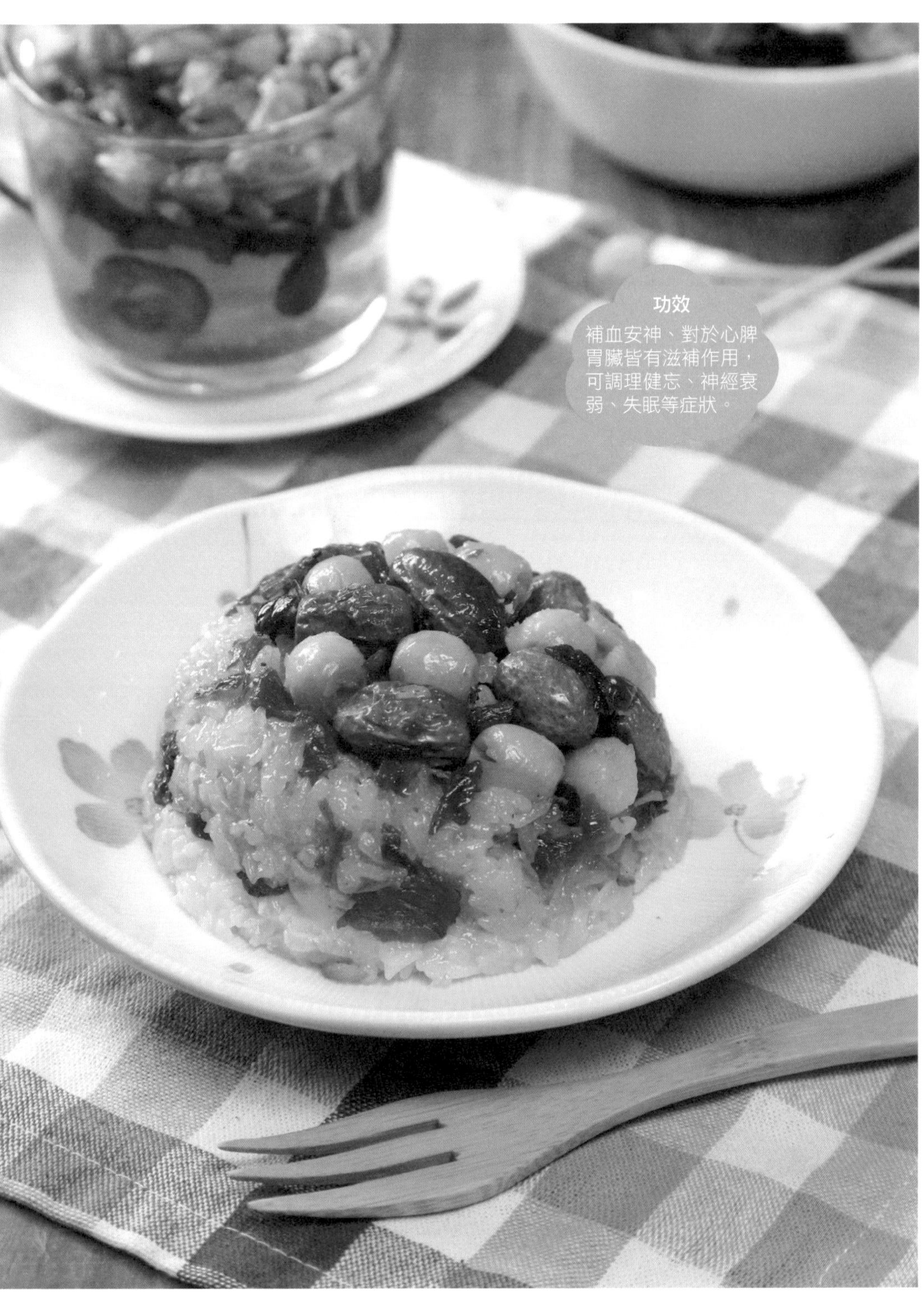
功效
補血安神、對於心脾胃臟皆有滋補作用，可調理健忘、神經衰弱、失眠等症狀。

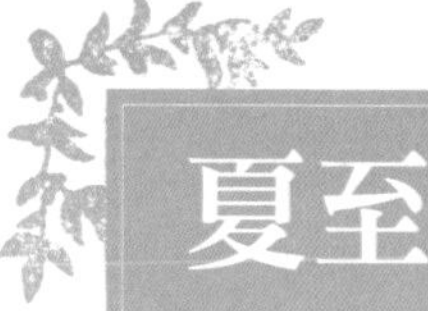

夏至

（六月二十日、二十一日或二十二日）

健康防範

夏至節氣正是暑氣逼人之時，無論男女老幼，多少都會有厭食的現象！中醫稱厭食為「納呆」，是指較長時期有食慾減退甚至食慾消失的情況，大多常見於1~6歲的兒童，如果厭食持續時間較長，就會影響到孩子的生長發育。以中醫來說，食慾不振是因為脾胃功能低落的關係，只要能夠調和脾胃、恢復運化功能，食慾自然就會漸漸好起來。

食療重點

夏季正是鳳梨的產季，其性味甘溫，有解暑止渴、消食止瀉的功效，還具有開胃消食的效果，在炎熱天氣吃上冰鎮後的鳳梨，對於增進食慾相當有幫助；若是在飯後一小時後食用，更有助於消化，堪稱為夏季藥食兼優的時令佳果。

好發疾病

厭食、食物中毒、登革熱、日本腦炎。

節氣食材

雜糧

芋頭、玉米、茶葉、綠豆、小米。

蔬菜

青蔥、香菇、杏鮑菇、金針菇、芥藍、甘藍、大白菜、萵苣、小白菜、青江菜、苦瓜、絲瓜、冬瓜、南瓜、小黃瓜、茄子、豇豆、辣椒、牛蒡、蕃茄、韭菜、韭菜花、蒜頭、薑、黃豆芽、綠豆芽、苜蓿芽、芥菜、油菜、九層塔、芫荽、木耳、茼蒿、豌豆、芹菜、洋蔥、筊白筍、竹筍、蘆筍。

水果

楊桃、番石榴、檸檬、香蕉、木瓜、葡萄、鳳梨、椰子、甘蔗、蓮霧、葡萄柚、枇杷、桃子、芒果、荔枝、百香果、梨、水蜜桃、香瓜、西瓜。

海鮮

鮪魚、白帶魚、鯛魚、鰻魚、鱸魚、石斑魚、虱目魚、蝦子、文蛤、牡蠣、螃蟹。

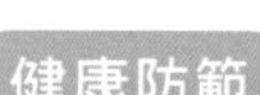

果香拼盤

吃法：搭配正餐食用。

材料：

鳳梨一個，山藥50克、胡蘿蔔50克、蘆筍50克、小黃瓜50克、青花菜50克、大番茄1顆，鹽1/2茶匙、糖1/2茶匙、太白粉適量。

步驟：

1. 將鳳梨一切為二，挖空後，外殼與果肉備用。
2. 山藥、胡蘿蔔去皮切片，鳳梨切小塊，蘆筍、小黃瓜切成細條狀。
3. 將番茄去皮後切片，青花菜洗淨後燙熟，備用。
4. 油鍋燒熱後，放入山藥、胡蘿蔔、蘆筍、小黃瓜與鳳梨翻炒，熟後加入鹽調味。
5. 用太白粉水勾芡，倒入挖空的鳳梨中，最後以青花菜、番茄圍邊擺盤即可。

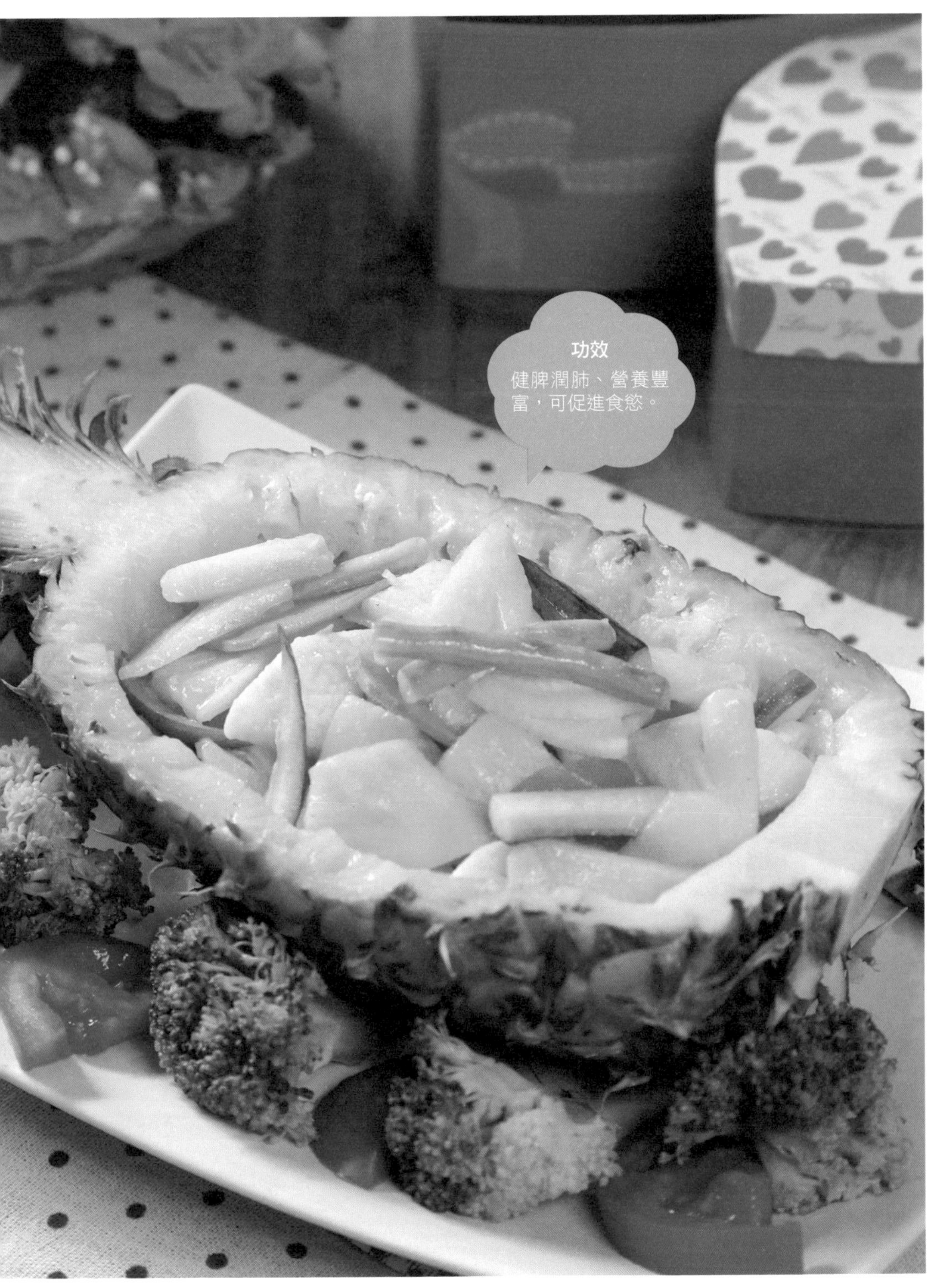
功效
健脾潤肺、營養豐富，可促進食慾。

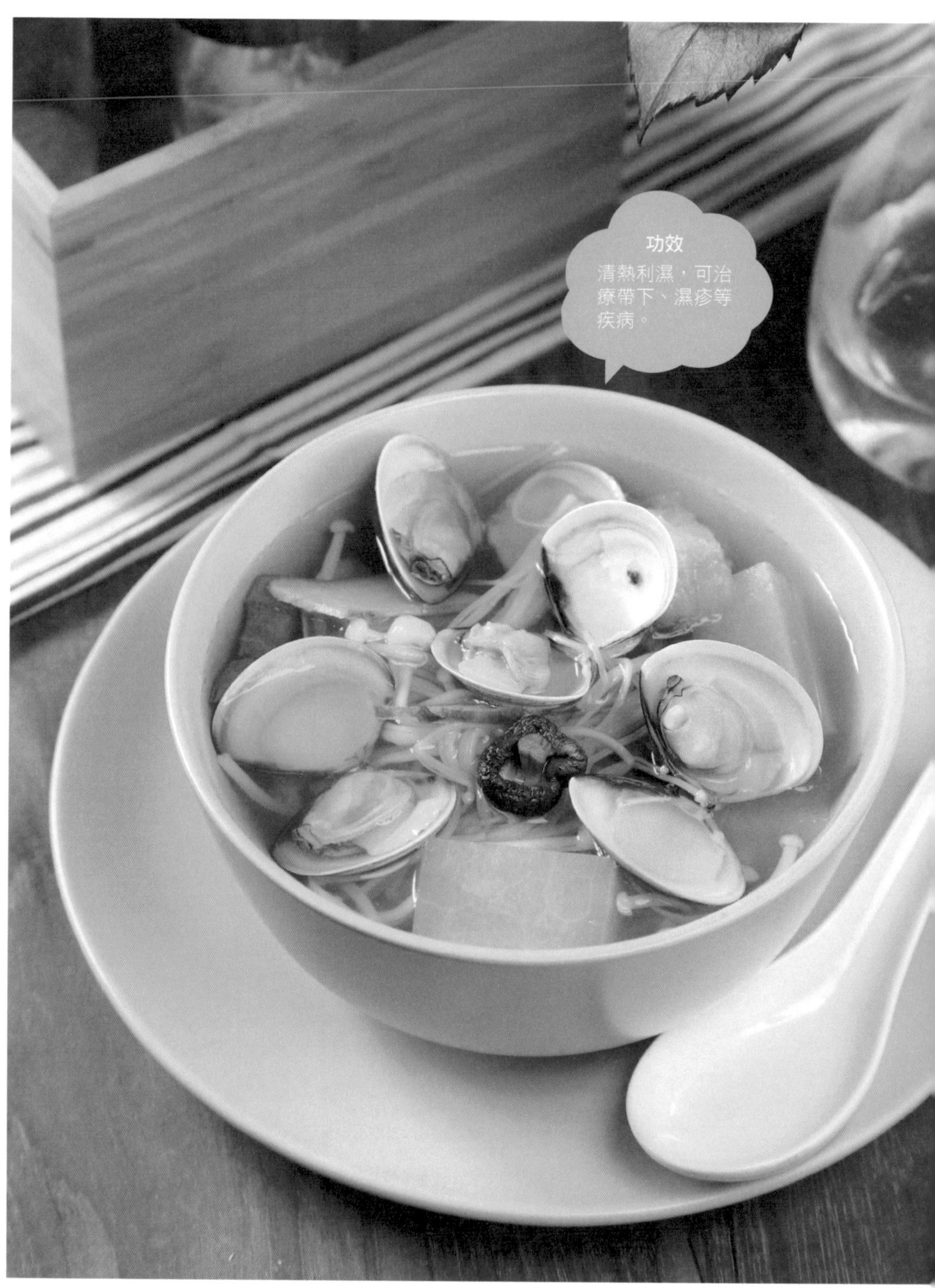
功效
清熱利濕，可治
療帶下、濕疹等
疾病。

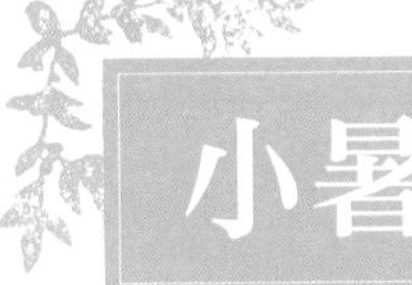

小暑

（七月六日、七日或八日）

健康防範

夏季讓不少婦女感到困擾，因為又到了「白帶」好發的季節了！女性陰道是一個潮濕溫暖的環境，常穿著緊身的牛仔褲，不但不通風、不吸汗，又容易造成磨擦破皮，易使細菌更有入侵的機會，導致追求性感不成，反而“悶出”白帶問題。

食療重點

有帶下困擾的患者，平日應宜溫和、清淡的均衡飲食為主，可多補充含益生菌的食物，如優酪乳、味噌、乳酪等能幫助私密處的保養，白帶屬於「水溼」現象，治療白帶過多等帶下病症的關鍵就在於「健脾祛濕」，平日可多吃蓮子、薏仁、扁豆、大棗、山藥、冬瓜等，對於調理體內水溼現象及補養脾胃有其效果，進一步解決「帶下」的困擾。

好發疾病

陰道炎、香港腳。

節氣食材

雜糧

芋頭、玉米、花生、小米、薏仁。

蔬菜

青蔥、香菇、杏鮑菇、金針菇、芥藍、大白菜、小白菜、青江菜、苦瓜、絲瓜、冬瓜、南瓜、小黃瓜、茄子、豇豆、辣椒、牛蒡、蕃茄、韭菜、韭菜花、蒜頭、薑、黃豆芽、綠豆芽、苜蓿芽、芥菜、油菜、九層塔、芫荽、木耳、茼蒿、豌豆、芹菜、竹筍、洋蔥、筊白筍、蓮藕、蓮子。

水果

楊桃、番石榴、檸檬、香蕉、木瓜、葡萄、鳳梨、椰子、甘蔗、蓮霧、葡萄柚、枇杷、桃子、芒果、荔枝、百香果、梨、水蜜桃、香瓜、龍眼、西瓜。

海鮮

鮪魚、白帶魚、鯛魚、鰻魚、鱸魚、石斑魚、虱目魚、蝦子、文蛤、牡蠣、螃蟹。

冬瓜蛤蠣湯

吃法：搭配正餐食用。

材料：

冬瓜 700 公克、蛤蠣 6~8 顆、金針菇 10 克、乾香菇 3 朵、薑片 4 片、鹽 1/2 茶匙。

步驟：

1. 蛤蠣泡水吐沙；乾香菇去蒂、泡水至軟；金針菇去根部後洗淨備用。
2. 熱一湯鍋，倒入水放入冬瓜片、蛤蠣、金針菇、香菇、薑片一起煮至全開，再放入鹽調味。

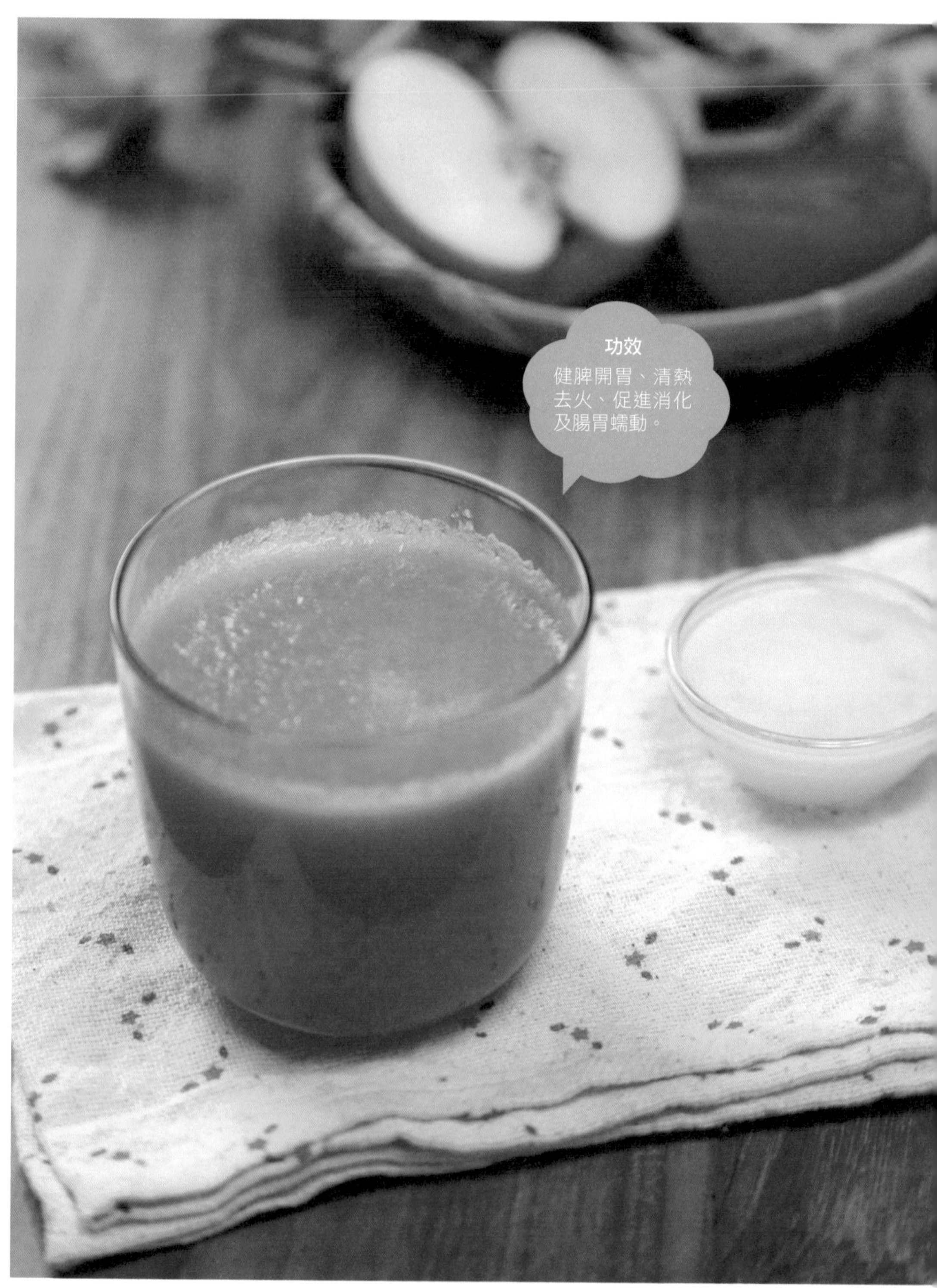
功效
健脾開胃、清熱
去火、促進消化
及腸胃蠕動。

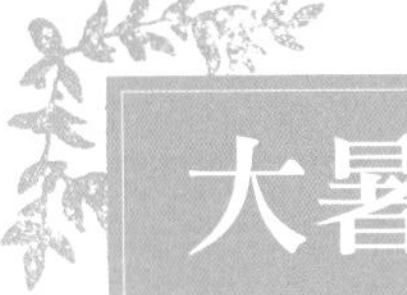

大暑

（七月二十二日、二十三日或二十四日）

健康防範

大暑時天氣酷熱，有時若因外在環境暑氣迫人而來不及降溫，使體溫超過40度，就會發生中暑的現象。中暑會危害身體器官機能，嚴重時死亡率可能高達75%。夏季天氣炙熱，人體皮膚毛孔擴張，排汗量大，建議應多適時補充水分，每日至少飲用1200毫升以上的開水（少量多次）。

食療重點

平日適當食用有助於預防中暑，例如：番茄、西瓜、梨子、檸檬、冬瓜、苦瓜、絲瓜等涼性蔬果，皆具有生津止渴、消暑解熱等功能，這些蔬果亦含有豐富的維生素C，新鮮食用具有美白的功效。但須注意的是，中暑的人大多脾胃虛弱，反而不適宜吃進大量寒涼食物，否則會損傷脾胃陽氣，使其運作無力，寒濕內滯，嚴重者則會出現腹瀉、腹痛等症狀，當須慎食。

好發疾病

中暑、溼疹、泌尿道感染、尿路結石、煩躁。

節氣食材

雜糧

芋頭、玉米、花生、小米、薏仁。

蔬菜

青蔥、香菇、杏鮑菇、金針菇、芥藍、大白菜、小白菜、青江菜、苦瓜、絲瓜、冬瓜、南瓜、小黃瓜、茄子、豇豆、辣椒、牛蒡、番茄、韭菜、韭菜花、蒜頭、薑、黃豆芽、綠豆芽、苜蓿芽、小芥菜、油菜、九層塔、芫荽、木耳、茼蒿、豌豆、芹菜、竹筍、洋蔥、筊白筍、蓮藕、蓮子。

水果

楊桃、番石榴、檸檬、香蕉、木瓜、葡萄、鳳梨、椰子、甘蔗、蓮霧、葡萄柚、枇杷、桃子、芒果、荔枝、百香果、梨、水蜜桃、香瓜、龍眼、酪梨、西瓜。

海鮮

鮪魚、白帶魚、鯛魚、鰻魚、鱸魚、石斑魚、虱目魚、蝦子、文蛤、牡蠣、螃蟹。

番茄蘋果汁

喝法：1日2杯。

材料：

番茄200克、蘋果100克、芹菜30克、檸檬汁30克。

步驟：

1. 番茄洗淨去皮、蒂；蘋果洗淨去皮、核，均切成小丁；芹菜洗淨切成小段。
2. 將番茄、蘋果、芹菜、檸放入榨汁器榨汁，倒入杯中。
3. 加入檸檬汁即可飲用。

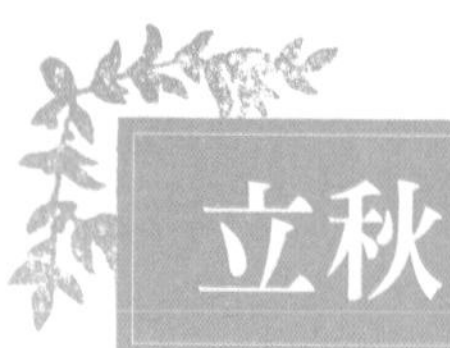

立秋

（八月七日、八日或九日）

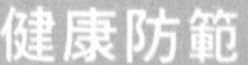

健康防範

經歷過夏季的長期高溫，立秋後天氣逐漸涼爽，夏秋交替時氣候變化劇烈，容易使人體的免疫力下降，老人、小孩等體質較為虛弱者難以適應就容易感冒、發燒，若不多加注意易使舊病復發或誘發新病。

食療重點

立秋氣候悶熱、潮濕，從中醫學角度來講，濕和熱都是導致人體發病的六邪之一，故立秋時節適合多吃具有健脾祛濕、清熱解毒功能的食物，如：玉米補中健脾，除濕利水；胡蘿蔔下氣補中、補肝益肺、健脾利濕；南瓜補脾利水、解毒殺蟲；薏仁健脾利濕、清熱排膿；冬瓜利水消痰、清熱解毒；黃豆芽清熱生津，其中需特別注意的是，與肉類食物相比，此時節的蔬菜、水果淡補功效要更為突出。

好發疾病

呼吸系統疾病、胃腸道疾病、腹瀉、口乾舌燥、易疲乏、傷風感冒。

節氣食材

雜糧

米、綠豆、薏仁、芋頭、玉米。

蔬菜

青蔥、香菇、杏鮑菇、金針菇、芥藍、甘藍、大白菜、小白菜、青江菜、蘿蔔、筊白筍、竹筍、苦瓜、絲瓜、冬瓜、南瓜、小黃瓜、茄子、長豇豆、辣椒、牛蒡、蕃茄、金針、韭菜、韭菜花、蒜頭、薑、黃豆芽、綠豆芽、苜蓿芽、芥菜、油菜、九層塔、芫荽、木耳、蓮子、蘆筍。

水果

西瓜、哈密瓜、荔枝、龍眼、楊桃、梨、番石榴、柚子、檸檬、香蕉、木瓜、葡萄、柿子、酪梨、釋迦、鳳梨、椰子、甘蔗、芒果、蘋果、百香果、香瓜、水蜜桃、火龍果。

海鮮

鮪魚、鯖魚、白帶魚、秋刀魚、鯛魚、鰻魚、鱸魚、石斑魚、虱目魚、蝦子、文蛤、牡蠣、螃蟹。

蕃茄炒牛肉

吃法：搭配正餐食用。

材料：

牛肉200克、蕃茄120克、洋蔥120克、青椒120克、薑絲5克、醬油1大匙、酒1茶匙、太白粉2茶匙、香油1茶匙、油1大匙。

步驟：

1. 牛肉切塊，加醬油、酒、香油、太白粉醃入味（約20分鐘）。
2. 蕃茄、洋蔥、青椒切丁；薑切末。
3. 油加熱，炒牛肉8分鐘後，起鍋前加入洋蔥、青椒末拌勻即可。

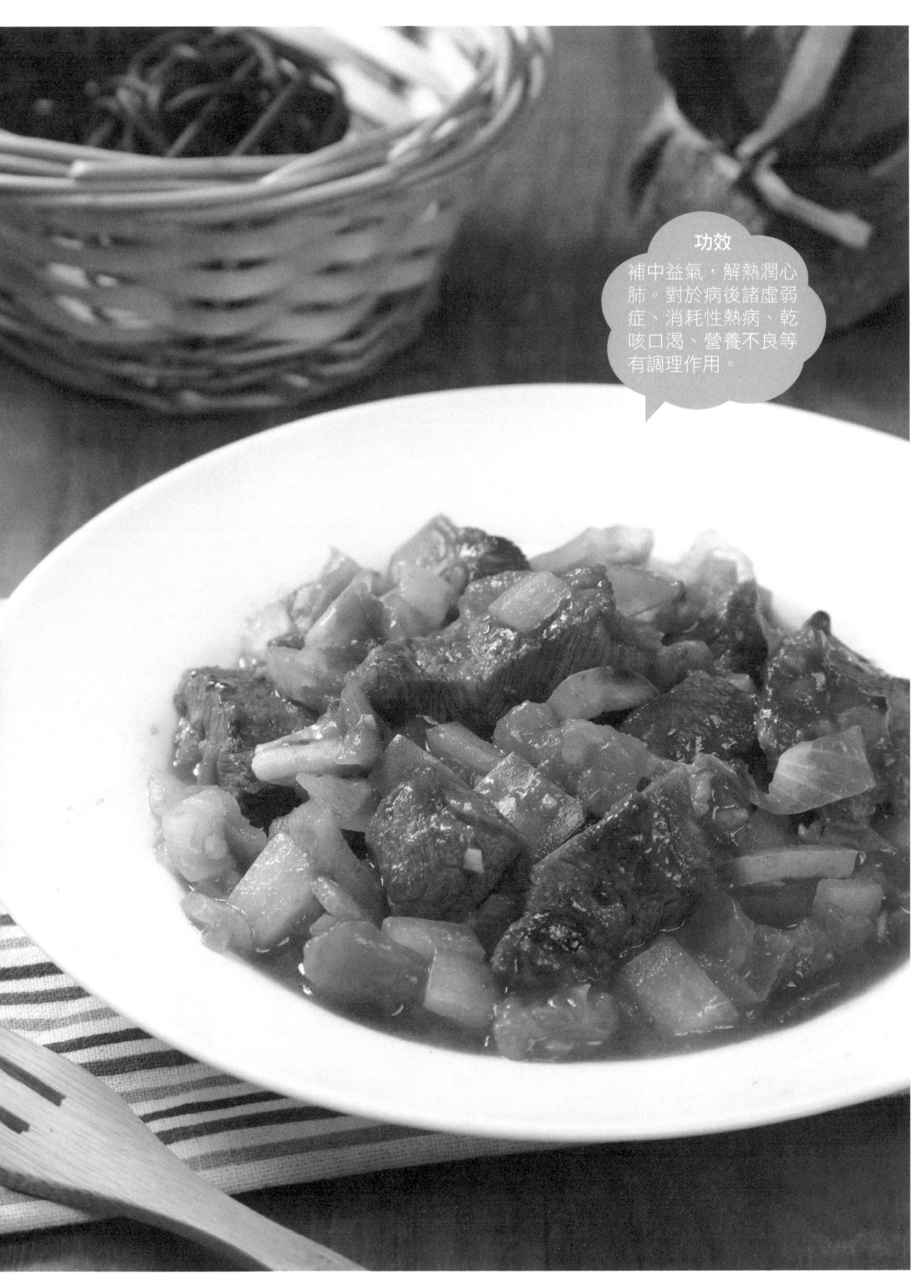
功效
補中益氣，解熱潤心肺。對於病後諸虛弱症、消耗性熱病、乾咳口渴、營養不良等有調理作用。

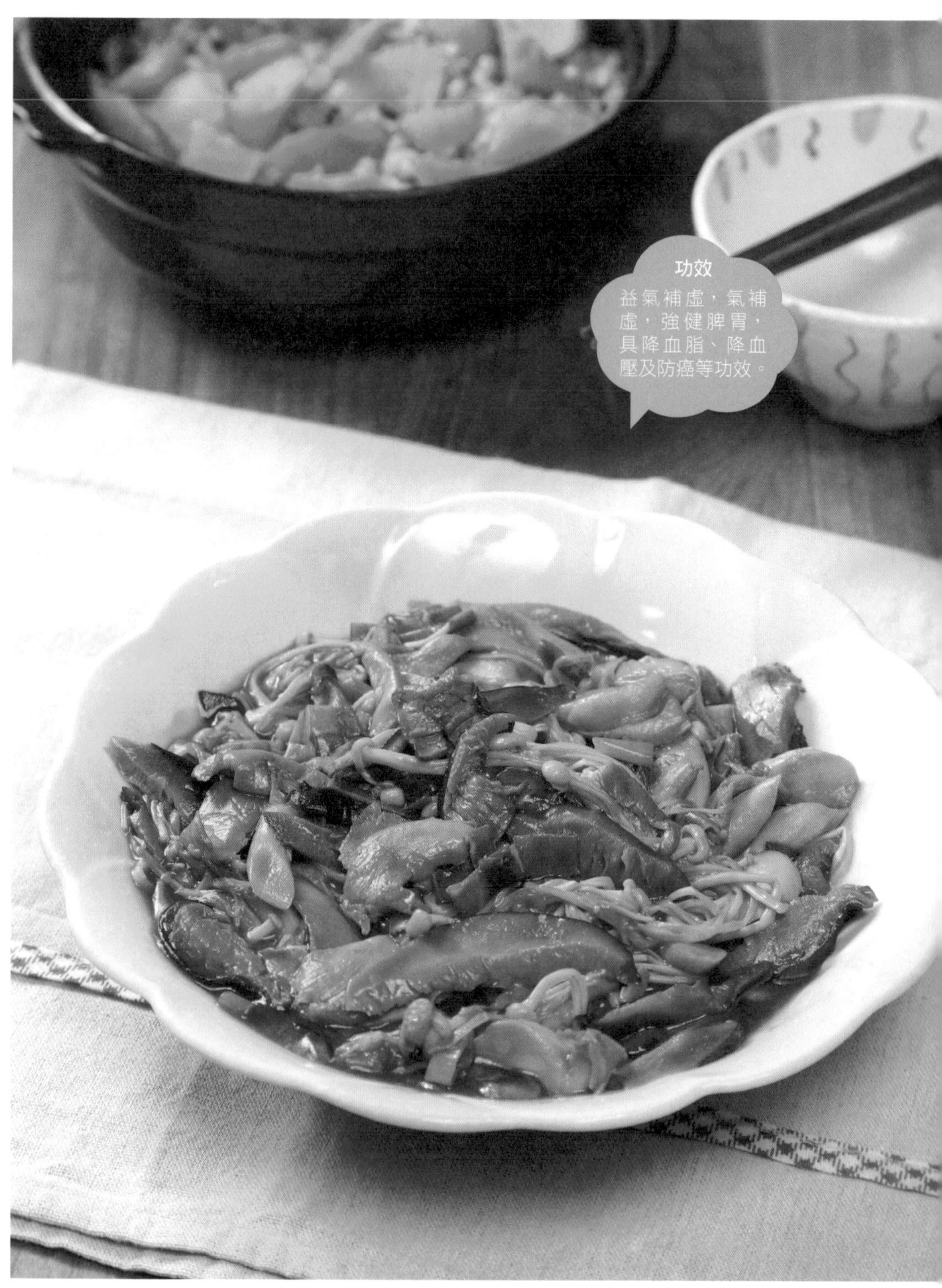
功效
益氣補虛，氣補虛，強健脾胃，具降血脂、降血壓及防癌等功效。

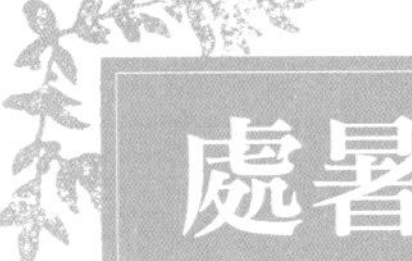

處暑

（八月二十二日、二十三日或二十四日）

健康防範

處暑是指夏日的暑氣將逐漸消退，炎熱的天氣將到此為止。以中醫五臟養生觀念來看，秋天的燥熱之氣容易傷肺，「秋季養肺」便是養生保健康的王道。對中醫來說，中醫所指的「肺」除了指生理學上的肺功能之外，還包含了人體水分代謝、呼吸道、身體免疫力，例如皮膚、毛髮、鼻腔、咽喉、氣管等，皆屬於中醫「肺」的範疇。

食療重點

所以，每到秋天有時會覺得呼吸不順，容易口乾舌燥，或是容易乾咳，都是因為「秋燥傷肺」的影響。多吃白色的食物，因白色食物多偏寒涼，具有滋陰潤燥的效果，例如白蘿蔔、白菜、高麗菜、白花椰菜、白木耳、甘蔗，對於一般體質者，都是不錯的選擇。

好發疾病

燥咳、便秘、流鼻血、關節痛。

節氣食材

雜糧

米、綠豆、薏仁、芋頭、玉米。

蔬菜

青蔥、香菇、杏鮑菇、金針菇、芥藍、甘藍、大白菜、小白菜、青江菜、蘿蔔、筊白筍、竹筍、苦瓜、絲瓜、冬瓜、南瓜、小黃瓜、茄子、豇豆、辣椒、牛蒡、蕃茄、金針、韭菜、韭菜花、蒜頭、薑、黃豆芽、綠豆芽、苜蓿芽、芥菜、油菜、九層塔、芫荽、木耳、蓮子、蘆筍。

水果

西瓜、哈密瓜、荔枝、龍眼、楊桃、高接梨、番石榴、柚子、檸檬、香蕉、木瓜、葡萄、梨、柿子、酪梨、釋迦、鳳梨、椰子、甘蔗、芒果、蘋果、百香果、香瓜、水蜜桃、火龍果。

海鮮

鮪魚、白帶魚、秋刀魚、鯛魚、鰻魚、鱸魚、石斑魚、虱目魚、蝦子、文蛤、牡蠣、螃蟹。

燴三菇

吃法：搭配正餐食用。
禁忌：痛風患者禁食。

材料：

金針菇 200 克、杏鮑菇或秀珍菇 200 克、香菇（溼）200 克、青蔥 2 根、醬油 2 茶匙、酒 2 茶匙、糖 2 茶匙、麻油 2 茶匙、鹽 1 茶匙、太白粉少許。

步驟：

1. 青蔥洗淨，切成蔥花備用。
2. 金針菇洗淨後切除根部，拆開成絲狀。
3. 秀珍菇、香菇洗淨後切絲。
4. 熱油，放入秀珍菇及香菇，以大火拌炒。
5. 加入醬油、酒、糖、麻油及半杯水，蓋上鍋蓋，燜煮 2 分鐘。
6. 掀開鍋蓋，放入金針菇炒拌均勻，加鹽調味。
7. 加入適量太白粉水芶芡，盛盤後撒上蔥花即可。

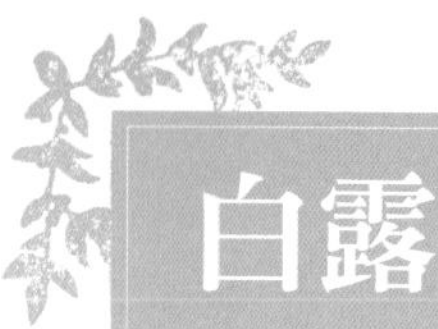

白露

（九月七日、八日或九日）

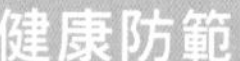

健康防範

由於白露時節天氣日夜溫差較大，與處暑時的氣溫可明顯感受到不同，故有一句俗諺：「處暑十八盆，白露勿露身。」白露正值時令交替，日夜溫差大，我們的身體同樣也正隨著外在環境的溫度，不斷調整及適應，除了須注意“肺”的保養之外，“心”的養護也是相當重要的。

食療重點

若家中有長者或高血壓患者時，更應該注意在天氣冷時，定時量血壓與服用降血壓藥劑是不可忽略的。高血壓患者飲食宜清淡，還須合乎及「三少二多」的原則，也就是多蔬果、多高纖、低油脂、少調味品及少加工食品。亦建議可多攝食含有較多不飽和脂肪的魚肉、大豆、海帶、山楂、青椒、芹菜、洋菜、芭樂等，都是具有降血脂、降血壓功效之食物。

好發疾病

高血壓、冠心病、腦血栓、中風。

節氣食材

雜糧

米、綠豆、山藥、芋頭、玉米。

蔬菜

青蔥、香菇、杏鮑菇、金針菇、芥藍、甘藍、大白菜、小白菜、青江菜、花椰菜、蘿蔔、筊白筍、麻竹筍、竹筍、苦瓜、絲瓜、冬瓜、南瓜、小黃瓜、茄子、豇豆、辣椒、牛蒡、蕃茄、金針、韭菜、韭菜花、蒜頭、薑、黃豆芽、綠豆芽、苜蓿芽、芥菜、油菜、九層塔、芫荽、木耳、蓮子、蓮藕、蘆筍、菱角。

水果

哈密瓜、荔枝、楊桃、梨、番石榴、柚子、檸檬、香蕉、木瓜、葡萄、柿子、酪梨、鳳梨、椰子、甘蔗、芒果、蘋果、香瓜、水蜜桃、葡萄柚、西瓜、火龍果。

海鮮

鮪魚、鯖魚、秋刀魚、鯛魚、鰻魚、鱸魚、石斑魚、虱目魚、蝦子、文蛤、牡蠣、螃蟹。

涼拌青椒

吃法： 搭配正餐食用。
禁忌： 腎結石患者慎食。

材料：

青椒 300 克、鹽 1 茶匙、味精 1/2 茶匙、香油 1/2 茶匙、醬油 1 湯匙。

步驟：

1. 將青椒洗淨、去蒂、去籽、切塊。
2. 將青椒煮溫過，撈出瀝乾後備用。
3. 將青椒以精鹽醃製 30 分鐘左右。
4. 倒去醃製出的水，加入醬油、味精、香油，拌勻即可食用。

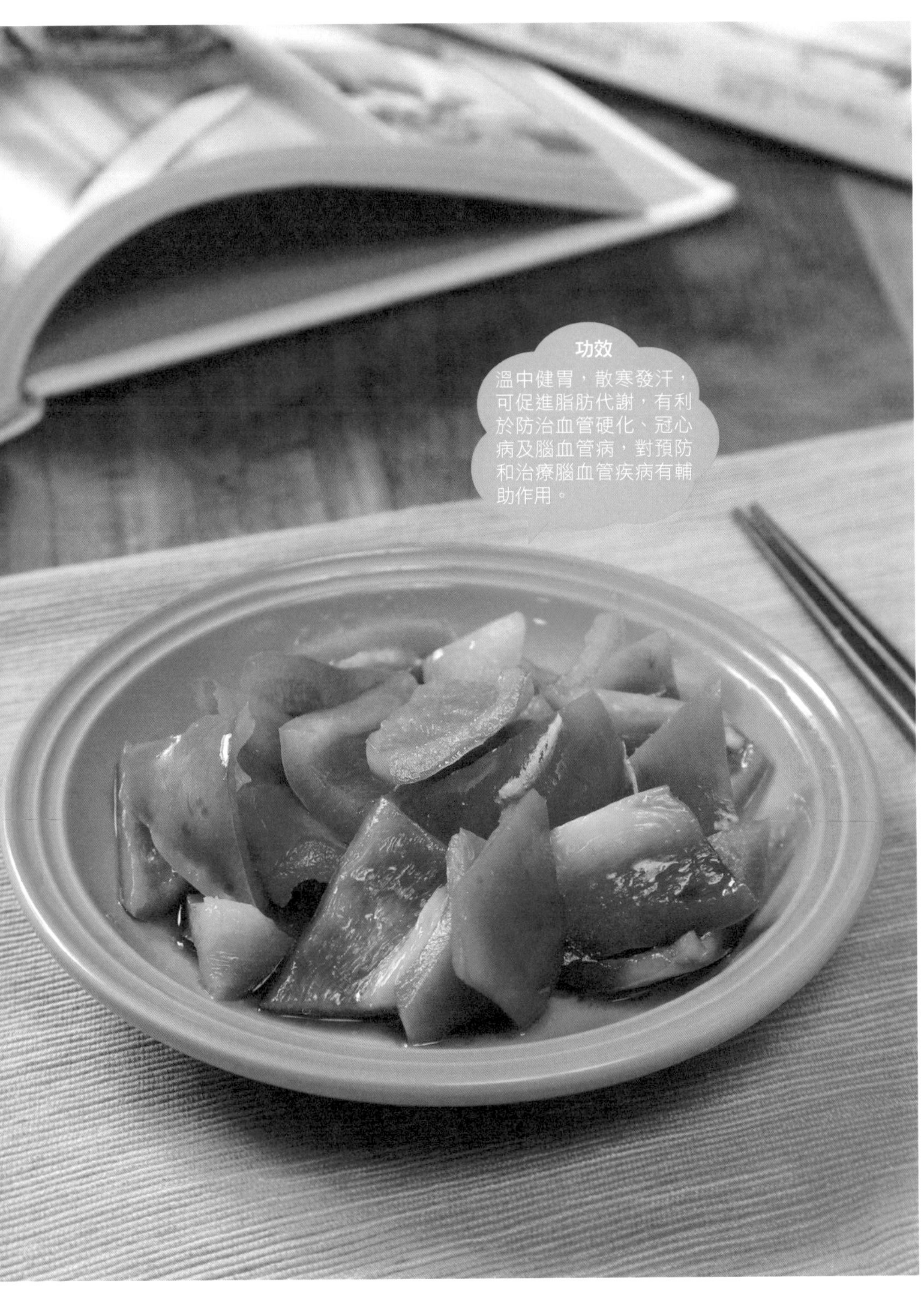
功效
溫中健胃，散寒發汗，可促進脂肪代謝，有利於防治血管硬化、冠心病及腦血管病，對預防和治療腦血管疾病有輔助作用。

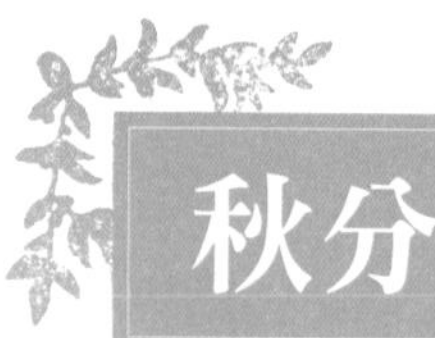

秋分

（九月二十二日、二十三日或二十四日）

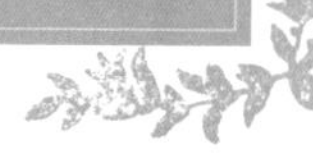

健康防範

在白露過後，氣候變得越來越乾燥，雨水量大為減少，除了呼吸系統、胃腸道之外，我們的口腔、咽喉等，皆會受到秋燥的影響，一旦受到病邪的侵襲，很容易“上火”發炎，造成口舌生瘡，使人飽受“疼在嘴裡口難開”的痛苦。對中醫來說，上火是日常生活中十分常見的一種症狀，內生之火則是由於人體新陳代謝過於旺盛、產熱過多所導致產熱過多的狀況。

食療重點

常見上火的症狀有面色潮紅、雙眼紅赤、口乾舌燥、紅腫熱痛、口腔潰瘍、牙齦腫脹、煩躁失眠、鼻出血、舌紅苔黃、少尿便秘、發熱出汗等，都是屬於熱症和火症的範疇。建議因燥氣導致火氣大而生口腔潰瘍之患者，建議除了飲食須清淡、多喝水之外，還可以多吃一些富含維生素B群、維生素C的新鮮蔬菜水果，並善用寒涼性食材解決上火問題，如絲瓜、西瓜、薏仁等，都具有清熱祛火的功效。

好發疾病

口腔潰瘍、陰道乾澀、陰道炎、咽喉腫痛。

節氣食材

雜糧

米、綠豆、山藥、芋頭、玉米。

蔬菜

青蔥、香菇、杏鮑菇、金針菇、芥藍、甘藍、大白菜、小白菜、青江菜、花椰菜、蘿蔔、筊白筍、竹筍、苦瓜、絲瓜、冬瓜、南瓜、小黃瓜、茄子、豇豆、辣椒、牛蒡、蕃茄、金針、韭菜、韭菜花、蒜頭、薑、黃豆芽、綠豆芽、苜蓿芽、芥菜、油菜、九層塔、芫荽、木耳、蓮子、蓮藕、蘆筍、菱角。

水果

哈密瓜、荔枝、楊桃、高接梨、番石榴、柚子、檸檬、香蕉、木瓜、葡萄、梨、柿子、鳳梨、椰子、甘蔗、芒果、蘋果、香瓜、水蜜桃、葡萄柚、西瓜、柳丁、火龍果。

海鮮

鮪魚、白帶魚、秋刀魚、鯛魚、鰻魚、鱸魚、石斑魚、虱目魚、蝦子、文蛤、牡蠣、螃蟹。

枸杞炒絲瓜

吃法： 搭配正餐食用。

材料：

絲瓜250克、青蔥1根、薑10克、枸杞5克、鹽1茶匙、油1湯匙。

步驟：

1. 絲瓜洗淨、去皮，切成薄片；青蔥切段；薑切絲備用。
2. 將油燒熱，加入薑絲、蔥爆香。
3. 放入枸杞炒拌均勻，再放入絲瓜、鹽翻炒至熟，即可食用。

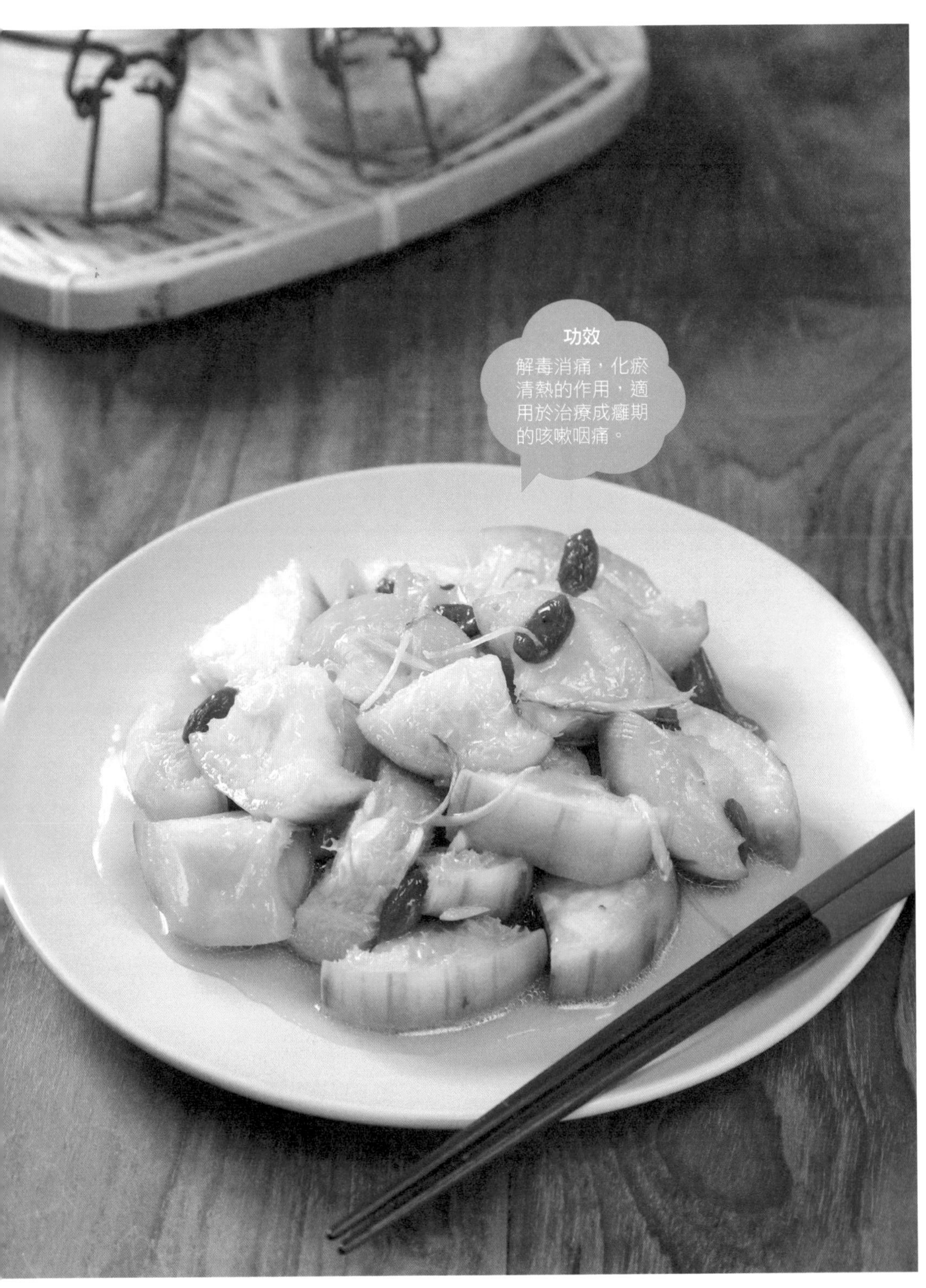
功效
解毒消痛，化瘀清熱的作用，適用於治療成癰期的咳嗽咽痛。

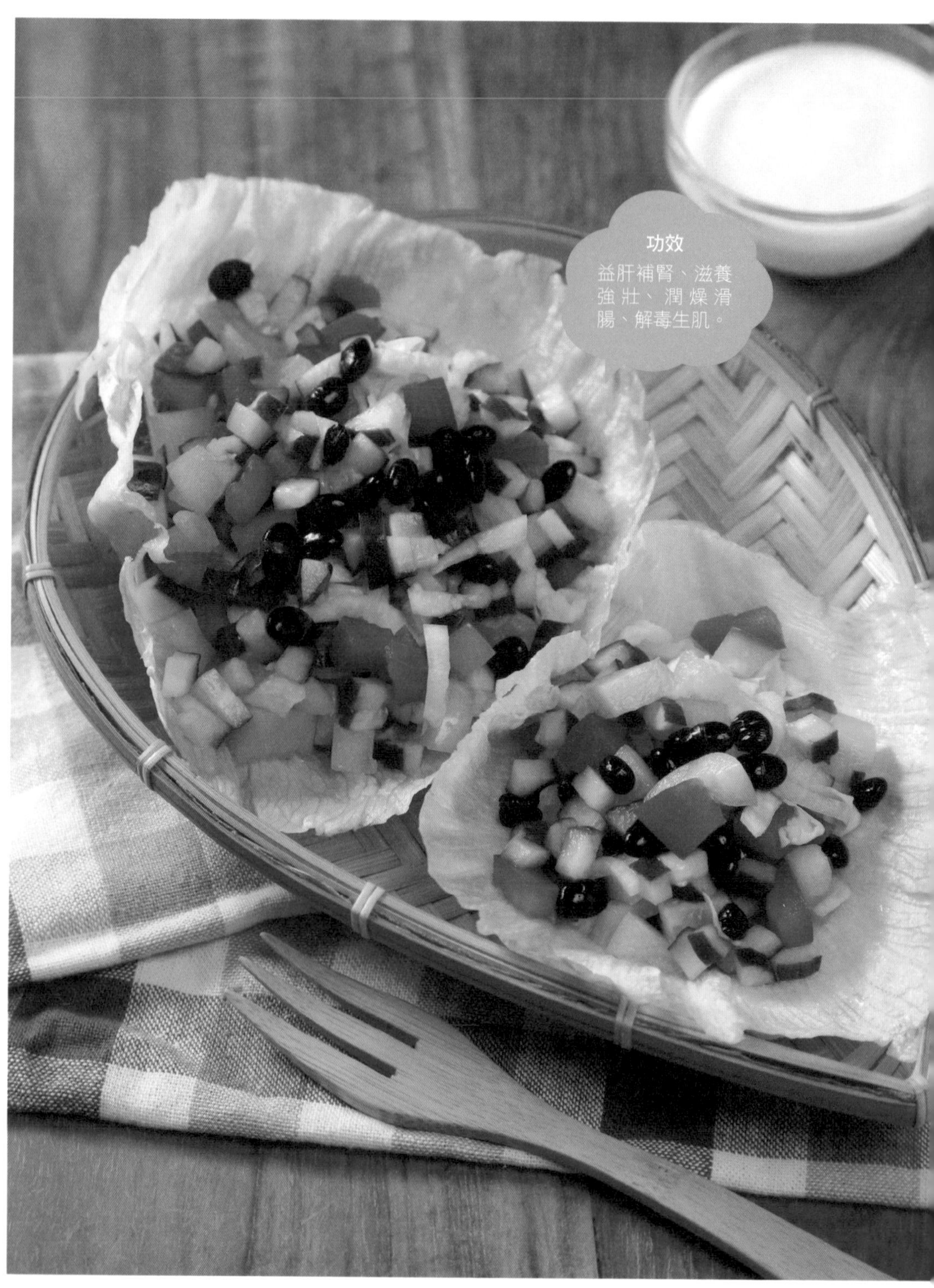
功效
益肝補腎、滋養強壯、潤燥滑腸、解毒生肌。

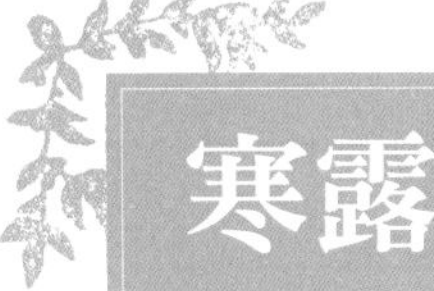

寒露

（十月七日、八日或九日）

健康防範

寒露後，氣溫更低、空氣更加乾燥，皮膚油脂分泌不足，使表皮肌膚屏障功能下降而導致乾癢、紅腫，並好發於手肘、膝蓋後方、小腿、臉及背部等處，在皮膚乾癢的飲食上，多吃一些富含維生素C、維生素B群及膠質的食品，如胡蘿蔔、番茄、金針、豌豆、柿子、棗子等新鮮蔬果；含大量膠質的木耳、海參；亦或是多吃魚肉及瘦肉等優質的動物蛋白質，都可以提供胺基酸以補充皮脂腺分泌，供給肌膚所需的養分，幫助預防及治療皮膚乾癢。

食療重點

倘若皮膚乾澀，建議多吃一些補脾益腎、潤燥健腦、補氣養血的食物，如堅果類、紅棗、山楂，或是調點蜂蜜水喝也是不錯的選擇。若要改善皮膚粗糙無光澤可多吃一些滋陰養血、清熱去火的食物，如當季的竹筍，或是多吃一些新鮮的蔬菜水果，如芥藍、甘藍、白菜等都是相當有幫助。

好發疾病

異位性皮膚炎、皮膚乾燥、慢性支氣管炎、手腳怕冷。

節氣食材

雜糧

米、綠豆、山藥、芋頭、玉米。

蔬菜

青蔥、香菇、杏鮑菇、金針菇、芥藍、甘藍、大白菜、小白菜、青江菜、花椰菜、蘿蔔、筊白筍、竹筍、苦瓜、絲瓜、冬瓜、南瓜、小黃瓜、茄子、豇豆、辣椒、牛蒡、蕃茄、金針、韭菜、韭菜花、蒜頭、薑、黃豆芽、綠豆芽、苜蓿芽、芥菜、油菜、九層塔、芫荽、木耳、蓮子、蓮藕、蘆筍、菱角。

水果

哈密瓜、荔枝、楊桃、高接梨、番石榴、柚子、檸檬、香蕉、木瓜、葡萄、梨、柿子、鳳梨、椰子、甘蔗、芒果、蘋果、香瓜、水蜜桃、葡萄柚、柳丁、火龍果。

海鮮

鮪魚、白帶魚、秋刀魚、鯛魚、鰻魚、鱸魚、石斑魚、虱目魚、蝦子、文蛤、牡蠣、螃蟹。

和風黑豆生菜鬆

吃法：搭配正餐食用。
禁忌：大便滑瀉者忌用。

材料：

漬黑豆50克、萵苣15克、高麗菜絲10克、小黃瓜20克、黃甜椒20克、紅甜椒20克、白芝麻5克、黑芝麻5克、鹽1/2茶匙、果醋20cc、橄欖油10cc。

步驟：

1. 萵苣剖開洗淨待用。
2. 小黃瓜、紅、黃甜椒洗淨切成小丁狀。
3. 將步驟2之材料與調味料混合均勻放在生菜上。
4. 將黑豆放在所有材料上，灑上黑白芝麻即可。

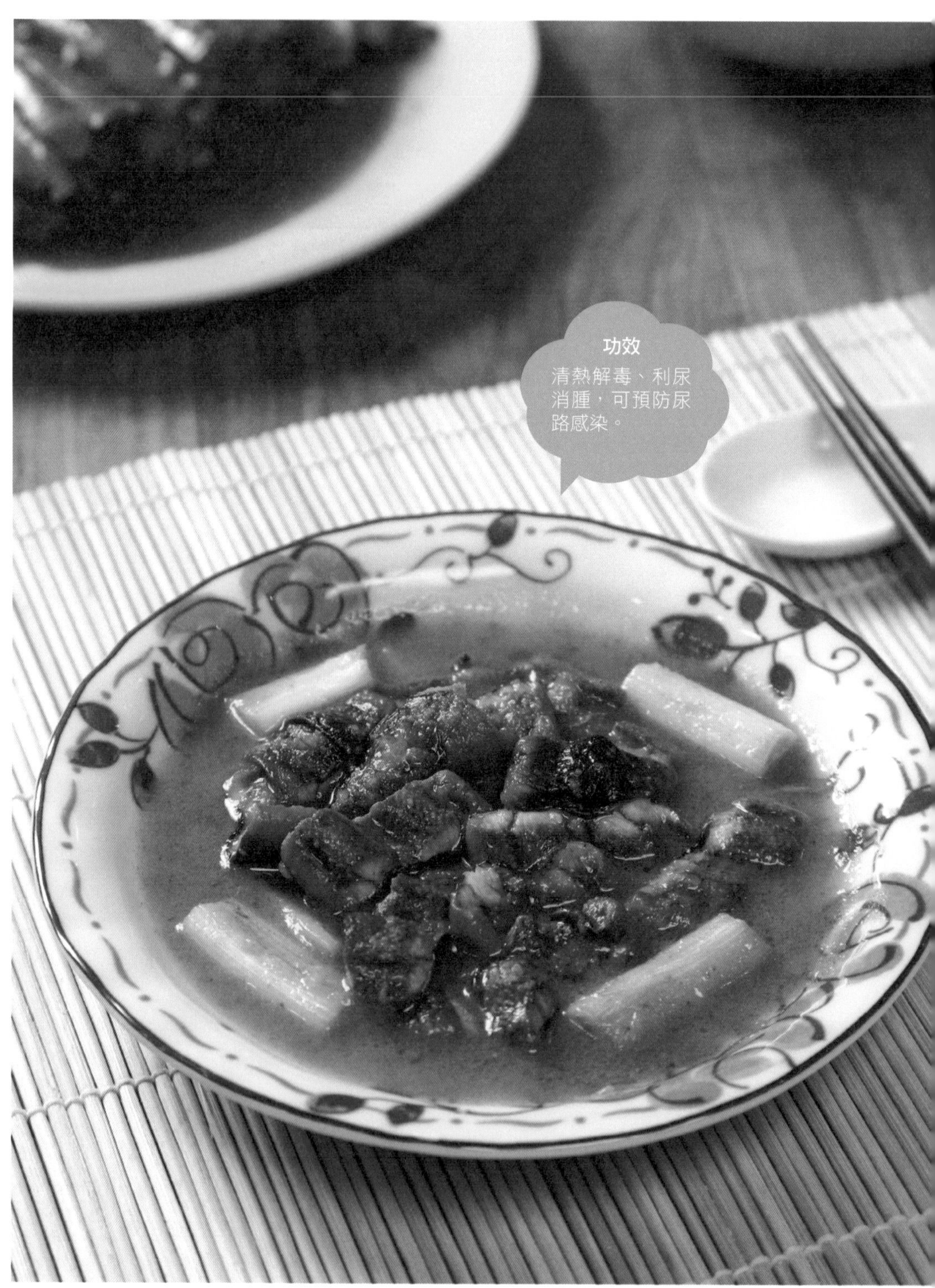
功效
清熱解毒、利尿
消腫，可預防尿
路感染。

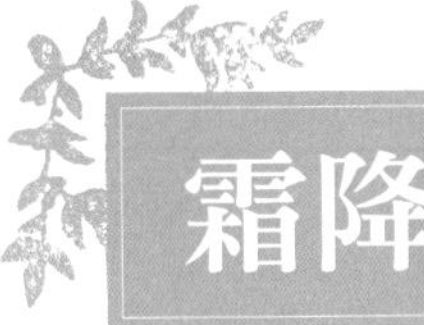

霜降

（十月二十三或二十四日）

健康防範

台灣屬海島型氣候，《台灣府志》中說道：「九月則北風初烈，或至連月，俗稱為九降風」。「九降」一詞代表的是在九月霜降之後吹拂的強風。秋天的氣候較為乾燥（霜降節氣尤是），若再加上攝水量不足，身體津液減少，則會導致人體排尿減少，尿道因此得不到正常的「沖洗」，就會造成泌尿系統發病率增高。

食療重點

在中醫來說，尿路感染是因下焦濕熱，熱結膀胱而起。飲食上最好吃清熱降火、解毒通淋作用的食品，當季的食材如綠豆、芹菜等；或是多吃些清淡的新鮮蔬果，如冬瓜、梨子、奇異果、楊桃等，都是可幫助清熱解毒、通淋利尿不錯的選擇。

好發疾病

泌尿系統疾病、關節炎、偏頭痛。

節氣食材

雜糧

米、綠豆、山藥、芋頭、玉米、茶葉。

蔬菜

青蔥、香菇、杏鮑菇、金針菇、芥藍、甘藍、大白菜、小白菜、青江菜、花椰菜、蘿蔔、筊白筍、竹筍、苦瓜、絲瓜、冬瓜、南瓜、小黃瓜、茄子、豇豆、辣椒、牛蒡、蕃茄、金針、韭菜、韭菜花、蒜頭、薑、黃豆芽、綠豆芽、苜蓿芽、芥菜、油菜、九層塔、芫荽、木耳、蘆筍、茼蒿、豌豆、芹菜、菱角。

水果

荔枝、楊桃、番石榴、柚子、檸檬、香蕉、木瓜、葡萄、梨、柿子、鳳梨、椰子、甘蔗、蘋果、香瓜、葡萄柚、柳丁、棗子、釋迦、火龍果。

海鮮

鮪魚、鯖魚、白帶魚、秋刀魚、台灣鯛魚、鰻魚、鱸魚、石斑魚、虱目魚、蝦子、文蛤、牡蠣、螃蟹。

翠衣炒魚片

吃法： 每日 2 次，搭配正餐食用。

材料：

西瓜皮 200 克、鱔魚 250 克、蔥一根、白糖 25 克、紹興酒 30 克、醋 30 克、沙拉油 50 克、鹽 1 茶匙。

步驟：

1. 將西瓜皮洗淨、切絲，用紗布絞取汁液備用；鱔魚切成薄片備用；蔥切為蔥花備用。
2. 大火將油燒至六成熱，加入蔥、魚肉、西瓜皮汁液、白糖、紹興酒、醋、鹽，翻炒 2 分鐘即成。

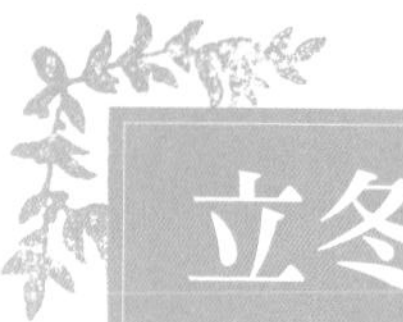

立冬

（十一月七日或八日）

健康防範

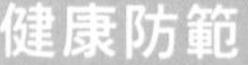

立冬不僅僅是代表著冬天的來臨，更正確地說，立冬是表示冬季開始，萬物蟄伏以收養、收藏體中能量，歸避寒冷的意思。剛邁入冬季，天氣仍不穩定，時有涼意，時有暖意，溫度變化較大，一個不注意寒邪便會乘虛襲人，引發疾病，尤其是平時就屬陽虛體質的人，更容易染上風寒，引發氣喘、咳嗽、過敏性鼻炎等疾病。

食療重點

多吃些當季的新鮮蔬果（咳嗽患者亦是），如綠色蔬菜、胡蘿蔔或是動物肝臟、奶、蛋、魚油等食物來補充維生素A。我們有「醫食同源」的概念，例如：十全大補湯可以變化為十全大補火鍋，還可以加入雞肉或排骨燉煮，藥膳由於藥物量少、濃度低，通常不會有食後不舒服的副作用。

好發疾病

咳嗽、氣喘、心悸氣短。

節氣食材

雜糧

米、綠豆、山藥、芋頭、玉米、茶葉。

蔬菜

青蔥、香菇、杏鮑菇、金針菇、芥藍、甘藍、大白菜、小白菜、青江菜、花椰菜、蘿蔔、筊白筍、竹筍、苦瓜、絲瓜、冬瓜、南瓜、小黃瓜、茄子、豇豆、辣椒、牛蒡、番茄、金針、韭菜、韭菜花、蒜頭、薑、黃豆芽、綠豆芽、苜蓿芽、芥菜、油菜、九層塔、芫荽、木耳、蘆筍、茼蒿、豌豆、芹菜、菱角。

水果

荔枝、楊桃、番石榴、柚子、檸檬、香蕉、木瓜、葡萄、梨、柿子、鳳梨、椰子、甘蔗、蘋果、香瓜、葡萄柚、柳丁、棗子、釋迦、火龍果。

海鮮

鮪魚、鯖魚、白帶魚、秋刀魚、鯛魚、鰻魚、鱸魚、石斑魚、虱目魚、蝦子、文蛤、牡蠣、螃蟹。

蘿蔔薑棗湯

材料：

白蘿蔔 1 顆、薑 20 克、紅棗 3 顆、蜂蜜 30 克。

步驟：

1. 將白蘿蔔、薑分別洗淨，切成薄片待用。
2. 取白蘿蔔 5 片、薑 3 片、紅棗 3 顆，放入鍋內，加 1 碗水，煮 20 分鐘，去渣留湯。
3. 最後加入蜂蜜，再次煮沸即可。

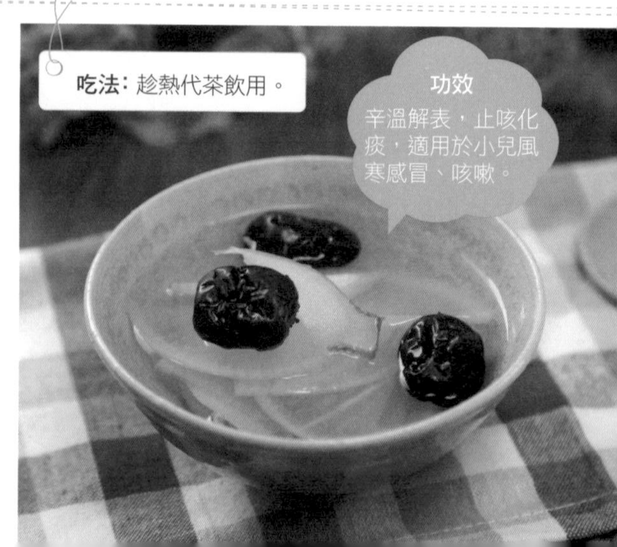

吃法：趁熱代茶飲用。

功效

辛溫解表，止咳化痰，適用於小兒風寒感冒、咳嗽。

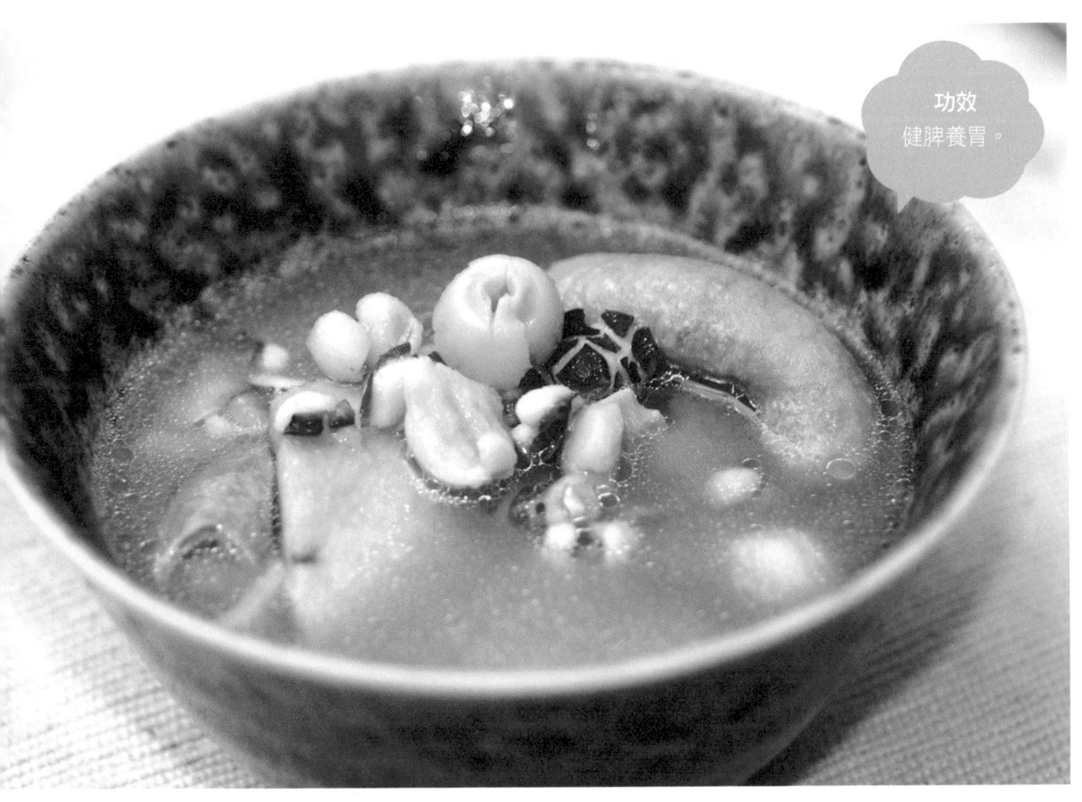

四神湯

吃法： 每週吃一次，連續吃一個月。

從古至今，四神湯是調理脾胃的名方，對於消化系統的症狀有緩解作用。豬小腸可補虛益氣，調理脾胃，茯苓健脾化濕，淮山藥滋養胃陰，健脾益胃，保護胃黏膜，芡實健脾、益腎固精，蓮子可補氣。中醫認為：脾胃為後天之本。調理好脾胃功能是健康的基礎。

材料：

豬小腸 300 克、茯苓 12 克、淮山藥 20 克、芡實 20 克、蓮子 30 克、水 800 毫升。

步驟：

1. 豬小腸洗乾淨，用熱水川燙，切小段。
2. 茯苓、淮山藥、芡實、蓮子泡水 30 分鐘。
3. 豬小腸、茯苓、淮山藥、芡實與蓮子燉 40 分鐘，酌量放入鹽與少量米酒。

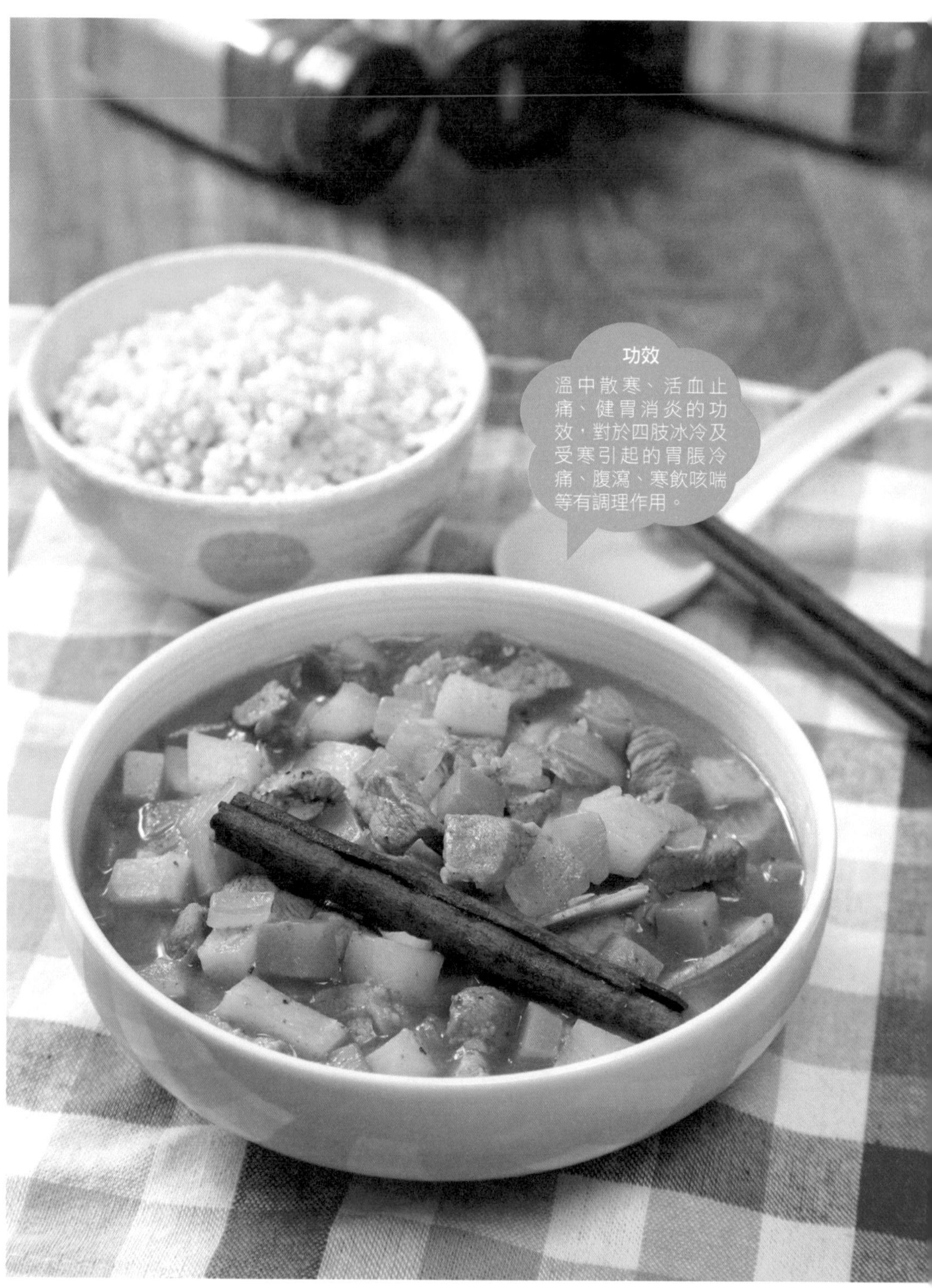
功效
溫中散寒、活血止痛、健胃消炎的功效，對於四肢冰冷及受寒引起的胃脹冷痛、腹瀉、寒飲咳喘等有調理作用。

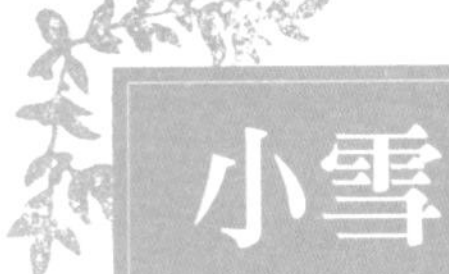

小雪

（十一月二十一日、二十二日或二十三日）

健康防範

小雪是指天氣轉冷，天地間的水氣轉為成雪，但又因地氣還不那麼寒冷，導致降雪量也不那麼多，很多人會覺得四肢總是很難溫暖、四肢冰冷。中醫認為黃色食物有滋養脾、胃的功效，如香蕉、柳橙、地瓜、南瓜等，主要含澱粉和糖，是能量的主要來源。

食療重點

黑色食物有補肝益腎的功效，如黑糯米、黑芝麻、黑豆、烏骨雞、香菇、海帶、黑木耳和藍莓等，以滋補肝腎，強壯體質。紅色食物有溫熱、能量較多、陽氣具足的特性，如豬肝、牛肉、胡蘿蔔、櫻桃、葡萄、龍眼肉等，皆具有補血、活血的功效。食物中應多吃具有活血化瘀效果的食物，如山楂、洋蔥等。有些人的身體雖然有足夠的陽氣，但容易精神緊張、哀聲嘆氣，導致陽氣被阻擋無法通透出來，因此飲食的原則以疏通陽氣、疏肝解鬱為主，如蔥、芹菜、玫瑰花等。

好發疾病

四肢冰冷、心血管疾病、憂鬱症。

節氣食材

雜糧

米、綠豆、山藥、芋頭、玉米、茶葉。

蔬菜

青蔥、香菇、杏鮑菇、金針菇、芥藍、甘藍、大白菜、小白菜、青江菜、花椰菜、蘿蔔、筊白筍、竹筍、苦瓜、絲瓜、冬瓜、南瓜、小黃瓜、茄子、豇豆、辣椒、牛蒡、蕃茄、金針、韭菜、韭菜花、蒜頭、薑、黃豆芽、綠豆芽、苜蓿芽、芥菜、油菜、九層塔、芫荽、木耳、蘆筍、茼蒿、豌豆、芹菜、菱角。

水果

荔枝、楊桃、番石榴、柚子、檸檬、香蕉、木瓜、葡萄、梨、柿子、鳳梨、椰子、甘蔗、蘋果、香瓜、葡萄柚、柳丁、棗子、釋迦、火龍果。

海鮮

鮪魚、鯖魚、白帶魚、秋刀魚、台灣鯛魚、鰻魚、鱸魚、石斑魚、虱目魚、蝦子、文蛤、牡蠣、螃蟹。

薑桂溫中咖哩飯

吃法： 作正餐食用。
禁忌： 妊娠中及陰虛有燥熱者忌服。

材料：

豬肉300克、白飯4碗、洋蔥100克、紅蘿蔔100克、馬鈴薯100克、大蒜3瓣、乾薑15克、肉桂10克、咖哩粉1湯匙、沙拉油4湯匙、鹽1/2茶匙、胡椒1/4茶匙。

步驟：

1. 薑乾薑、肉桂洗淨；豬肉、紅蘿蔔、洋蔥、馬鈴薯洗淨切丁，大蒜切碎。
2. 以2湯匙油起鍋，將紅蘿蔔、馬鈴薯拌炒，加1碗水、乾薑、肉桂同時悶熟。
3. 再加入咖哩粉拌均勻，最後撈去薑、肉桂。
4. 再以2湯匙油起另一鍋，放入大蒜、肉丁、洋蔥炒熟，與前一鍋醬料混合，加鹽、椒椒等調味。
5. 最後將完成之菜料及湯汁淋在白飯上即可。

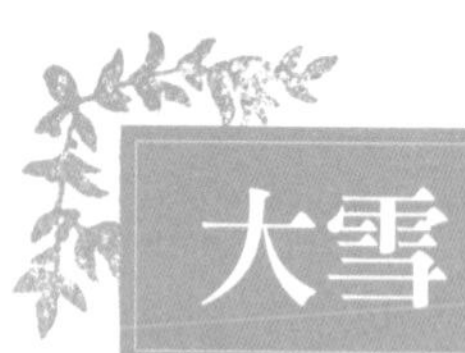

大雪

（十二月六日、七日或八日）

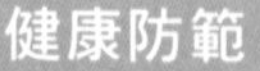

健康防範

大雪是個比小雪嚴寒的節氣，此時天氣更冷，降雪的可能性比小雪節氣時更大。天氣進入陰冷潮濕的冬季，以類風濕性關節炎最令人疼痛不堪，寒冷潮濕的氣候和環境，冰冷濕氣的刺激，都會誘發風濕性關節炎或使其病情加重。溼熱痹、毒熱痹應多選用性味寒涼的飲食，如薏仁粥、豆、梨等，以協助清除內熱。寒濕痹，每遇陰雨冷天，常會有關節劇痛但不會有灼熱感，關節腫脹僵硬無法彎曲。

食療重點

此類患者反而應選用一些溫熱性的食物，如豬、牛、羊骨頭煮湯，薑、桂皮、木瓜、藥酒等，以活氣血，疏通經絡。肝腎虛痹發生於晚期，因久病使肝腎疲累，關節僵硬變形，身體虛瘦，大多無法自理生活。建議可以多食一些平性補益的食品或草藥，如山藥、糙米、玉米、豆類、地瓜等。

好發疾病

類風濕性關節炎、感冒咳嗽、夜尿頻多。

節氣食材

雜糧

米、綠豆、山藥、芋頭、玉米、茶葉。

蔬菜

青蔥、香菇、杏鮑菇、金針菇、芥藍、甘藍、大白菜、小白菜、青江菜、花椰菜、蘿蔔、筊白筍、竹筍、苦瓜、絲瓜、冬瓜、南瓜、小黃瓜、茄子、豇豆、辣椒、牛蒡、蕃茄、金針、韭菜、韭菜花、蒜頭、薑、黃豆芽、綠豆芽、苜蓿芽、芥菜、油菜、九層塔、芫荽、木耳、蘆筍、茼蒿、豌豆、芹菜、菱角。

水果

荔枝、楊桃、番石榴、柚子、檸檬、香蕉、木瓜、葡萄、梨、柿子、鳳梨、椰子、甘蔗、蘋果、香瓜、葡萄柚、柳丁、棗子、釋迦、火龍果。

海鮮

鮪魚、鯖魚、白帶魚、秋刀魚、鯛魚、鰻魚、鱸魚、石斑魚、虱目魚、蝦子、文蛤、牡蠣、螃蟹。

絲瓜豆腐湯

吃法：搭配正餐食用。

材料：

絲瓜 250 克、豆腐 250 克、鹽 3 克、油 2 湯匙。

步驟：

1. 將絲瓜洗淨，切塊；嫩豆腐洗淨，切塊備用。
2. 燒熱 2 湯匙油，下絲瓜煸炒片刻，再加入適量清水煮沸。
3. 最後下嫩豆腐，再煮沸 5 分鐘，加入鹽調味即可。

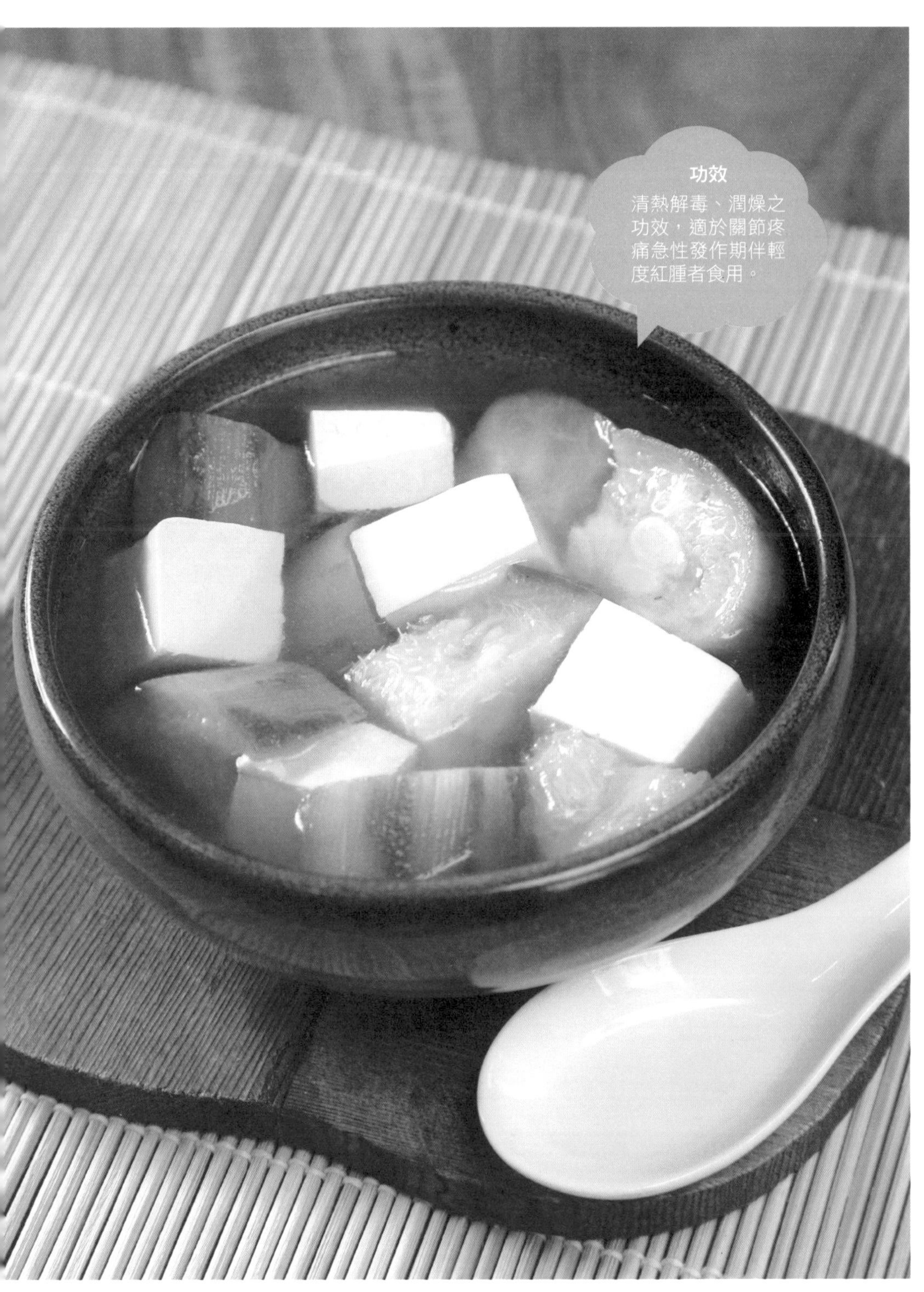
功效
清熱解毒、潤燥之功效，適於關節疼痛急性發作期伴輕度紅腫者食用。

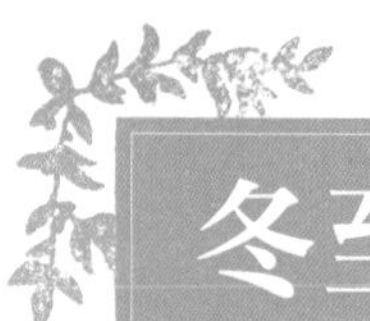

冬至

（十二月二十一日或二十二日）

健康防範

冬至在一年之中屬白晝時間最短、夜晚時間最長的一日，而過了這一日，則天地中的陰氣將漸減，陽氣將漸長，所以有著「冬至一陽生」的說法。冠心病好發於秋冬之交和冬季。

食療重點

飲食建議清淡，應多食用低脂肪、低膽固醇，低鈉飲食及蔬果、豆類等高纖維的食物。心絞痛疾病的患者，平日建議可飲用少量紅葡萄酒，但不能過量，以50~100毫升為宜。而胡蘿蔔、甘薯、番茄等幾種蔬果，富含胡蘿蔔素，有助於減輕動脈硬化，尤其是胡蘿蔔，具有降壓、強心、降血糖等作用。綠葉蔬菜，如菠菜、韭菜、芹菜等，對冠心病伴高血壓患者具有降低血壓、鎮靜安神的作用。黑木耳更是冠心病人的首選，因為含有大量維生素，對降低血黏度、血膽固醇有良好效果；香菇亦具有降低膽固醇的作用。

好發疾病

心絞痛、四肢冰冷、冠心病。

節氣食材

雜糧

山藥、芋頭、玉米、花生、薏仁、甘薯、紅豆、小米、馬鈴薯。

蔬菜

青蔥、香菇、杏鮑菇、金針菇、芥藍、甘藍、大白菜、萵苣、小白菜、青江菜、花椰菜、蘿蔔、苦瓜、南瓜、小黃瓜、茄子、豇豆、辣椒、牛蒡、蕃茄、韭菜、韭菜花、蒜頭、薑、黃豆芽、綠豆芽、苜蓿芽、芥菜、油菜、九層塔、芫荽、木耳、茼蒿、豌豆、芹菜、菠菜、冬筍。

水果

楊桃、番石榴、檸檬、香蕉、木瓜、葡萄、鳳梨、椰子、甘蔗、蘋果、葡萄柚、柳丁、棗子、釋迦、奇異果、草莓、蓮霧、山竹。

海鮮

鮪魚、鯖魚、白帶魚、鯛魚、鰻魚、鱸魚、石斑魚、虱目魚、蝦子、文蛤、牡蠣、螃蟹。

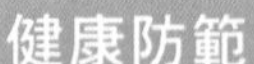

魚片粥

吃法： 早晚餐溫熱服食。

材料：

鯛魚 300 克、米 100 克、油 1 茶匙、鹽 1/2 茶匙、麻油 1 茶匙、薑 10 克（切絲）、蔥 1 根（切蔥花）、胡椒粉 1/4 茶匙。

步驟：

1. 將魚肉去鱗及刺，洗淨切成薄片；米掏洗乾淨備用。
2. 在沙鍋內加水 1 公升，大火燒開，把米下鍋煮成粥。
3. 米煮熟時放入魚片稍沸，加入油、鹽、薑、胡椒粉、薑絲攪勻。
4. 最後放上蔥花、淋上些許麻油即成。

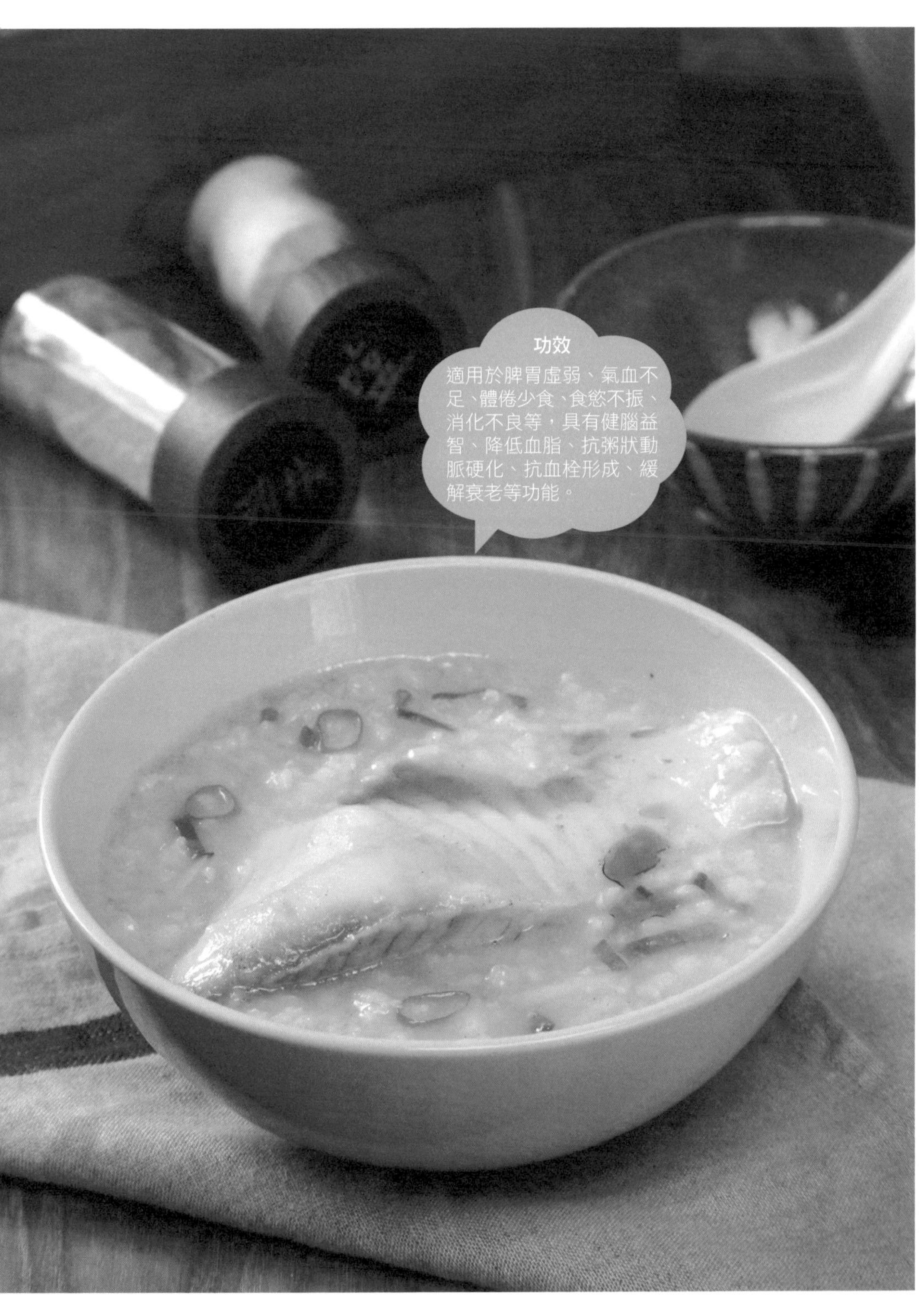
功效
適用於脾胃虛弱、氣血不足、體倦少食、食慾不振、消化不良等，具有健腦益智、降低血脂、抗粥狀動脈硬化、抗血栓形成、緩解衰老等功能。

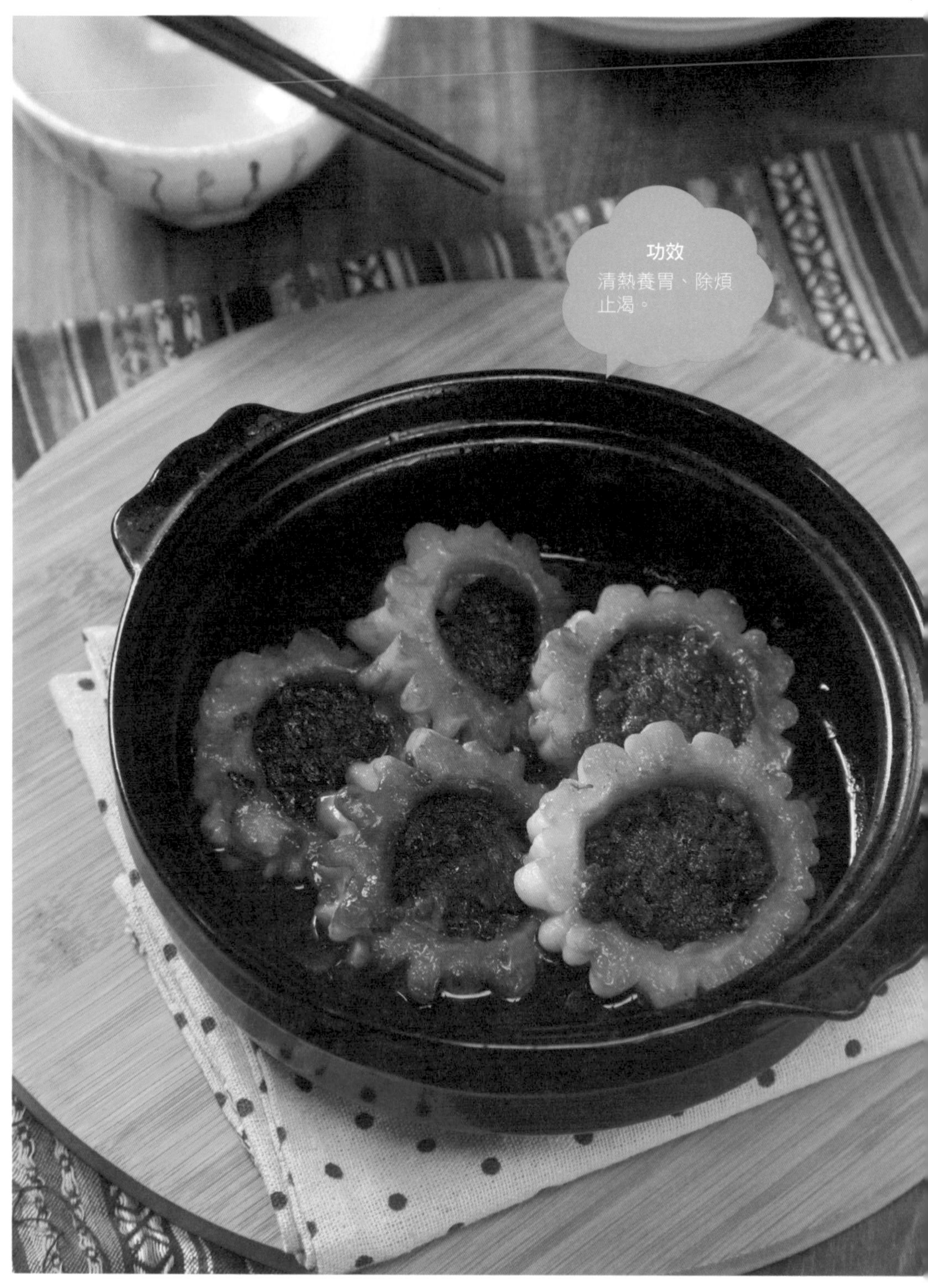
功效
清熱養胃、除煩
止渴。

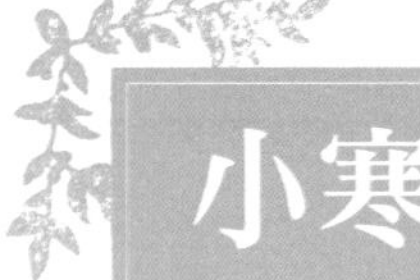

小寒

（一月五日、六日或七日）

健康防範

小寒時天氣已經很冷，但還不算是一年中最冷的時節。根據臨床觀察，冬季是糖尿病病情加重和發生併發症較多的季節，這是因為糖尿病患者本來就多食，尤其在天氣寒冷的時候，人體所需熱量增加，食慾也就相對旺盛，也是血糖升高的因素之一。

食療重點

糖尿病患者應養成定時定量的飲食習慣，每日飲食須均衡的攝取五穀根莖類、奶類、肉魚豆蛋類、蔬菜類、水果類、油脂類等六大類食物。可多吃青椒、蕃茄、青花菜、高麗菜、芥菜等深綠、黃、紅色的蔬菜，其中富含維生素A及維生素C，吃起來健康無負擔；主食方面可選糙米、燕麥為主，這類非精製穀類澱粉質來源，能延緩血糖上升的速度。

好發疾病

糖尿病、手腳凍瘡。

節氣食材

雜糧

山藥、芋頭、玉米、花生、薏仁、甘薯、紅豆、小米、馬鈴薯。

蔬菜

青蔥、香菇、杏鮑菇、金針菇、芥藍、甘藍、大白菜、萵苣、小白菜、青江菜、花椰菜、蘿蔔、苦瓜、南瓜、小黃瓜、茄子、豇豆、辣椒、牛蒡、蕃茄、韭菜、韭菜花、蒜頭、薑、黃豆芽、綠豆芽、苜蓿芽、芥菜、油菜、九層塔、芫荽、木耳、茼蒿、豌豆、芹菜、菠菜、冬筍。

水果

楊桃、番石榴、檸檬、香蕉、木瓜、葡萄、鳳梨、椰子、甘蔗、蘋果、葡萄柚、柳丁、棗子、釋迦、奇異果、草莓、蓮霧、山竹。

海鮮

鮪魚、鯖魚、白帶魚、鯛魚、鰻魚、鱸魚、石斑魚、虱目魚、蝦子、文蛤、牡蠣、螃蟹。

苦瓜瘦肉煲

吃法： 搭配正餐食用。

材料：

豬絞肉（瘦）100克、苦瓜60克、鹽3克、玉米粉2克、蠔油5克、沙拉油15克。

步驟：

1. 將蠔油、鹽、玉米粉與豬絞肉混合攪拌均勻。
2. 苦瓜洗淨，每五公分橫切成筒狀，挖去瓜瓤，填入瘦肉泥。
3. 起油鍋，下苦瓜塊高溫油炸片刻，即用漏勺撈起。
4. 放入砂鍋內，加少許水、醬油，以小火燜30分鐘，等到瓜爛、有香味即成。

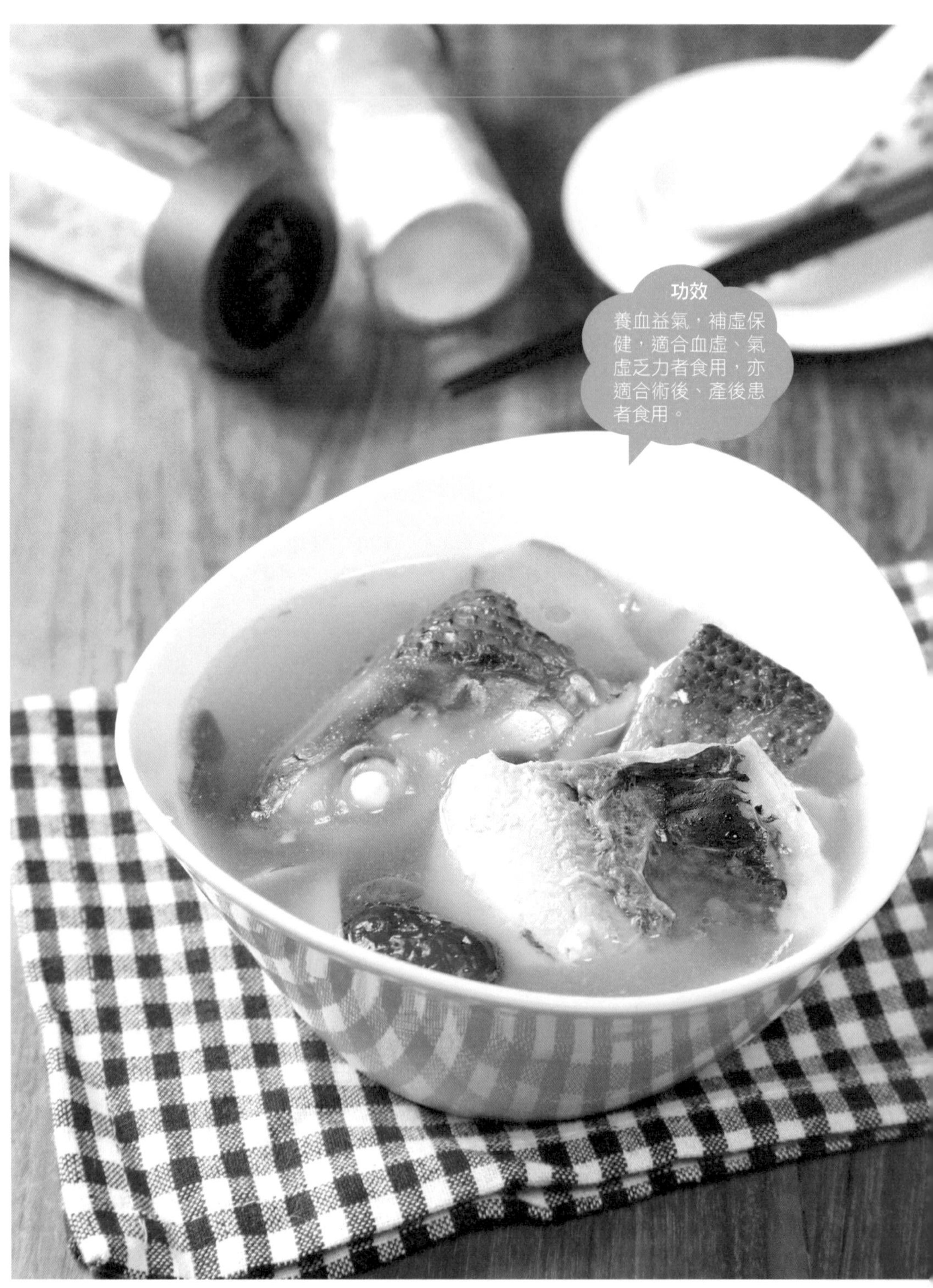
功效
養血益氣，補虛保
健，適合血虛、氣
虛乏力者食用，亦
適合術後、產後患
者食用。

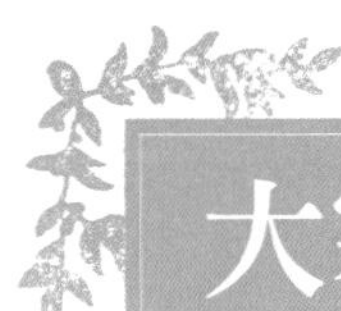

大寒

（一月十九、二十或二十一日）

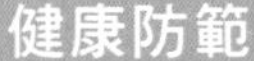

健康防範

冬季氣溫寒冷，濕度降低，空氣極為乾燥，冬季，氣候乾燥、皮質腺與汗腺分泌減少，以致皮膚缺乏水分滋潤，就開始會有乾燥搔癢的感覺，情況嚴重者，還會影響睡眠的品質。

食療重點

建議可食用各種奶類、蛋類或雞爪、豬腳等富含膠質的食物，可補虛潤燥、濡養肌膚、避免增皺紋的增加，又不傷脾胃；大棗、花生、芝麻、乾果類，增加身體之熱能以抗禦寒冷；必要時可選擇人蔘、川芎等性溫和的中藥材，以促進血液循環，使氣血活絡。冬季是虱目魚的產季，營養價值高，富含多種胺基酸及高量鐵質，其魚皮更含有豐富的膠質，建議平日欲保養皮膚，預防乾燥搔癢。

好發疾病

脂漏性皮膚炎、嗜睡、呼吸系統疾病。

節氣食材

雜糧

山藥、芋頭、玉米、花生、薏仁、甘薯、紅豆、小米、馬鈴薯。

蔬菜

青蔥、香菇、杏鮑菇、金針菇、芥藍、甘藍、大白菜、萵苣、小白菜、青江菜、花椰菜、蘿蔔、苦瓜、絲瓜、冬瓜、南瓜、小黃瓜、茄子、豇豆、辣椒、牛蒡、蕃茄、韭菜、韭菜花、蒜頭、薑、黃豆芽、綠豆芽、苜蓿芽、芥菜、油菜、九層塔、芫荽、木耳、茼蒿、豌豆、芹菜、菠菜、冬筍。

水果

楊桃、番石榴、檸檬、香蕉、木瓜、葡萄、鳳梨、椰子、甘蔗、蘋果、葡萄柚、柳丁、棗子、釋迦、奇異果、蓮霧。

海鮮

鮪魚、鯖魚、白帶魚、鯛魚、鰻魚、鱸魚、石斑魚、虱目魚、蝦子、文蛤、牡蠣、螃蟹。

虱目魚湯

吃法： 搭配正餐食用。

材料：

黃耆 12 克、枸杞 8 克、紅棗 5 粒、虱目魚 1 條、老薑 20 克、鹽 1 茶匙、米酒 1 湯匙。

步驟：

1. 將黃耆置於鍋內，加水 5 碗，燒開後以小火熬約 20 分後過濾取湯汁備用。
2. 虱目魚去鰓及內臟洗淨切數段，老薑用刀背拍粗碎。
3. 步驟 1 藥汁再加 1 杯水燒開，放入魚、薑、枸杞、紅棗，大火煮約 10 分鐘，魚熟去泡沫加鹽、米酒即成。

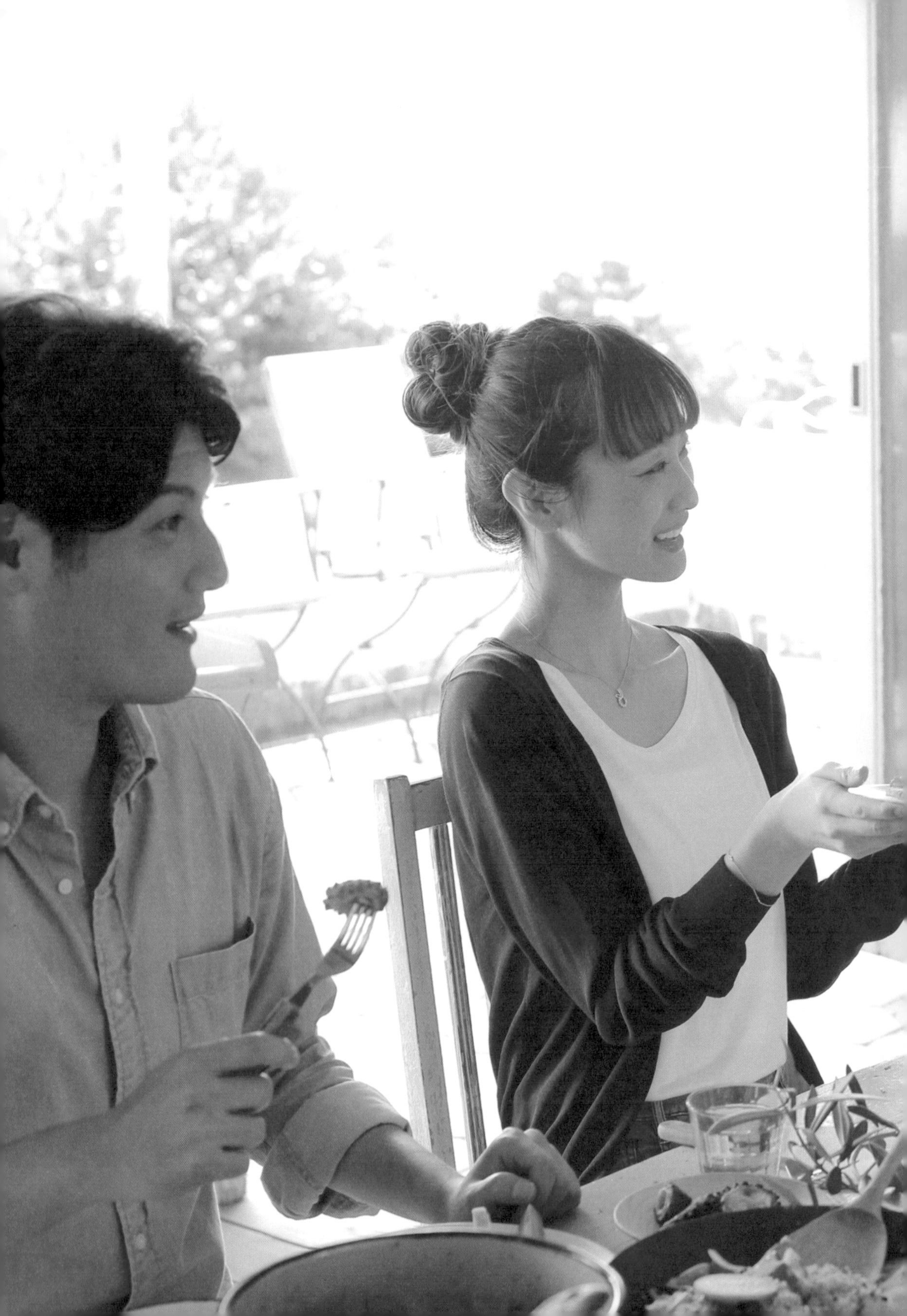

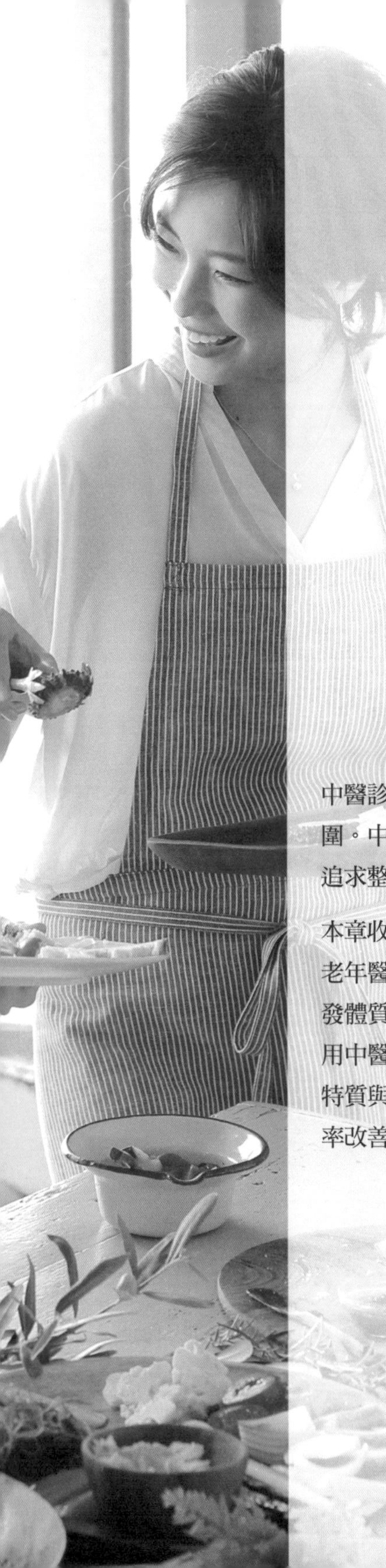

PART IV

全家人的
對症飲食食譜

中醫診斷學講究辨證論治，症狀、氣色、舌象都是觀察的範圍。中醫說的五臟與西醫的五臟觀點與功能不同，中醫治病追求整體觀念，五臟之間的功能互為影響與聯繫。

本章收錄 12 大類、71 種常見疾病，涵蓋內科、外科、兒科、老年醫學科、婦科、男性健康等，明確介紹疾病的定義、好發體質、常見證型、對應症狀、對症食譜與食用小提醒。採用中醫的辨證論治，選出每種疾病的常見證型，根據疾病的特質與證型選擇最適合的食譜，營養好吃、簡易料理，高效率改善健康。

青春痘

青春痘好發於青春期，內分泌旺盛，皮膚油脂分泌較多，容易形成毛細孔堵塞，若是面部未保持清潔，偏愛甜食與油膩之品，飲食結構失衡，生活起居調養不當，引發痰濕致病，形成青春痘。建議飲食上選擇清淡，可健脾化濕的食物，協助氣血運行，促進脾胃排出體內的濕氣。

好發體質

陽盛體質、
痰濕體質、
濕熱體質、
氣虛體質、
血虛體質、
氣血兩虛體質、
氣鬱體質

常見證型 痰濕證

對應症狀

顏面略紅、皮膚油膩、粉刺黃白色、輕微腫痛、頭暈、疲勞、心煩、口乾、口甜、輕微口臭、舌色淡或紅、苔色白膩、舌體胖大、舌頭兩邊明顯凹陷痕跡

祛痘美顏薏仁湯

青春痘是體內痰濕引發，脾、胃的氣血運行不暢，形成病理產物痰濕，薏苡仁與白米可健脾化濕，提升胃氣，有效祛除痰濕，改善青春痘。

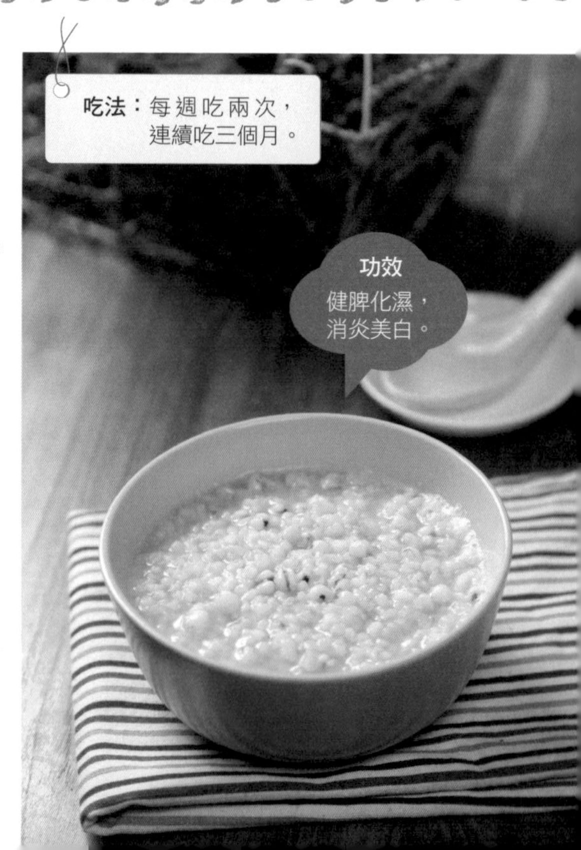

吃法： 每週吃兩次，連續吃三個月。

功效
健脾化濕，消炎美白。

材料：

薏仁 50 克、白米 200 克、水 850 毫升。

步驟：

1. 將薏仁和米洗淨後，用清水浸泡 2 個小時。
2. 鍋中倒入水，大火燒開後，倒入浸泡好的薏仁和米， 蓋上鍋蓋，改成中火煮 30 分鐘即可。

Tips

如果體型肥胖者，可加白朮 10 克，加強健脾化濕的效果。

脫髮

脫髮好發於高度壓力者或腦力工作者，中醫認為是體內血熱引起，肝氣鬱結，鬱而化火，形成熱證，類似木頭被乾燒的感覺，體內有一把熊熊烈火，水分與陰液不足，血燥而津液枯竭，便引起脫髮。飲食建議吃滋陰或寒涼的食物，平息血熱的症狀，讓身體涼一些，就能改善脫髮與熱證。

好發體質

陽盛體質、
痰濕體質、
濕熱體質、
氣鬱體質

常見證型 血熱證

對應症狀

頭皮略紅、頭皮出油、燥熱、脫髮、髮量稀疏、心神不寧、煩躁易怒、口乾舌燥、遺精、失眠、睡眠易驚醒、汗出多、大便乾結、屁臭、舌紅、苔黃

鴨肉黑豆湯

脫髮是血熱引發，體內屬於寒涼性質的陰液與津液被消耗完畢，如同一直發動汽車，但水分已被燒乾，引擎過熱冒煙。脫髮可以食用鴨肉與黑豆，清熱涼血，補腎生髮。

材料：

鴨肉半隻、黑豆 80 克、水 1 公升。

步驟：

1. 將黑豆洗淨後，用清水浸泡 2 個小時。
2. 鍋中倒入水，大火燒開後，放入鴨肉，再倒入浸泡好的黑豆，蓋上鍋蓋，改成中火煮一小時即可。

Tips

如果熱證嚴重者，可加生地黃 10 克，加強清熱涼血的效果。

吃法：每週吃兩次，
連續吃三個月。
功效
清熱涼血，
補腎生髮。

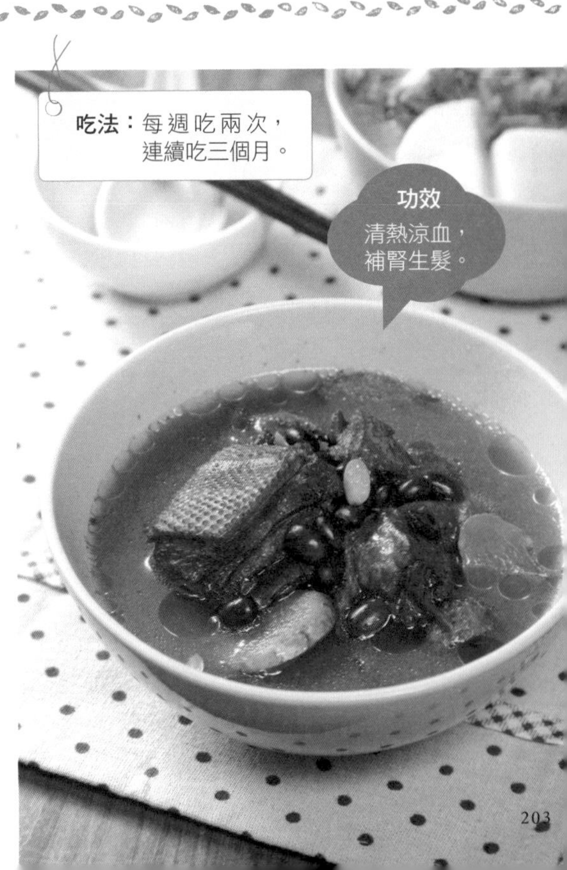

皮膚搔癢

除了季節交替的過敏性皮膚搔癢，有時候也有不明原因的皮膚搔癢，越抓越癢！中醫認為是肝氣鬱結，情志失調，平常可能有累積壓力的傾向，壓抑情緒的發洩，產生了肝風內動的情況，主要有皮膚搔癢、頭痛、心神不寧等症狀。建議可吃清熱涼血的食物，化解肝經鬱熱，祛除體內遊走不定的風邪在體內引起的搔癢。

好發體質

氣虛體質、
陰虛體質、
血虛體質、
氣血兩虛體質、
陽盛體質、
氣鬱體質

常見證型 肝風內動證

對應症狀

皮膚略紅、搔癢部位呈遊走性不固定、乾燥、心神不寧、煩躁易怒、頭暈眼花、頭痛、口乾舌燥、失眠、睡眠易驚醒、乳頭易搔癢、汗出多、大便偏乾、舌紅、苔黃

清肝涼拌茄子

皮膚搔癢是肝風內動，引起皮膚遊走不定的搔癢，就像風動無常。茄子可清熱涼血，祛風，芝麻可滋陰補腎。兩者可以緩解皮膚搔癢的症狀。

材料：

茄子 300 克、芝麻 10 克、醬油、白醋、白糖酌量。

步驟：

1. 將茄子洗乾淨。
2. 鍋中倒入水，大火燒開後，放入茄子煮 3 分鐘，撈起，瀝乾，切成絲。
3. 拌入芝麻與少量的醬油、醋、糖。

Tips

如果搔癢明顯者，可加防風 12 克（用燙茄子的熱水 350 毫升泡水，5 分鐘後喝），加強祛風止癢的效果。

吃法：每週吃兩次，連續吃一到三個月。
功效
滋陰清熱，平肝熄風。

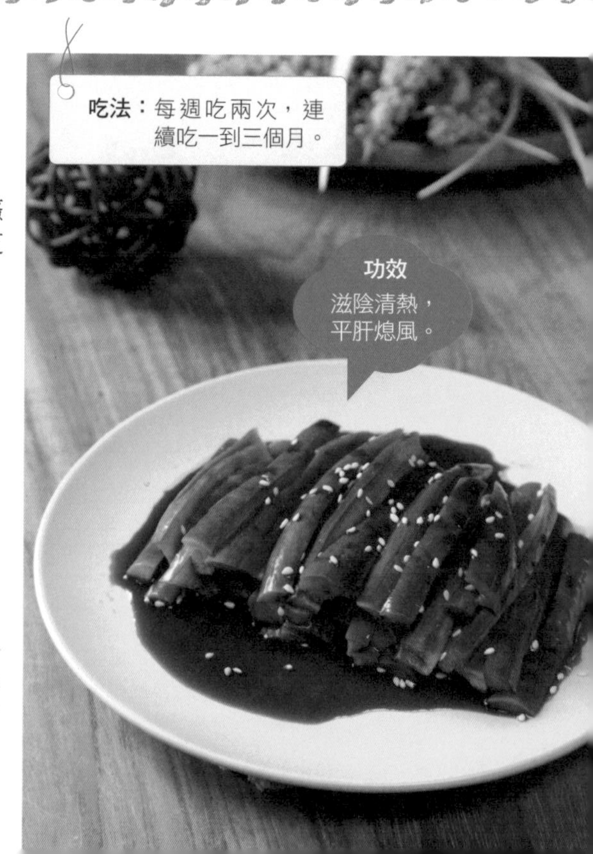

粉刺

比起青春痘可能形成膿皰，粉刺是較輕的毛孔堵塞初期症狀，粉刺好發於內分泌失調，皮膚油脂分泌過多，加上汗出與油脂形成污垢，堵住毛細孔，常見發病的部位在鼻翼，看得到細小的黑點狀濃頭，手指可擠壓出淡黃色或白色半透明狀的粉汁油脂，俗稱粉刺。建議食用清熱化濕的食物祛除內濕，還可幫助清潔皮膚。

好發體質

陽盛體質、
痰濕體質、
濕熱體質、
氣虛體質、
血虛體質、
氣血兩虛體質、
氣鬱體質

常見證型 痰濕證

對應症狀

顏面略紅、皮膚油膩、粉刺黃白色、味臭、輕微腫痛、頭暈、疲勞、心煩、口乾、口甜、輕微口臭、舌色淡、苔色白膩、舌體胖大、舌頭兩邊明顯凹陷痕跡

綠豆薏仁潔面湯

粉刺是皮膚的油脂分泌旺盛，毛細孔堵塞，加上飲食油膩，偏愛重口味或甜食就容易形成體內痰濕，加重粉刺的好發率。吃黃耆、茯苓、綠豆與薏苡仁可健脾理氣，清熱化濕，美白消炎，幫助體內排濕，緩解粉刺的症狀。

吃法：每週吃兩次，
連續吃三個月。
功效
滋陰清熱，
美白除濕。

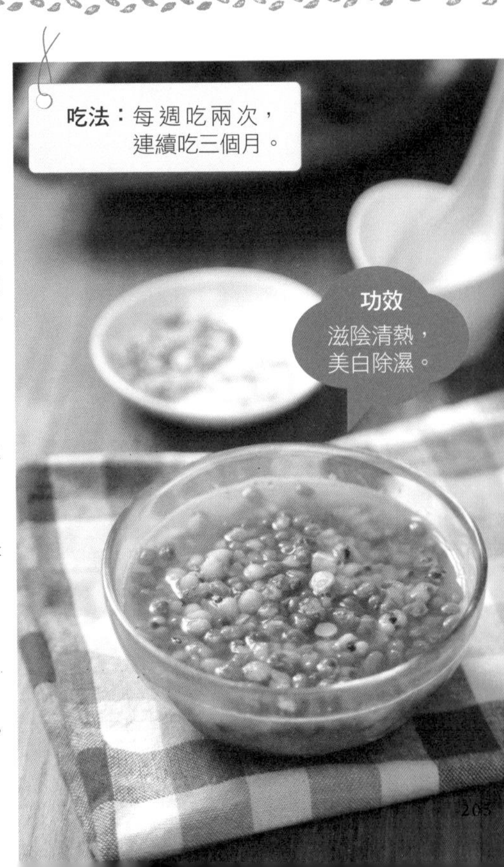

材料：

黃耆 10 克、茯苓 10 克、大薏仁 100 克、綠豆 150 克、水 800 毫升。

步驟：

1. 薏仁和綠豆洗淨後，用清水浸泡 2 個小時。黃耆與茯苓泡 30 分鐘。
2. 鍋中倒入水，大火燒開後，倒入浸泡好的黃耆、茯苓、薏仁和綠豆，蓋上鍋蓋，改成中火煮 40 分鐘即可。

Tips

如果粉刺多而色黃，可加白朮 12 克，加強健脾化濕的效果。

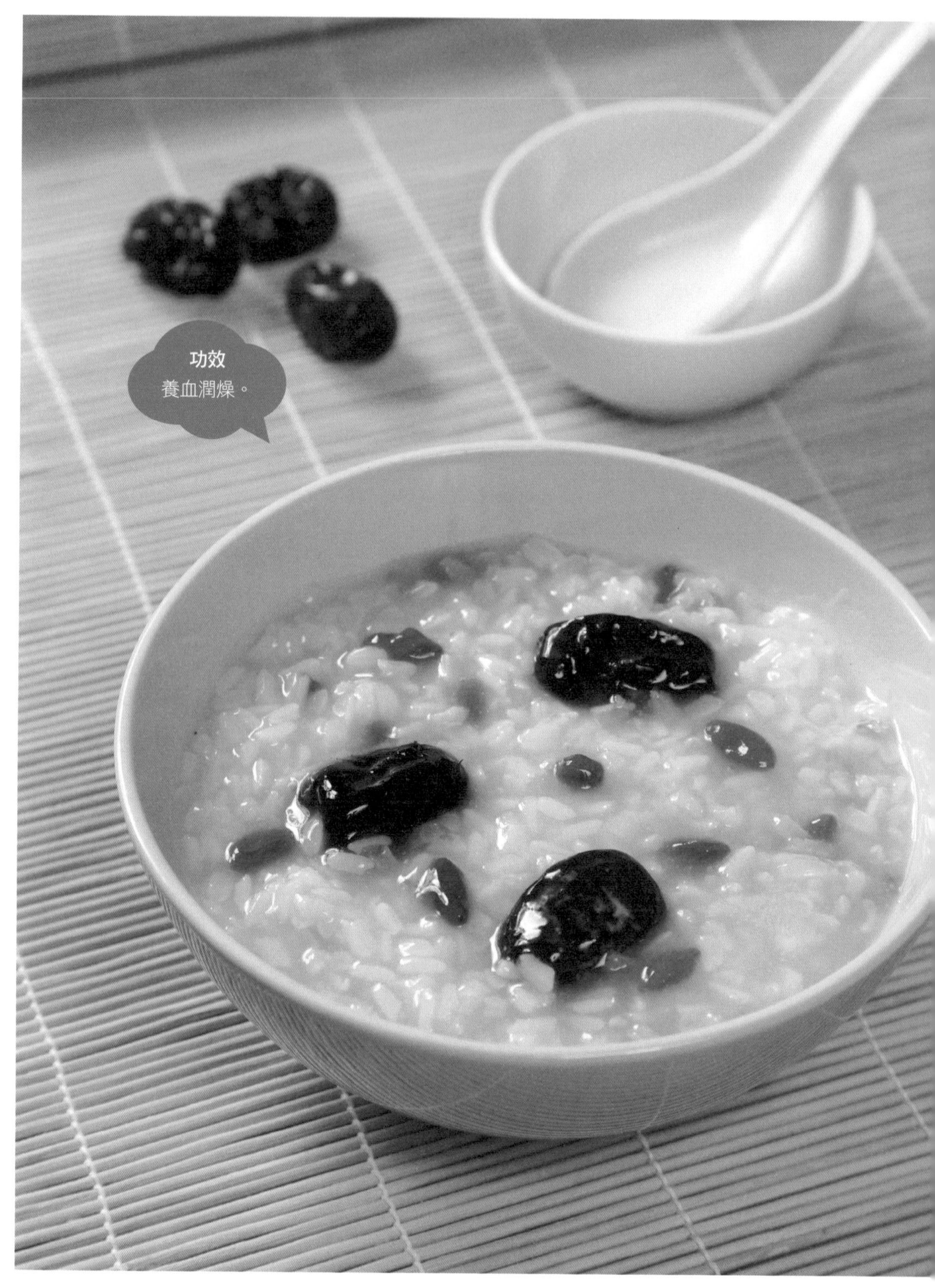
功效
養血潤燥。

過敏

皮膚過敏主要症狀是瘙癢遊走不定，膚質乾燥，輕微紅疹等症狀。發病原因有季節交替、心理壓力、食物中毒等原因，或單純的免疫力減弱引起。建議可以食用提高免疫力的食物，補益氣血，促進新陳代謝，可改善體質。

好發體質

氣虛體質、
陽虛體質、
陰虛體質、
血虛體質、
氣血兩虛體質、
血瘀體質

常見證型

血虛風燥證

對應症狀

皮膚瘙癢，以軀幹四肢為主、或抓癢後可見紅疹、皮膚乾燥、疲勞、面色偏白、頭暈、口唇、鼻、咽部偏乾燥、煩躁、睡眠品質差、睡眠易驚醒、乳頭易瘙癢、睡眠汗出、大便偏乾、舌紅、舌苔白或少

黃耆抗敏粥

吃法： 每週吃兩次，連續吃一到三個月。

皮膚過敏往往有瘙癢的症狀，是血虛風燥，體內氣血兩虛後，抵抗外邪無力，濡養臟腑、經絡的陰液與津液也匱乏，形成風燥，就是瘙癢與乾燥的症狀。可吃黃耆、紅棗、枸杞子補益氣血，調和脾胃。糯米是健脾補氣。氣血足則免疫力提高，過敏得到緩解。

材料：

黃耆 15 克、糯米 300 克、紅棗 40 克、枸杞子 20 克、水 850 毫升。

步驟：

1. 糯米洗淨後，用清水浸泡 2 個小時；黃耆、紅棗泡 30 分鐘。
2. 鍋中倒入水，大火燒開後，倒入黃耆、糯米、紅棗與枸杞子，蓋上鍋蓋，改成中火煮一小時即可。

Tips

如果瘙癢症狀嚴重者，可加防風 12 克，加強祛風止癢的效果。

皮膚乾澀

皮膚乾澀就像土地缺乏養分滋潤，土質不肥沃，形成貧瘠與龜裂。中醫認為是肝腎陰虛，氣血不榮造成皮膚缺少油脂，乾澀無光。建議可吃滋陰潤燥的食物改善皮膚的乾澀與粗糙。

好發體質

氣虛體質、
陽虛體質、
陰虛體質、
血虛體質、
氣血兩虛體質、
血瘀體質

常見證型 肝腎陰虛證

對應症狀

皮膚乾澀、粗糙、心神不寧、煩躁、口乾舌燥、腰酸、失眠、耳鳴、睡眠容易驚醒、睡覺汗出、大便偏乾、舌紅、苔少

花生潤膚湯

皮膚乾澀是肝腎陰虛導致，肌膚粗糙而乾澀，伴有煩躁、腰酸、疲勞等症狀，黑米與黑豆，兩者色黑都可滋陰補腎，花生油脂豐富可養血潤燥，滋潤皮膚，紅棗可補益氣血。氣血充沛則肌膚彈性有光澤。

材料：

黑米 200 克、花生仁 100 克、黑豆 80 克、紅棗 30 克、水 1 公升。

步驟：

1. 黑米、黑豆、花生仁洗淨後，用清水浸泡 2 個小時。
2. 鍋中倒入水，大火燒開後，倒入浸泡好的黑米、黑豆、花生仁、紅棗，蓋上鍋蓋，改成中火煮一小時即可。

Tips

如果肝腎陰虛症狀嚴重者，可加山萸肉 10 克，加強補肝腎的效果。

吃法：每週吃兩次，
連續吃三個月。
功效
滋陰補腎，
養血潤燥。

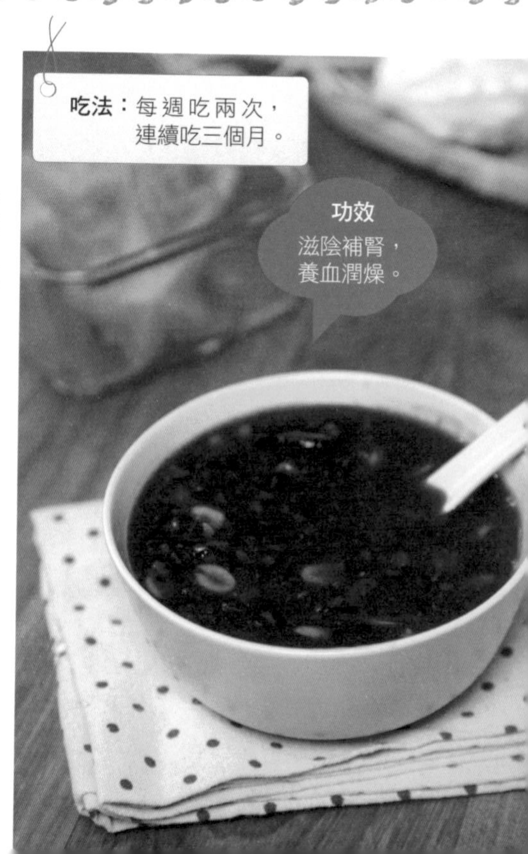

酒糟鼻

常說紅鼻子的人愛喝酒，其實很多酒糟鼻的人根本不喝酒。酒糟鼻是鼻部的毛細血管擴張的慢性皮膚炎症，中醫認為是肺胃有熱引起，可能與飲食油膩有關係，因油膩的食物不容易消化，在脾胃積滯形成熱證，肺經與大腸經相表裡，主管皮毛，也就是皮膚。建議食用寒、涼食物祛除脾胃的積熱。

好發體質

陽盛體質、
痰濕體質、
濕熱體質、
氣鬱體質

常見證型 肺胃積熱證

對應症狀

顏面略紅、皮膚油膩、鼻部偏紅、鼻尖油亮、鼻翼粉刺色黃白、鼻腔與口腔乾燥、輕微癢腫、腹脹、食欲不振、心煩、口乾、輕微口臭、舌色紅、苔色黃膩

西瓜清胃飲

酒糟鼻由肺胃積熱引發，可選擇寒涼的食物清熱，西瓜、苦瓜、水梨三者可清肺胃之熱，緩解酒糟鼻、心煩口乾、口臭等熱性症狀帶來的不適感。

材料：

西瓜200克、苦瓜80克、水梨100克、水200毫升。

步驟：

1. 西瓜與水梨洗乾淨，去皮，果肉切塊。
2. 苦瓜洗乾淨，剖開去籽、切塊。
3. 將西瓜、苦瓜、水梨放入果汁機攪打，即可飲用。

Tips

如果胃熱食欲不振，腹脹嚴重者，可加陳皮6克，加強理氣健脾的效果。

吃法：每週喝兩次，連續喝一到三個月。
功效
清肺益胃。

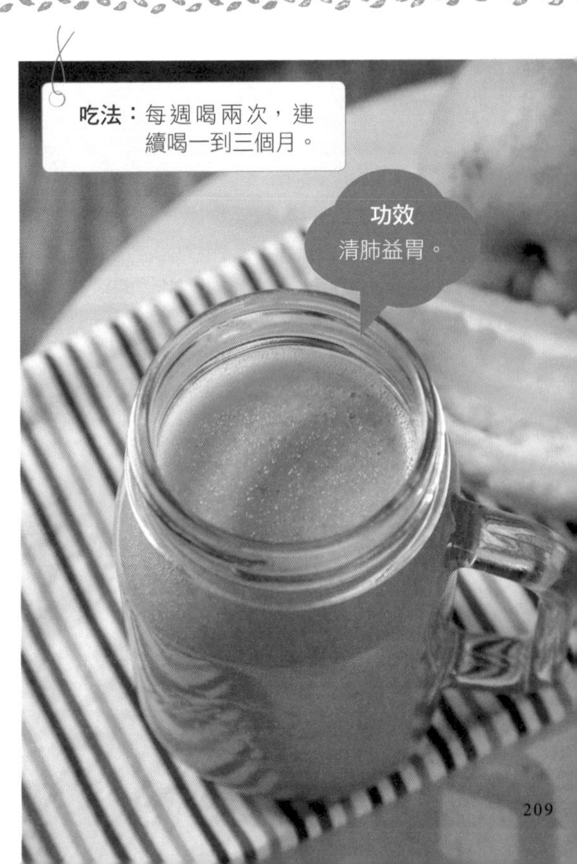

胃潰瘍

胃潰瘍是常見的消化性疾病，大多數是幽門螺旋桿菌引發，就像土地被化學物質污染，使得土壤失去原有的保護層而貧瘠。胃潰瘍的主要症狀是餐後一小時發生腹痛，燒心感。中醫認為是脾胃虛弱，氣血運行無力，濕熱積聚腸胃，出現腹痛、腹脹與燒心的灼熱感。建議食用容易消化吸收與清熱化濕的食物，可幫助改善胃部的不適。

好發體質

氣虛體質、
陽盛體質、
痰濕體質、
濕熱體質、
氣鬱體質

常見證型 脾虛濕熱證

對應症狀

飯後腹痛明顯、腹脹、腹瀉、食欲不振、胃熱感、心煩、身體困重感、疲勞、口乾、輕微口臭、舌色紅、舌體胖、苔色黃膩

益胃山藥南瓜雞

吃法：每週吃一次，連續吃一到三個月。
功效
清熱化濕，理氣健脾。

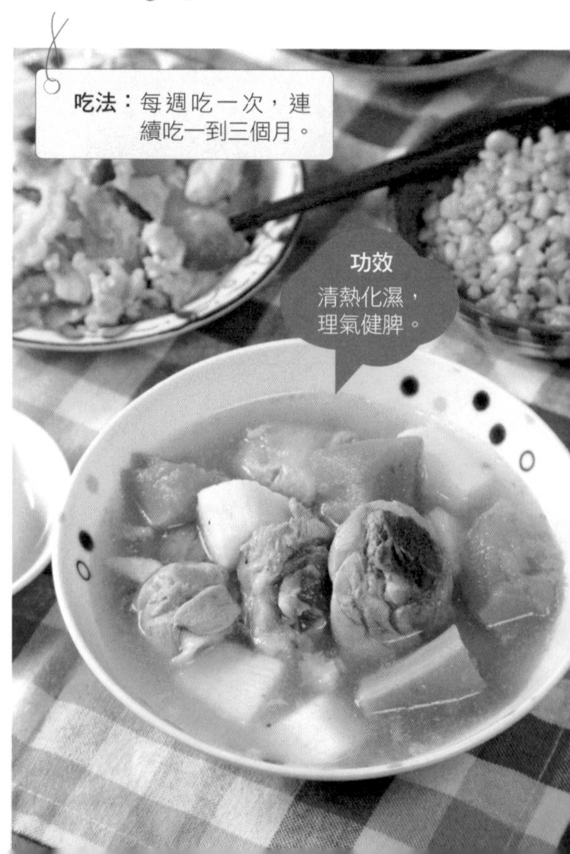

胃潰瘍的腹痛與灼熱燒心感，為脾虛使得消化功能變差，消化不良，食物停留脾胃濕熱引起。雞肉的蛋白質很容易被消化分解，與山藥共同有滋陰補腎，健脾益氣的效果，南瓜可保護胃黏膜。吃這道料理好消化，還能緩解症狀。

材料：

雞肉100克、山藥100克、南瓜100克、水300毫升。

步驟：

1. 將雞肉、山藥與南瓜洗淨後去皮，切成小塊。
2. 鍋中放入適量的油，油熱後放入雞肉、山藥與南瓜快炒，再加入少許水煮滾，燜 10 分鐘。

Tips

如果腹脹胃痛明顯者，可加佛手 10 克，加強理氣止痛的效果。

胃食道逆流

胃食道逆流是非常不舒服的消化道疾病，主要是胸口有灼熱的燒心感、打嗝、泛酸等。中醫認為這種逆流的症狀是胃失和降、肝胃不和引起的，因吃進的食物，無法順應脾胃之氣正常下降，促進消化，而導致胃酸返流咽喉，形成燒心感。建議食用容易消化，可保護脾胃之氣的食物。

好發體質

陽盛體質、
血瘀體質、
痰濕體質、
濕熱體質、
氣鬱體質

常見證型 肝胃不和證

對應症狀

胸口灼熱感、打嗝、噁心嘔吐、胸脅脹滿疼痛、泛酸、腹脹、腹痛、心煩、口乾、口甜、輕微口臭、舌色紅、苔色薄白或黃

猴頭菇降逆煲

胃食道逆流的上逆與返流是脾胃之氣運行不暢，胃失和降，肝胃不和。猴頭菇是公認的養胃聖品，可健胃益腎，保護胃黏膜，幫助消化。現代研究證明，對於消化道疾病有明顯的改善效果。牛肉有補中益氣，滋養脾胃的功效，加上枸杞子可提高人體的免疫力。

材料：

牛肉200克，猴頭菇100克，枸杞子10克、水800毫升。

步驟：

1. 將猴頭菇洗乾淨，與牛肉切塊。
2. 鍋中倒入水，大火燒開後，放入牛肉與猴頭菇，蓋上鍋蓋，改成中火煲一小時即可。起鍋前放入枸杞子。

Tips

如果胃部泛酸嚴重者，可加萊菔子10克，可消食除脹。

吃法：每週吃兩次，
連續吃三個月。
功效
平肝益胃，
降逆止嘔。

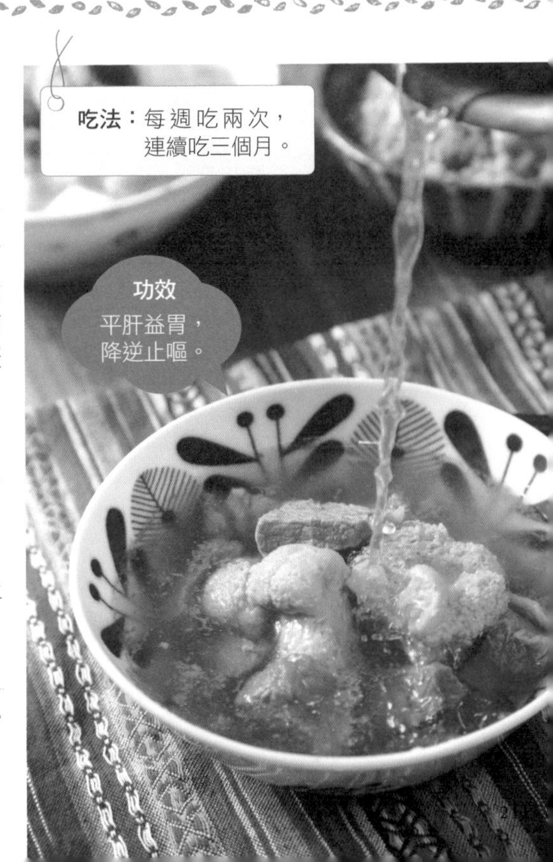

胃痛

胃痛是常說的肚子痛，伴有打嗝、噁心、嘔吐、泛酸、胸悶。中醫認為是脾胃功能變差，消化不良，脾胃的氣血運行不暢，不通則痛，日積月累形成脾胃部的疼痛。建議食用溫養胃氣或滋養胃陰，容易消化的食物來保護消化道內膜，減少胃痛的症狀。

好發體質

氣虛體質、
陽虛體質、
陰虛體質、
血虛體質、
氣血兩虛體質

常見證型 脾胃虛寒證

對應症狀

腹痛、腹脹、腹瀉、胃部寒涼、手腳怕冷、唇色淡紫、食欲不振、噁心嘔吐、吐清水、疲勞、口乾、舌色淡紅、苔色白

鯽魚養胃湯

吃法： 每週吃一次，連續吃一到三個月。

上腹胃脘部近心窩處發生疼痛，以各種類型腹部疼痛為主的疾病。對於脾胃虛寒的胃痛，往往伴有腹部冷痛、手腳怕冷、疲勞等症狀。鯽魚的蛋白質容易被吸收消化，可補脾健胃，補中益氣。蔥、薑、白胡椒可溫中散寒，健脾暖胃。對於料理魚肉的祛除腥味也有幫助。

材料：

鯽魚一隻、青蔥 5 根、薑片 30 克、白胡椒 10 克、水 1 公升。

步驟：

1. 鯽魚刮除鱗片，剖腹清腸除腮，血水洗乾淨。
2. 鍋中倒入水，大火燒開後，放入鯽魚、青蔥、薑片與白胡椒，蓋上鍋蓋，改成中火煮 30 分鐘。

Tips

如果氣滯腹痛嚴重者，可加川芎 10 克，加強活血止痛的效果。

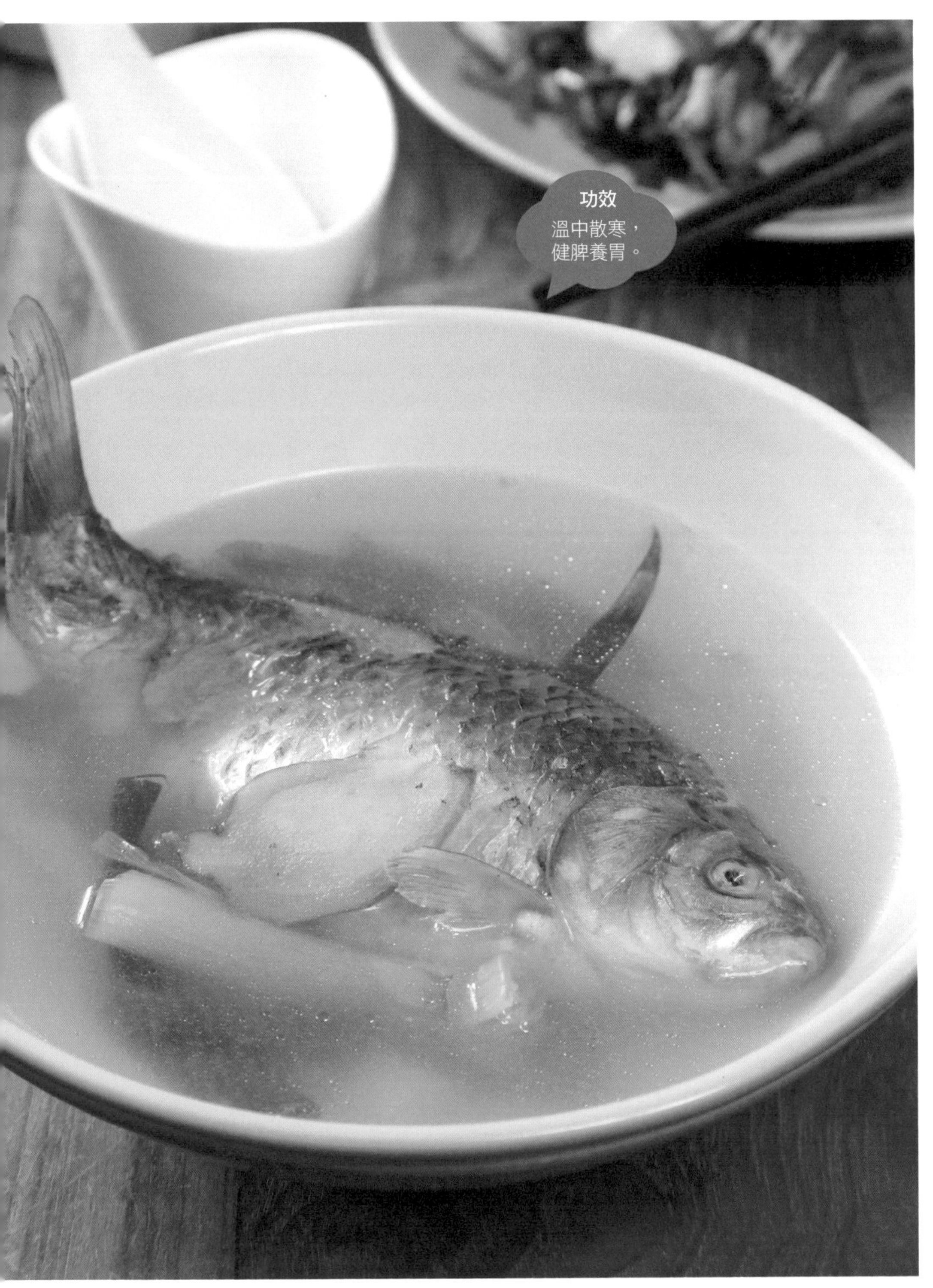
功效
溫中散寒，
健脾養胃。

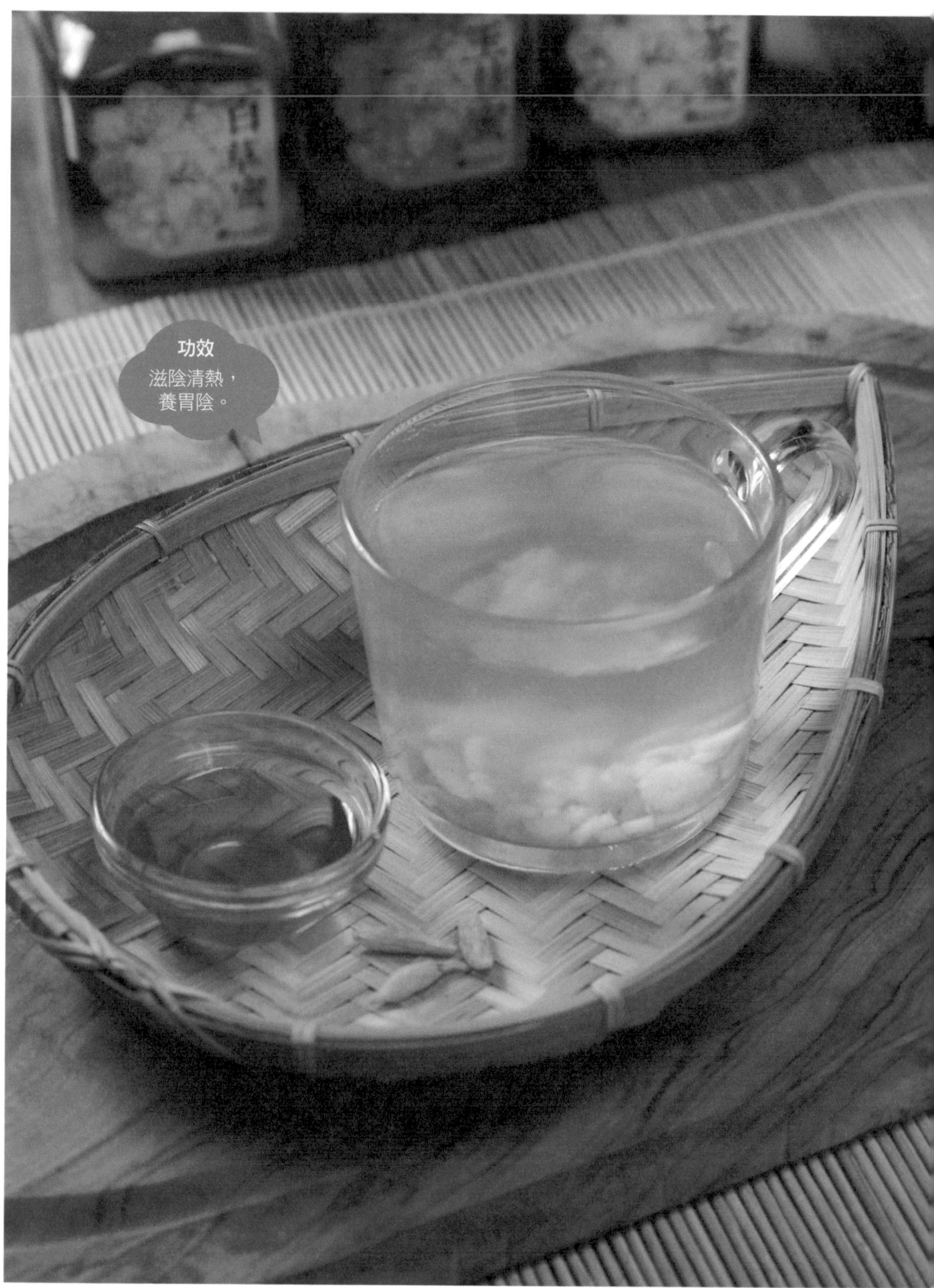
功效
滋陰清熱，
養胃陰。

胃痛

好發體質

氣虛體質、
陽虛體質、
陰虛體質、
血虛體質、
氣血兩虛體質、
血瘀體質

常見證型

胃陰不足證

對應症狀

體型偏瘦、腹痛、腹脹、腹瀉、歎氣、打嗝、飢餓後腹痛明顯、體質虛弱、疲勞、口乾舌燥、喝水量多、沒有飢餓感、皮膚乾燥、大便偏乾、舌色紅、苔少

沙參麥冬蜜茶湯

吃法：每週喝兩到三次，連續喝一到三個月。

對於陰虛型症狀可見飯前痛，飢餓也痛，這一類胃痛病人由於體內的陰液不足，缺乏陰液滋潤而無法保護胃黏膜，尤其餓的時候，胃裡沒有食物產生空磨，就會疼痛。沙參、麥冬滋陰清熱，蜂蜜具緩急止痛作用。

材料：

沙參 10 克、麥冬 10 克、蜂蜜 10 克、水 600 毫升。

步驟：

1. 將沙參、麥冬洗淨瀝乾放入鍋中。
2. 鍋中倒入水，大火燒開 5 分鐘後，改成悶約 3 分鐘後加入蜂蜜即可飲用。

Tips

平時避免食用番茄其酸性很高，會刺激胃產生更多的胃酸，避免吃太多番茄會以免導致泛酸、燒心等症狀。

脹氣

脹氣大多數是消化不良或便秘引起的，主要症狀是腸胃蠕動功能變差，或本身大便次數減少、排便困難、大便乾結、腹脹、放屁少、胃口差。如果膳食纖維與水分攝取不足，缺乏運動，飲食油膩，加上沒有養成正常排便的習慣，腸胃蠕動能力欠佳，造成便秘、腹脹、消化不良。建議食用清熱的蔬菜幫助腸胃蠕動。

好發體質

陽盛體質、
血瘀體質、
痰濕體質、
濕熱體質、
氣鬱體質

常見證型 腸胃積熱證

對應症狀

大便乾結、食欲不振、放屁後脹氣稍微緩解、胃熱、腹脹、腹痛、燥熱、口乾、輕微口臭、心煩、小便量少灼熱、舌紅、苔黃燥

苦瓜炒蛋

對於腸胃積熱證型的胃脹氣，腹脹不適，伴有熱證，例如燥熱、心煩、大便偏乾等，吃苦瓜與雞蛋可清熱解毒，健脾益氣，幫助促進腸胃蠕動，增加放屁的次數，排出脾胃的熱氣，緩解熱氣積聚腹中。

材料：

苦瓜 300 克、雞蛋 2 顆、枸杞子 10 克、油 20 毫升。

步驟：

1. 苦瓜洗乾淨，剖開去籽，切片。
2. 雞蛋打散。
3. 鍋中熱油，放入苦瓜與炒約 1 分鐘飄出香氣，灑少許鹽再倒入蛋液，翻炒至雞蛋凝固，再灑上泡過水的枸杞子即可起鍋。

Tips

如果腹脹明顯者，可加陳皮 10 克，可幫助消脹，健脾益氣。

吃法：每週吃兩次，連續吃一到三個月。
功效
清熱解毒。

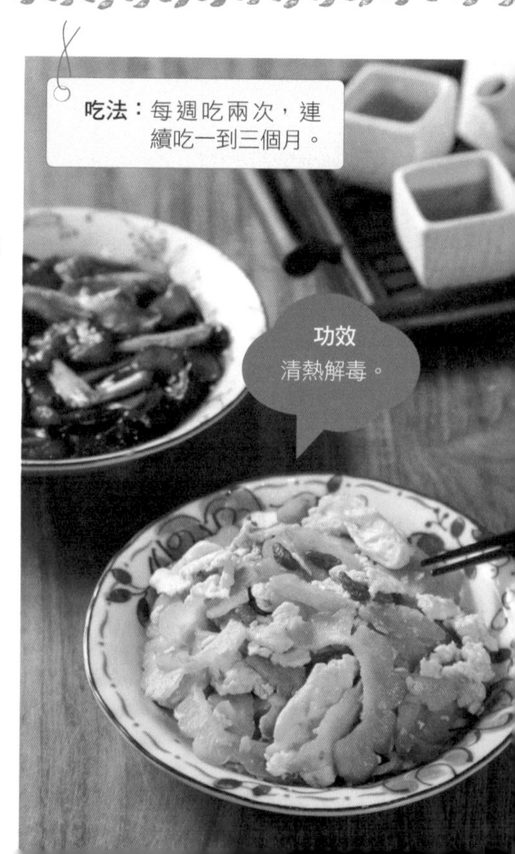

腹瀉

急性腹瀉好發於夏季，暑熱之邪侵襲脾胃，合併暑濕夾雜的症狀，例如身熱、汗出多、煩躁、疲勞、筋骨酸痛、噁心嘔吐、腹瀉、腹痛、胃熱、肛門灼熱、食欲不振等。建議食用清熱益氣，可殺菌的食物緩解腹瀉的症狀。

好發體質

各種體質都好發

常見證型 濕熱下注證

對應症狀

排便次數增多、大便不成形、腹痛、胃熱、煩躁、小便量少，渾濁、身熱、噁心嘔吐、疲勞、頭昏重、筋骨酸痛、舌色紅、苔黃膩、口臭

洋蔥炒蛋

夏季是腸胃疾病發好的季節，特別是暑熱夾濕，經常引起腹瀉、噁心嘔吐、心煩、疲勞、肢體困重，吃洋蔥可殺清熱益氣，解毒殺蟲，對於消化道可殺菌，雞蛋可滋陰潤燥。兩者可緩解腹瀉。

材料：

洋蔥 200 克、雞蛋 2 粒、油 20 毫升。

步驟：

1. 洋蔥切絲。
2. 雞蛋打散。
3. 鍋中熱油，放入洋蔥炒約 1 分鐘飄出香氣，灑少許鹽再倒入蛋液，翻炒至雞蛋凝固即可起鍋。

Tips

如果腹痛明顯，可加烏梅 10 克，可緩解腹痛。

吃法：每週吃兩次，連續吃一到三個月。
功效
清熱益胃，殺菌止瀉。

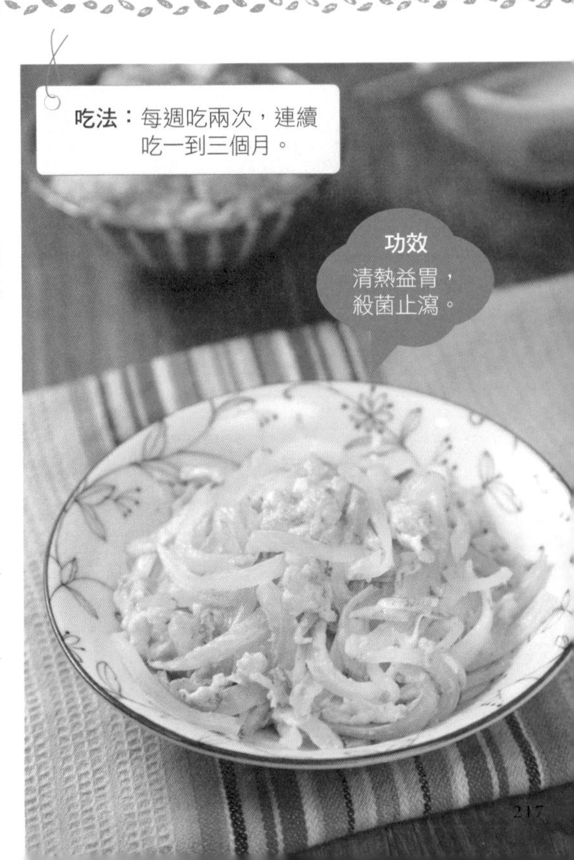

便秘

便秘是很痛苦的體驗，主要症狀是大便次數減少、排便困難、大便乾結、腹脹、放屁多、胃口差。如果平常飲食失衡，膳食纖維與水分攝取不足，缺乏運動，飲食油膩則會導致大便乾結或黏滯，腸胃蠕動能力欠佳，造成便秘、腹脹、臭屁多、消化不良。建議食用高纖維的食物幫助腸胃蠕動。

好發體質

陽盛體質、
血瘀體質、
痰濕體質、
濕熱體質、
氣鬱體質

常見證型 腸胃積熱證

對應症狀

大便乾結、排便次數減少或困難、放屁多、腹脹、腹痛、燥熱、口乾、輕微口臭、心煩、小便量少灼熱、舌紅、苔黃燥或膩

小米潤腸粥

腹部脹氣，沒胃口，大便乾結難以排出，中醫認為是腸胃積熱，纖維素攝取不足，加上飲食油膩，腸胃蠕動能力減低，造成排便困難，大便次數減少，伴有心煩、口乾舌燥、口臭。食用小米、燕麥、芝麻可健脾和胃，清熱益氣，潤腸通便。

材料：

小米 100 克、燕麥 50 克、芝麻 20 克、水 700 毫升。

步驟：

1. 鍋中倒入水，大火燒開後，放入小米、燕麥、芝麻，蓋上鍋蓋，改成中火煮 30 分鐘即可。

Tips

如果便秘嚴重者，可加決明子 12 克（裝入中藥布包），可加強潤腸通便。

吃法：每週吃兩次，連續吃一到三個月。
功效
清熱益胃，潤腸通便。

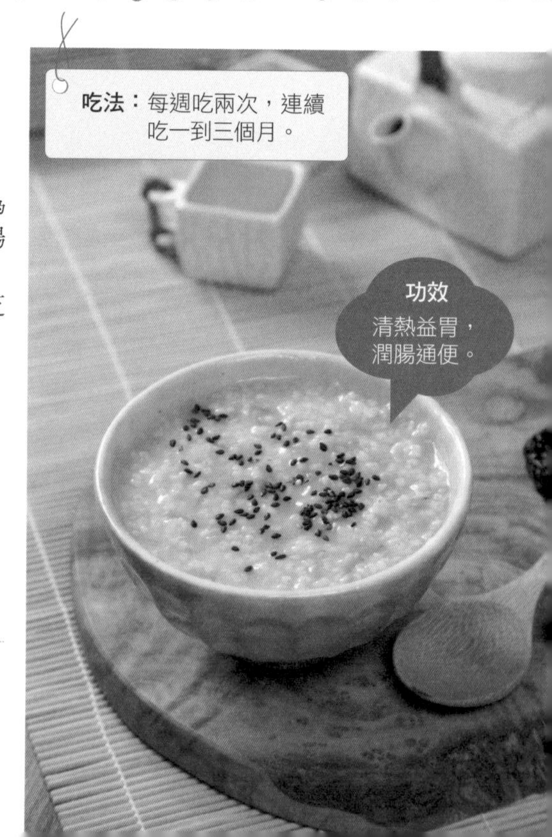

好發體質

氣虛體質、
陽虛體質、
陰虛體質、
血虛體質、
氣血兩虛體質

常見證型 脾胃虛寒證

對應症狀

大便乾結、排便困難、腹脹、腹痛、腹痛、腹脹、腹瀉、胃部寒涼、手腳怕冷、唇色淡紫、食欲不振、噁心嘔吐、吐清水、疲勞、口乾、舌色淡紅、苔色白

花椒八角小茴香炒羊肉

便秘的病因是多方面的，基本病機是邪滯大腸，腑氣閉塞不通或腸失溫潤，推動無力，導致大腸傳導功能失常。不少現代人認為青菜吃得不少，但還是會便秘，伴有四肢冰冷，陽氣虛衰，等症狀。羊肉、蒜頭、薑、花椒、小茴香、八角皆可溫補陽氣，緩解便秘，緩解寒冷的症狀。

吃法： 每週吃一次，連續吃一到三個月。

功效
溫陽通便。

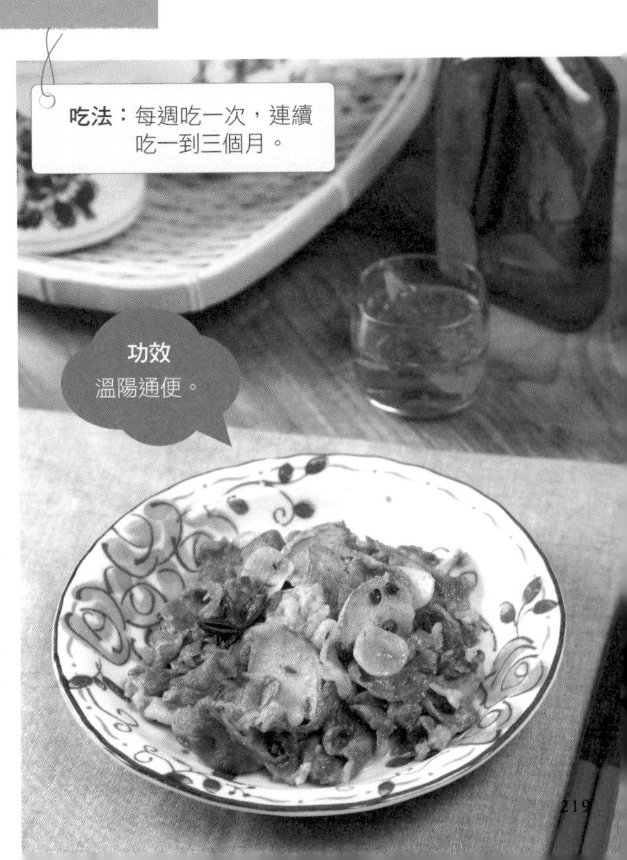

材料：

羊肉 200 克、蒜頭兩瓣、薑一小塊、花椒適量、小茴香適量、八角適量。

步驟：

1. 薑和蒜頭切片。
2. 下熱油爆香蒜頭和薑片。
3. 花椒、小茴香、八角和羊肉一起倒入鍋內拌炒。加少許清水，翻炒至羊肉變色即可起鍋。

Tips

胃部寒冷且便秘明顯者，可加桂皮 3 克幫助溫陽通便，緩解寒冷的不適感。

食欲不振

食欲不振的發病原因很多，不外乎虛證與實證，實證大多數是飲食過量後消化不良造成腹脹，沒有食欲。虛證往往是身體虛弱，氣血運行不暢，導致臟腑功能失調。飲食可選擇健脾益氣，開胃消食的食物，促進食欲與消化。

好發體質

氣虛體質、
陽虛體質、
陰虛體質、
血虛體質、
氣血兩虛體質、
血瘀體質

常見證型 胃陰不足證

對應症狀

體型偏瘦、虛弱、疲勞、口乾舌燥、喝水量多、沒有飢餓感、皮膚乾燥、大便偏乾、舌色紅、苔少

無花果開胃飲

食欲不振的人，大多數體型偏瘦，因為沒有胃口，亦無飢餓感，也不會主動想吃東西，對於胃陰不足的食欲不振，可選擇無花果開胃與幫助消化，蜂蜜對於皮膚乾燥，口乾舌燥也有生津止渴的效果。

材料：

無花果乾 120 克、蜂蜜 20 毫升、水 350 毫升。

步驟：

1. 將無花果乾泡水 20 分鐘。
2. 在果汁機中放入無花果乾、蜂蜜與水，攪打成果汁。

Tips

如果胃口很差者，可加山楂 10 克，可促進消化，健脾開胃。

喝法：每週喝兩到三次，
連續喝一到三個月。
功效
健胃清腸，
開胃消食。

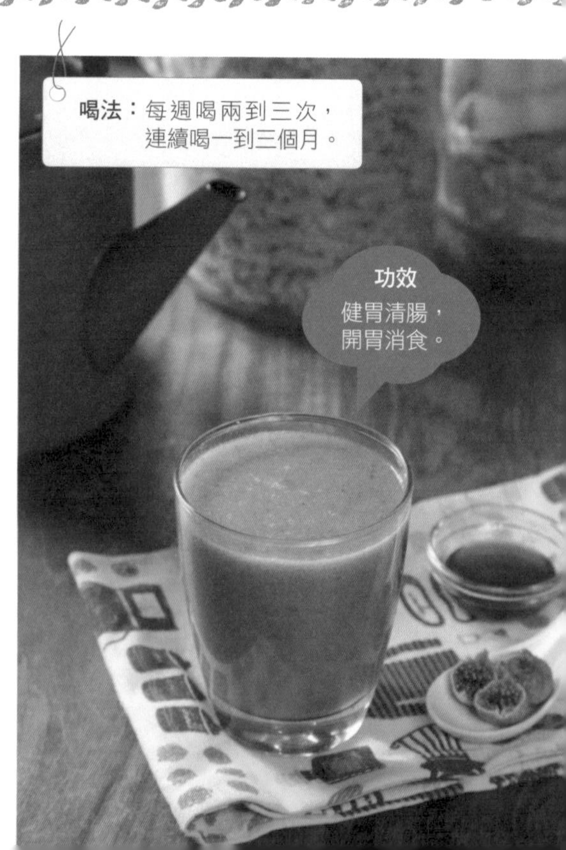

脂肪肝

脂肪肝是現代文明的疾病，好發於應酬多的中年人，長期飲食油膩，抽煙、飲酒多，運動少，勞逸失衡，脂肪日積月累在肝臟，形成脂肪肝。飲食建議選擇清淡、低糖、低脂肪、可軟化血管、降低膽固醇的食物。

好發體質

陽盛體質、
痰濕體質、
濕熱體質、
氣虛體質、
血虛體質、
氣血兩虛體質、
氣鬱體質

常見證型

痰濕阻絡證

對應症狀

形體肥胖、食量大、愛吃甜食或重口味、運動少、疲勞、面有油脂、胸悶、愛歎氣、腹脹、頭昏、肢體困重乏力、口裡自覺甜味、大便黏膩、小便顏色渾濁、舌苔白膩。

涼拌海帶絲

脂肪肝是一種富貴病，大多數是飲食結構失衡，長期油膩或重口味的飲食，缺乏運動，脂肪囤積形成脂肪肝。吃海帶可降脂、清血管及軟化血管，防止動脈粥樣硬化等心血管疾病，芝麻與枸杞子可補益肝腎，緩解脂肪肝的症狀。

材料：

海帶 300 克、芝麻 20 克、枸杞子 10 克。

步驟：

1. 海帶泡水、洗乾淨、切絲。
2. 燒開一鍋水，放入海帶絲清燙，撈起後瀝乾。
3. 海帶絲拌入芝麻與枸杞子。

吃法：每週吃兩到三次，連續吃三個月。
功效
清血降脂，補益肝腎。

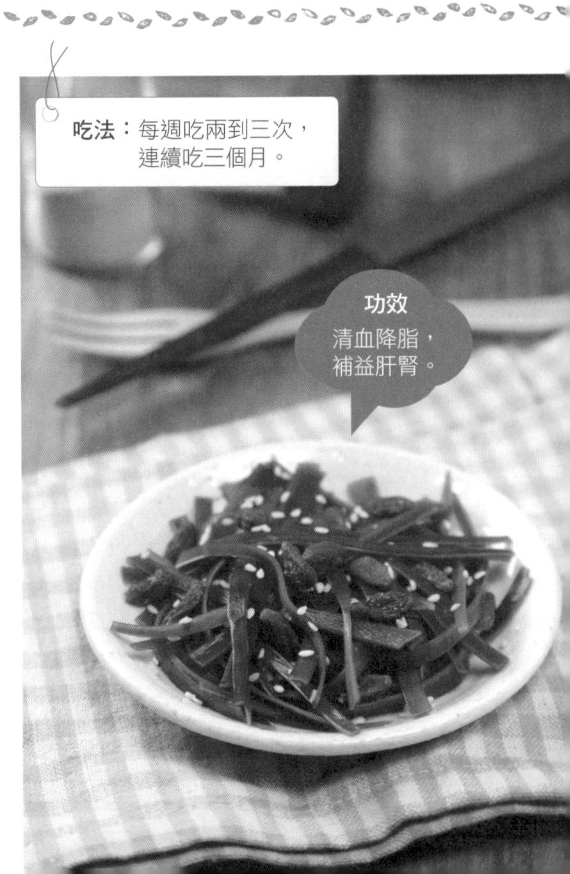

Tips

如果平常會腹部寒冷者、可加花椒 6 克、可健脾暖胃。

低血壓

低血壓的症狀是血壓低於正常值，但無缺血或缺氧的合併症。好發人群大多數是老年人、產後婦女、體質虛弱，源於氣血兩虛，常見症狀是心跳較慢、疲乏無力、精神不濟、面色蒼白等。建議飲食上選擇補益氣血的食物，補充體力，可緩解低血壓帶來的不適感。

好發體質

氣虛體質、
陽虛體質、
陰虛體質、
血虛體質、
氣血兩虛體質、
氣鬱體質

常見證型 氣血兩虛證

對應症狀

血壓低、疲勞、眩暈、耳鳴、頭虛痛、面色偏白、胸悶、歎氣、精神不濟、舌淡紅、口淡、心跳變慢、健忘、手腳怕冷、舌色淡紅、苔少或色白

黃耆牛肉精力煲

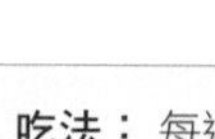

吃法： 每週吃兩次，連續吃三個月。

低血壓的症狀類似貧血，大多數是虛證引發，體質本身較差者容易低血壓，氣血兩虛，推動無力形成脈壓減低，心跳緩慢。黃耆可補中益氣，牛肉與紅棗可補氣血雙補，枸杞子養血明目。氣血充沛則推動有力，增加免疫力與提升體力。

材料：

牛肉 300 克、黃耆 20 克、紅棗 10 克、枸杞子 10 克、水 900 毫升。

步驟：

1. 將牛肉切塊。
2. 把黃耆、紅棗泡水 30 分鐘。
3. 鍋子倒入水，大火燒開後，放入牛肉、黃耆、紅棗、枸杞子，加入少許鹽，中火煮 20 分鐘，轉小火煲 20 分鐘。

Tips

如果體力較差者，可加白朮 10 克、當歸 12 克，可補中益氣，滋陰養血。

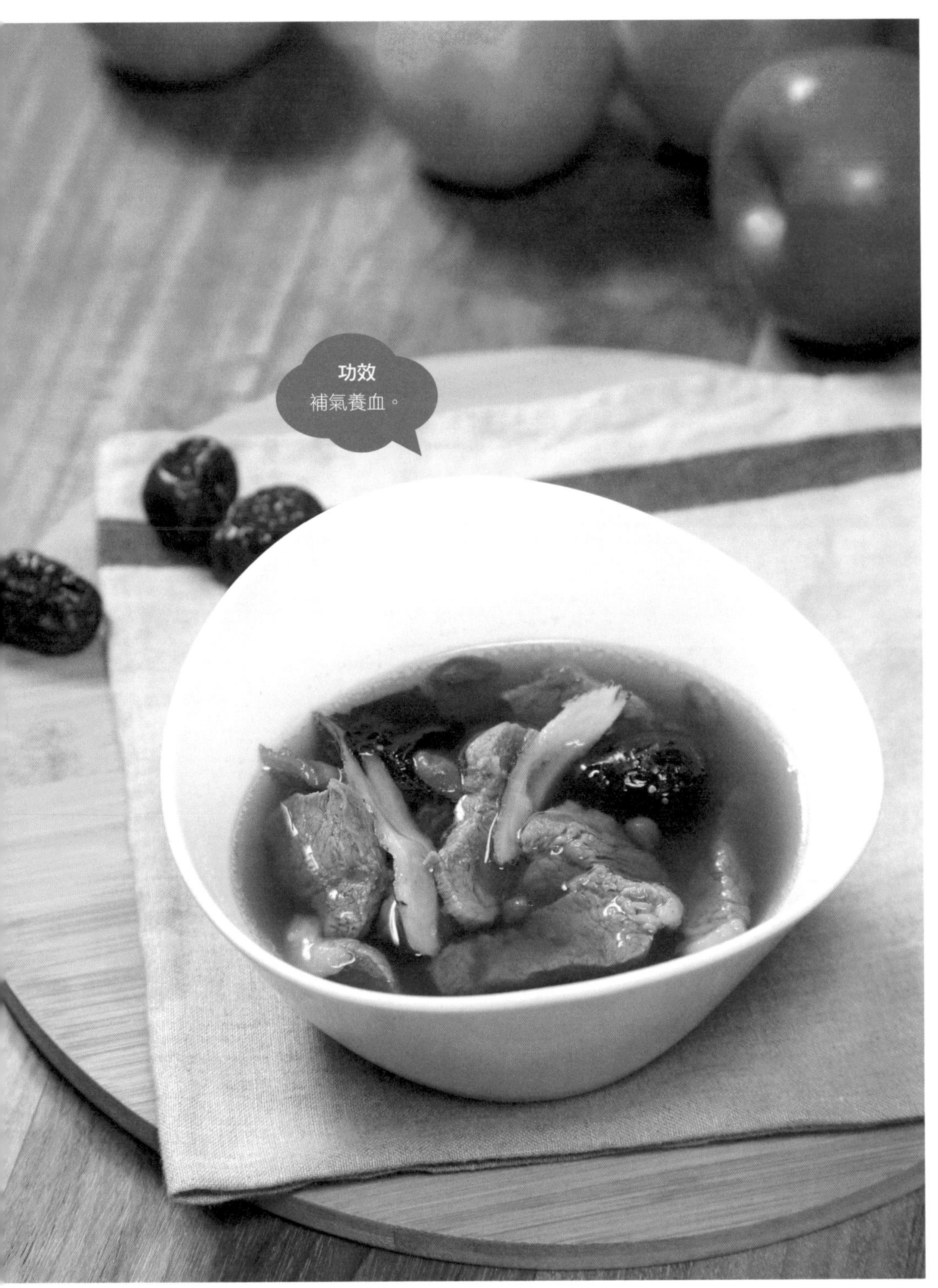
功效
補氣養血。

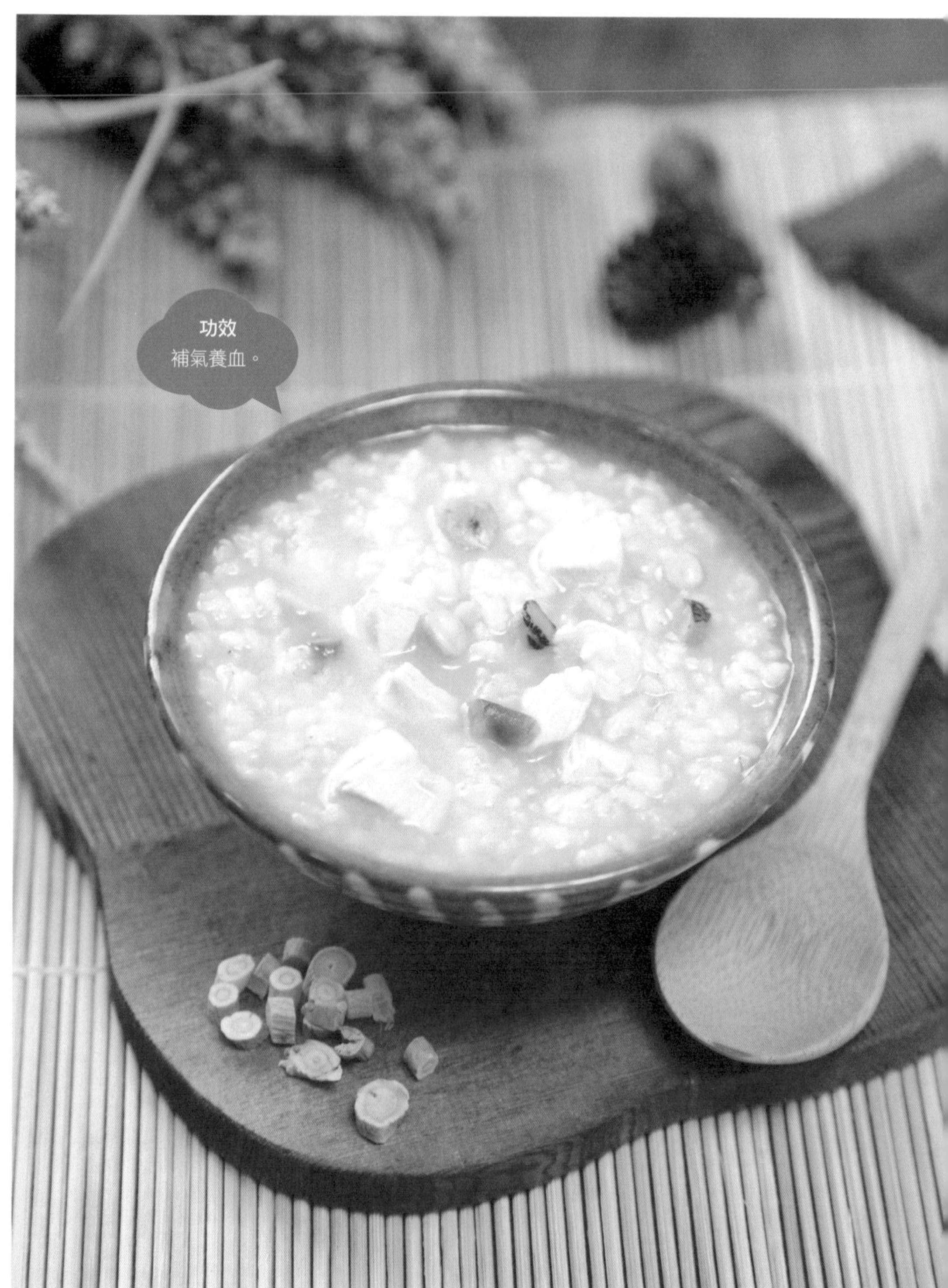
功效
補氣養血。

貧血

長期吃素及偏食的女性要注意了！據統計，全台灣患有貧血的女性約有一半以上，因缺「鐵」而罹患貧血佔大多數，這其中與現代流行的「骨感美女」有關，貧血是一個綜合的症候，在許多疾病過程中，往往伴有貧血的症狀。若是在人體的血液中所含的紅血球或血紅素量減少到一定標準時，就稱為「貧血」。建議可選擇補益氣血的食物調養。

好發體質

氣虛體質、
陽虛體質、
陰虛體質、
血虛體質、
氣血兩虛體質、
氣鬱體質

常見證型 氣血兩虛證

對應症狀

血壓低、疲勞、眩暈、耳鳴、頭虛痛、面色偏白、胸悶、歎氣、精神不濟、舌淡紅、口淡、心跳變慢、健忘、手腳怕冷、舌色淡紅、苔少或色白

黃耆雞汁粥

吃法： 每週吃一次，連續吃三個月。

貧血大多數是氣血兩虛引起，身體容易疲乏、精神不濟、頭暈耳鳴等。黃耆、母雞與白米三者，共同可補中益氣，中醫對認為，血本身不會動，而是靠氣推動，所以認為「氣為血之帥，血為氣之母」。

材料：

雞肉 200 克、黃耆 15 克、白米 200 克、水量蓋過食材即可。

步驟：

1. 黃耆泡水 30 分鐘，白米泡水 2 小時。
2. 雞肉洗淨，切塊。
3. 鍋中倒入水，燒開後，放入雞肉、黃耆、白米中火煮 10 分鐘，轉小火煮 20 分鐘。

Tips

如果體力較差者，可加黃精 12 克，可補氣養陰，提高體力與免疫力。

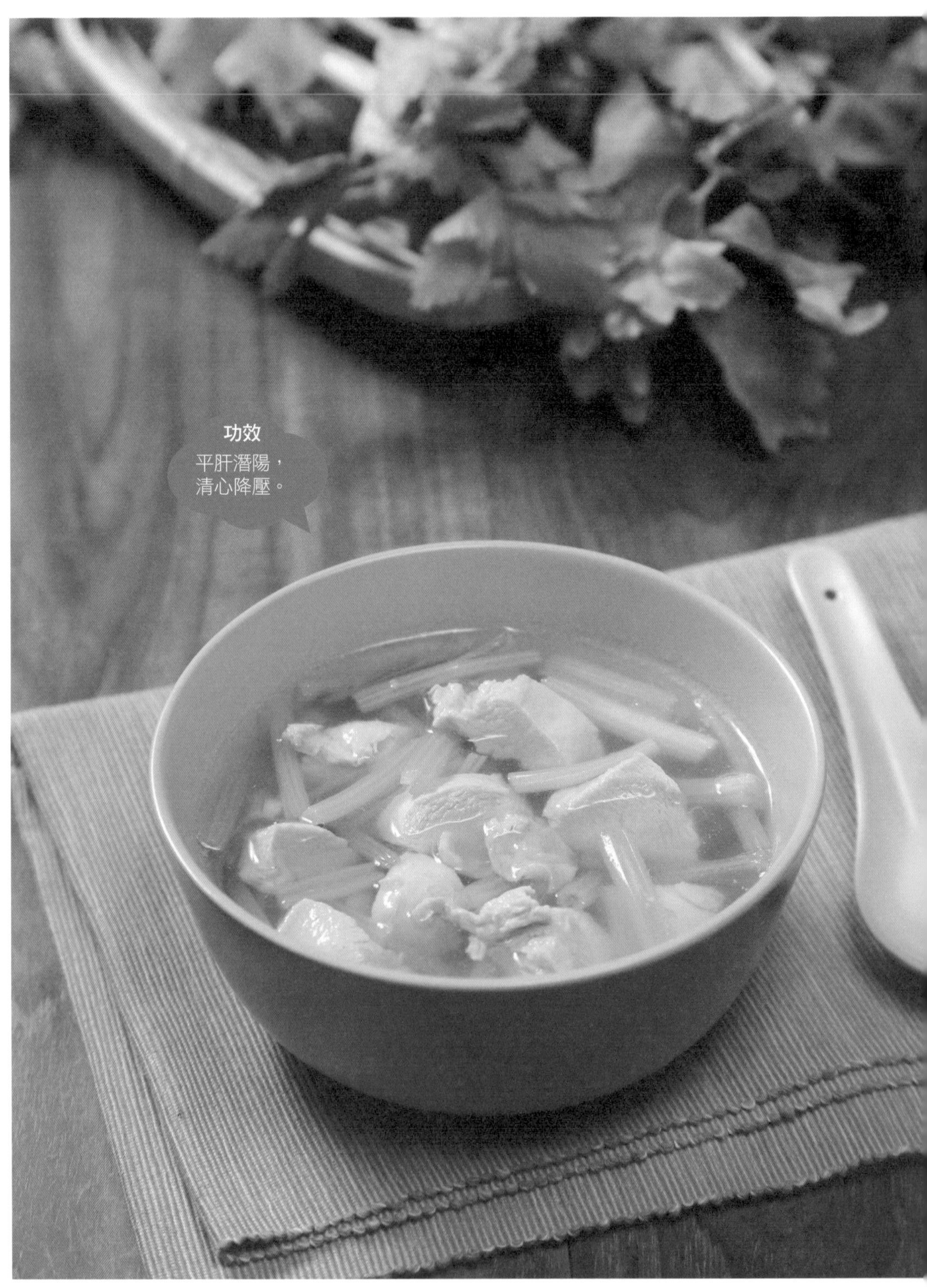
功效
平肝潛陽，
清心降壓。

高血壓

高血壓大多數發病於中老年人群，與飲食不節，長期心理壓力，勞逸失衡有關係，動脈粥樣硬化，血管彈性變差，血管的壓力增高，出現血壓高、面紅、燥熱、耳鳴、頭痛、頭暈、心煩易怒、心悸、心慌等症狀。初期罹患高血壓，也有少數人沒有不適感，故稱為無形殺手。飲食建議清淡，低油脂，低鈉，活血化瘀，滋陰清熱的食物。

好發體質

陽盛體質、
血瘀體質、
痰濕體質、
濕熱體質、
氣鬱體質

常見證型 肝陽上亢證

對應症狀

血壓高、眩暈、耳鳴、頭脹痛、面紅、眼睛灼熱感、心神不寧、煩躁易怒、頭重足輕、舌紅、口乾舌燥、心悸健忘、失眠多夢、大便偏乾、舌色紅、苔色黃

芹菜降壓湯

吃法： 每週吃三次，連續吃三個月到半年。

高血壓是血管彈性減退，導致脈壓升高，大多數人伴有膽固醇過高，往往有頭痛，心悸的症狀。中醫認為，罹患高血壓的人，本身可能是陽盛體質，容易肝陽上亢，出現血壓增高、心煩易怒、失眠等症狀。吃芹菜、雞肉可平肝涼血，補中益氣，搭配百合寧心安神。芹菜可降血脂與血壓，而雞胸肉是高蛋白質，低油脂的肉類，對於高血壓人群有好處。

材料：

芹菜 300 克、雞胸肉 150 克、百合 20 克、水 800 毫升。

步驟：

1. 將芹菜洗乾淨，切長條狀，雞胸肉切小塊。
2. 百合泡水 20 分鐘。
3. 鍋子倒入水，大火燒開後，放入雞胸肉、百合，中火煮 15 分鐘，轉小火煮 10 分鐘，起鍋前放入芹菜。

Tips

如果血壓偏高者，可加紫丹參 12 克，可活血化瘀，降血壓。

高血壓

好發體質

氣虛體質、
陽虛體質、
陰虛體質、
血虛體質、
氣血兩虛體質、
氣鬱體質、
血瘀體質

常見證型 血瘀證

對應症狀

血壓高、眩暈、耳鳴、頭痛、胸悶、胸痛、心悸、氣短、面色偏黑、唇色偏紫、指甲色紫、指端麻木、舌色紫暗或瘀斑

降壓去瘀三杯鱉

吃法： 每週吃一次，連續吃三個月。
禁忌： 孕婦忌吃。

當人體臟腑功能失調時，易出現體內血液運行不暢或內出血不能消散而成瘀血內阻的體質，常見眩暈頭痛，健忘，失眠，心悸，面色晦黯唇紫暗，舌有瘀斑瘀點，四肢、中指、無名、小指時時有發麻，伴有胸悶疼痛，背部亦有放射性疼痛。鱉，又稱“甲魚”鱉肉性平、味甘。具有滋陰涼血、補腎健骨、散結消痞等作用。紅花，有活血通經、祛瘀止痛的功效，適用於血瘀體質的心血管疾病。

材料：

甲魚(一隻)、川紅花6克、蔥(適量)、蒜(適量)、麻油(適量)、九層塔(適量)、醬油膏(2匙)、米酒(1匙)、水600毫升。

步驟：

1. 熱鍋後在鍋內放入麻油2匙。
2. 將適量薑、蒜放入鍋中爆香。
3. 鱉肉處理後放入鍋中並加川紅花拌炒。
4. 加入2匙醬油膏和1匙米酒增加香氣，並且加水燉煮一小時至濃汁燒乾。
5. 最後加入九層塔煮沸即可上桌。

Tips

若氣滯血瘀嚴重者可將川紅花改加10克、延胡索10克。

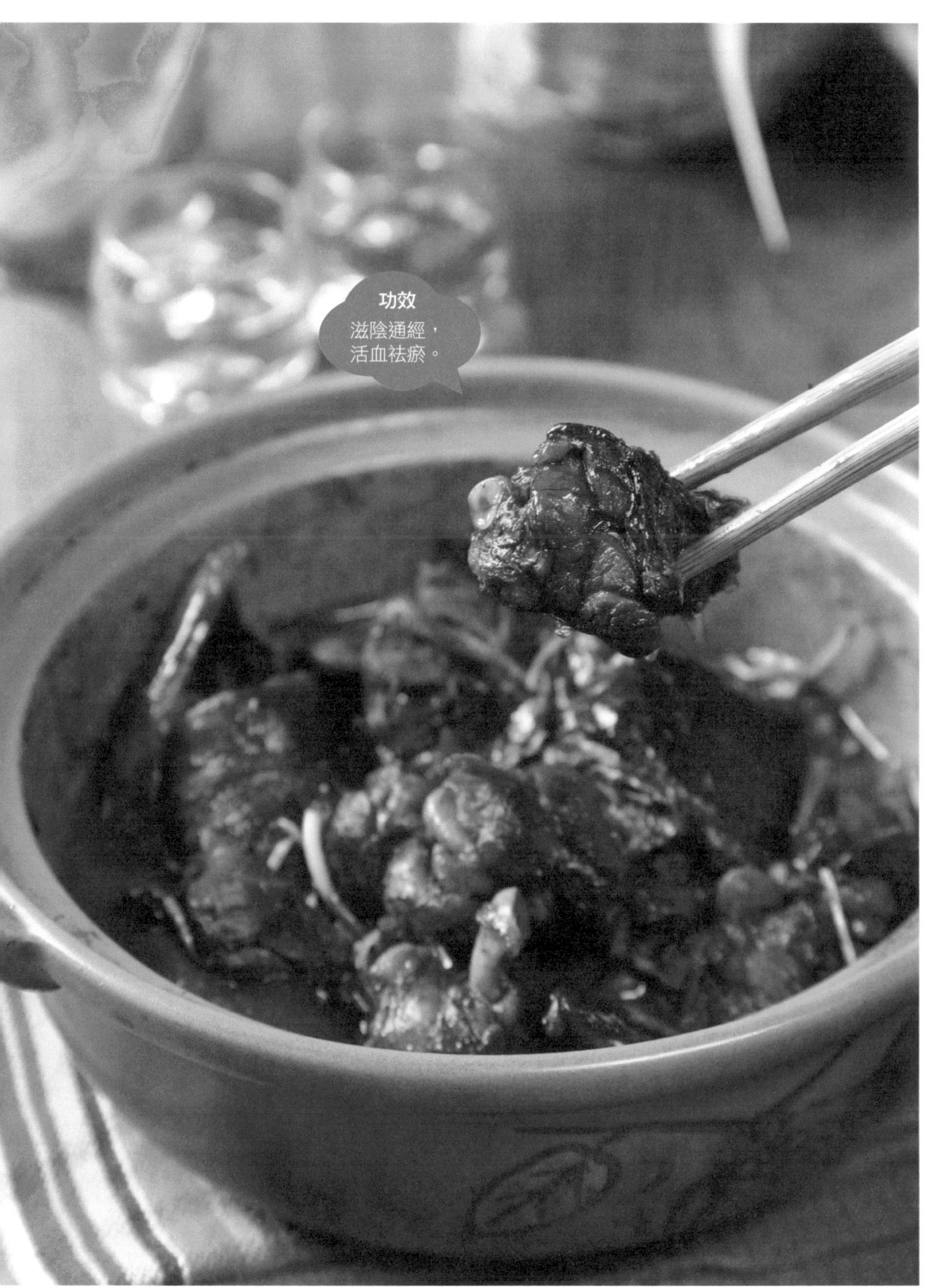
功效
滋陰通經，
活血祛瘀。

心臟病

心臟病大多數與動脈粥樣硬化有關係，與高血壓、高血脂互相關聯，主要症狀有心律不齊伴心跳忽快忽慢、呼吸困難、嘴唇與指甲偏紫；血液凝滯，氣血運行無力，形成氣滯血瘀證。飲食可選擇活血化瘀、降血壓與降血脂的食物，血管的血流通暢，則心臟病的症狀可緩解。

好發體質

氣虛體質、
陽虛體質、
陰虛體質、
血虛體質、
氣血兩虛體質、
氣鬱體質

常見證型 氣滯血瘀證

對應症狀

心律不齊伴心跳忽快忽慢、噁心嘔吐、呼吸困難、嘴唇與指甲偏紫、咳嗽、咳血、胸悶痛、肢體容易水腫、尿量少、疲勞、眩暈、耳鳴、頭虛痛、面色偏白、歎氣、精神不濟、舌淡紫、手腳怕冷、舌色淡紅、苔少或色白

糙米養心飯

吃法：每週吃三次，
連續吃三個月。
功效
補中益氣，
清血降壓。

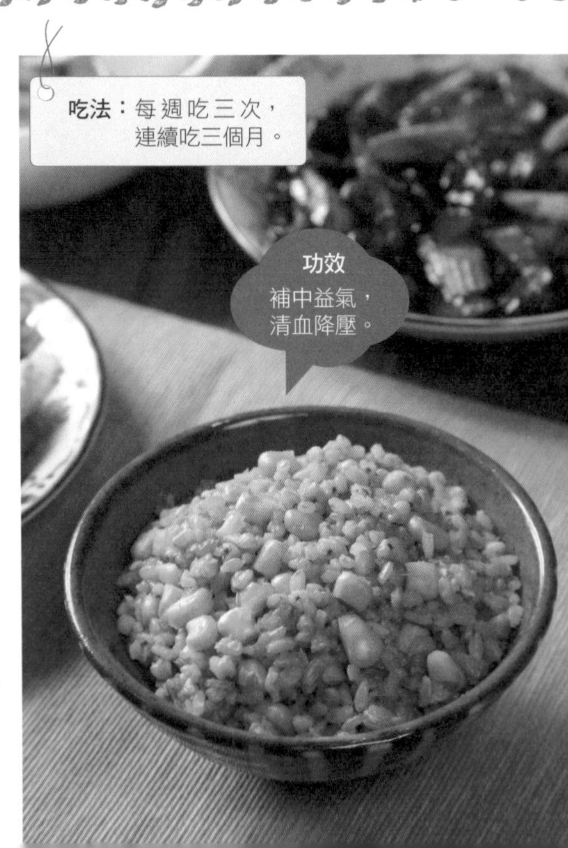

心臟病大多數是血脂高，氣血運行不暢，血液粘稠造成氣滯血瘀。糙米、玉米、蕎麥三種雜糧的纖維素含量高，可降血脂與血壓，有效降低膽固醇，還可補中益氣，增加體力。

材料：

糙米150克、玉米60克、蕎麥100克、水300毫升。

步驟：

1. 糙米、玉米、蕎麥泡水2小時。
2. 把糙米、玉米、蕎麥放入電飯鍋，倒入水混合煮，電飯鍋跳起即可。

Tips

如果氣血較差者，可加黃耆12克，可補中益氣，提升體力。

中風

中風是心血管疾病的合併症，主要症狀是肢體癱瘓、行動不便、講話困難、指端麻木、臥床者需要定時翻身，不然容易褥瘡。飲食可選擇活血化瘀，補中益氣的食物調節氣血。

好發體質

氣虛體質、
陽虛體質、
血虛體質、
氣血兩虛體質、
血瘀體質

常見證型 氣虛血瘀證

對應症狀

消瘦、行動不便、單側臉部或半身麻木、偏癱、肌肉無力，口舌偏歪，流口水、講話困難伴咬字不清、面色偏白、胸悶、氣短乏力、心悸、大便不成形、口唇、指甲色紫或舌色紫暗、舌苔薄白或白膩。

黃耆桃仁通絡粥

大多數的中風是心腦血管疾病引發的合併症，主要有行動不便、肢體偏癱、口歪斜、講話困難、血液循環不佳、胸悶氣短等症狀，是中醫說的氣虛血瘀證。黃耆、桃仁、白米可補中益氣，活血化瘀，改善症狀。

材料：

黃耆 20 克、桃仁 30 克、白米 300 克、水 900 毫升。

步驟：

1. 將黃耆泡水 30 分鐘，白米泡 2 小時。
2. 鍋中倒入水，大火燒開後，放入黃耆、白米、桃仁，中火煮 30 分鐘，轉小火煮 15 分鐘。

Tips

如果瘀血明顯者，可加紫丹參 12 克，加強活血化瘀的效果。

吃法：每週吃兩次，連續吃三個月到半年。
禁忌：孕婦忌用。
功效
活血化瘀，補中益氣。

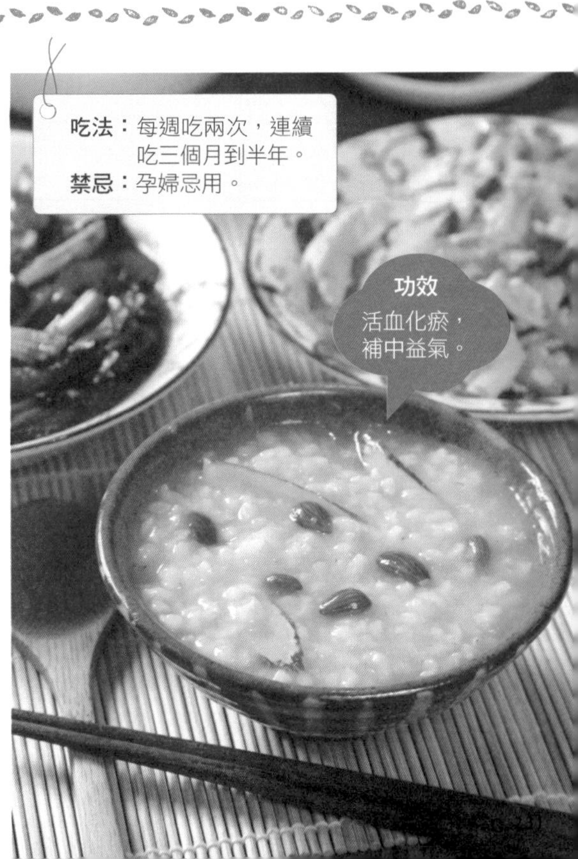

高血脂

高血脂的人大多數形體偏胖，平時愛吃油膩、甜食等高熱量食物，加上缺乏運動，使得脂肪過多沉澱血管中，發病趨勢容易變成動脈粥樣硬化、冠心病、胰腺炎、膽囊炎等。建議飲食上選擇清淡，可健脾化濕的食物，促進新陳代謝，分解血脂的合成，協助氣血運行，幫助脾胃排出體內的濕氣。

好發體質

陽盛體質、
痰濕體質、
濕熱體質、
氣虛體質、
血虛體質、
氣血兩虛體質、
氣鬱體質

常見證型 痰濕證

對應症狀

形體肥胖、血脂高、皮膚油膩、頭暈、疲勞、心煩、口黏膩、口甜、輕微口臭、舌色紅、苔色白膩、舌體胖大、舌頭兩邊明顯凹陷痕跡

黃瓜降脂優格

高血脂是體內的脂肪過剩，代謝異常，沉澱血液中，日積月累容易動脈粥樣硬化。體型肥胖的高血脂者可選擇健脾化痰的方法。優格搭配黃瓜，可健脾益氣，促進腸胃蠕動，提前分解糖類轉化成脂肪，減少血脂沉澱。

材料：

小黃瓜 300 克、低脂優格 200 克。

步驟：

1. 將小黃瓜洗淨後，連皮切塊。
2. 小黃瓜與優格放入果汁機攪打。

Tips

如果容易腹脹者，可加陳皮 6 克，加強健脾化濕的效果。

喝法：每週喝兩到三次，
連續喝三個月。
功效
健脾消脂。

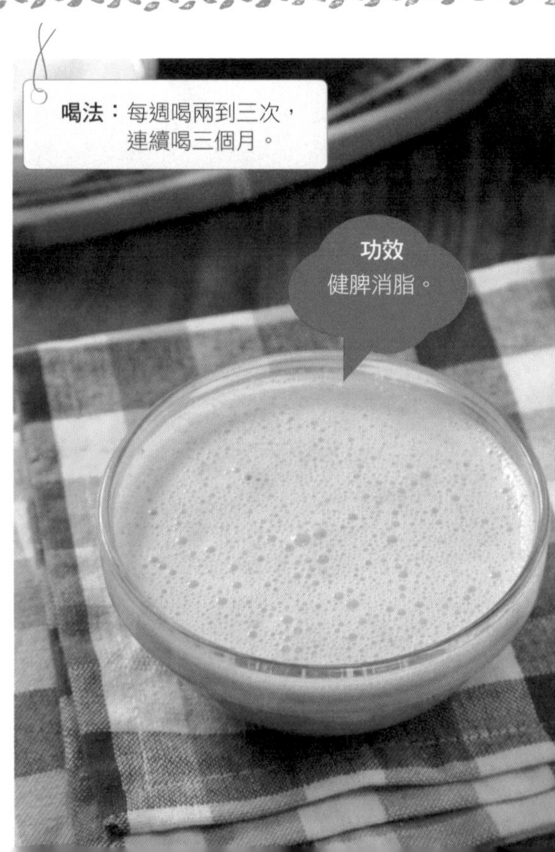

好發體質

氣虛體質、
陽虛體質、
陰虛體質、
血瘀體質、
血虛體質、
氣血兩虛體質、
氣鬱體質

常見證型 氣滯血瘀證

對應症狀

形體肥胖、血脂高、胸悶、氣短、抑鬱、精神不濟、愛歎氣、易腹脹、悲觀傾向、面色、嘴唇與指甲偏紫、皮膚粗糙、舌淡紫、易手腳怕冷、舌色紫暗、苔少

清蒸降脂牛蒡石斑魚

吃法：每週吃一次，連續吃三個月。

本病發病往往由於過食肥甘厚味和醇酒乳酪，使臟腑運化不及，氣機不暢，運行受阻；加上常常心情不佳，鬱鬱寡歡，多愁善感。海魚肉中不飽和脂肪酸高達70%～80%，具有降血脂、改善凝血機制、減少血栓形成等作用。大多數海魚還含有一種能抑制血小板聚集的成分，所以，膽固醇高的人可適當吃海魚，而石斑魚屬海魚的一種。牛蒡研究發現內含豐富的水溶性食物纖維，它可以減緩食品釋放出的能量，加速脂肪酸分解的速度，減弱脂肪在體內的聚集。薑、辣椒、胡椒、酒可幫助活血化瘀。香油可滋潤皮膚。

材料：

石斑魚一隻、牛蒡一支、蔥一把、嫩薑一條、紅辣椒一根、鹽巴、胡椒、米酒（少量）、香油一大匙。

步驟：

1. 在石斑魚身上劃刀，用鹽巴、胡椒、米酒抹在石斑魚的兩面跟魚肚。
2. 準備蔥段、薑片與牛蒡鋪底。蒸魚時可以去腥並讓魚底也可以快熟。
3. 將石斑魚放在蒸盤上，在魚身、魚肚、魚鰓鋪上薑片。
4. 放入電鍋蒸 10 分鐘，熄火再悶 3 分鐘。

Tips

蒸魚時間可視魚的大小跟蒸鍋來調整。

功效

活血化瘀，行氣導滯。

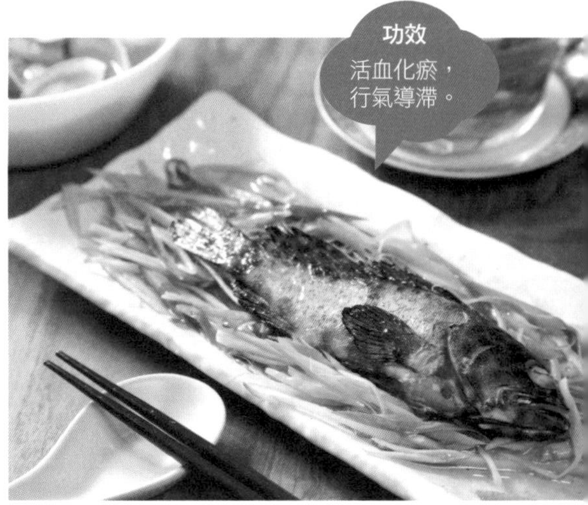

肥胖

中醫觀點的肥胖，可分為內因及外因兩種。外因是由飲食過量、運動過少等因造成，內因乃脾氣虛弱、痰濕內停所致。建議飲食上選擇清淡，可健脾化濕的食物，促進新陳代謝，分解血脂的合成，協助氣血運行，幫助脾胃排出體內的濕氣。

好發體質

陽盛體質、
痰濕體質、
濕熱體質、
氣鬱體質

常見證型 痰熱氣虛

對應症狀

形體肥胖、臀部與大腿較肥胖、肌肉鬆軟、有水腫感覺、胃口差、血脂高、皮膚油膩、頭暈、疲勞、心煩、口乾、口甜、輕微口臭、舌色紅、苔色白膩、舌體胖大、舌頭兩邊明顯凹陷痕跡

綠豆薏仁排濕湯

吃法： 每週吃三次，連續吃三個月。

中醫認為「脾」主肌肉，能轉運食物中的營養及消化，以滋養全身，若真陽不足、脾失健運，則身體運化功能失常，而易變成痰濕（脂肪）積存於肌膚之中，形成肥胖。綠豆與薏苡仁可清熱、健脾化濕，增加腸胃蠕動，排出痰濕。

材料：

綠豆、薏仁各 100 克、水 700 毫升。

步驟：

1. 將綠豆、薏苡仁泡水 2 小時。
2. 鍋中放入水、綠豆與薏苡仁，大火煮開後，再轉小火煮 30 分鐘，起鍋前加入少許糖。

Tips

如果血糖偏高者，可加黃耆 12 克，加強補中益氣，健脾化濕的效果。

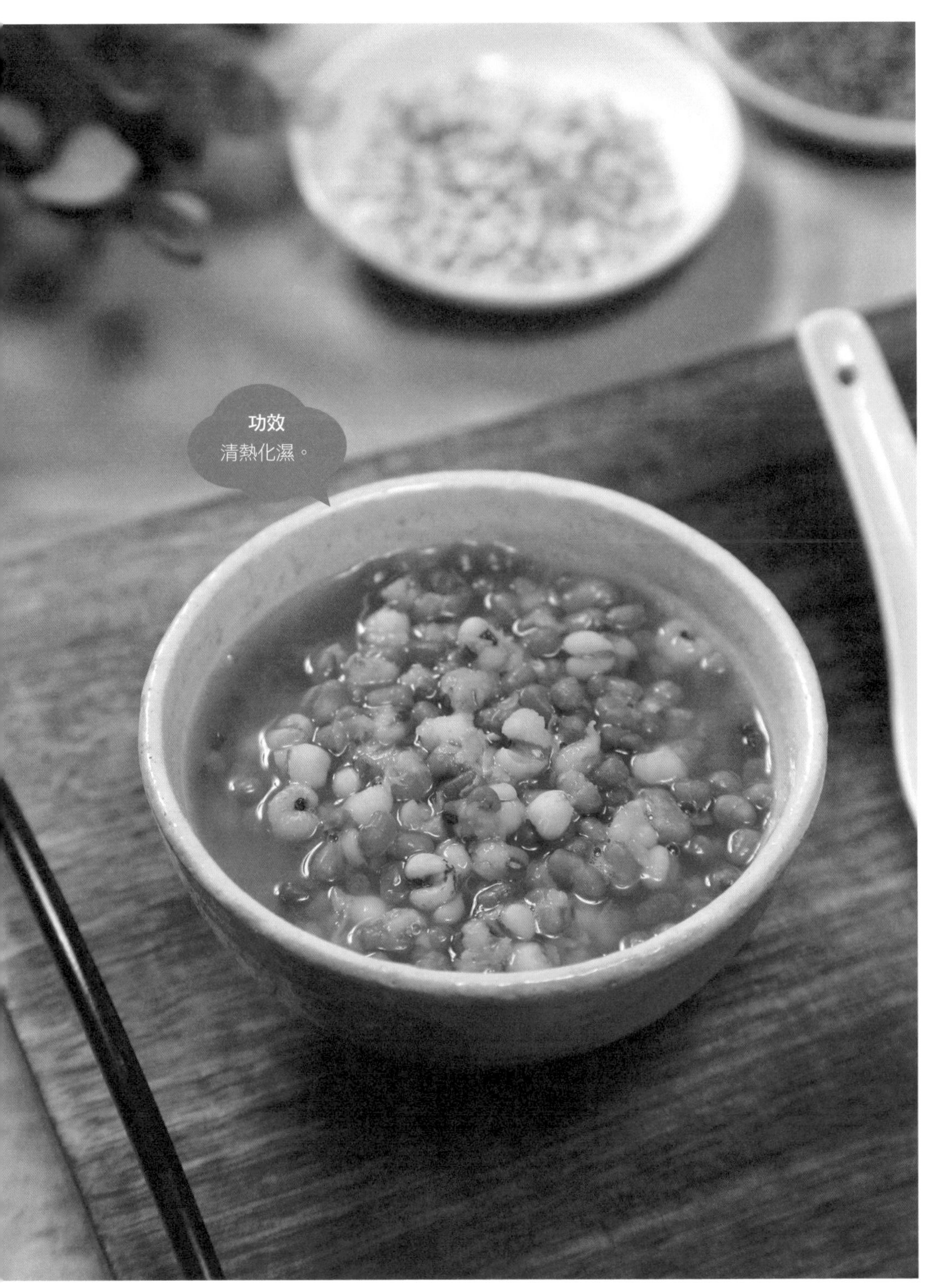
功效
清熱化濕。

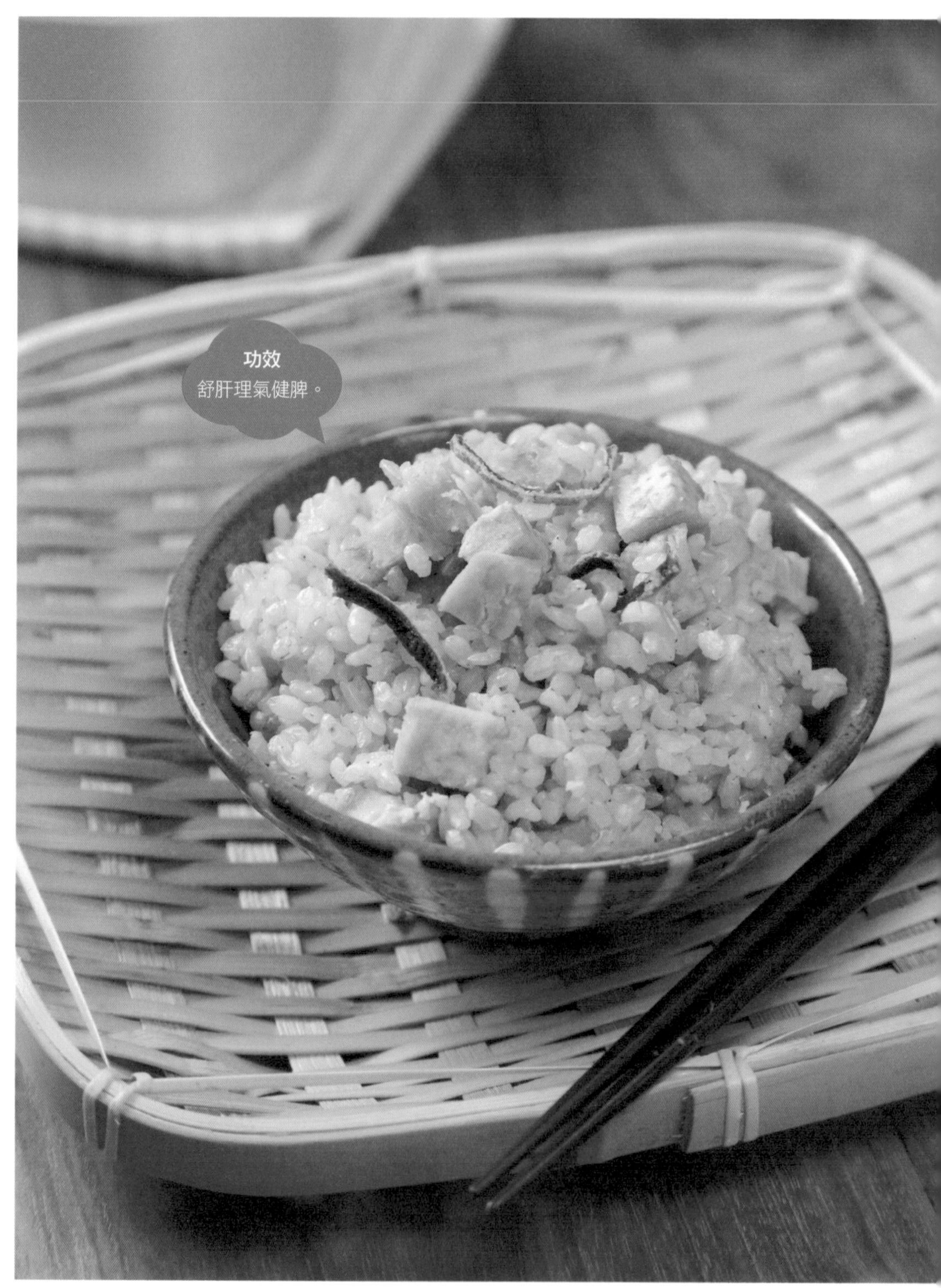
功效
舒肝理氣健脾。

好發體質

氣虛體質、
陰虛體質、
血虛體質、
氣血兩虛體質、
氣鬱體質、
痰濕體質、
濕熱體質

常見證型 肝鬱氣滯證

對應症狀

形體肥胖、臀部與大腿較肥胖、肌肉鬆軟、胃口差、血脂高、皮膚油膩、抑鬱、煩躁、耐心低、易怒、胸悶、無精打采、精神不集中、失眠、入睡困難、夢多、頭昏腦脹、食欲不振、腹脹、疲勞、口苦、舌淡紅、苔白

理氣芋香胚芽飯

吃法： 每週吃三次，連續吃三個月。

肝鬱氣滯型的壓力型肥胖，多因現代都市人的工作壓力大引起，中醫認為情緒與健康是互相影響的，負面情緒引起內分泌失調，陳新代謝變慢，脂肪囤積，形成肥胖。陳皮可疏肝解鬱，芋頭、粳米、胚芽米可益脾胃，養胃氣，化痰濕。

材料：

陳皮 10 克、芋頭（去皮切丁）50 克、粳米 50 克、胚芽米 50 克。

步驟：

1. 胚芽米、粳米洗淨，芋頭洗淨切小丁。
2. 將胚芽米、粳米、芋頭、陳皮及適量的水量放入電飯鍋蒸熟，續燜 10 分鐘後即可食用。

Tips

減肥重先理氣，氣鬱會化火，致胃火上升，飲食著重消胃火，多喝水，戒菸酒、刺激、燥熱都少吃；刺激飲品，濃茶與咖啡都少喝，多吃新鮮蔬果。

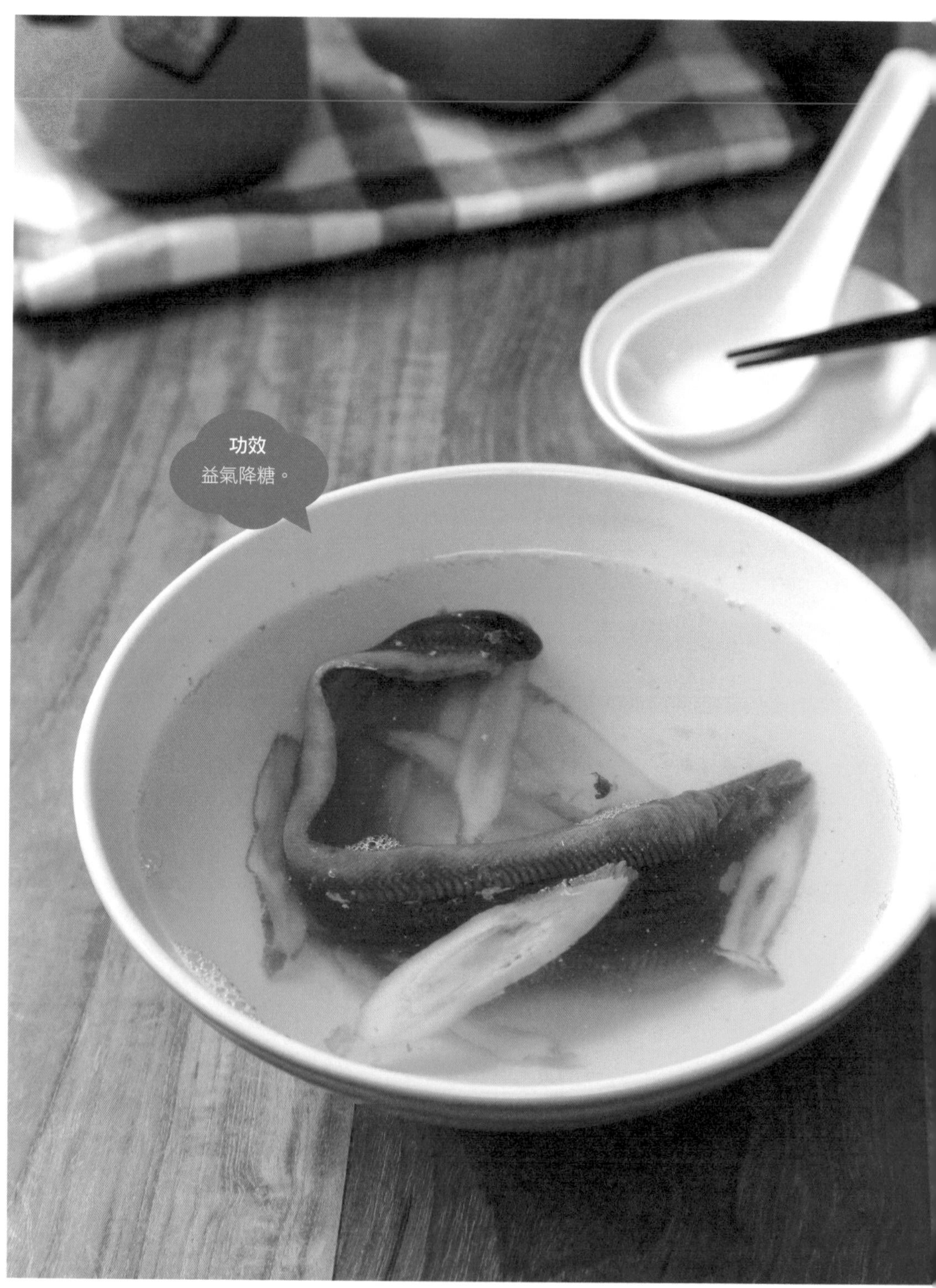
功效
益氣降糖。

糖尿病

傳統醫學稱糖尿病為消渴症，糖尿病患者除表現高血糖外，兼有所謂「三多一少」的症狀，即多食、多飲、多尿和體重減少，主要由於體質改變致胰島素分泌不足，引起體內血糖控制障礙。糖尿病患者常會併發冠心病、心肌梗塞、中風、尿毒癥、視網膜病變及多發神經炎，危及本身健康及生命。建議選擇可降血糖的食物調節血糖。

好發體質

氣虛體質、
陽虛體質、
陰虛體質、
血虛體質、
氣血兩虛體質、
氣鬱體質

常見證型 腎氣虛證

對應症狀

多食、多飲、多尿、體重減少、口乾、形體偏瘦、頭暈耳鳴、疲勞、腰酸、精神不濟、夜尿多、睡眠差、歎氣、氣短、舌色淡紅、苔少或淡、舌體胖大、遺精

黃耆鱔魚降糖湯

吃法： 每週吃一次，連續吃一到三個月。

患糖尿病的人往往有疲勞的症狀，跟體內的糖無法正常代謝有關係。腎氣虛的糖尿病可選擇補腎益氣，還可調節血糖的黃耆與鱔魚。

材料：

鱔魚 300 克、黃耆 20 克、水 900 毫升。

步驟：

1. 黃耆泡水 30 分鐘。
2. 鱔魚剖腹清理，血水洗乾淨，切段狀。
3. 鍋中放入水，大火煮開後，放入黃耆與鱔魚，中火煮 20 分鐘，轉小火再煮 20 分鐘。

Tips

如果體力不佳者，可加白朮 12 克，加強補中益氣效果。

好發體質

陽盛體質、
血瘀體質、
痰濕體質、
濕熱體質、
氣鬱體質

常見證型 胃熱證

對應症狀

多食、多飲、多尿、體重減少、口乾、、口臭、形體偏瘦、牙齦腫痛、食欲不振、胃熱、乾嘔、燥熱、心神不寧、煩躁易怒、口乾舌燥、大便乾結、屁臭、舌紅、苔黃

芥藍菜炒金針菇

吃法： 每週吃兩到三次，連續吃三個月。

糖尿病患者想要控制良好的血糖，還需要花些時間學習如何吃出健康？糖尿病者可吃六大類營養食物，其中含有醣類的就有三類食物，包括主食類(五穀根莖類)、奶類和水果類。其中芥藍菜含有大量的膳食纖維，攝入胃腸後，吸水膨脹呈膠狀，能延緩食物中葡萄糖的吸收，降低胰島素需求量，減輕對胰島細胞的負擔，增進胰島素與受體的結合，能起到降低餐後血糖的作用。金針菇富含鉀、鋅，鉀能控制血糖的升高，鋅可以增加胰島素原轉化為胰島素的能力，改善身體對葡萄糖的利用，並且降低糖尿病併發症的發生率。在食用前最好用滾水汆燙，或放在冷水中浸泡1~2小時，才能減少金針菇所含的秋水仙鹼，防止對糖尿病患者胃腸黏膜的刺激。

材料：

芥藍菜 150 克、金針菇 50 克、蒜頭 5 瓣、橄欖油（適量）

步驟：

1. 芥藍菜、金針菇洗淨切段，蒜頭切片。
2. 鍋子放入少量油，爆香蒜片。
3. 加入金針菇 芥藍菜及鹽拌炒均勻即可。

Tips

三少一多最適當糖尿病人其實並不是需要特別提供一份病人才可以吃的飲食，而是應提供一份能使身體恢復正常代謝而具備營養完整且「少糖、少油、少鹽和多纖維」的均衡飲食，也就是能滿足正常人健康需求的正常飲食，若一般人的飲食未把握三少一多的健康均衡原則，一樣會有罹患代謝症候群甚至糖尿病的風險。

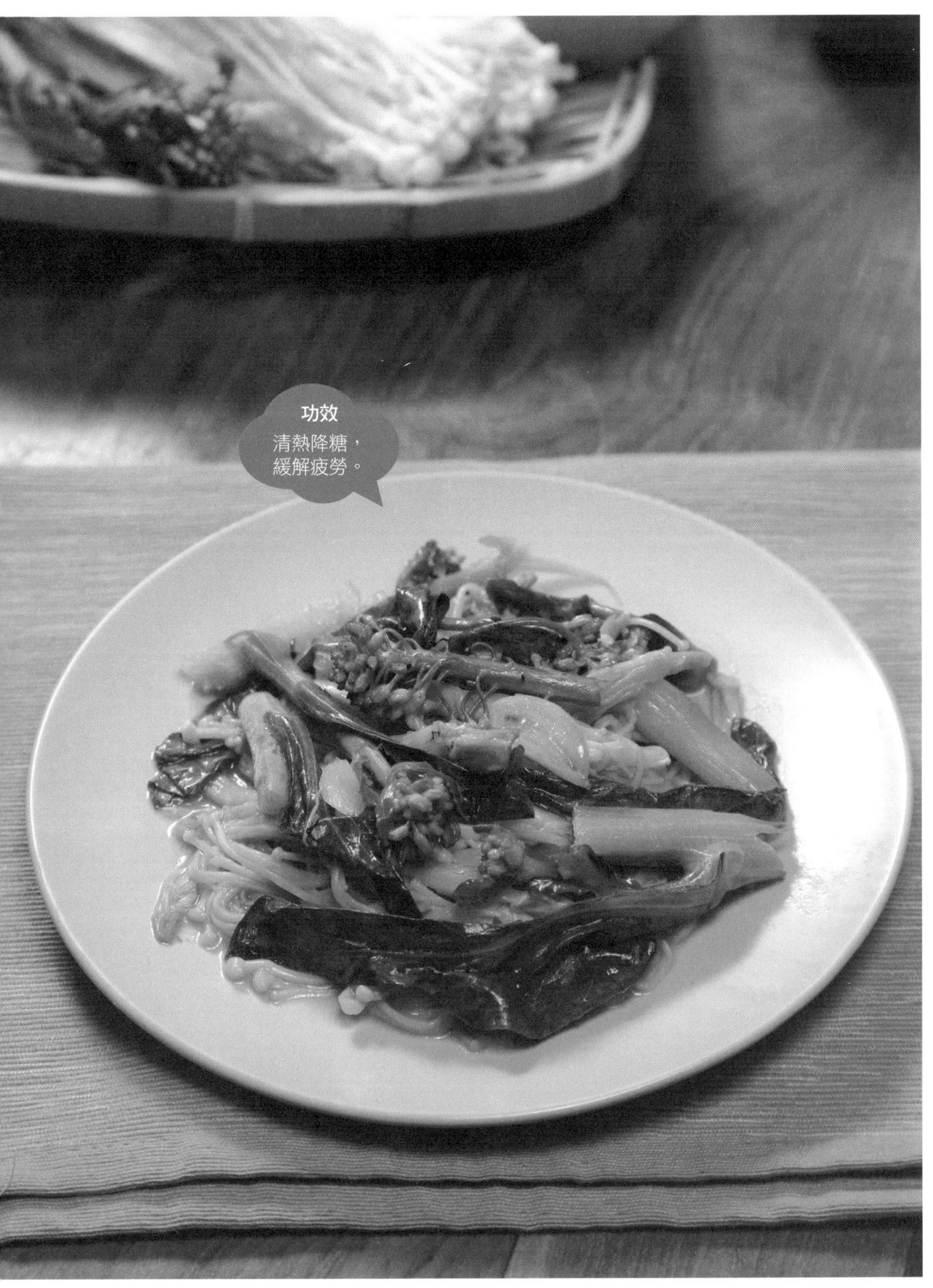
功效
清熱降糖，
緩解疲勞。

甲狀腺機能亢進

甲狀腺功能亢進是全身性疾病，女性發病率是男性的二到四倍，與遺傳、精神壓力、內分泌失調等因素有關。常有的症狀是食量增加、容易餓、消瘦、乏力、燥熱、情緒波動大、失眠、心悸。建議選擇滋陰清熱，養心安神，消腫散結的食物可消除脖子腫大。

好發體質

血瘀體質、
氣虛體質、
陽虛體質、
陰虛體質、
血虛體質、
氣血兩虛體質、
氣鬱體質

常見證型 痰瘀互結證

對應症狀

食欲增加、消瘦、脖子偏粗、嚴重者產生幻覺、眼睛略凸、頸部腫塊質偏硬、活動度較差、心神不寧、燥熱、疲勞、容易受驚嚇、睡眠差、伴有胸脅脹痛、喉嚨黏膩有痰，舌質紫暗或有瘀斑，苔白膩

牡蠣消癭湯

甲狀腺機能亢進的發病因素複雜，中醫把甲狀腺腫塊稱為癭瘤，是內分泌失調引起，痰瘀互結型的腫塊可用牡蠣、薏苡仁、冬瓜，起到清熱化痰、軟堅散結。

材料：

薏苡仁 100 克、冬瓜 200 克、牡蠣肉 100 克、水 900 毫升。

步驟：

1. 將薏苡仁泡水 2 小時。
2. 把冬瓜洗乾淨，去皮，切塊。
3. 鍋中放入水，大火把水煮開後，放入冬瓜、薏苡仁，中火煮 10 分鐘，轉小火再煮 20 分鐘，起鍋前再放入牡蠣肉，水滾即可熄火。

Tips

如果瘀血症狀嚴重者，可加紫丹參 12 克，加強活血化瘀效果。

吃法：每週吃一到二次，
連續吃一個月。
功效
利濕化痰，
消腫散結。

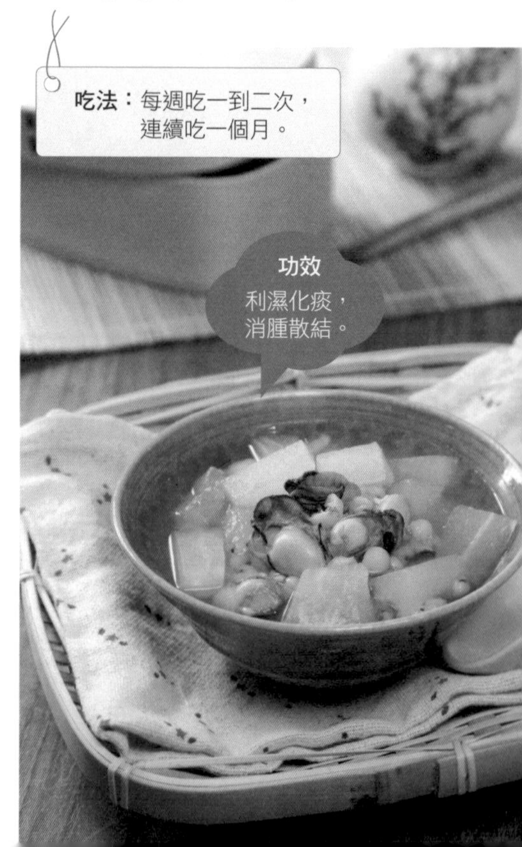

感冒

小時候長輩都會叮嚀：「出去玩耍不能吹到風或是淋到雨，晚上睡覺棉被要蓋好，不然容易受涼！」在老人家的傳統觀念中的「受涼」，是中醫說的寒邪，受「涼」與「寒」的意思相同，是最常使人生病感冒的外邪。飲食可選擇發散風寒的食物，祛風散寒。

好發體質

氣虛體質、
陽虛體質、
陰虛體質、
血虛體質、
氣血兩虛體質

常見證型 風寒證

對應症狀

身體寒冷、咳嗽、鼻塞、頭痛、全身痠痛、喉嚨癢，口渴且很想喝熱飲的感覺，低熱或是不發熱、舌淡、舌苔薄白

生薑黑糖水

感冒是身體受風寒，寒氣侵襲體表，嚴重者是寒邪入侵體內，出現一系列的畏寒怕冷的症狀，可服用生薑黑糖水祛風散寒，疏通寒氣。

材料：

黃生薑 100 克、黑糖 20 克、水 500 毫升。

步驟：

1. 將生薑洗淨後，切片。
2. 鍋中倒入水，大火燒開後，放入生薑與黑糖，蓋上鍋蓋，改成中火煮 30 分鐘即可。

Tips

如果低燒不退，可加柴胡 12 克，可退低熱的症狀。

喝法：每週喝一到二次，連續喝二週。冬季多喝可預防感冒。
功效
祛風散寒。

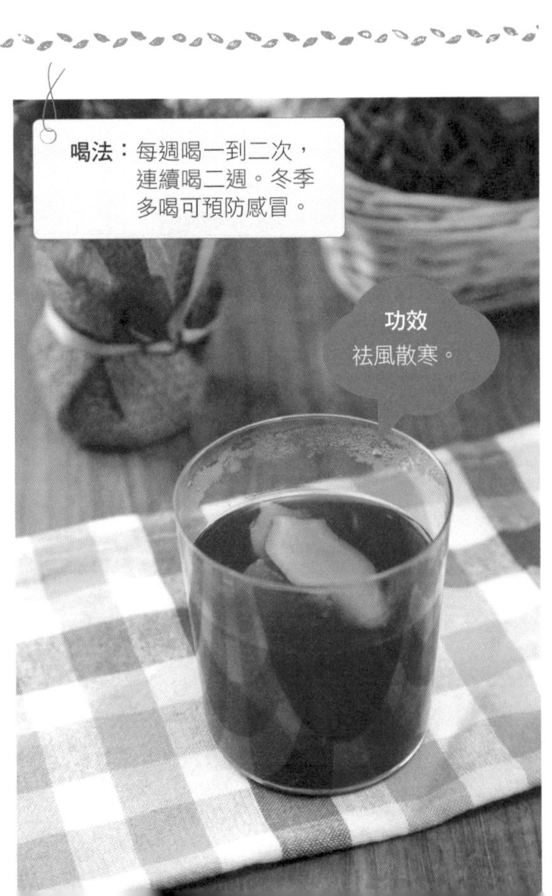

咳嗽

以中醫的角度來看，咳嗽多因天氣冷熱失常，氣候劇烈變化，人體來不及適應，導致身體的保衛功能失調，六淫之邪或從口鼻而入，或從皮毛而受，內犯於肺，肺氣上逆，於是引發咳嗽。也會因其他臟器有病波及到肺，或是肺臟本身的病變，都會引起咳嗽。可選擇止咳化痰，潤肺的食物改善。

好發體質

氣虛體質、
陽虛體質、
陰虛體質、
血虛體質、
氣血兩虛體質

常見證型 風寒證

對應症狀

咳嗽、痰白而稀、怕冷、喉嚨癢、鼻塞、發熱頭痛、胸悶氣短、疲勞、鼻塞流涕、苔薄白

洋蔥牛奶汁

吃法：每週喝三次，連續喝二週到一個月。

咳嗽是感冒後出現的症狀之一，身體受風寒，寒氣侵襲體表，嚴重者是寒邪入侵體內，出現一系列的畏寒怕冷的症狀，若是咳嗽日久可能變成慢性支氣管炎，可服用洋蔥牛奶汁溫陽止咳，還可預防喉嚨發炎腫痛的症狀。

材料：

洋蔥 300 克、黑糖 20 克、牛奶 700 毫升。

步驟：

1. 洋蔥洗淨後剝皮，切片。
2. 牛奶微波 3 分鐘，洋蔥微波 3 分鐘。
3. 把牛奶、洋蔥與黑糖全部放入果汁機攪打成汁。

Tips

如果咳嗽後胸悶者，可加陳皮 12 克，可緩解胸悶氣短的症狀。

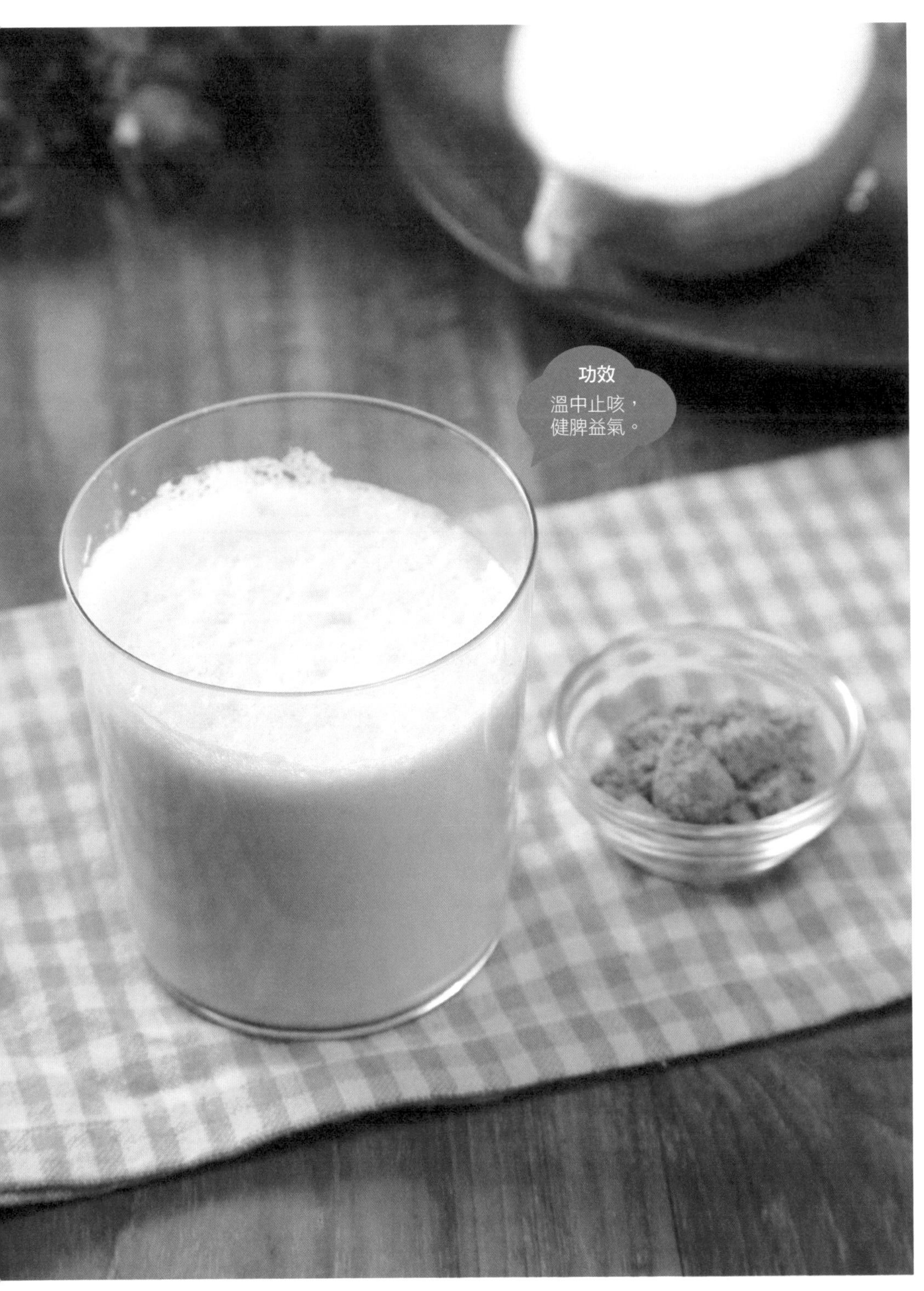
功效
溫中止咳，
健脾益氣。

氣喘

當氣喘發作時，或先有連續一陣噴嚏、咳嗽，繼而發生胸口悶，呼吸困難現象，吸氣時胸骨柄上方出現明顯凹陷，近身時可以聽見呼吸的哮鳴聲。若嚴重者呼吸時有抬高肩膀的現象謂之「息肩」，即動用全身的肌肉來幫住呼吸。建議選擇補中益氣的食物改善體質，與止咳平喘的食物緩解症狀。

好發體質

氣虛體質、
陽虛體質、
陰虛體質、
血虛體質、
氣血兩虛體質

常見證型 寒證

對應症狀

咳嗽、痰狀稀白帶有泡沫、氣喘發作時上氣不接下氣，呼吸急促，四肢不暖、口不渴、胸悶氣短、疲勞、面色偏白、色苔薄白

黑糖薑汁南瓜

氣喘者本身是體質虛弱型，如果感冒後發作次數就會增加，氣喘與免疫力有關，如果抵抗力高與氣血充足，則可減少發作，生薑、黑糖、蔥白都可溫中祛寒，益氣健脾，提升免疫力，南瓜性溫，潤肺益氣，還有消炎作用。

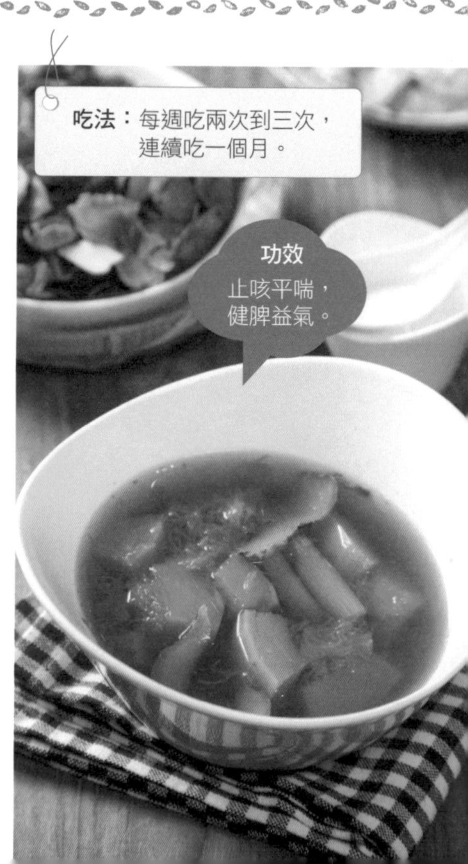

吃法：每週吃兩次到三次，連續吃一個月。

功效
止咳平喘，健脾益氣。

材料：

生薑 120 克、蔥白 60 克、南瓜 100 克、黑糖 40 克、水 800 毫升

步驟：

1. 生薑與蔥洗淨後，生薑切片，蔥白切段。
2. 南瓜洗乾淨，去皮與種子，果肉切塊。
3. 鍋中加水，大火燒開後，放入生薑、蔥白、南瓜、黑糖中火煮 20 分鐘，轉小火煮 20 分鐘。

Tips

如果氣喘後身體疲勞者，可加黃耆 20 克，可緩解胸悶氣短，身體疲勞的症狀。

支氣管炎

支氣管炎最開始是上呼吸道的感染症狀，咳嗽有痰、鼻塞、怕冷等症狀，但咳嗽時間長了，疾病轉化為支氣管炎，特別是夜間發作頻繁，或受涼、冷空氣刺激後加重咳嗽症狀，經過治療後，感冒的症狀緩解了，但咳嗽的症狀往往長達數週。可選擇可提高免疫力或補中益氣，潤肺止咳的食物改善。

好發體質

氣虛體質、
陽虛體質、
陰虛體質、
血虛體質、
氣血兩虛體質

常見證型 風寒證

對應症狀

受涼後加重病情，咳嗽長達數週、久咳出現胸悶、胸痛、夜間發作多、痰白而稀、怕冷、喉嚨癢、鼻塞、發熱頭痛、胸悶氣短、疲勞、鼻塞流涕、舌淡、苔薄白

黑糖山藥甜品

支氣管炎的主要症狀就是咳嗽劇烈，且病程較長，夜晚空氣溫度低下或吸入刺激物質，咳嗽劇烈者有胸悶痛的感覺，咳嗽久了也容易頭痛，是一系列合併症。寒證的支氣管炎可吃山藥補中益氣，健脾養胃，提高免疫力，乾薑、黑糖與白果可祛寒，緩解感冒症狀與體內寒氣。

材料：

乾薑150克、山藥250克、黑糖50克、白果仁3粒、水1公升。

步驟：

1. 乾薑與山藥洗乾淨，切片。
2. 鍋中加水大火煮開後，放入乾薑、山藥、黑糖、白果仁，中火煮20分鐘，轉小火煮20分鐘。

Tips

如果氣虛嚴重者，可加黃耆15克，可緩解疲勞、胸悶與氣短的症狀。

吃法：每週吃兩次，連續吃一個月。
功效
溫中止咳，
健脾益氣。

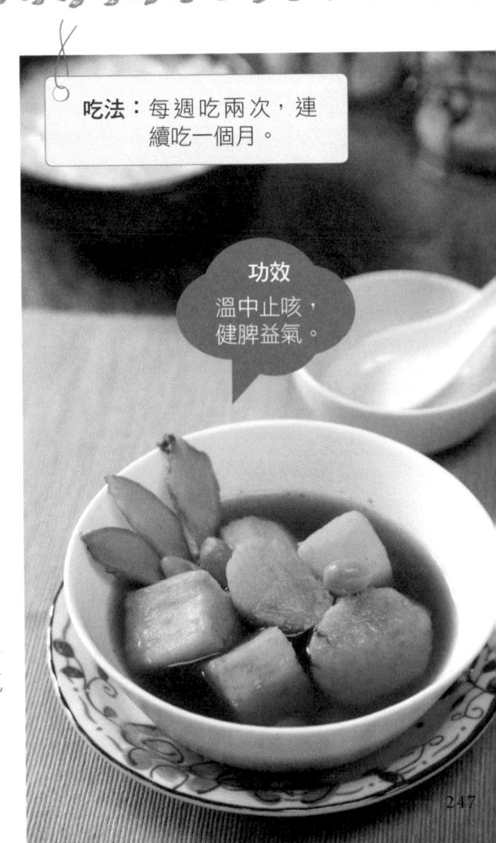

肺炎

大約有三分之一的肺炎患者是由呼吸道疾病的感染轉化而來，最早可能是從支氣管炎等上呼吸道的感染症狀，長時間久咳後，感染細菌、真菌、非典型病原體、理化因素等。拍X光片提示肺紋理改變，醫師聽診肺部有濕囉音。建議選用提高免疫力與潤肺止咳的食物，調理肺氣。

好發體質

陽盛體質、
血瘀體質、
痰濕體質、
濕熱體質、
氣鬱體質

常見證型 肺熱證

對應症狀

咳嗽時間長、呼吸急促而劇烈、呼吸困難、嗜睡、食欲減退、胸悶、胸痛、心悸、肺部聽診有濕囉音，伴呼吸音減弱及支氣管肺泡呼吸音等，痰黃而多、燥熱、心煩、口乾舌燥、舌紅、苔黃

水梨潤肺飲

肺炎的主要症狀就是咳嗽劇烈，呼吸困難、且病程較長，可用黃耆補中益氣，提高免疫力，防止久咳耗氣，羅漢果、水梨、柿餅可清肺止咳，緩解症狀。

材料：

黃耆 10 克、羅漢果 2 粒、水梨 2 粒、柿餅 3 個、冰糖 40 克、水 800 毫升。

步驟：

1. 將水梨洗乾淨，去皮，切片。
2. 羅漢果取出種子。
3. 柿餅剝除柿蒂。
4. 黃耆泡水 30 分鐘。
5. 鍋中加水，大火煮開後，放入黃耆、羅漢果、水梨、柿餅、冰糖，中火煮 20 分鐘，轉小火煮 20 分鐘。

Tips

如果煩躁嚴重者，可加酸棗仁 20 克，可清熱除煩。

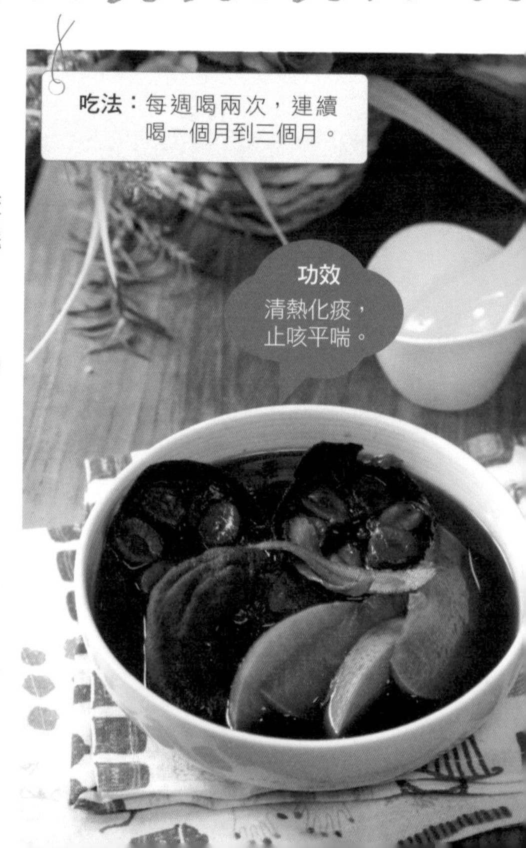

吃法：每週喝兩次，連續喝一個月到三個月。

功效
清熱化痰，止咳平喘。

過敏性鼻炎

本病呈陣發性突然發作，先有鼻腔發癢，酸脹不適，繼則噴嚏頻作，鼻癢，流涕清稀而量多，其發病迅速，消失也快。症狀消失後則如常態。兼證可見有暫時性或持續性嗅覺減退或消失，還可出現頭痛、耳鳴、流淚、聲嘶、慢性咳嗽等症狀。這與感冒整天皆有鼻塞、流鼻水、流鼻涕有所不同。感冒時常有黃色鼻涕及黃色痰。可選擇提高免疫力的食物，改善過敏體質。

好發體質

氣虛體質、
陽虛體質、
陰虛體質、
血虛體質、
氣血兩虛體質、
特稟體質

常見證型

肺脾氣虛證

對應症狀

鼻腔發癢、酸脹不適、噴嚏頻作、流涕清稀而量多、疲勞、食欲不振、面色偏白、舌苔白。發病迅速，消失也快，症狀消失後則如常態。
兼證：暫時性或持續性嗅覺減退或消失，頭痛、耳鳴、流淚、聲嘶、慢性咳嗽。

參耆飲

過敏性鼻炎的人群大多數是過敏體質，免疫力較差，人參與黃耆可大補元氣，提高免疫力與氣血，體質改善，過敏就可緩解，減少發病次數。

材料：

人參 5 克、黃耆 12 克、百合 10 克、熱水 350 毫升。

步驟：

1. 將人參、黃耆、百合泡熱水喝。

Tips

如果頭痛嚴重者，可加白芷 10 克，可緩解頭痛的症狀。

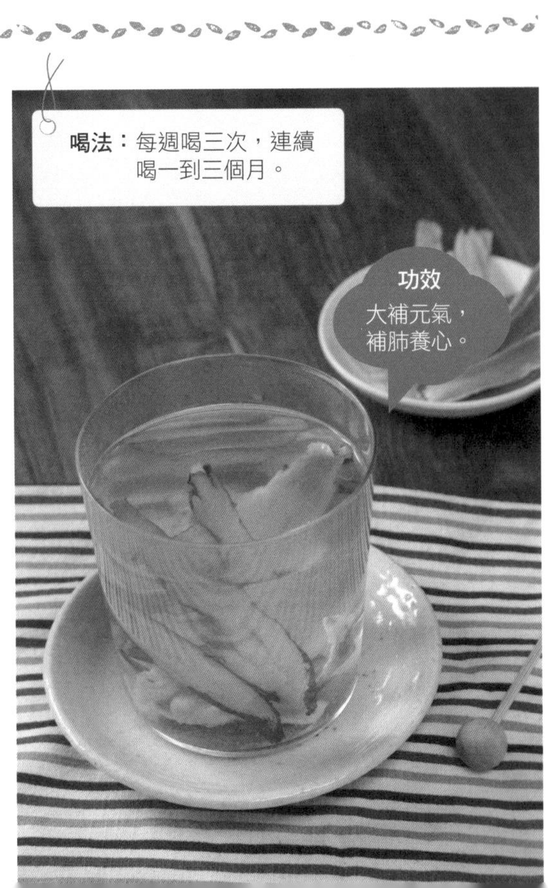

喝法：每週喝三次，連續喝一到三個月。

功效
大補元氣，補肺養心。

鼻塞

以中醫的角度來看，鼻塞多由感冒引起的症狀之一，六淫之邪從口鼻而入，外邪侵襲鼻腔，導致炎症，黏膜水腫，於是引發鼻塞，呼吸困難。可選補中益氣，祛風散寒，潤肺通鼻的食物改善症狀。

好發體質

氣虛體質、
陽虛體質、
陰虛體質、
血虛體質、
氣血兩虛體質、
特稟體質

常見證型 風寒證

對應症狀

鼻塞、呼吸困難、單側不通、胸悶、氣短、嗅覺變差、流鼻涕、身體寒冷、頭痛、全身痠痛、喉嚨癢，有些人會有口渴且很想喝熱飲的感覺，偶發低熱或不發熱，舌淡、苔薄白

蔥白通氣飲

對於風寒引起的鼻塞，往往伴有受寒的症狀，如怕冷、頭痛、筋骨酸痛等寒相，大蒜有殺菌功效，對於緩解感冒很有好處，生薑與蔥白可祛風散寒，緩解鼻塞。

材料：

大蒜 30 克、生薑 120 克、蔥白 60 克、水 800 毫升。

步驟：

1. 大蒜去皮。
2. 生薑與蔥洗乾淨，生薑切片，蔥白切段。
3. 鍋中倒入水，大火燒開後，放入大蒜、生薑、蔥白中火煮 20 分鐘，轉小火煮 20 分鐘。

Tips

如果鼻塞嚴重者，可加防風 12 克，可緩解症狀。

喝法：每週喝三次，連續喝二週到一個月。
功效
祛風散寒，通氣。

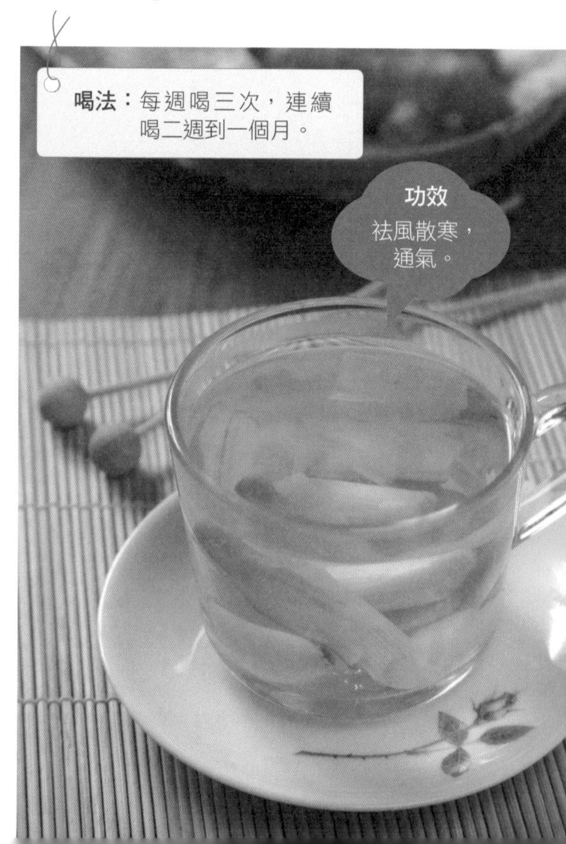

急性結膜炎

急性結膜炎最明顯的症狀是眼睛充血、紅腫、分泌物增多，外觀也不好看。西醫認為是炎症，中醫觀點是血熱引起，可選擇清熱涼血的食物緩解不適感。

好發體質

陽盛體質、
血瘀體質、
痰濕體質、
濕熱體質、
氣鬱體質

常見證型 血熱證

對應症狀

眼睛充血、灼熱疼痛、流淚、眼睛分泌物多，色黃、燥熱、心神不寧、煩躁易怒、口乾舌燥、失眠、睡眠容易驚醒、汗出多、大便乾結、屁臭、舌紅、苔黃

苦瓜涼血飲

對於血熱證引發的急性結膜炎，眼睛灼熱疼痛，充血、紅腫、分泌物較多、燥熱等症狀，苦瓜與水梨可清熱涼血，胡蘿蔔與枸杞子可養血明目，保養眼睛，改善眼部的不適。

材料：

苦瓜 120 克、胡蘿蔔 100 克、水梨 2 顆、枸杞子 10 克。

步驟：

1. 將水梨與胡蘿蔔去皮，洗乾淨切片。
2. 苦瓜洗淨，去子，切塊。
3. 枸杞子泡水 20 分鐘。
4. 把苦瓜、胡蘿蔔、水梨與枸杞子放入動果汁機攪打成汁。

Tips

如果煩躁嚴重者，可加蓮子心 6 克，可加強涼血的功效。

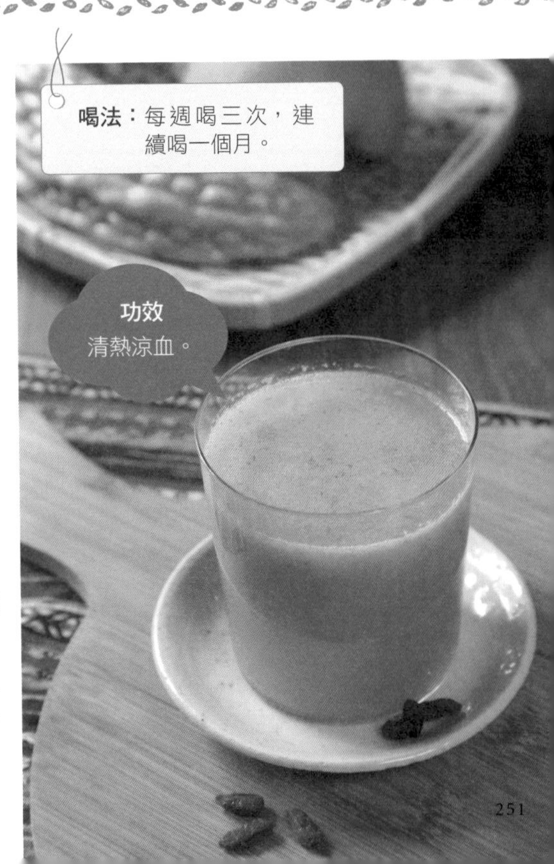

喝法：每週喝三次，連續喝一個月。

功效
清熱涼血。

頭痛

外感頭痛是因感受寒、熱、濕邪而引起的頭痛，來得快也去得快，但處理不好，日久遷延，易成為慢性頭痛。這類頭痛多伴隨有一般感冒症狀，例如發熱、畏寒、全身酸痛無力、有汗或無汗等。

好發體質

氣虛體質、
陽虛體質、
陰虛體質、
血虛體質、
氣血兩虛體質、
特稟體質

常見證型 風寒證

對應症狀

頭痛、鼻塞、全身痠痛、喉嚨癢，有些人會有口渴且很想喝熱飲的感覺，偶發輕熱或是不發熱，舌苔薄白

雞腿散寒湯

吃法：每週吃二次，連續吃一到三個月。

對於風寒引起的頭痛，往往伴有受風寒的症狀，例如咳嗽、怕冷、低熱、筋骨酸痛等寒症，大蒜有殺菌與提高免疫力功效，對於緩解感冒很有好處，生薑、蔥白與白胡椒可祛風散寒，緩解頭痛。雞腿的高蛋白質可提升免疫力。

材料：

雞腿 300 克、大蒜 40 克、生薑 20 克、白胡椒 10 克、水 900 毫升。

步驟：

1. 大蒜去皮。
2. 生薑洗淨，切片。
3. 鍋中倒入水，大火燒開後，放入大蒜、生薑、雞腿與胡椒中火煮 20 分鐘，轉小火煮 20 分鐘。

Tips

如果怕冷嚴重者，可加防風 12 克，可緩解症狀。

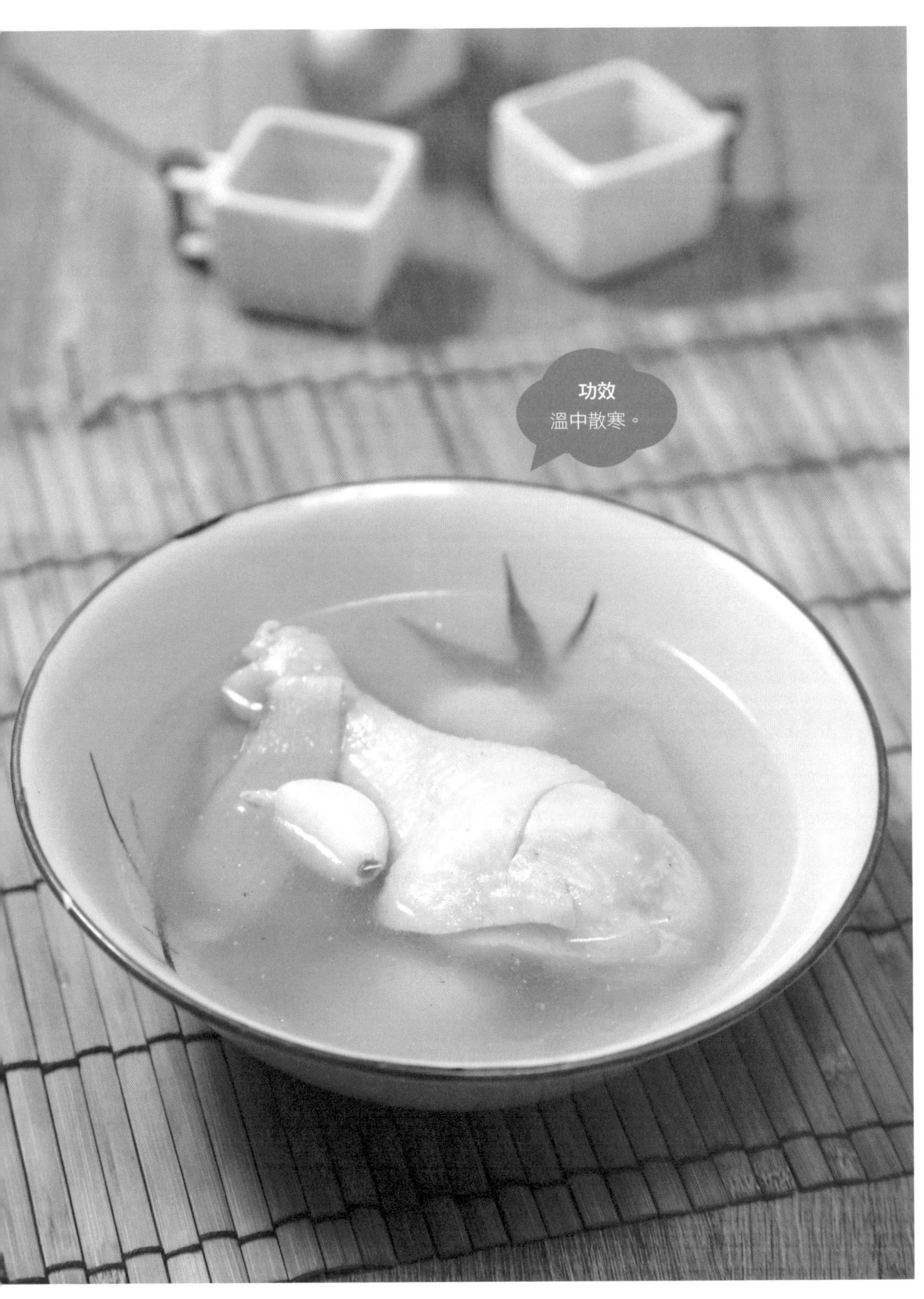
功效
溫中散寒。

安腦定痛魚頭湯

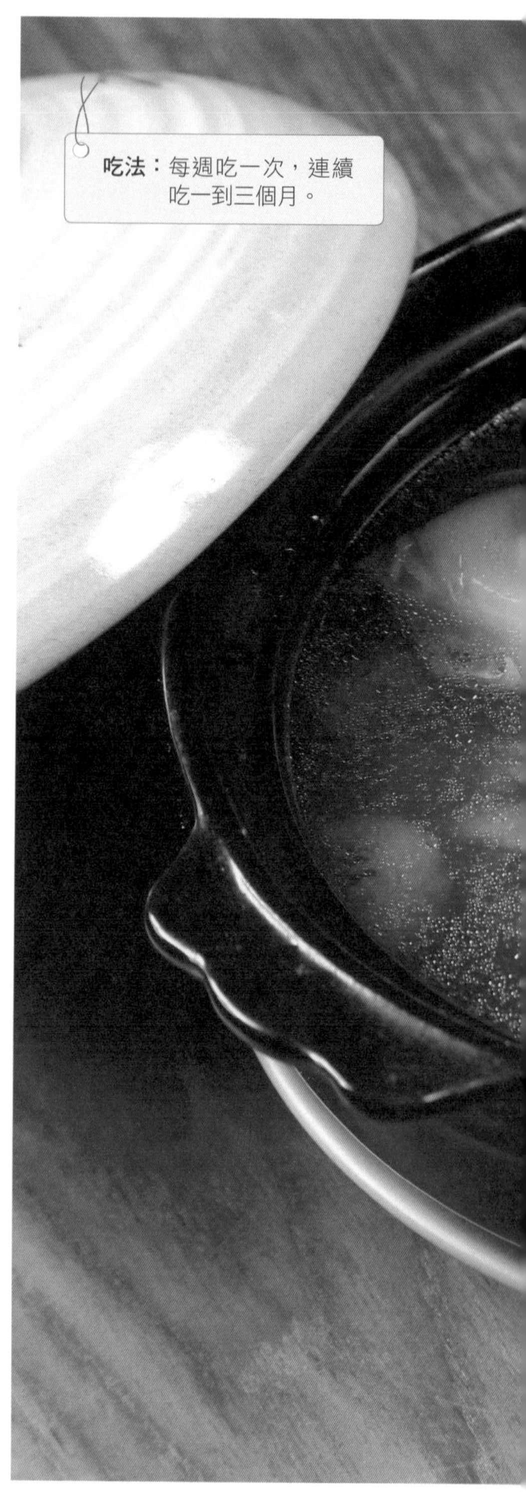

現代人由於飲食的西化，加上生活和工作的各種壓力，幾乎每個人都有過頭痛的困擾。根據統計，全台有一百五十萬人為偏頭痛所苦，吃止痛劑的人更超過十萬人，而且絕大多數是三、四十歲的青壯年，臨床觀察其實絕大多數偏頭痛都和嗜食重口味、刺激性有關的食物，建議清淡飲食療法，所有食材都一律清蒸水煮，盡量少放鹽和所有調味料，用薑、蔥、洋蔥增添風味，至少先試一個月看看，會感受到食物神奇的力量，也才能真正治好偏頭痛。

材料：

紅花 6 克、川芎 5 克、虱目魚頭 3 枚。

步驟：

1. 所有材料放入電鍋中加入 1000 毫升的水，外鍋用一碗水蒸煮，煮好後，加入少許鹽調味，即可食用。

Tips

許多食物所含的化學物質會引發偏頭痛和其他類型頭痛，例如：熱狗、火腿、香腸、臘肉、鹹肉、鹹魚、加工肉品等含有硝酸鹽；無糖甜味食物中含有味精、阿斯巴甜、三氯蔗糖等甜味劑。另外，如香蕉、柑橘類、加工肉品、陳年乳酪、洋蔥、堅果類等，因含有天然複合物「酪胺」，若有頭痛傾向者，亦需避免攝取。

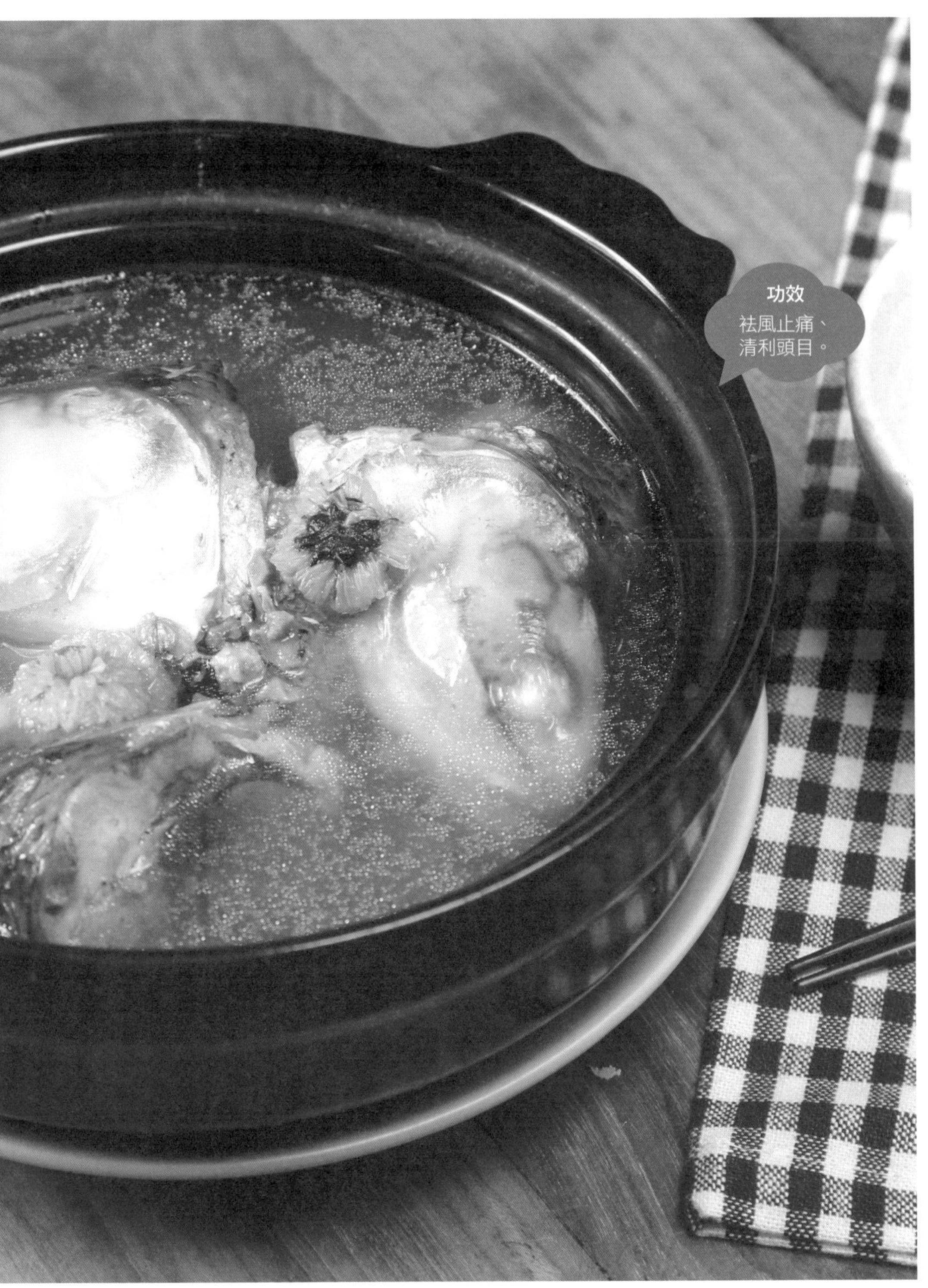
功效
祛風止痛、
清利頭目。

牙痛

牙痛是口腔疾病，發病原因大多數蛀牙、牙髓炎與牙周病等。西醫認為是細菌引發的炎症，中醫觀點是血熱引起，可選擇清熱涼血的食物緩解不適感。

好發體質

陽盛體質、
血瘀體質、
痰濕體質、
濕熱體質、
氣鬱體質

常見證型 血熱證

對應症狀

牙痛、牙齦腫痛、牙齦色紅、咬合困難、臉頰腫痛、燥熱、心神不寧、煩躁易怒、口乾舌燥、失眠、汗出多、大便乾結、屁臭、舌紅、苔黃

排骨蓮藕涼血飲

對於血熱證引發的牙痛、牙齦腫痛、口乾舌燥等症狀，蓮藕、白蘿蔔與排骨可清熱涼血，健脾益氣。

材料：

蓮藕 300 克、白蘿蔔 200 克、排骨 200 克，水 1 公升。

步驟：

1. 蓮藕洗淨，切片。
2. 白蘿蔔洗淨，去皮，切塊。
3. 鍋中倒入水，大火燒開後，放入蓮藕、白蘿蔔、排骨中火煮 15 分鐘，轉小火煮 30 分鐘。

Tips

如果牙痛嚴重者，可加鬱金 12 克，可加強清熱止痛的功效。

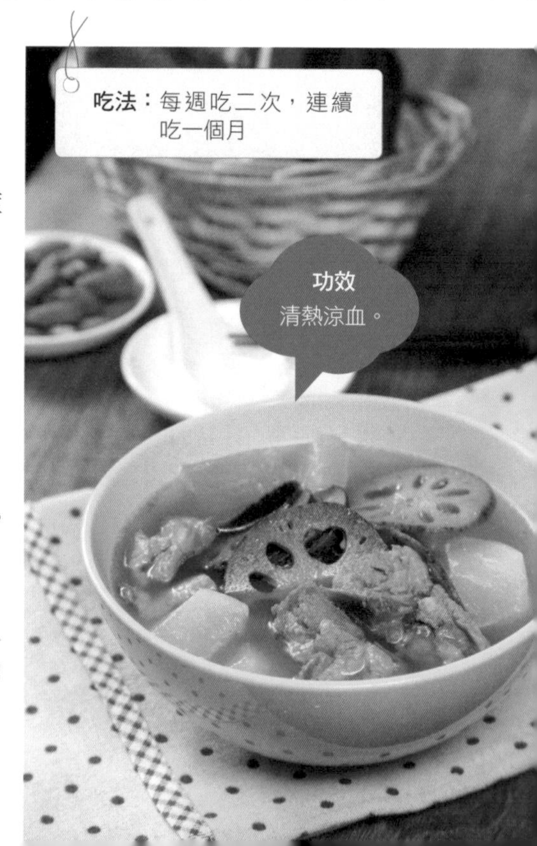

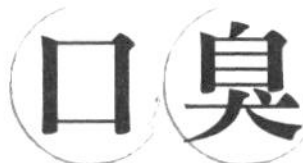

口臭

口臭是讓人煩惱又尷尬的症狀，很可能與口腔疾病有關係，例如蛀牙、牙髓炎與牙周病等，口腔內的細菌大量繁殖,分解唾液，形成口臭的氣味。西醫對於口腔疾病引起的口臭，會給予漱口水改善。中醫觀點是胃熱引起，可選擇清胃涼血的食物緩解。

好發體質

陽盛體質、
血瘀體質、
痰濕體質、
濕熱體質、
氣鬱體質

常見證型 胃熱證

對應症狀

口臭、牙齦腫痛、食欲不振、胃熱、乾嘔、燥熱、心神不寧、煩躁易怒、口乾舌燥、大便乾結、屁臭、舌紅、苔黃

苦瓜芹菜飲

對於胃熱證引發的口臭、燥熱、牙齦腫痛、口乾舌燥等症狀，苦瓜與芹菜可清熱涼血，蜂蜜可保護口腔黏膜。

材料：

苦瓜 200 克、芹菜 200 克、蜂蜜 30 毫升、水 200 毫升。

步驟：

1. 苦瓜洗乾淨，去籽，切片。
2. 芹菜洗淨，切段。
3. 果汁機，放入水、苦瓜、芹菜、蜂蜜攪打成汁。

Tips

如果口臭嚴重者，可加薄荷 6 克，可加強清熱除臭的功效。

喝法：每週喝二次，連續喝二週到一個月
功效
清胃涼血。

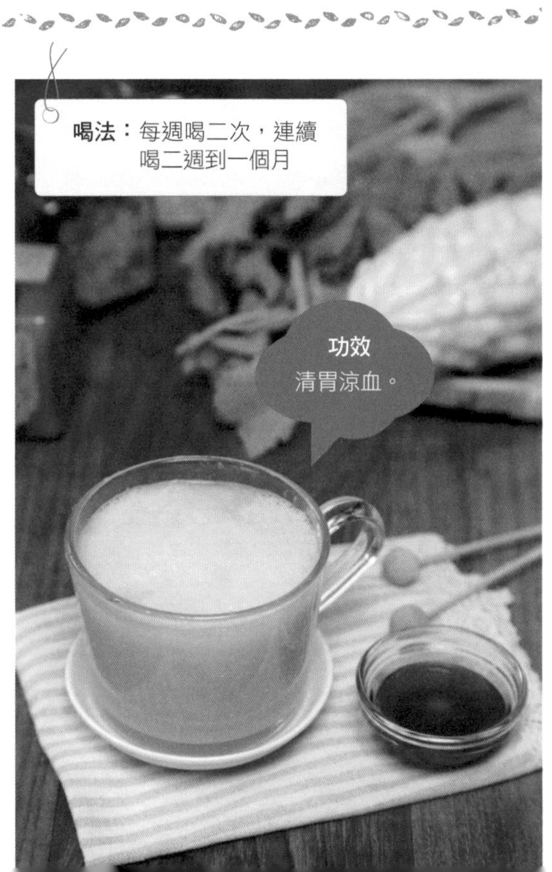

耳鳴

耳鳴的聲音只有當事人聽得到，但卻影響生活質量與睡眠。有些耳鳴與精神焦慮有關係，長時間的耳鳴會影響心情，讓人煩躁、失眠、焦慮不安、疲倦，是一種惡性循環的症狀。如果是體質欠佳，氣血虛弱引起耳鳴，可選擇補益氣血的食物，改善體質，緩解症狀。

好發體質

氣虛體質、
陽虛體質、
陰虛體質、
血虛體質、
氣血兩虛體質

常見證型 腎陰虛證

對應症狀

耳鳴、夜間加重、腰酸、頭暈眼花、失眠、燥熱、心煩、夜間睡著後汗出、面紅、舌紅、口乾舌燥、色紅、少苔或薄白苔

黃耆山藥補腎湯

吃法：每週吃二次，連續吃一到三個月

耳鳴是自覺耳朵裡發出聲音，卻只有自己聽到，會影響失眠，特別夜裡聲音明顯，對於腎陰虛的耳鳴會伴有腰酸。頭暈等症狀。黃耆、紅棗與枸杞子三者可補中益氣，滋陰養血，山藥可滋陰補腎，緩解耳鳴症狀。

材料：

黃耆20克、淮山藥300克、雞腿300克、紅棗20克、枸杞子20克、水900毫升。

步驟：

1. 將黃耆、紅棗泡水30分鐘。
2. 山藥洗乾淨，去皮，切塊狀。
3. 鍋中倒入熱水煮開後，放入黃耆、淮山藥、雞腿、紅棗、枸杞子中火煮30分鐘，轉小火煮20分鐘。

Tips

如果腰酸、耳鳴嚴重者，可加杜仲10克，可加強補腎的功效。

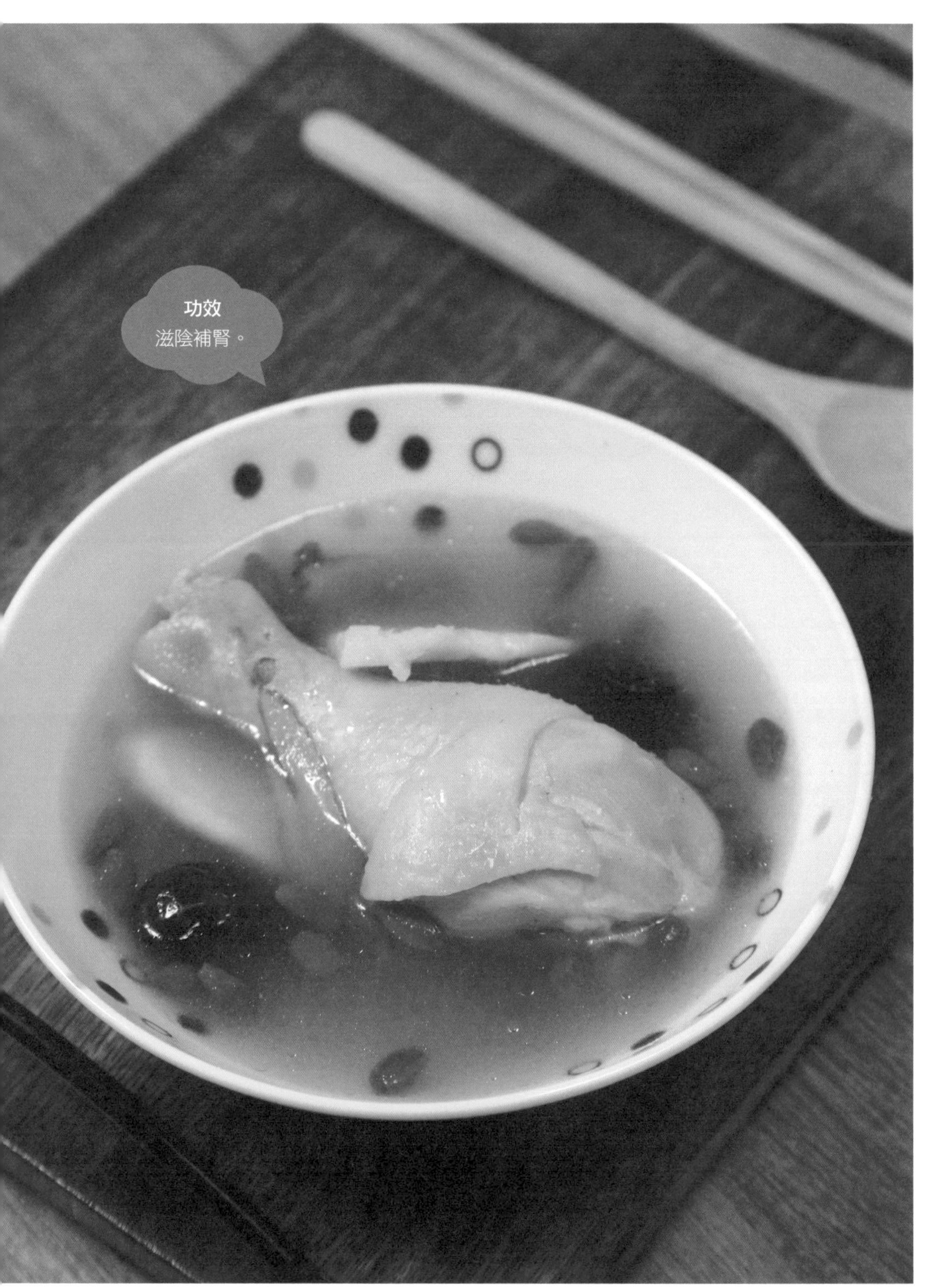
功效
滋陰補腎。

咽喉腫痛

咽喉腫痛往往有上呼吸道感染的病史，例如感冒咳嗽後，可能引發扁桃體發炎、咽喉炎等，所以出現喉嚨腫痛的症狀，疼痛感隨著吞嚥而讓人心情煩躁，可選擇清熱利咽、消炎腫痛的食物緩解。

好發體質

陽盛體質、
痰濕體質、
濕熱體質、
氣鬱體質

常見證型 熱毒犯肺證

對應症狀

咳嗽、咽喉腫痛、吞嚥疼痛困難、堵塞感、口腔熱氣、惡寒發熱、頭痛、可能發低燒、心煩不安、燥熱、面紅、口乾舌燥、食欲不振、舌色紅、苔黃

鹹楊桃

熱毒犯肺的咽喉腫痛，往往有口腔灼熱感，吞嚥疼痛，有堵塞感，也容易引起低燒，楊桃加鹽巴可消炎利咽，清熱解毒，緩解頭痛。

材料：

楊桃 2 顆、鹽 10 克、溫水 200 毫升。

步驟：

1. 楊桃洗乾淨，切片。
2. 鹽巴與溫水混合，攪拌均勻。
3. 把楊桃放入鹽水裡泡 20 分鐘。

Tips

如果咽痛嚴重者，可加金銀花 12 克，可加強清熱利咽的功效。

吃法：每週吃二次，連續吃二週到一個月
功效
解毒消腫。

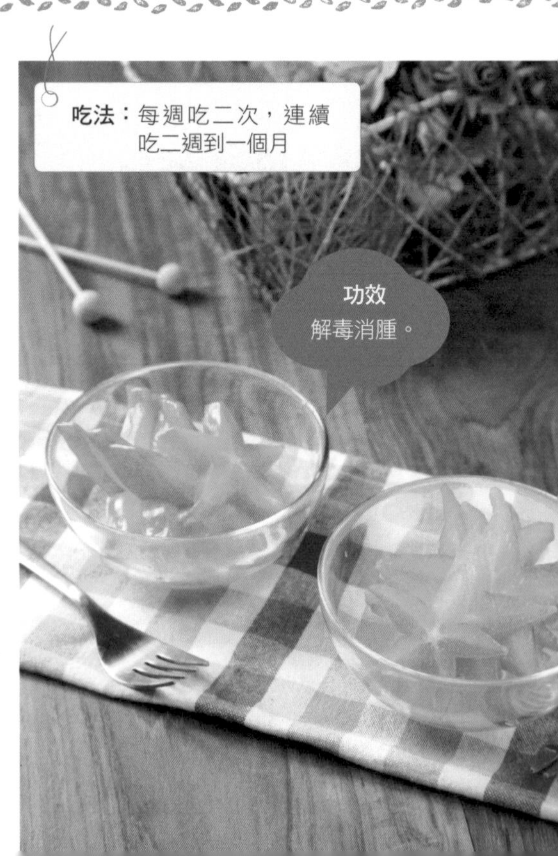

牙齦腫痛

如果排除口腔疾病引起的細菌性牙齦腫痛，例如牙周病、蛀牙等。單純的牙齦腫痛，可能是胃火引起的疼痛，可能飲食過多熱性食物、油炸物等。可選擇清胃涼血的食物改善症狀。

好發體質

陽盛體質、
血瘀體質、
痰濕體質、
濕熱體質、
氣鬱體質

常見證型 胃熱證

對應症狀

口臭、牙齦腫痛、食欲不振、胃熱、乾嘔、燥熱、心神不寧、煩躁易怒、口乾舌燥、大便乾結、屁臭、舌紅、苔黃

番茄清胃飲

對於胃熱證引起的牙齦腫痛、口臭、燥熱、口乾舌燥等症狀，檸檬、草莓、番茄可清熱涼血，補充豐富的維生素C，蜂蜜可保護口腔與牙齦破潰的腫痛。

材料：

檸檬 2 顆、草莓 100 克、番茄 150 克、蜂蜜 30 毫升、水 100 毫升

步驟：

1. 檸檬洗淨，擠出檸檬汁。
2. 草莓與番茄洗淨，去蒂頭。
3. 果汁機放入水、檸檬汁、草莓、番茄、蜂蜜攪打成果汁。

Tips

如果牙齦腫痛嚴重者，可加薄荷 6 克，可加強清熱的功效。

喝法：每週喝三次，連續喝二週到一個月

功效
清胃涼血。

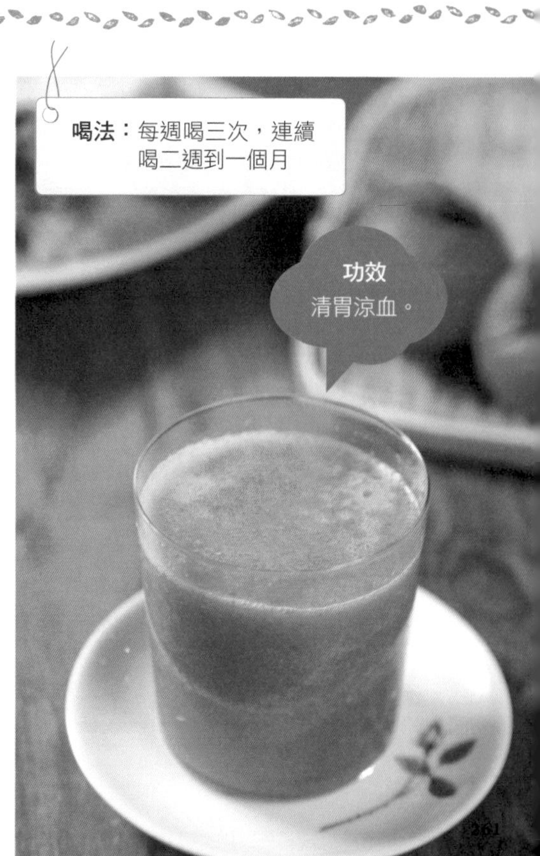

失眠

睡眠是人體的基本需求也是本能，但隨著社會不斷的進步、生活步調的加速、心理壓力增大，煩惱、緊張、焦慮等問題都接踵而來，可直接影響睡眠；長期睡覺品質不良、失眠，也會造成壓力承受度降低、容易沮喪、心情低落、情緒惡劣等問題，造成惡性循環。可選擇安神助眠的食物幫助睡眠。

好發體質

陽盛體質、
血瘀體質、
痰濕體質、
濕熱體質、
氣鬱體質

常見證型 肝鬱化火證

對應症狀

失眠、急躁易怒、胸悶、頭暈、頭脹、口臭、口苦、牙齦腫痛、胃熱、乾嘔、燥熱、屁臭、多夢、目赤耳鳴、便秘、尿量少而黃，舌紅、苔黃

綠豆蓮子湯

吃法：每週吃二到三次，連續吃一到三個月。

睡眠是人體的基本需求也是本能，但隨著社會不斷的進步、生活步調的加速、心理壓力增大，煩惱、緊張、焦慮等問題都接踵而來，可直接影響睡眠；長期睡覺品質不良、失眠，也會造成壓力承受度降低、容易沮喪、心情低落、情緒惡劣等問題，造成惡性循環。可選擇安神助眠的食物幫助睡眠。

材料：

綠豆 100 克、蓮子 30 克、白糖 20 克、水 650 毫升。

步驟：

1. 綠豆與蓮子泡 2 小時。
2. 鍋中加水燒開，放入綠豆與蓮子中火煮 20 分鐘，轉小火煮 25 分鐘。
3. 煮好後再放入糖，豆子較軟。

Tips

如果心煩、失眠嚴重者，可加酸棗仁 30 克，可加強助眠的功效。

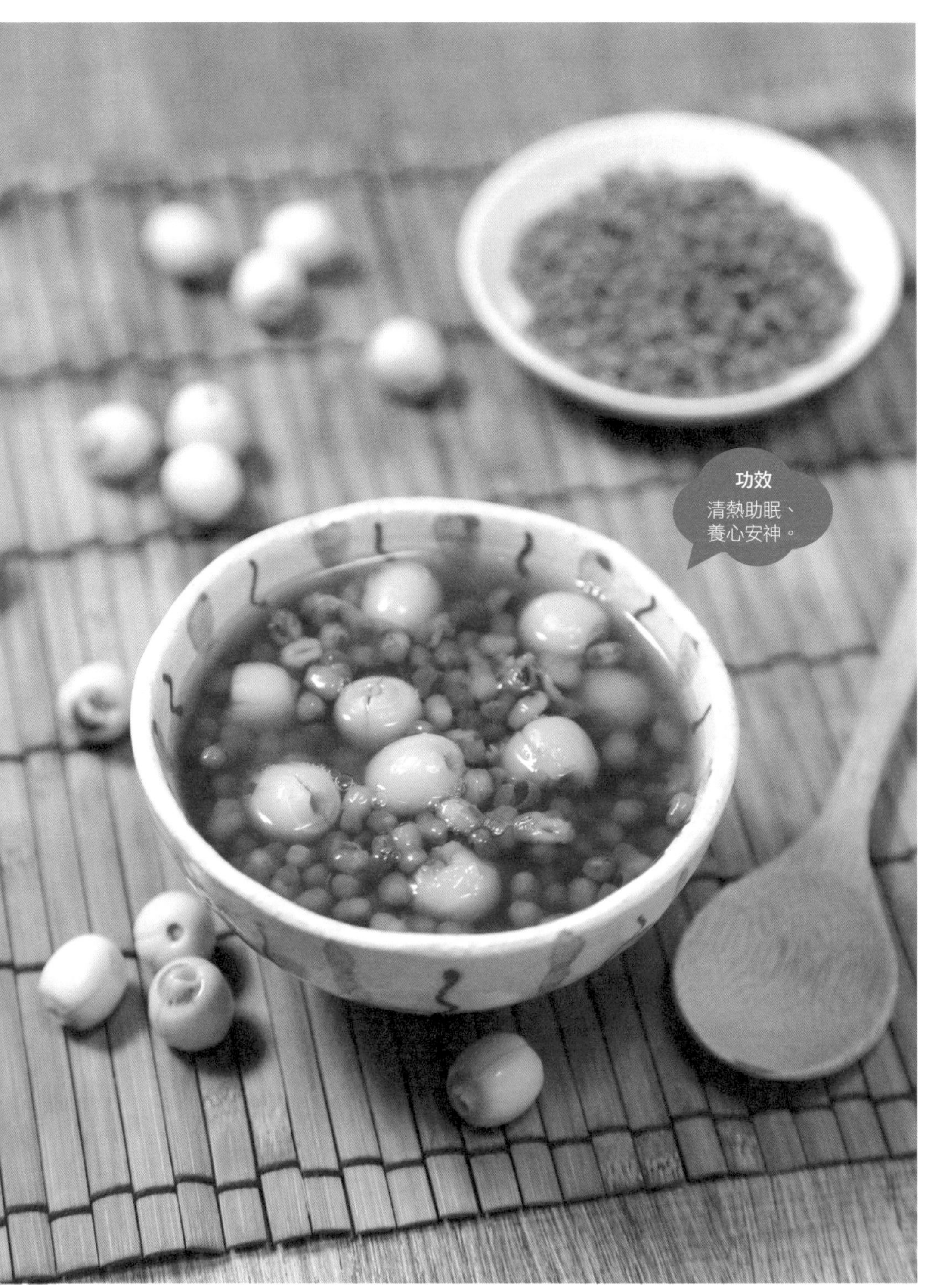
功效
清熱助眠、
養心安神。

鮭魚起司燉飯

吃法：每週吃一次，連續吃一到三個月

失眠在傳統中醫又稱為「不寐」、「不得眠」、「著不得臥」。病因多以情志（精神）、飲食或氣血虧虛、心火旺、肝機能不佳等內因居多，外加上生活作息不規律，導致心神不安引起失眠等症狀。飲食上可選用助眠的食物，香濃起司是歐美國家常見的食材，沒想到也能幫助入睡！我們知道，色胺酸是合成體內血清素的原料，可以安定神經、讓人放鬆，而起司就是富含色胺酸的食物之一。美國梅約診所睡眠障礙中心(Sleep Disorders Center, Mayo Clinic)刊登於《睡眠醫學》(Sleep Medicine)期刊的研究顯示，攝取富含omega-3脂肪酸的魚類，像是鮭魚和鯖魚，有助改善睡眠品質。

材料：

生米 2 杯、鮭魚 200 克、番茄 1 顆（中型）、鮮百合一顆、起司片 1 片、牛奶 2 杯（量米杯）、水 2 杯（量米杯）、黑胡椒 適量。

調味料：

牛奶 2 杯（量米杯）、水 2 杯（量米杯）、鹽巴 適量、黑胡椒 適量。

步驟：

1. 將鮭魚切丁後加入〈視個人喜好醬油等醃料〉放著備用；鮮百合洗淨瀝乾，放入熱鍋中加入少許油炒香，最末下去皮番茄丁炒到微出水。
2. 米洗乾淨後請把水濾很乾，加入〈調味料〉拌勻，將醃好的鮭魚片及起司片（撕碎）平均鋪放進去，再倒入拌炒好的蔬菜丁，外鍋兩杯水，進入煮飯模式。
3. 30 分鐘後請開鍋蓋，拿湯匙把碗內食物拌勻，蓋上蓋子繼續煮，跳起後請悶著大約 30 分鐘。
4. 因為在煮的過程中已經有拌勻了，煮好的燉飯添出來灑上一點胡椒點香就可以上桌。

Tips

若失眠再加上心悸盜汗，可加入酸棗仁 30 克，以養血補肝，寧心安神，並可斂汗。

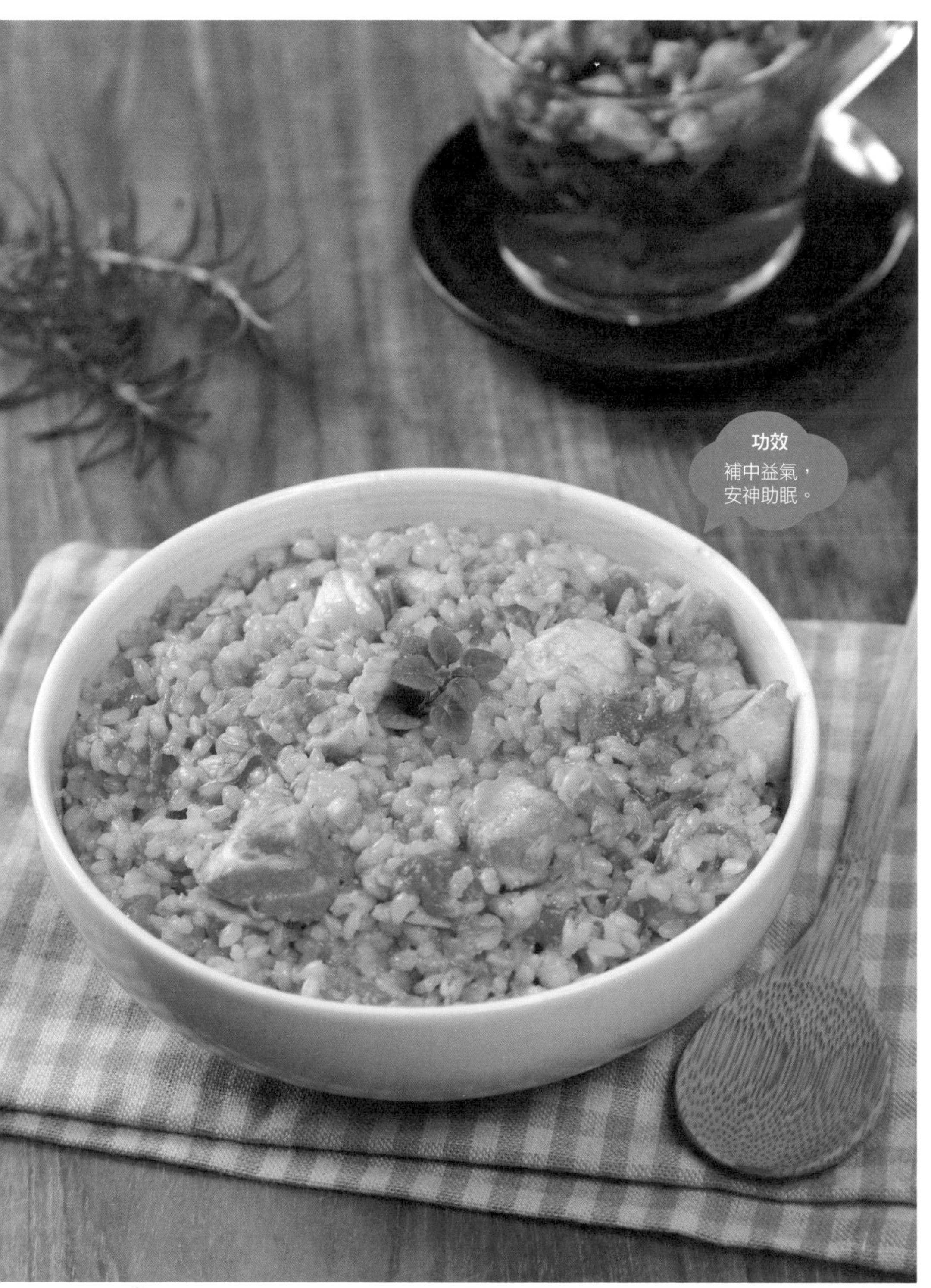
功效
補中益氣，
安神助眠。

憂鬱

憂鬱症，又稱為「心靈上的感冒」。憂鬱是正常的情緒，人遇到挫折、失落、不如意，難免會悶悶不樂，但是如果鬱悶的情緒過度嚴重，持續的時間太久，而無法拉回現實、情緒失去控制，就要小心可能是罹患憂鬱症。建議選擇讓人吃了會開心的食物，改善心情。

好發體質

氣虛體質、
陽虛體質、
陰虛體質、
血虛體質、
氣血兩虛體質

常見證型 心脾兩虛證

對應症狀

鬱鬱寡歡、悲傷、不笑、疑心病重、不信任感、焦慮不安、心神不寧、愛哭、胸悶、愛歎氣、頭暈、耳鳴、容易受驚嚇、失眠、健忘，食欲不振、面色白、舌質淡、排便次數減少、苔薄白

香蕉牛奶

對於心脾兩虛的憂鬱症，香蕉與牛奶可養心安神，安定神經。尤其是香蕉能夠幫助大腦產生羥色胺能安定神經，緩解憂鬱、焦慮不安，緊張等負面情緒，很適合憂鬱的人群食用。

材料：

香蕉 2 根、蜂蜜 20 毫升、鮮奶 600 毫升。

步驟：

1. 大香蕉剝皮，取下果肉。
2. 果汁機放入香蕉、蜂蜜、牛奶打成汁。

Tips

果食欲不振者，可加陳皮 10 克，可加強開胃的功效。

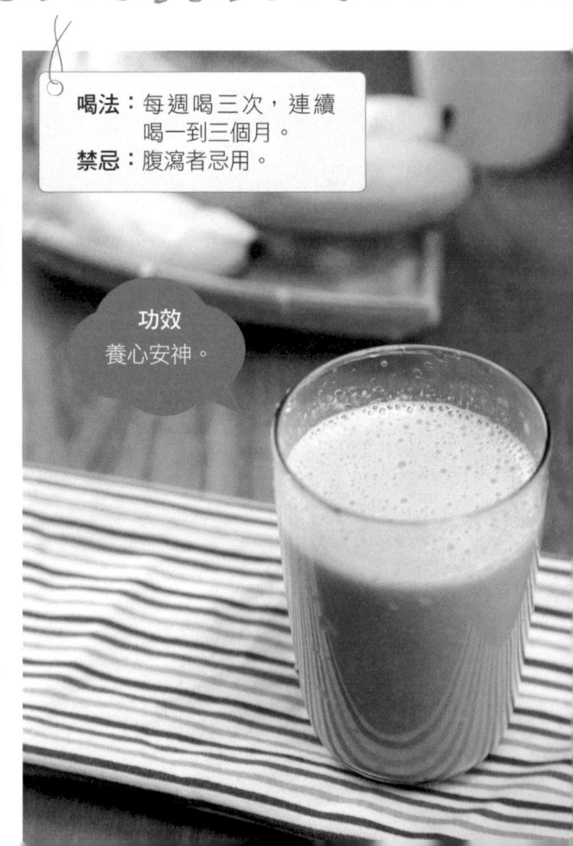

喝法：每週喝三次，連續喝一到三個月。
禁忌：腹瀉者忌用。

功效
養心安神。

焦慮

焦慮不安是精神疾病之一，若症狀嚴重者，會影響生活起居與工作效率，脾氣易怒，容易與人群產生各種衝突，也會影響睡眠品質，當睡眠越差，則症狀就會加重。建議選擇清熱、養心安神、可安定神經的食物。

好發體質

陽盛體質、
痰濕體質、
濕熱體質、
氣鬱體質

常見證型

痰熱內擾證

對應症狀

心神不寧、煩躁不安、耐心低、急性子、易怒、精神不集中、坐不住、失眠、入睡困難、夢多、頭暈腦脹、食欲不振、肢體困重、疲勞、口乾舌燥、舌紅苔、苔黃膩

冬瓜薏苡仁養心湯

焦慮者，大多數是長期承受心理壓力無法得到正常的排解，可透過食物改善體質。對於痰熱內擾的焦慮症，冬瓜可清熱降火，薏苡仁化痰濕，百合養心安神，三者可清熱化痰，養心安神，緩解症狀。

材料：

冬瓜 200 克、薏苡仁 60 克、百合 10 克、水 800 毫升。

步驟：

1. 將冬瓜洗乾淨，去皮，切塊。
2. 薏苡仁與百合泡水 1 小時。
3. 鍋中加水，大火燒開後，放入冬瓜、薏苡仁、百合，中火煮 20 分鐘，轉小火 20 分鐘。

Tips

如果煩躁易怒嚴重者，可加鉤藤 12 克，可加強疏肝解鬱的功效。

吃法：每週吃二次，連續吃一到三個月。
功效
清熱化痰，養心安神。

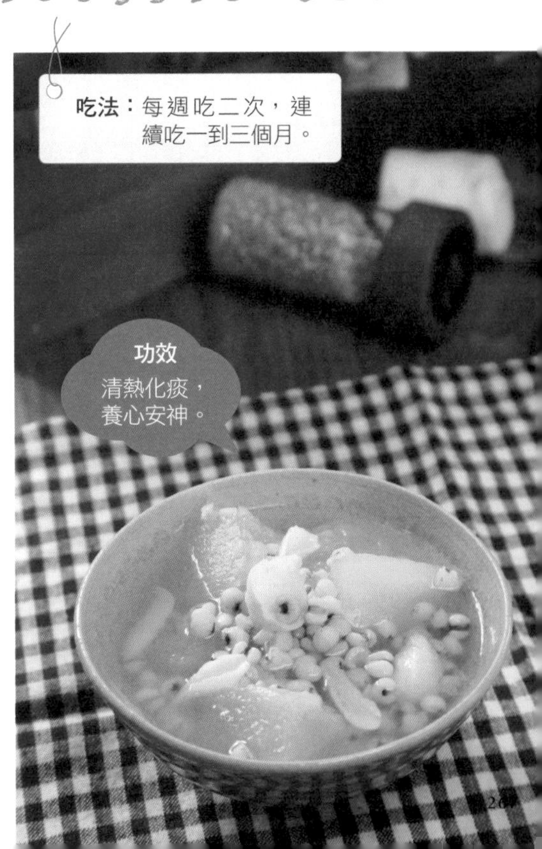

煩躁

煩躁者，往往心神不寧，容易小題大作亂發脾氣，症狀嚴重者會出現無法集中精神工作，不想承擔責任與面對人群，也會影響睡眠品質，當睡眠越差，則症狀就會加重。建議選擇清熱、養心安神、可安定神經的食物。

好發體質

氣虛體質、
陰虛體質、
血虛體質、
氣血兩虛體質、
氣鬱體質

常見證型

肝鬱氣滯證

對應症狀

煩躁、耐心低、易怒、胸悶、無精打采、精神不集中、失眠、入睡困難、夢多、頭暈腦脹、食欲不振、腹脹、疲勞、口苦、舌淡紅、苔白

小麥玫瑰安神茶

煩躁者，大多數是長期心理壓抑情緒，覺得生氣與委屈，因日久無法得到抒發，可透過食物改善情緒。小麥性涼，可安定神經，玫瑰花可疏肝解鬱，緩解情緒。

材料：

小麥 30 克、玫瑰花 12 克、熱水 350 毫升。

步驟：

1. 將小麥與玫瑰花泡熱水 5 分鐘再喝。

Tips

如果煩躁嚴重者，可加柴胡6克，可加強疏肝解鬱的功效。

喝法：每週喝三次，連續喝一到三個月。
功效
清熱化痰，養心安神。

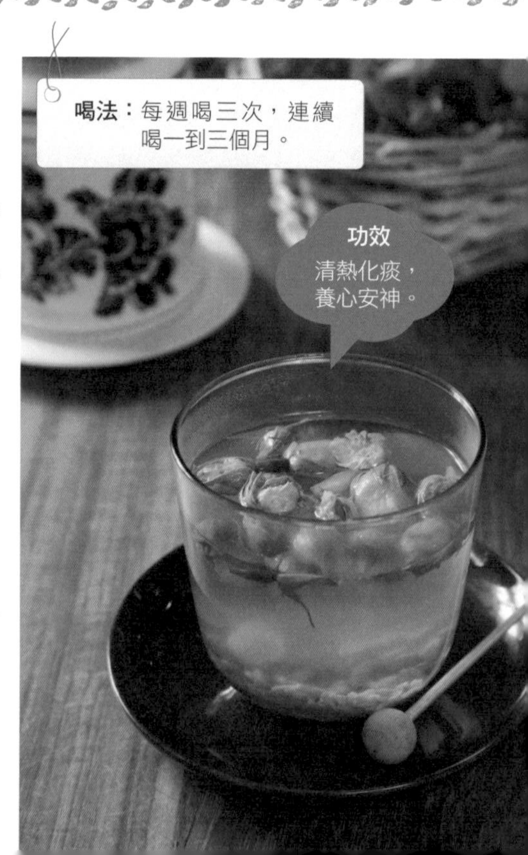

恐慌症

恐慌症是莫名的恐懼感，凡事小心翼翼，過度戰戰兢兢，容易被驚嚇，心理缺乏安全感，遇到事情與責任總是先害怕，想逃避，食物可選擇補益氣血與養心安神類，可緩解恐懼感。

好發體質

氣虛體質、
陰虛體質、
血虛體質、
氣血兩虛體質、
氣鬱體質

常見證型

心膽氣虛證

對應症狀

失眠多夢、失眠品質差、容易驚醒、莫名的害怕感、不敢面對事情、畏懼人事物、歎氣、疲勞、小便量多，形體消瘦、面色白、頭目、眩暈、口乾咽燥、舌質淡、苔薄白、或舌紅

耆棗養心湯

恐慌症者，總是內心惶惶不安，沒有安全感，容易被驚嚇，隨時隨地有種會被攻擊的焦慮感，是中醫說的心膽氣虛症。黃耆、紅棗、枸杞子可補氣養血，山藥滋陰補腎，皆可補氣養血，改善恐慌的症狀。

材料：

山藥 120 克、黃耆 20 克、紅棗 30 克、枸杞子 10 克、黑糖 50 克、熱水 700 毫升。

步驟：

1. 山藥洗淨，去皮，切塊。
2. 黃耆、紅棗泡水 30 分鐘。
3. 鍋中加水，大火燒開後，放入黃耆、紅棗、枸杞子、黑糖中火煮 20 分鐘，轉小火煮 15 分鐘。

Tips

如果失眠嚴重者，可加酸棗仁 30 克，可加強養心安神的功效。

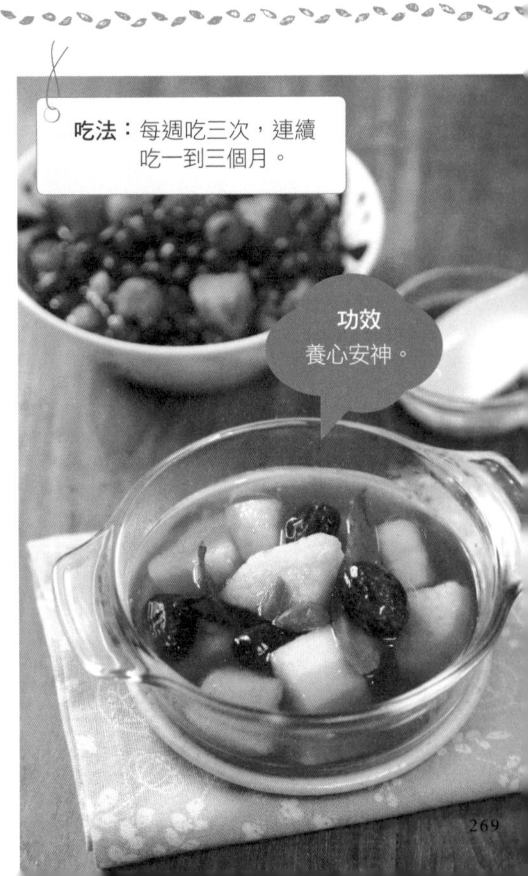

吃法：每週吃三次，連續吃一到三個月。

功效
養心安神。

睡眠質量欠佳

睡眠質量欠佳，雖然還沒有到失眠的程度，但嚴重影響生活品質，主要表現在難以入睡、沒有深度睡眠，起床後依然身體與精神疲勞，沒有得到很好的睡眠與放鬆。經年累月下來，疲倦感加重，則心情鬱悶與焦慮。可選擇幫助睡眠與放鬆心情的食物改善症狀。

好發體質

氣虛體質、
陰虛體質、
血虛體質、
氣血兩虛體質、
氣鬱體質

常見證型 心脾兩虛證

對應症狀

入睡時間長、入睡困難、雜夢或噩夢多、驚醒、歎氣、惶惶不安、莫名的害怕、食欲不振、頭暈、目眩、疲勞、面色白、舌色淡、苔薄白

桂圓紅棗茶

吃法：每週喝三次，連續喝一到三個月。

睡眠品質欠佳，若是嚴重者會成為失眠症，加重入睡困難，往往與心理壓力有關，交感神經活躍，形成入睡障礙，可選擇桂圓與紅棗，補氣養血，氣血充足則體內新陳代謝加快。

材料：

桂圓 8 粒、紅棗 6 粒、熱水 400 毫升。

步驟：

1. 剝除桂圓外殼，取果肉。
2. 茶杯倒入熱水，放入桂圓與紅棗泡 5 分鐘再喝。

Tips

如果失眠嚴重，可加夜交藤 15 克，幫助入睡。

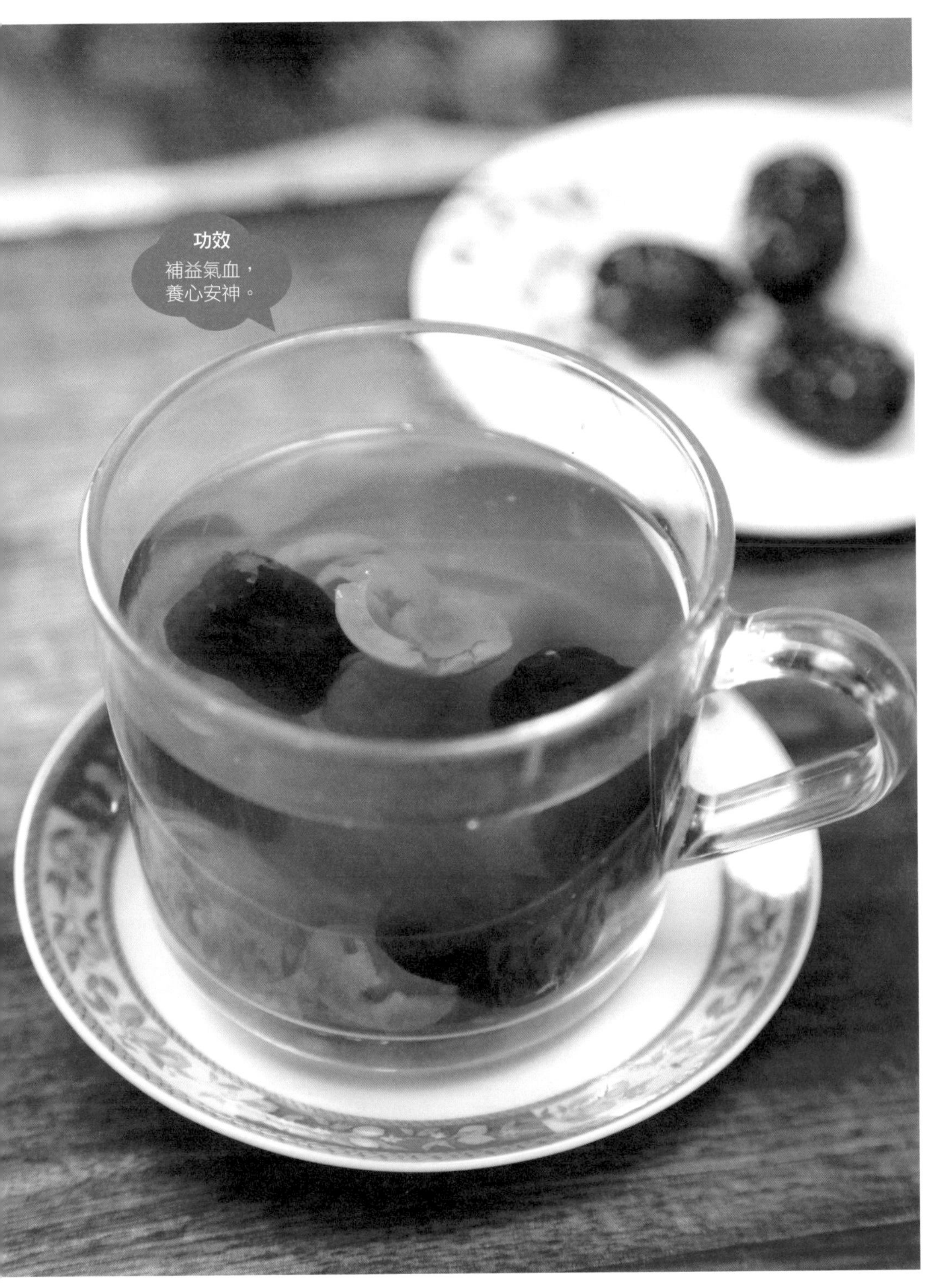
功效
補益氣血，
養心安神。

痛經

根據「不通則痛」的理論，痛經主要是由於氣血運行不暢所致。在經期前後，種種病因，使胞宮的氣血不暢，導致不通則痛；或子宮未能得到適當的滋養，以致「不榮則痛」，都可使「痛經」發生。氣為血帥，血為氣母，氣行則血行，通則不痛。可選擇活血化瘀的食物緩解痛經。

好發體質

氣虛體質、
陰虛體質、
血虛體質、
氣血兩虛體質、
氣鬱體質、
血瘀體質

常見證型 氣滯血瘀證

對應症狀

經前或經期中、小腹脹痛，按壓後疼痛加重、經量少或行經不暢、經色紫黯有塊，血塊排出疼痛可減、行經過後疼痛自消，全身症狀常伴有胸悶、乳房脹痛、頭痛、失眠、腹脹、食欲不振、腸胃不適、舌色紫

核桂化瘀粥

吃法：月經來潮提前一週吃四次，月經來潮前三天吃。
禁忌：備孕者與孕婦忌用。

對於氣滯血瘀型的痛經，往往有不通則痛的情況，氣血通暢則瘀滯緩解，桃仁與紅花可活血化瘀，桂圓與白米可健脾養胃，補益氣血。對於痛經可改善不適感。

材料：

桃仁 15 克、紅花 6 克、桂圓肉 20 克、白米 100 克、水 700 毫升。

步驟：

1. 白米洗乾淨，泡水 1 小時。
2. 鍋中加水，大火燒開後，放入桃仁、紅花、白米、桂圓肉，中火煮 20 分鐘，轉小火煮 20 分鐘。

Tips

如果心煩嚴重者，可加柴胡 6 克，可緩解煩躁。

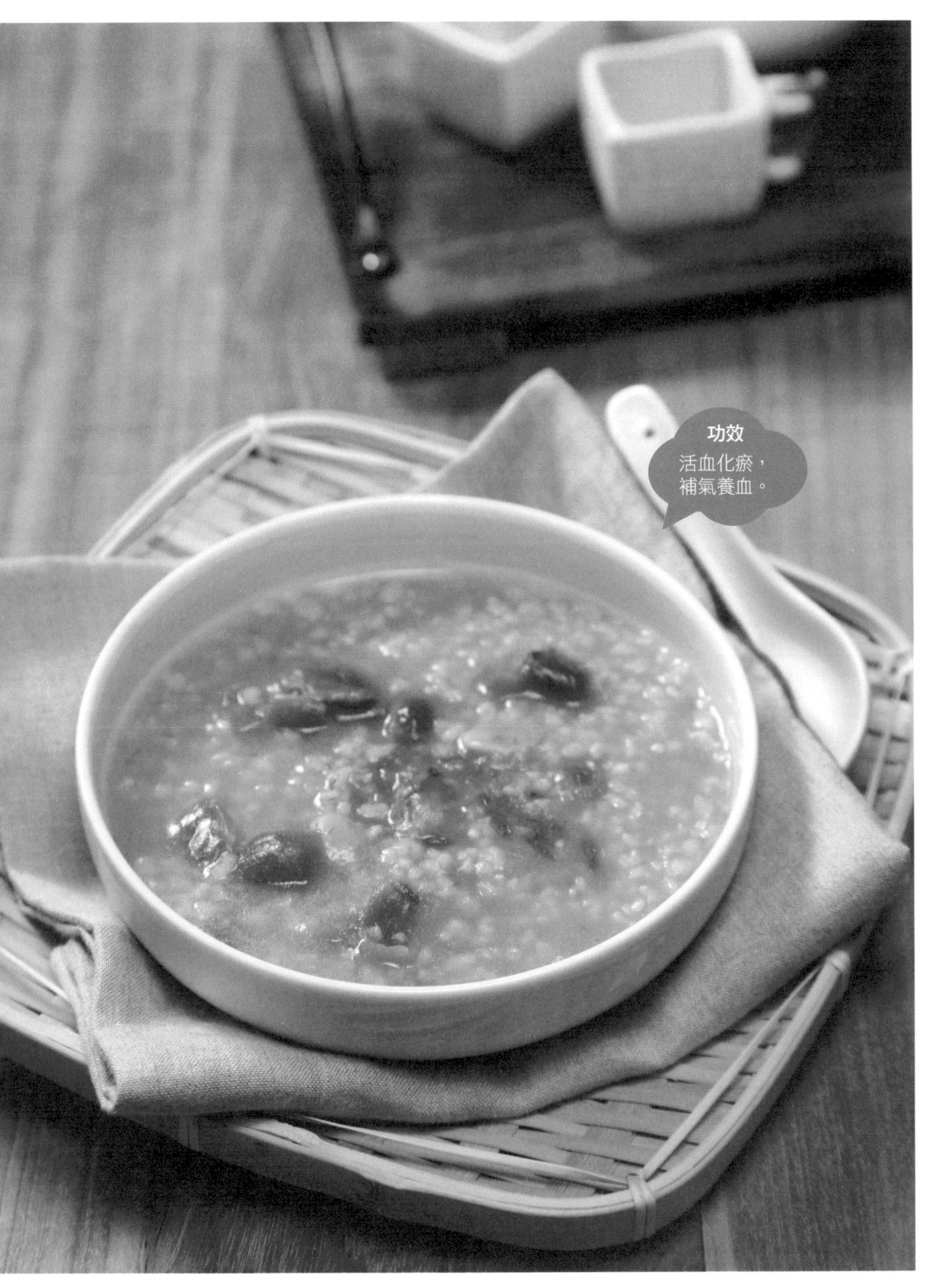
功效
活血化瘀，
補氣養血。

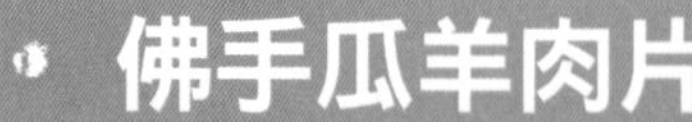

佛手瓜羊肉片

吃法：月經來潮提前一週吃四次，月經來潮前三天吃。

幾乎所有的女性都有痛經的體驗，只是疼痛的程度因人而異。痛經有很多的原因，其中營養不當佔有一席之地。眾所周知的是過食生冷、辛辣刺激的食物會加重和引發痛經。佛手瓜具有舒肝理氣，和胃止痛、健脾養胃、活血化瘀等功效。對於痛經及白帶異常的女性，多吃一點，能夠暖宮驅寒，促進子宮毒素排得更順暢；羊肉可補體虛，祛寒冷，腹中冷痛、虛勞不足者皆可用作食療。

材料：

佛手瓜 1 顆、羊肉 150 克、胡椒粉、醬油、香油（均適量）。

步驟：

1. 佛手瓜洗淨切開去籽切薄片。
2. 羊肉切薄片，用胡椒粉、醬油、香油調味料拌均勻醃製 3 分鐘。
3. 熱鍋涼油，加醃製後的羊肉片及佛手瓜翻炒至熟即可。

Tips

佛手瓜其中蛋白質和鈣的含量比黃瓜還多，維生素和礦物質含量也顯著高於其他瓜類，並且熱量很低，又是低鈉食品，是心臟病、高血壓病患者的保健蔬菜。經常吃佛手瓜可利尿排鈉，有擴張血管、降壓之功能。

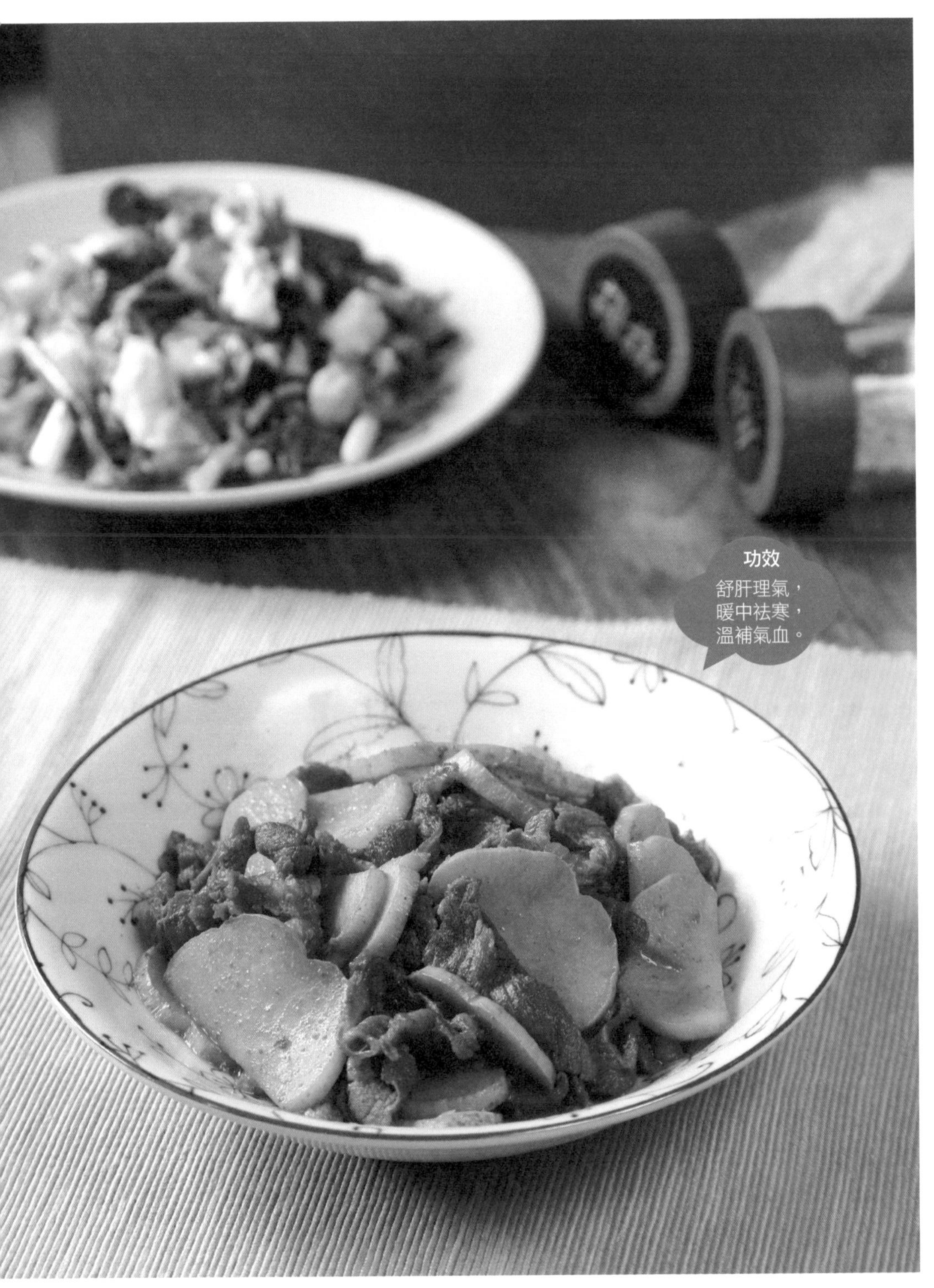
功效
舒肝理氣，
暖中祛寒，
溫補氣血。

陰道乾澀症

陰道乾澀症大多數發生在更年期的女性，因雌激素濃度下降，導致乾澀，對於夫妻的性生活有阻礙，同房時因乾澀，產生的疼痛感較明顯，嚴重者會避免性生活，可能影響夫妻的感情，建議選擇滋陰補腎的食物，補充陰液與雌激素，緩解症狀。

好發體質

氣虛體質、
陽虛體質、
陰虛體質、
血虛體質、
氣血兩虛體質

常見證型 肝腎陰虛證

對應症狀

月經量少、月經週期長、或已絕經、陰道乾澀、性慾減退、性交乾澀疼痛、全身乾燥明顯、易怒、皮膚乾澀、眼睛乾燥、頭暈、目眩、耳鳴、健忘、失眠多夢、腰酸、胸悶、脹痛、口乾舌燥、煩熱、臉部烘熱、舌紅少苔

海帶蓮藕鮭魚煲

中醫認為，陰道乾澀是肝腎陰虛證，體內陰液不足，西醫說的雌激素缺乏。鮭魚頭富含膠質、磷、鈣、鐵、等。對皮膚乾澀、精神虛乏、驚慌失惜、抑鬱、並能緩解乾澀不適，健腦、強筋健骨。蓮藕與海帶可清熱涼血，蓮子養心安神。

材料：

新鮮鮭魚頭一個、胡椒 12 克、鹽 5 克、海帶 100 克、蓮藕 200 克、薑片 30 克、蓮子 30 克、料理酒、水 1 公升。

步驟：

1. 鮭魚頭洗淨，切大塊、抹鹽擦勻，以沸水川燙、撈起。
2. 胡椒與鹽拌均、將魚塊略醃、然後取出魚塊、再入油鍋炸至金黃、備用。
3. 蓮藕刷淨，切成薄片。
4. 海帶洗淨，與蓮子泡水 2 小時。
5. 砂鍋內放油，爆香薑片、下魚頭、藕片、海帶、蓮子、並注入水，蓋鍋煮約 30 分鐘、加入鹽、料理酒續煮五分鐘即成。

Tips

如果陰虛嚴重者，可加淮山藥 20 克，可緩解滋陰補腎。

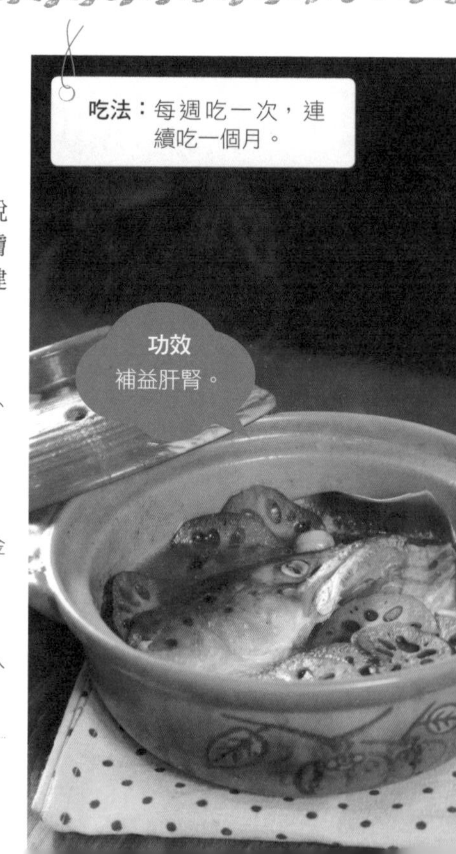

性慾減退

性慾減退，大多數發生在雌激素濃度不足或更年期女性，也有工作疲憊，體力欠佳者，疲勞產生的性慾減退，性生活是否和諧，可能影響夫妻的感情，建議選擇滋陰補腎的食物，補充氣血、滋陰補腎、提升雌激素，緩解症狀。

好發體質

氣虛體質、
陽虛體質、
陰虛體質、
血虛體質、
氣血兩虛體質

常見證型 肝腎陰虛證

對應症狀

性慾減退、月經量少、月經週期長、或已絕經、陰道乾澀、性交乾澀、頭暈、目眩、耳鳴、健忘、失眠多夢、腰酸、胸悶、脹痛、口乾舌燥、煩熱、臉部烘熱、舌紅少苔

滋陰山藥鴨肉煲

中醫認為，性慾減退是肝腎陰虛證，體內陰液不足，西醫說的雌激素缺乏。選擇山藥與鴨肉可滋陰補腎，清熱養陰，紅棗與枸杞子補氣養血。

吃法：每週吃一次，連續吃一個月。

功效
滋陰補腎。

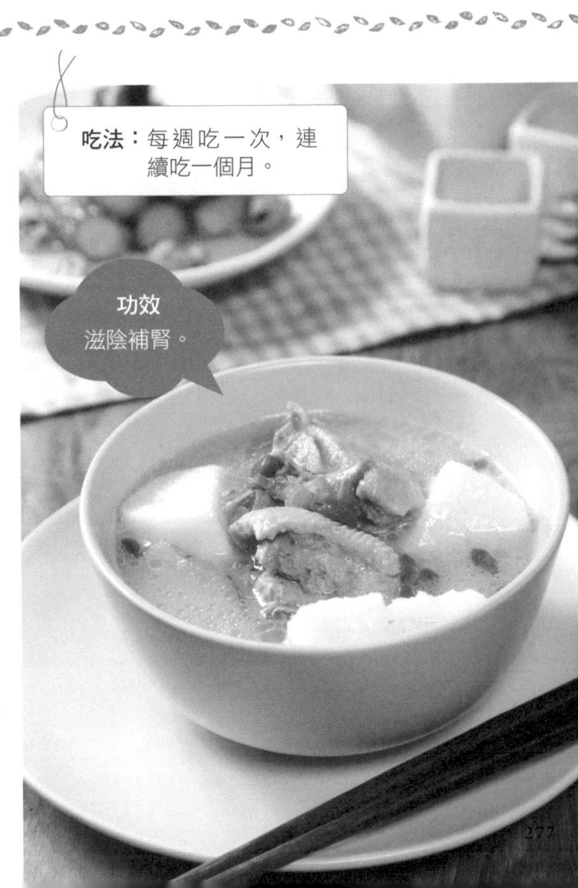

材料：

山藥 250 克、鴨肉半隻、紅棗 30 克、枸杞子 20 克、水 1 公升。

步驟：

1. 山藥洗乾淨，去皮，切塊。
2. 鴨肉洗乾淨，切塊。
3. 紅棗與枸杞子泡水 30 分鐘。
4. 鍋中放入水，大火燒開後，放入山藥、鴨肉、枸杞子、紅棗中火煮 30 分鐘，小火再煮 20 分鐘。

Tips

如果陰虛嚴重者，可加黃精 20 克，可滋陰補腎。

原發性不孕症

古人認為「求子之門，首重調經」，對任何想懷孕的婦女來說，先前準備工作是很重要的。例如有些婦女在冬令時分易感手腳冰冷、發麻，這是由於氣血新陳代謝率較低的因素，造成末稍血液循環不良，中醫屬「虛證」範疇；此外，有些婦女時常常覺得身體有煩熱感，並易感口乾舌燥，且伴有便秘的症狀等，這是由於氣血新陳代謝率較高之因素所造成，屬「實證」。可根據症狀選擇食物改善。

好發體質

氣虛體質、
陽虛體質、
陰虛體質、
血虛體質、
氣血兩虛體質

常見證型 寒濕凝滯證

對應症狀

婚久不孕、月經前或經期小腹冷痛，熱敷局部後疼痛減輕，經血色呈紫黑且伴有塊狀、經血量少、四肢不溫、怕冷、腰膝酸軟、無優勢卵泡、卵泡質量差

生薑羊肉湯

中醫認為，寒濕凝滯型的不孕症，可吃生薑與羊肉溫中散寒，幫助排出體內濕氣，紅棗與枸杞子可益氣補血。食材起到改善寒濕體質的功效。

材料：

生薑 60 克、羊肉 300 克、紅棗 30 克、枸杞子 20 克、水 1 公升。

步驟：

1. 羊肉洗淨，切塊。
2. 紅棗與泡水 30 分鐘。
3. 鍋中放入水，大火燒開後，放入羊肉、枸杞子、紅棗中火煮 30 分鐘，小火再煮 20 分鐘

Tips

如果寒症嚴重者，可加杜仲 10 克，可溫陽補腎的效果。

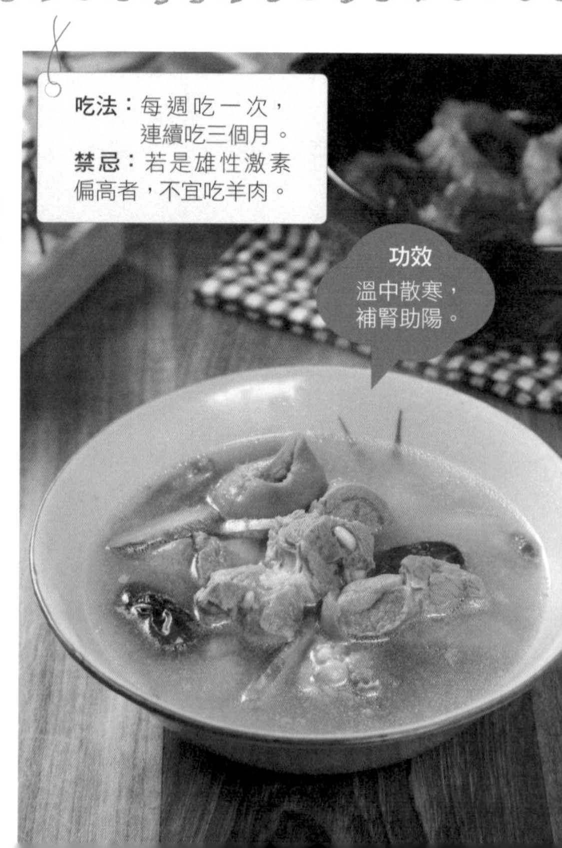

吃法：每週吃一次，連續吃三個月。
禁忌：若是雄性激素偏高者，不宜吃羊肉。

功效
溫中散寒，補腎助陽。

更年期症候群

更年期症候群，指的是月經週期變長、變短，月經先後不定或有不正常之出血，尚有不同程度的全身性症狀，如頭暈、心悸、烘熱、臉潮紅、多汗、急躁、膽怯、失眠多夢、腰酸腳軟、倦怠乏力、沮喪無望等症狀。可選擇滋陰補腎的食物緩解。

好發體質

氣虛體質、
陽虛體質、
陰虛體質、
血虛體質、
氣血兩虛體質

常見證型

肝腎陰虛證

對應症狀

情緒低落，不穩定，月經量少、月經週期忽快忽慢、腰酸、腳跟酸痛、陰道乾澀、性慾減退、頭暈、目眩、耳鳴、健忘、失眠多夢、腰酸、胸悶、脹痛、口乾舌燥、煩熱、臉部烘熱、舌紅、少苔

滋陰甲魚煲

中醫認為，更年期症候群是肝腎陰虛證，體內陰液不足，西醫說的雌激素缺乏。選擇甲魚與黑豆可滋陰補腎，清熱涼血，紅棗與枸杞子補氣養血。

材料：

甲魚一隻、黑豆 60 克、紅棗 30 克、枸杞子 20 克、水 1 公升。

步驟：

1. 新鮮甲魚，建議買的時候，請店家處理乾淨。
2. 黑豆泡 1 小時。
3. 紅棗與枸杞子泡水 30 分鐘。
4. 鍋中加水，大火燒開後，放入甲魚、黑豆、枸杞子、紅棗中火煮 60 分鐘，小火再煮 30 分鐘。

Tips

如果陰虛嚴重者，可加當歸 20 克，可滋陰補腎。

吃法：每週吃一次，連續吃三個月到半年。
功效
滋陰清熱，補益氣血。

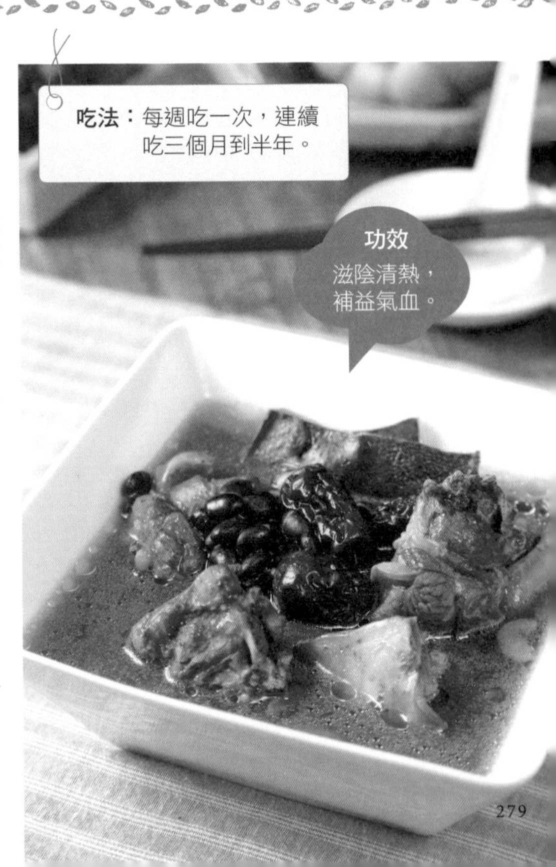

流產

除了外力撞擊或跌打損傷的因素，中醫認為，流產大多數是母體體質較差，氣血不佳、血海不榮，導致胚胎先天稟賦不足，發育不良，引發流產。可以透過補中益氣的食物，提高母體免疫力與強壯體質。

好發體質

氣虛體質、
陽虛體質、
陰虛體質、
血虛體質、
氣血兩虛體質

常見證型 腎虛證

對應症狀

陰道大量出血、腰酸腹痛、妊娠不足28周、胎兒體重不足1000g而終止妊娠、疲倦、頭暈、目眩、耳鳴、健忘、失眠多夢、臉色蒼白、舌淡紅、苔白而少

山藥益氣牛肉煲

流產大多數是母體的體質較差，導致胚胎的質量較差，可選擇補益氣血，提高免疫力的食物改善，黃耆、山藥、牛肉可滋陰補腎，補氣生血，提高免疫力，紅棗與枸杞子可調氣和血。

材料：

黃耆 30 克、山藥 120 克、牛肉 200 克、紅棗 30 克、枸杞子 20 克、水 900 毫升。

步驟：

1. 耆、紅棗泡水 30 分鐘。
2. 山藥洗乾淨，去皮，切塊。
3. 牛肉切塊。
4. 鍋中放入水，大火燒開後，放入黃耆、牛肉、山藥、枸杞子、紅棗中火煮 30 分鐘，小火再煮 20 分鐘。

Tips

如果疲勞嚴重者，可加黃精 12 克，可滋陰補腎。

吃法：每週吃二次，連續吃三個月。
功效
滋陰補氣，補氣養血。

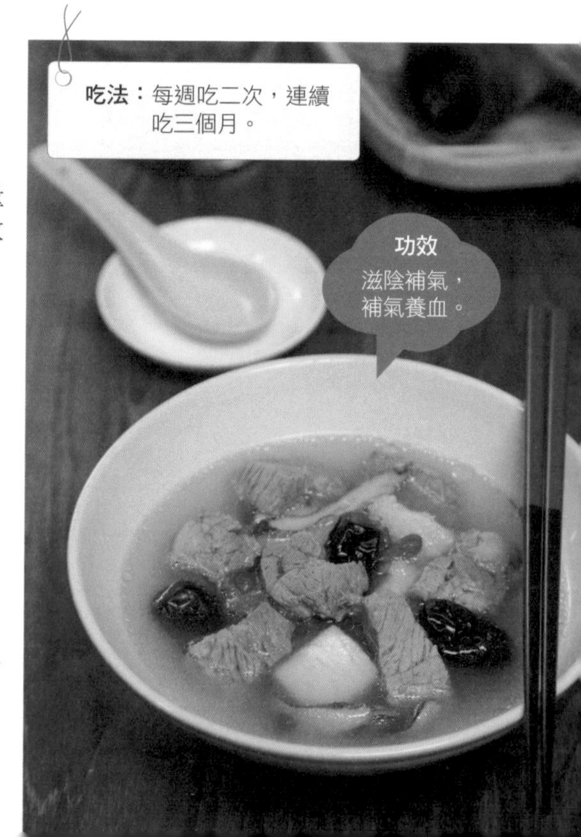

性功能障礙

陰莖無法勃起，或即使勃起但硬度不足以維持至完成性交，均稱為陽痿。陽痿的原因，一般可分為器質性和心因性兩大類，前者包括動脈硬化、阻塞、靜脈漏血、神經系統病變、荷爾蒙失調和糖尿病等，必須先把本身的病治好，才有可能治癒陽痿；而後者則是因為過度擔心、焦慮、疲勞或沮喪，或只是一時壓力過大所致。可選擇補腎助陽的食物。

好發體質

氣虛體質、
陽虛體質、
陰虛體質、
血虛體質、
氣血兩虛體質

常見證型 腎陽虛證

對應症狀

陰莖疲軟、舉而不堅、精薄清冷、腰膝痠軟、頭暈、面色蒼白、精神萎靡、四肢怕冷、疲勞、舌淡、苔白

蝦仁炒韭菜

腎陽虛證引起的陽痿，多伴有怕冷與體力不佳的症狀，韭菜與蝦仁可壯陽，雞蛋可健脾和胃。

材料：

蝦仁 250 克、韭菜 120 克、雞蛋 2 顆、油 30 毫升。

步驟：

1. 蝦仁用牙籤除去沙腸，洗乾淨。
2. 韭菜洗淨、切段。
3. 雞蛋打散。
4. 鍋中大火熱油，放入雞蛋與蝦仁，大火快速翻炒，再放入韭菜一起翻炒 10 秒。

Tips

如果腰酸明顯者，可加山萸肉 12 克，補益肝腎，緩解腰酸。

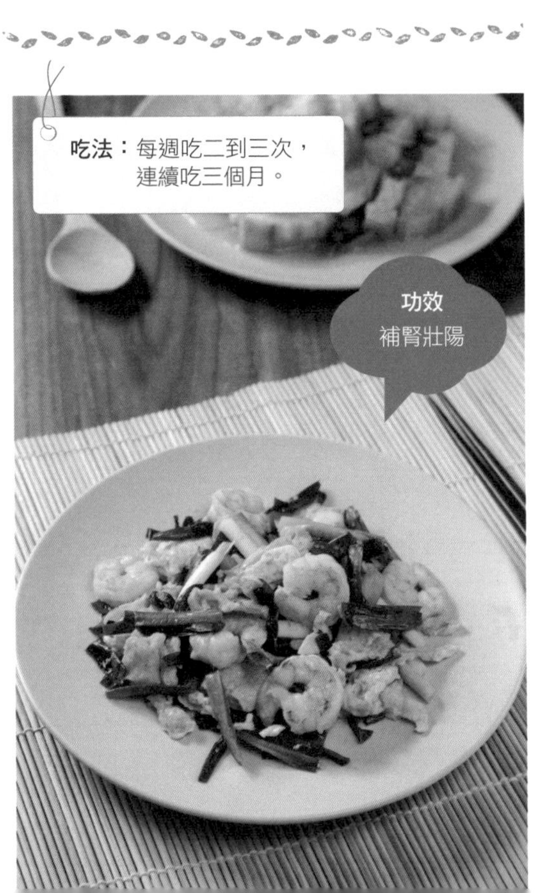

吃法：每週吃二到三次，連續吃三個月。

功效
補腎壯陽

精子質量減退

很多男性把懷孕的重責大任交給女性，事實上，懷孕是兩個人的事情，而男性的精子質量占懷孕因素的一半，精子質量減退往往造成不育，是指精子的數量、活動力、形態等標準低下或不足。不良的生活方式、壓力、焦慮等負面情緒，飲食習慣都會影響質量，可選擇補腎助陽的食物提高質量。

好發體質

氣虛體質、
陽虛體質、
陰虛體質、
血虛體質、
氣血兩虛體質

常見證型 腎陽虛證

對應症狀

精子的總數量、存活率、活動力、形態、液化度欠佳，陰莖疲軟、舉而不堅、精薄清冷，腰膝痠軟、頭暈、面色蒼白、精神萎靡、四肢怕冷、舌淡、苔白

枸杞人參酒

腎陽虛證的精子質量減退，可能也伴有性生活不持久，心有餘力不足。人參與黃耆大補元氣，枸杞子滋陰養血，白酒溫通經絡，冰糖健脾和胃。

材料：

人參 600 克、枸杞子 600 克、黃耆 600 克、冰糖 1000 克、白酒 5 公升

步驟：

1. 將人參切片、枸杞去除雜質，並把所有材料放入布包中。
2. 將冰糖隔水加熱融化。
3. 將裝藥的布包、冰糖汁放入白酒中，密封浸泡約兩星期後即可酌量飲用，每日一次。

Tips

如果腰酸、耳鳴嚴重者，可加熟地黃 200 克泡酒，可滋陰補腎。

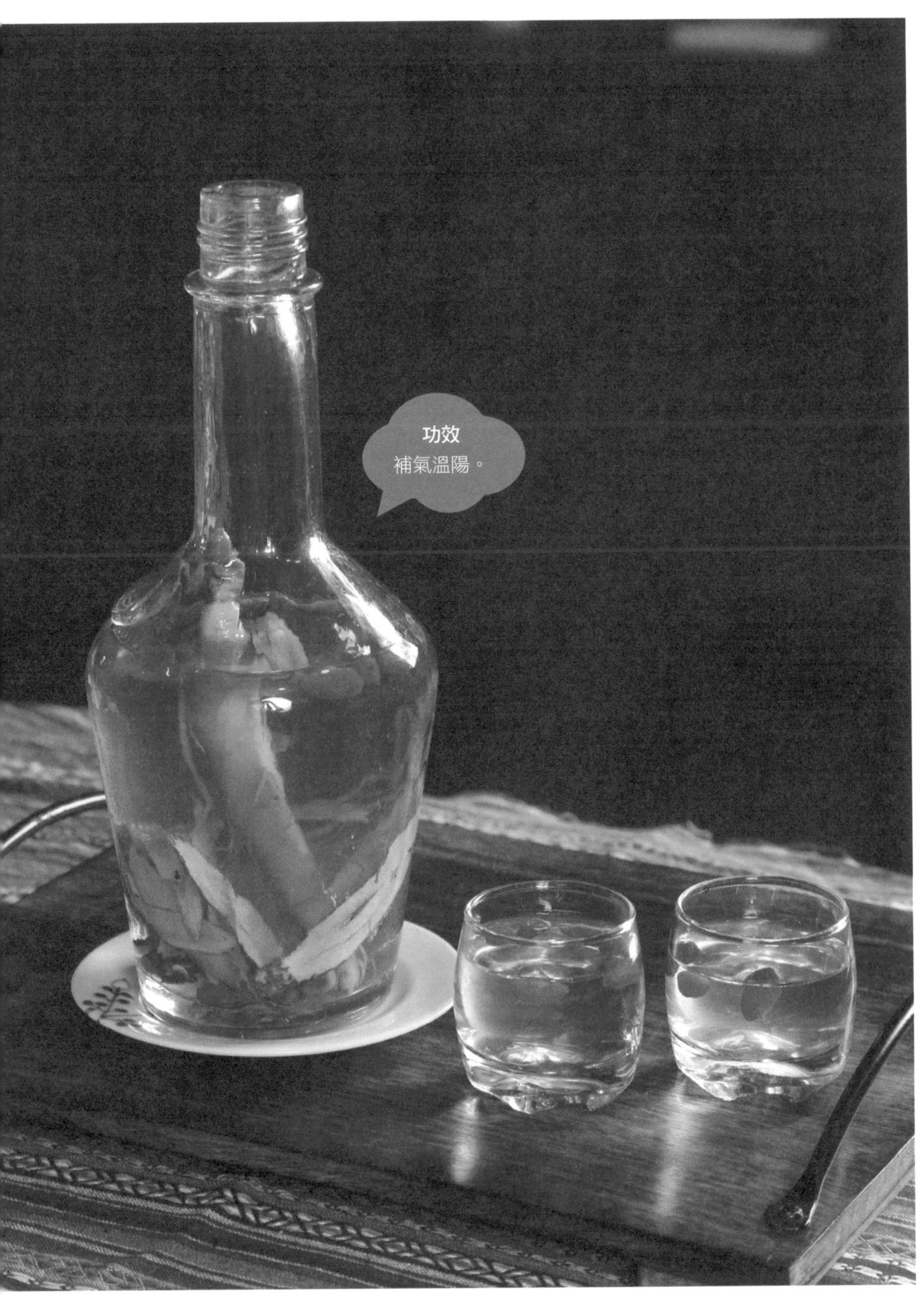
功效
補氣溫陽。

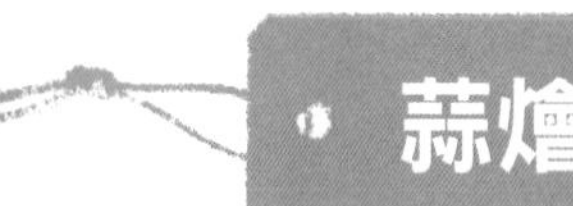

蒜熗蘑菇牡蠣

吃法：每週吃一次，連續吃三個月。

由於藥物的濫用及食品中的各種化學添加劑成份和現代生活中的一些不良嗜好，都在嚴重影響著男性的精子品質，無形中提高男性不育的發生率。而微量元素鋅、硒，對於男性的精子質量起著不可小覷作用，缺乏則會導致精子生成不足、降低精子活動力。牡蠣肉體內含有大量製造精子所不可缺少的精氨酸。精氨酸是製造精子的主要成分；大蒜中蒜素與維生素B1共同產生的蒜硫胺素，能消除疲勞、增強體力。

材料：

牡蠣300克、蘑菇150克、蒜頭3瓣、薑絲適量、蔥適量、料理酒，麻油，太白粉水。

步驟：

1. 牡蠣用熱水稍微汆燙後，瀝乾備用；
2. 一大匙油燒熱鍋，放進蒜末爆香，注入半飯碗清水，加料理酒燒開，
3. 放進牡蠣、蘑菇片煮5分鐘，用太白粉水勾芡，滴麻油，撒蔥花及薑絲即可。

Tips

日常飲食可適時補充如：含鋅豐富的食物還有動物肝、蛤、蝦、貝類、胡桃仁、牛乳、豆類、蓮子、穀類胚芽、芝麻、蝦等等，其中牡蠣肉中鋅含量居眾物之冠；含硒較高的食物有：海帶、墨魚、蝦、紫菜、大蒜、蘑菇等食物以提高男性精子質量 。

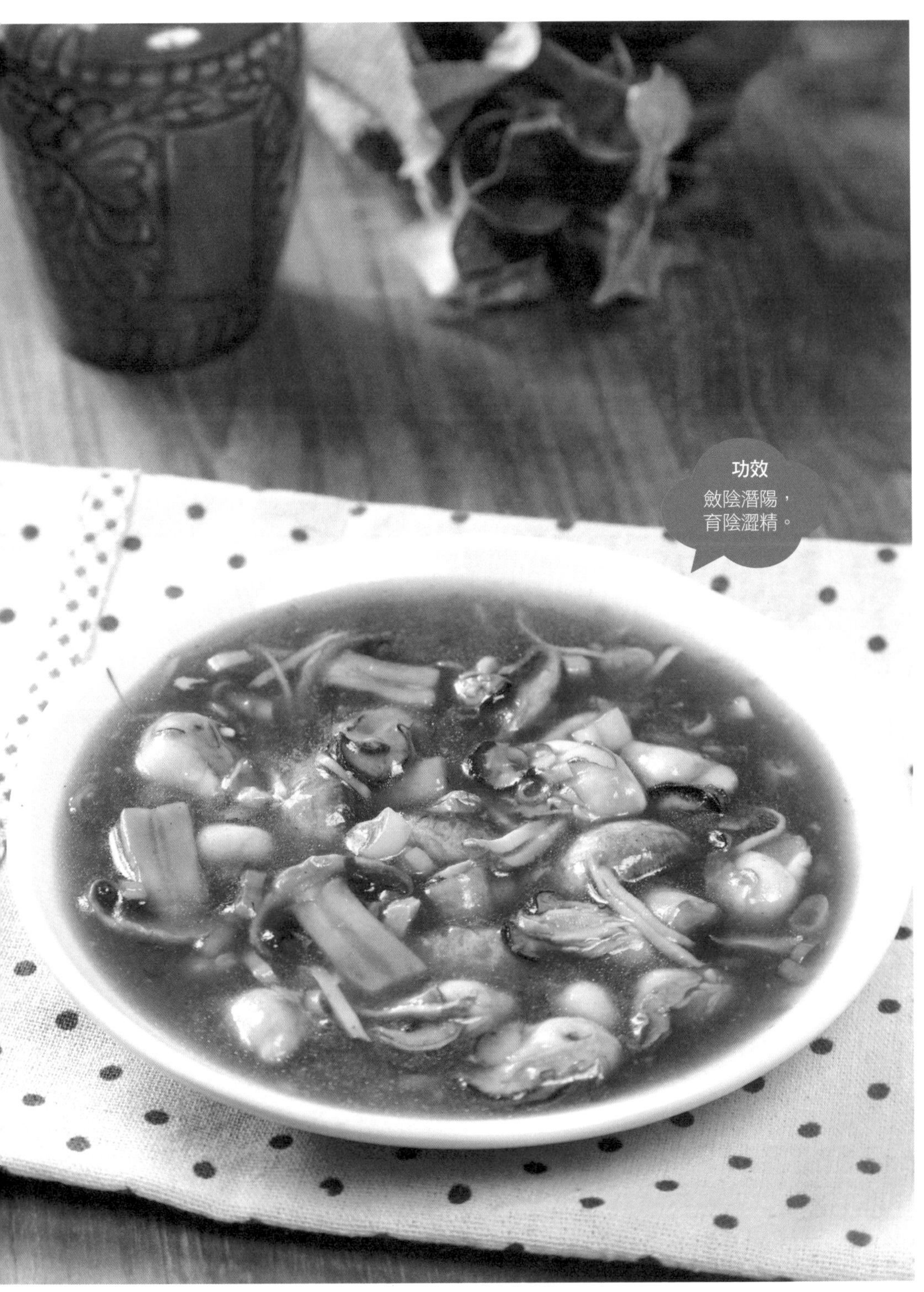
功效
斂陰潛陽，
育陰澀精。

身高不足

中醫認為，腎為先天之本，且腎主骨，腎主藏精，而精能生髓，髓居於骨中，骨是依靠骨髓得到充養而強壯，骨頭的發育與腎的臟腑功能關係最大，因此腎氣的盈虧，主導著發育的優劣。可選擇補腎氣、高蛋白質與高鈣質的食物幫助長高。

好發體質

氣虛體質、
陽虛體質、
陰虛體質、
血虛體質、
氣血兩虛體質

常見證型 腎陽虛證

對應症狀

身高比同年齡矮、女性月經週期長，量少、痛經、男性遺精頻率高、腰膝痠軟、頭暈、疲勞、手腳怕冷、面色蒼白、精神萎靡、四肢怕冷、舌淡、苔白

牡蠣炒韭菜

腎陽虛證引起的身高過矮，經常有腰酸、頭暈耳鳴、手腳怕冷。牡蠣與韭菜可補腎助陽，提高免疫力與精氣，胡蘿蔔可幫助鈣質吸收。

材料：

牡蠣肉 200 克、韭菜 120 克、雞蛋 2 顆、胡蘿蔔 60 克、油 30 毫升與少許鹽。

步驟：

1. 韭菜洗淨，切段。
2. 胡蘿蔔洗淨，去皮，切絲。
3. 雞蛋打散。
4. 鍋中倒入油，大火熱油後，放入雞蛋、胡蘿蔔、牡蠣肉與少許鹽快炒，最後撒入韭菜快速翻勻即可。

Tips

如果心煩嚴重者，可加百合 12 克，可養心安神。

吃法：每週吃二次，連續吃三個月。
功效
補腎益氣，溫陽。

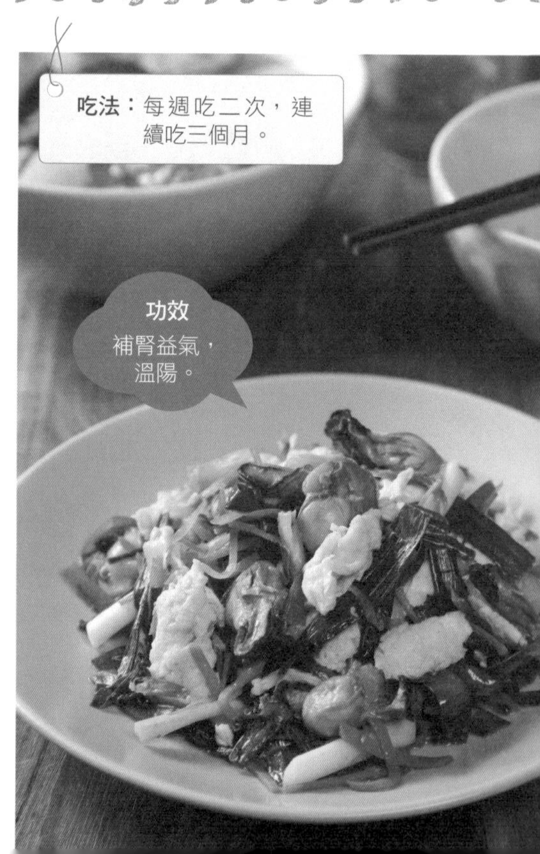

青春期綜合症

當兒童轉變為成人的歷程中，此階段我們稱之為「青春期」、「轉大人」，年齡從10歲到18歲。青春期期間，身高增長約達25%，青少年男生在12至16歲間，女生在10至14歲時平均增加了約24公分，為少男少女在蛻變後而發育為成人的生長高峰期，同時心理也正在轉大人，心理難免期待又焦慮。可選擇養心安神的食物緩解心情。

好發體質

陽盛體質、
痰濕體質、
濕熱體質、
氣鬱體質

常見證型 熱擾心神證

對應症狀

身高、性特徵快速發育、叛逆、自我為中心、缺乏理性思考、煩躁不安、耐心低、急性子、易怒、精神不集中、坐不住、失眠、入睡困難、夢多、頭暈腦脹、食欲不振、肢體困重、疲勞、口乾舌燥、舌紅苔、苔黃膩

蓮子養心湯

青春期的孩子，生理與心理正在轉大人，加上荷爾蒙分泌旺盛，交感神經敏感，容易亂發脾氣俗稱叛逆。除了良性溝通外，可食補改善症狀。山藥可滋陰補腎，紅豆健脾化濕，蓮子養心安神，白糖健脾益氣。

材料：

蓮子 30 克、山藥 200 克、紅豆 80 克、白糖 40 克、水 850 毫升。

步驟：

1. 蓮子與紅豆洗乾淨，泡水 2 小時。
2. 山藥洗乾淨，去皮，切塊。
3. 鍋中加水，大火燒開，放入蓮子、山藥、紅豆，中火煮 15 分鐘，再轉小火煮 30 分鐘。

Tips

如果心煩嚴重者，可加百合 12 克，可養心安神。

吃法：每週吃三次，連續吃三個月。
功效
滋陰補腎，養心安神。

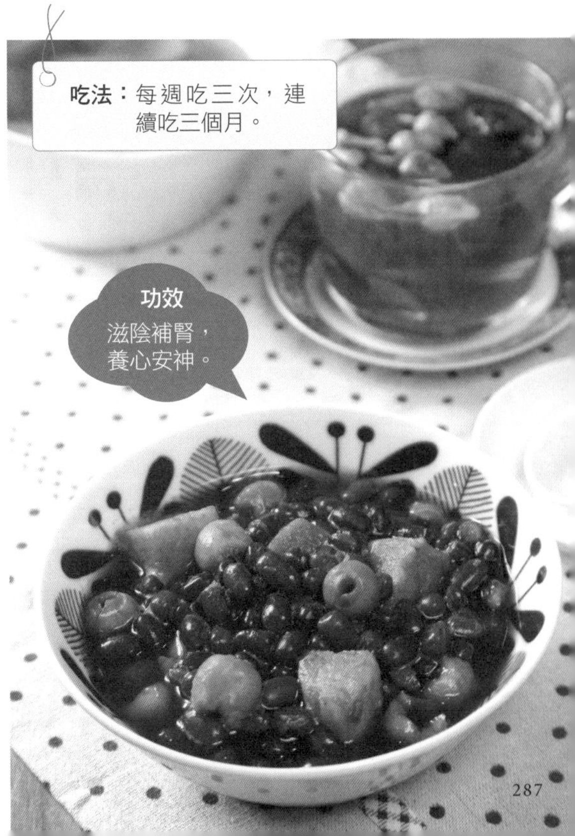

考試壓力症候群

心情會影響生殖內分泌濃度，現代心理學研究，精神經常處於緊張或壓抑的狀態，如憂鬱、焦慮或急燥，會使大腦功能紊亂，導致生長激素、胰島素分泌失常，對生長極為不利。可選擇疏肝解鬱、養心安神的食物，緩解心情。

好發體質

氣虛體質、
陰虛體質、
血虛體質、
氣血兩虛體質、
氣鬱體質

常見證型 肝鬱氣滯證

對應症狀

叛逆、月經失調或閉經、煩躁、耐心低、易怒、胸悶、無精打采、精神不集中、失眠、入睡困難、夢多、頭暈腦脹、食欲不振、腹脹、疲勞、口苦、舌淡紅、苔白

玫瑰山楂茶

吃法：每週喝三次，連續喝三個月。

大多數學生的壓力來自學校與父母的期待，特別是升學考試壓力的年紀，成績好壞往往影響心情，造成壓力。玫瑰花與陳皮可疏肝解鬱，健脾益氣，山楂可活血化瘀，幫助新陳代謝，促進血液流動，讓心情改善。

材料：

玫瑰花 12 克、山楂 6 克、陳皮 6 克、熱水 350 毫升。

步驟：

1. 玫瑰花、山楂、陳皮沖入熱水，泡 5 分鐘再喝。

Tips

如果心煩嚴重者，可加柴胡 6 克，可加強疏肝理氣的效果。

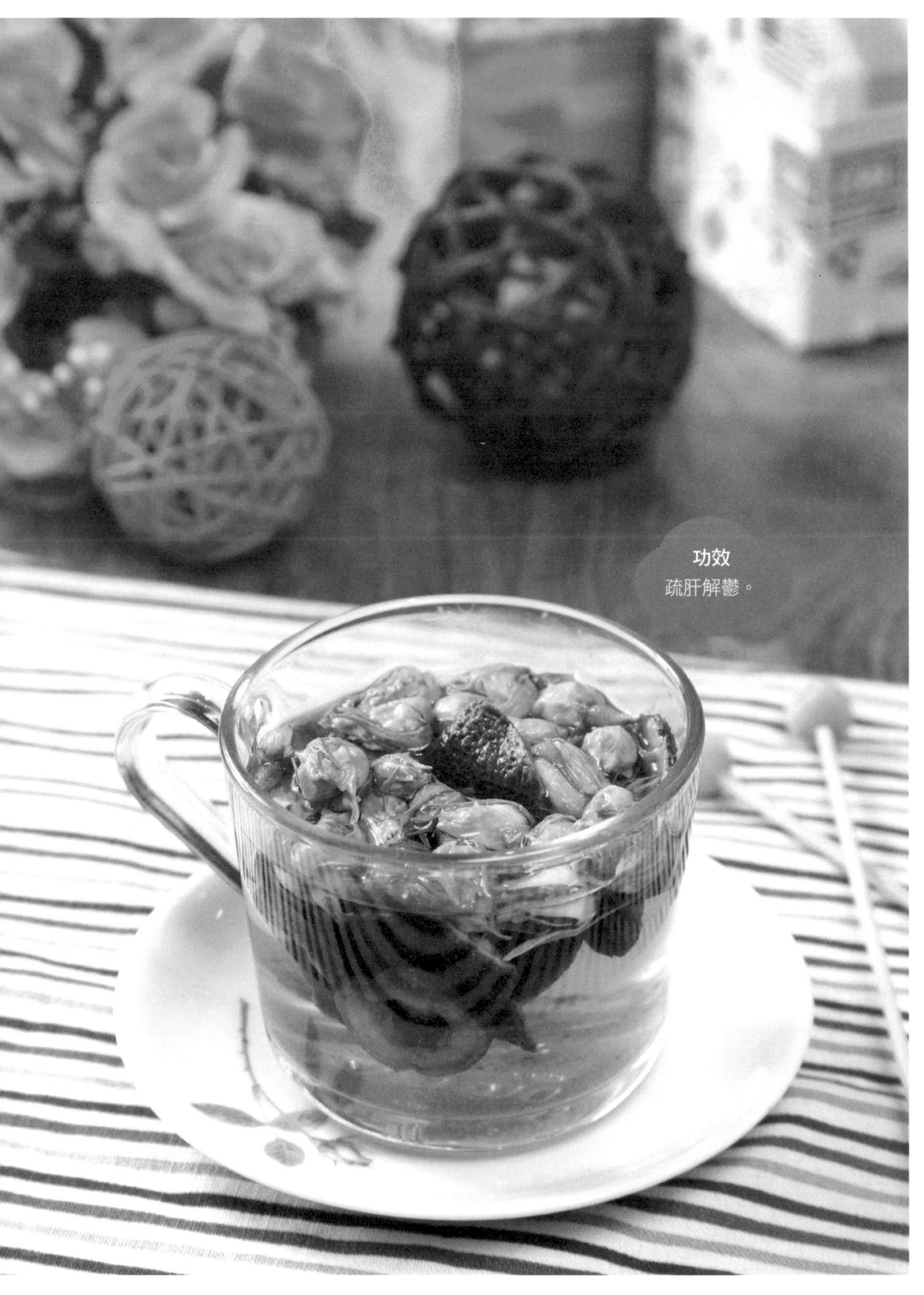

功效
疏肝解鬱。

眼睛酸澀

長時間使用電腦或手機，因眼睛長期專心於閃爍頻繁的螢幕前，眼睛不容易聚焦，加上眨眼次數降低，眼睛表面水分迅速蒸發，久而久之就會出現慢性結膜炎或乾眼症的病症。可選擇補益肝腎，補氣養血的食物改善。

好發體質

氣虛體質、
陽虛體質、
陰虛體質、
血虛體質、
氣血兩虛體質

常見證型 肝腎陰虛證

對應症狀

眼睛酸澀、乾澀、疲勞、輕微灼熱、流淚、頭暈、目眩、耳鳴、健忘、失眠多夢、腰酸、胸悶、脹痛、口乾舌燥、煩熱、臉部烘熱、舌紅、少苔

雞肉炒胡蘿蔔

吃法： 每週吃二到三次，連續吃三個月。

肝腎陰虛證引起的眼睛酸澀。乾澀、疲勞，往往伴有腰酸、頭暈、耳鳴的症狀。胡蘿蔔可養血益精，保護眼睛，緩解眼部不適感，雞蛋與雞肉可補充蛋白質，增加體力，補充氣血。

材料：

雞肉200克、胡蘿蔔150克、雞蛋2顆、油30毫升。

步驟：

1. 雞肉切塊。
2. 胡蘿蔔洗乾淨，去皮，切絲。
3. 雞蛋洗淨打散。
4. 鍋中倒入油，大火熱油後，放入雞肉、胡蘿蔔與少量鹽炒5分鐘，最後放入蛋汁快速翻炒至凝固即可。

Tips

如果血虛嚴重者，可加枸杞子30克，可加強補血的效果。

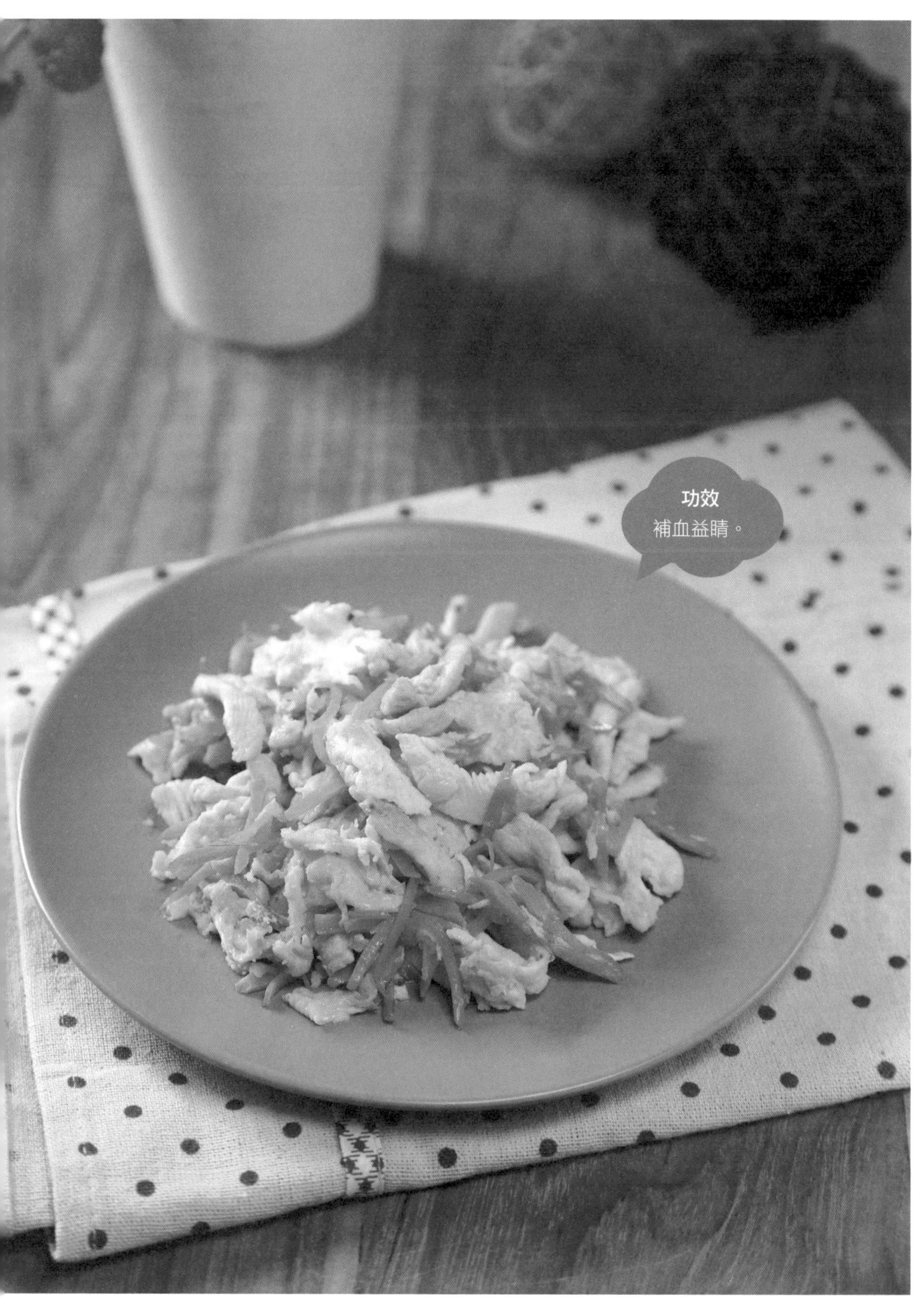
功效
補血益睛。

失智

明代醫學家李時珍明確指出：「腦為元神之府。」元，首要也，元神乃人體潛在的高級思維活動。在腦中藏有的這種精神意識思維活動就是腦神。「失智症」是由於大腦退化而來，是因人年齡過了六十多歲之後全身臟器、骨肉、血脈……生理皆發生漸趨退化使然，也就是所謂老化之故。建議選擇補腎填精、補益氣血的食物，增加元氣。

好發體質

氣虛體質、
陰虛體質、
血虛體質、
氣血兩虛體質、
氣鬱體質

常見證型 心脾兩虛證

對應症狀

記憶力減退、記憶錯亂、往事記得清楚，現在的事情不記得、失憶、入睡時間長、憂愁、悲傷不樂、雜夢或噩夢多、驚醒、歎氣、惶惶不安、莫名的害怕、食欲不振、頭暈、目眩、疲勞、大小便失禁、面色白、舌色淡、苔薄

補元健腦湯

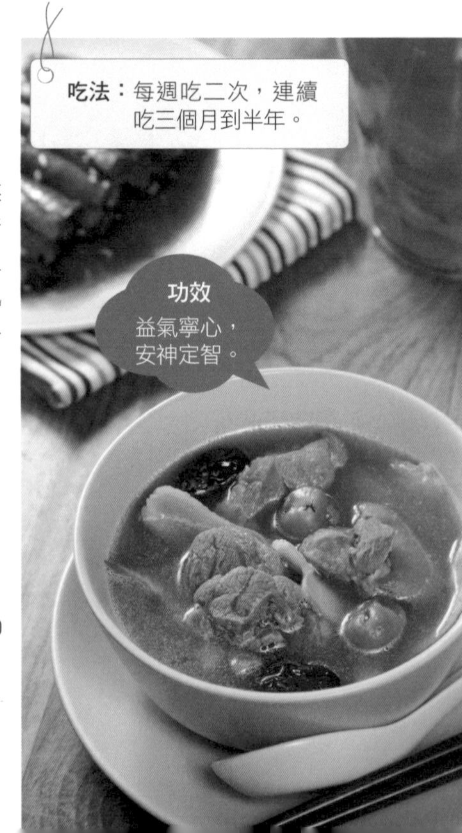

失智是老年性退化，中醫認為是氣血不足，引起的髓海失養，大腦退化，心脾兩虛型的失憶，多伴有負面情緒，睡眠品質欠佳，若是嚴重者會成為失眠症，加重入睡困難，可選擇人參與黃耆大補元氣，羊肉可溫陽補氣血，胡椒、乾薑、大蒜可提升陽氣，溫養經絡，桂圓與紅棗，補氣養血，氣血充足則體內新陳代謝加快。

材料：

人參 10 克、黃耆 15 克、桂圓 10 粒、紅棗 10 克、胡椒 10 克、乾薑 20 克、大蒜 20 克、羊肉 300 克、熱水 1 公升。

步驟：

1. 剝除桂圓外殼，取果肉。人參、黃耆、紅棗，泡 30 分鐘。
2. 羊肉洗乾淨，切塊。大蒜去皮，與乾薑一起切片。
3. 鍋中加水，大火燒開後，放入人參、黃耆、桂圓、紅棗、乾薑、大蒜、胡椒、羊肉，中火煮 30 分鐘，轉小火煮 20 分鐘。

Tips

如果心煩嚴重者加酸棗仁 30 克，可清熱除煩，寧心安神。

肌少

中醫認為，腎為先天之本，且腎主骨，主藏精，而精能生髓，髓居於骨中，骨是依靠骨髓得到充養而強壯，骨與肌肉的生長發育與腎的臟腑功能關係最大，因此腎氣的盈虧，主導著肌肉生長的優劣。脾胃為後天發育之本，脾胃主導人體的消化吸收與氣血的循環，脾強胃健則可增強營養的消化吸收，將有助於肌肉生長，建議可選擇健脾益胃，補腎益氣，調肝養血的食物幫助肌肉生長。

好發體質

氣虛體質、
陽虛體質、
陰虛體質、
血虛體質、
氣血兩虛體質

常見證型 腎陽虛證

對應症狀

體重過輕、肌肉萎縮、肌肉比例少、肌肉鬆弛而萎軟無力、四肢無力、體力不佳、腰膝痠軟、頭暈、疲勞、手腳怕冷、面色蒼白、精神萎靡、四肢怕冷、舌淡、苔白

韭菜炒肉絲

腎陰虛的肌肉缺少症，可選擇補益氣血，益氣生血，高蛋白質的食物促進肌肉生長。雞肉和牛肉可補益氣血，幫助肌肉生長與提升造血功能，韭菜可溫補腎陽，胡蘿蔔與雞蛋可幫助鈣質吸收。

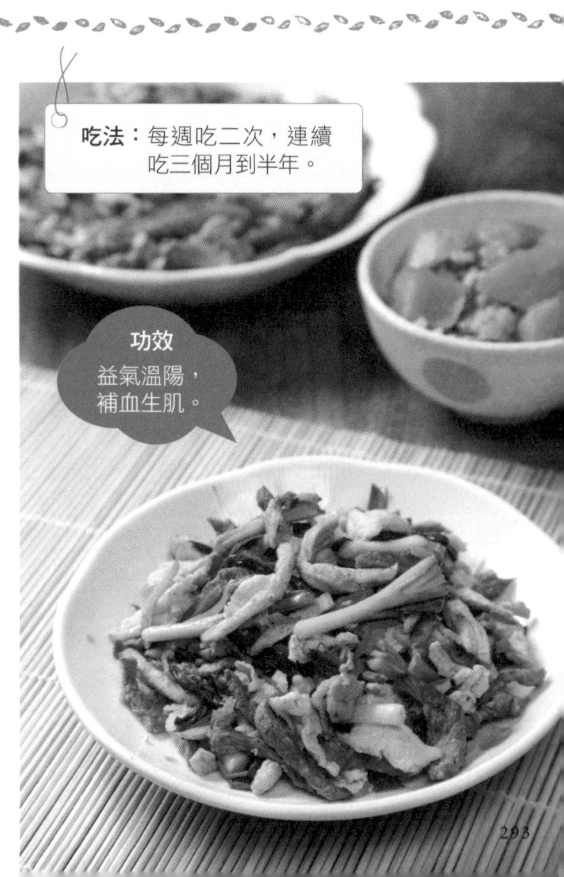

吃法：每週吃二次，連續吃三個月到半年。

功效
益氣溫陽，補血生肌。

材料：

牛肉 150 克、雞胸肉 150 克、韭菜 120 克、胡蘿蔔 60 克、雞蛋 2 粒、油 30 毫升。

步驟：

1. 韭菜洗淨，切段。
2. 胡蘿蔔洗淨，去皮，切絲。
3. 牛肉、雞胸肉洗淨，切絲。
4. 雞蛋洗淨，打散。
5. 鍋中倒入油，大火熱油後，放入牛肉、雞胸肉炒 5 分鐘，再放入雞蛋、胡蘿蔔、韭菜，快速翻炒 1 分鐘。

Tips

如果心煩嚴重者，可加百合 12 克，可養心安神。

帕金森氏症

帕金森氏症多發於五十到六十歲的中老年人，屬於慢性腦部退化疾病，因腦內的黑質細胞退化，其神經傳導物質「多巴胺」製造減少，常見症狀是走路失衡、行動不靈活、肢體顫抖、肌肉僵硬、記憶力減退。建議選補腦、擇補腎填精、補益氣血的食物，增加元氣。

好發體質

氣虛體質、
陰虛體質、
血虛體質、
氣血兩虛體質、
氣鬱體質

常見證型 肝腎陰虛證

對應症狀

行動遲緩、走路不穩、平衡感差、肌肉僵硬、肢體顫抖、面具臉、記憶力減退、心情鬱悶、入睡時間長、雜夢或噩夢多、夜間汗出多、腰酸、食欲不振、便秘、頭暈、目眩、疲勞，面色偏紅、舌色淡、苔薄

山藥金針菇補腦湯

帕金森氏症是慢性腦部退化疾病，中醫認為是氣血不足，引起的髓海失養，大腦退化，肝腎陰虛型的失憶，多伴有肌肉僵硬，行動遲緩，肢體顫抖。可選擇山藥補腎填精，金針菇、白果可補肝益腎，可增加智力，核桃可健腦益智。

材料：

山藥 300 克、金針菇 100 克、核桃 30 克、白果仁 3 粒、水 900 毫升。

步驟：

1. 山藥洗乾淨，去皮，切塊。
2. 金針菇洗乾淨，切段狀。
3. 鍋中放入水，大火燒開後，放入山藥、金針菇、核桃、白果仁，中火煮 20 分鐘，轉小火煮 10 分鐘。

Tips

如果肢體顫動明顯，加防風 12 克，可祛風解痙，緩解抖動症狀。

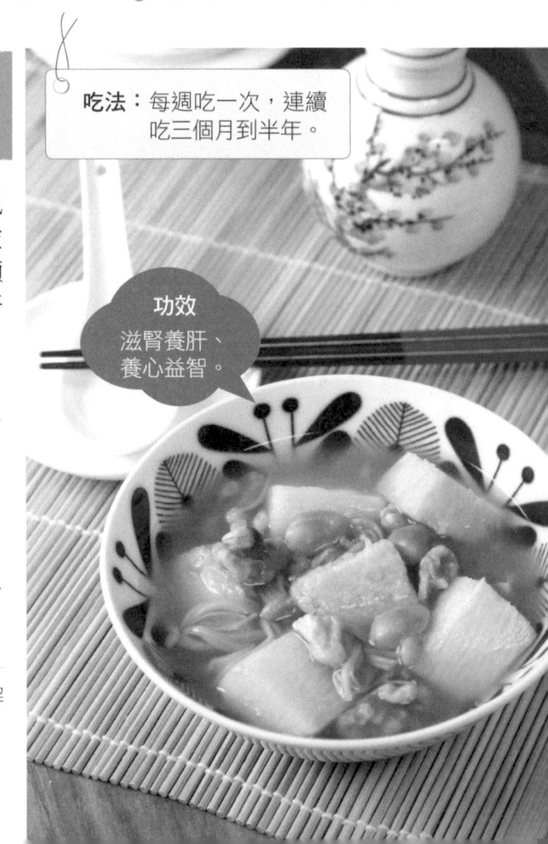

吃法：每週吃一次，連續吃三個月到半年。

功效
滋腎養肝、養心益智。

白內障

白內障是由眼內透明的水晶體發生變性與老化，慢慢變得混濁而不清晰，造成視力減退，嚴重者會看不見。中醫認為是老年人氣血虧虛，腎精不足，氣血不足，無法濡養眼睛，造成病變。白內障的病位在晶狀體，中醫把眼部分為五輪，其中風輪(即黑睛，屬肝)和水輪(即瞳神，屬腎)。建議選擇可保護視力、補益氣血、補益肝腎、提高免疫力的食物。

好發體質

氣虛體質、
陽虛體質、
陰虛體質、
血虛體質、
氣血兩虛體質、
氣鬱體質

常見證型 氣血兩虛證

對應症狀

視力減退、模糊不清、甚至看不見、疲勞、眩暈、耳鳴、頭虛痛、面色偏白、胸悶、歎氣、精神不濟、舌淡紅、口淡、健忘、手腳怕冷、舌色淡紅、苔少或色白

牛肉番茄養睛煲

老年性的白內障是因年老體衰，引起的氣血不足，無法濡養眼睛，造成視力模糊。牛肉、蘑菇與木耳可補益氣血，提升造血功能，補充蛋白質，改善血液循環，番茄可保護視力，補充維生素。

材料：

牛肉 150 克、番茄 100 克、黑木耳 20 克、鮮蘑菇 50 克、水 900 毫升。

步驟：

1. 牛肉、蘑菇、番茄洗淨，切塊。
2. 黑木耳泡水 30 分鐘。
3. 鍋中加水，大火燒開後，放入牛肉、番茄、蘑菇、黑木耳，中火煮 20 分鐘，轉小火煮 20 分鐘。

Tips

如果氣血運行不暢者，可加川芎 10 克，可幫助活血化瘀。

吃法：每週吃二次，連續吃三個月到半年。
功效
補益肝腎，養血明目。

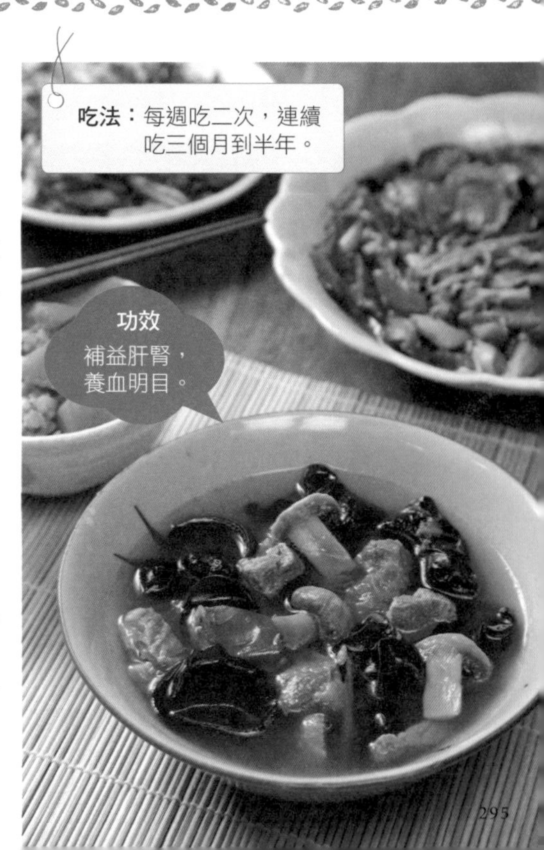

關節炎

類風濕性關節炎屬中醫「痹症」範疇，「痹」就是凝滯不通之意，病因起源於人體氣血營衛內虛的情況下，風寒濕邪侵入，導致體內經絡氣血痹阻，類風濕性關節炎的關節局部腫脹、痛都是因為閉阻氣血、氣機受阻的關係，身體氣血長期凝滯導致筋骨脈失去濡養，進而波及全身各臟腑，發展到晚期則纖維化而導致關節畸形。建議可選擇活血化瘀，補益氣血的食物改善症狀。

好發體質

氣虛體質、
陽虛體質、
陰虛體質、
血虛體質、
氣血兩虛氣質、
氣鬱體質

常見證型

氣滯血瘀證

對應症狀

手、腳的關節活動不利、紅腫、疼痛、色紫、變形、畸形、出現風濕性結節、早晨手指僵硬明顯、疲勞、眩暈、耳鳴、面色偏白、歎氣、精神不濟、舌紫、手腳怕冷、舌色淡紫、苔少或色白

活血化瘀酒

禁忌：孕婦忌用，高血壓者少喝。

中醫認為，關節痛是不通則痛，氣血運行順暢，瘀血祛除，則痛的症狀緩解。黃耆、人參、桂皮、紅花、米酒，功效是活血化瘀，補益氣血，溫通經脈，幫助血液運行流暢，緩解症狀。

材料：

米酒 1 公升、黃耆 200 克、人參 80 克、桂皮 60 克、紅花 50 克。

步驟：

1. 黃耆、人參、桂皮、紅花泡酒 2 週後服用。
2. 早、晚各喝 10 毫升，高血壓者酌量少喝。

Tips

如果氣血運行不暢者，可加川芎 50 克泡酒，可幫助活血化瘀。

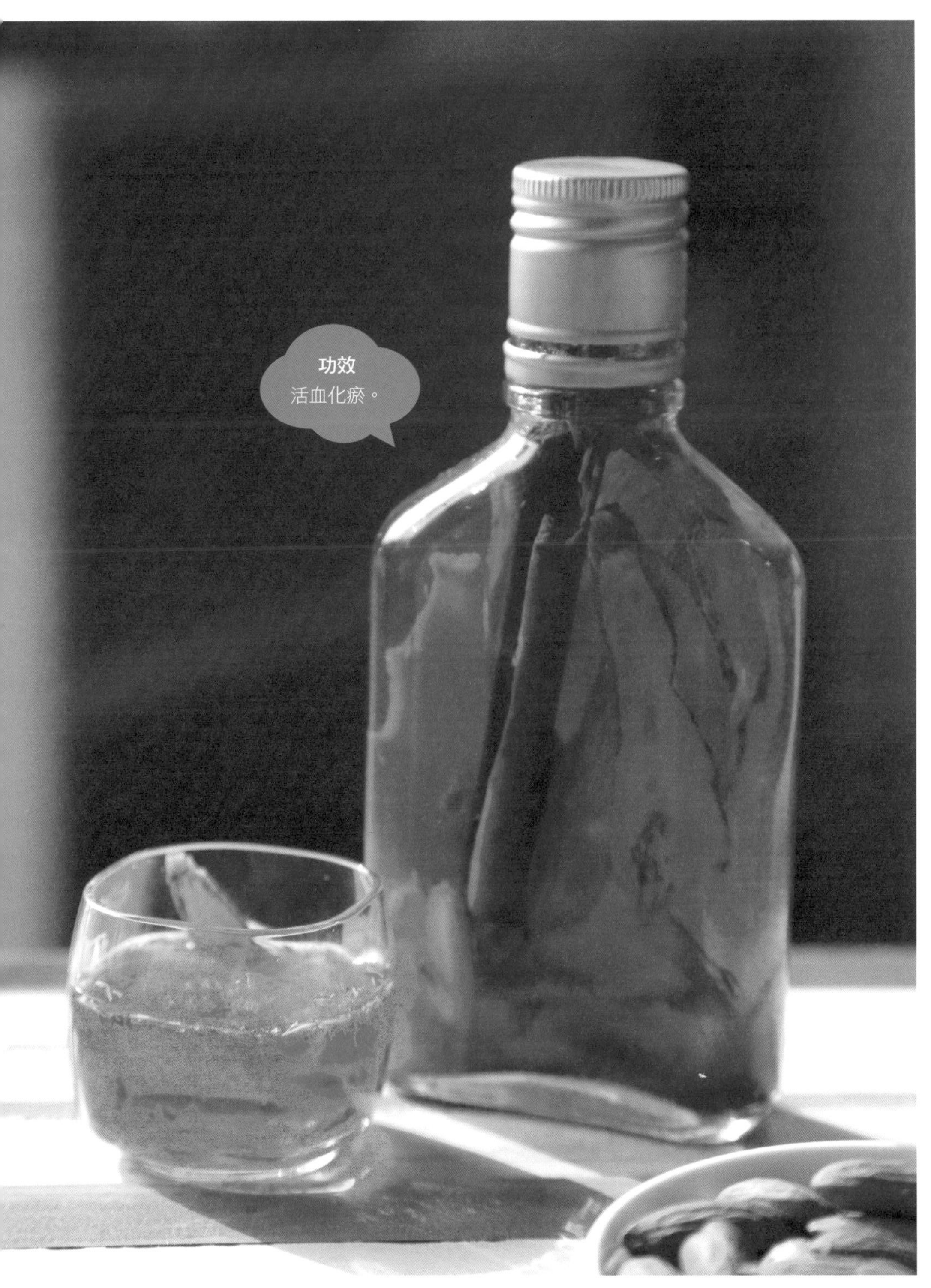
功效
活血化瘀。

烤味噌鯖魚

吃法：每週吃一次，連續吃三個月。
禁忌：皮膚疾病者忌用。

有助於控制類風濕性關節炎病情的飲食及營養成分，目前較被肯定的，包括吃海魚，補充omega-3脂肪酸、維生素D除了有助鈣的吸收維持骨骼健康也有提高免疫的角色、多攝取不同顏色的蔬果可補充各類抗氧化物，有助消除自由基，而且最好從日常飲食中攝取。瑞典一項最新的大型研究更發現，每週吃至少1份鯖魚，就可以讓罹患類風濕關節炎的機率減少一半左右；味噌是大豆經發酵後，產生異黃酮衍生物，能增強抗氧化、抗發炎、抗過敏等活性，但因釀造關係，味噌的鈉含量比較高，對於高血壓患者及腎功能不良的人，還是要注意一下食用的份量。

材料：

鯖魚半邊兩片、味噌、日式料理酒、味醂、日本醬油（均適量）。

步驟：

1. 把鯖魚洗淨，每片切成 3 份。
2. 把味噌、料理酒、味醂、醬油拌勻成醬汁。
3. 把鯖魚和醬汁放入食物袋中，讓鯖魚都沾到醬汁，放入冰箱（4℃）醃 2 小時以上。
4. 在烤盤上鋪上鋁箔紙並放上網架，在網架上抹油。
5. 放入己預熱至 200℃的烤箱中層烤 5 分鐘。
6. 取出鯖魚，再把一些餘下的醬汁淋在鯖魚上，放回烤箱中多烤 5 分鐘即成。

Tips

平時應多補充一些含膠質、軟骨素的食物，幫助軟骨修復。像豬腳、蹄筋、雞爪、黑白木耳、山藥都可以常吃，另外也要注意鈣質的補充，如小魚乾、牛奶。

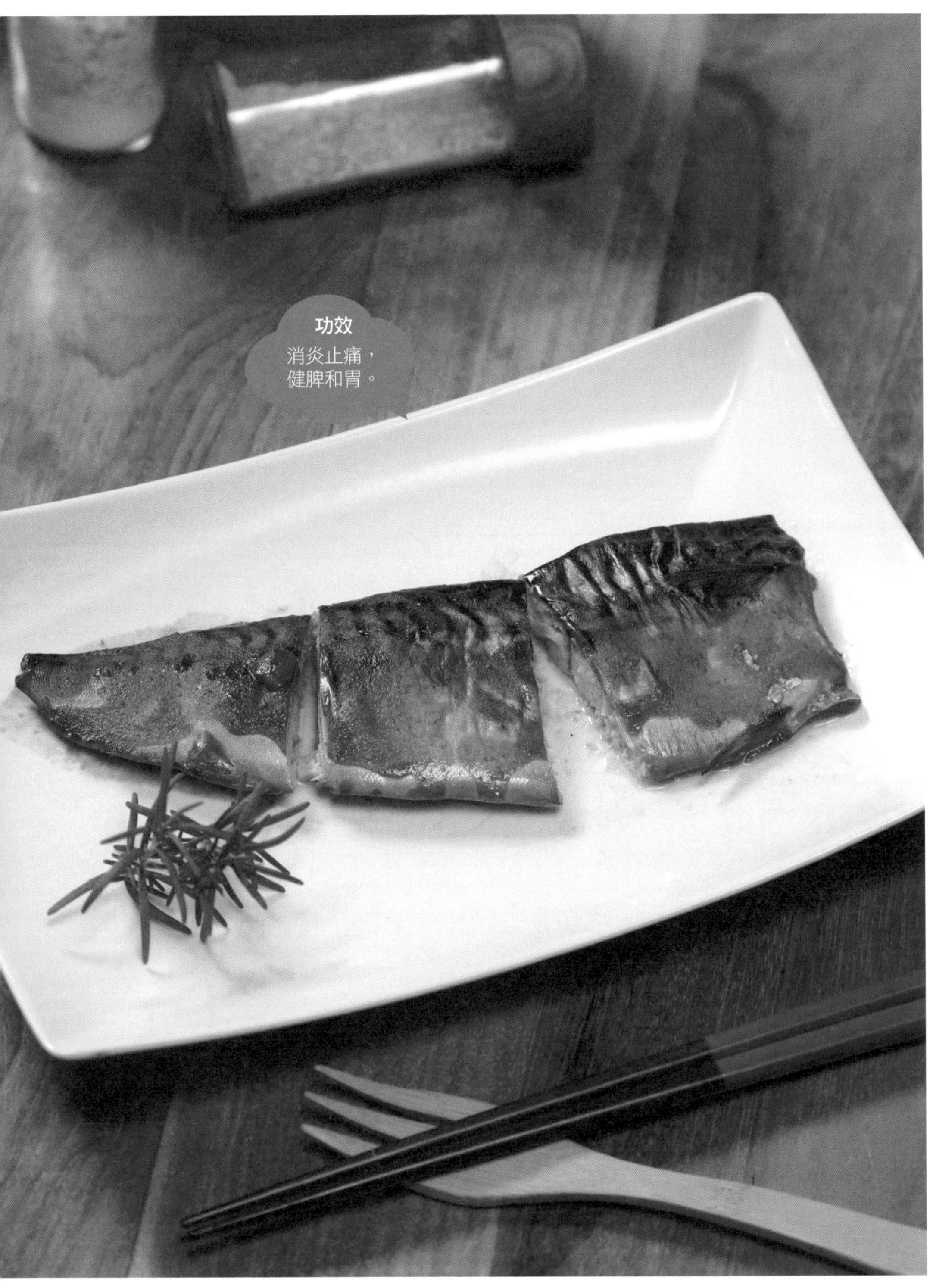
功效
消炎止痛，
健脾和胃。

骨質疏鬆

骨質疏鬆症與中醫的「骨痿」相類似，是氣血不足，長期過度勞動，或大病後，引起腎精虧損使骨枯髓減所致，它的病理機轉主要與腎虛有關，因為中醫講腎主骨，腎虛則骨不壯，筋不強，所以骨質疏鬆症容易骨折，另外，腰為腎之府，腎虛則腰痛，而骨質疏鬆症的臨床症狀以腰痛為主，所以病因也與腎虛有關。建議選擇可補益氣血、補充鈣質、提高免疫力的食物。

好發體質

氣虛體質、
陽虛體質、
陰虛體質、
血虛體質、
氣血兩虛體質

常見證型 肝腎陰虛證

對應症狀

身高變矮、駝背、骨頭酸痛、足跟頭疼、易骨折、牙齒容易鬆動、脫落、足部易抽筋、腰酸、疲勞、頭暈、目眩、耳鳴、健忘、失眠多夢、腰酸、胸悶、脹痛、口乾舌燥、煩熱、臉部烘熱、舌紅、少苔

山藥海參煲

吃法：每週吃一次，連續吃三個月到半年。

肝腎陰虛引起的骨質疏鬆，可選擇補益肝腎，補充膠紙與鈣質的食物。山藥、海參、蛤蜊可滋陰補腎，補充豐富的膠紙與鈣質。

材料：

山藥 200 克、海參 30 克、蛤蜊 100 克、生薑 20 克、水 800 毫升

步驟：

1. 山藥洗淨，切塊。
2. 海參發泡，熱水泡 24 小時，取出內臟，洗乾淨。
3. 蛤蜊放鹽 5 克，泡水吐沙 2 小時。
4. 生薑洗淨，切片。
5. 鍋中倒入水，大火燒開後，放入山藥、海參、蛤蜊、薑片，中火煮 20 分鐘。

Tips

如果氣血運行不暢者，可加黃耆 15 克，可幫助行氣效果。

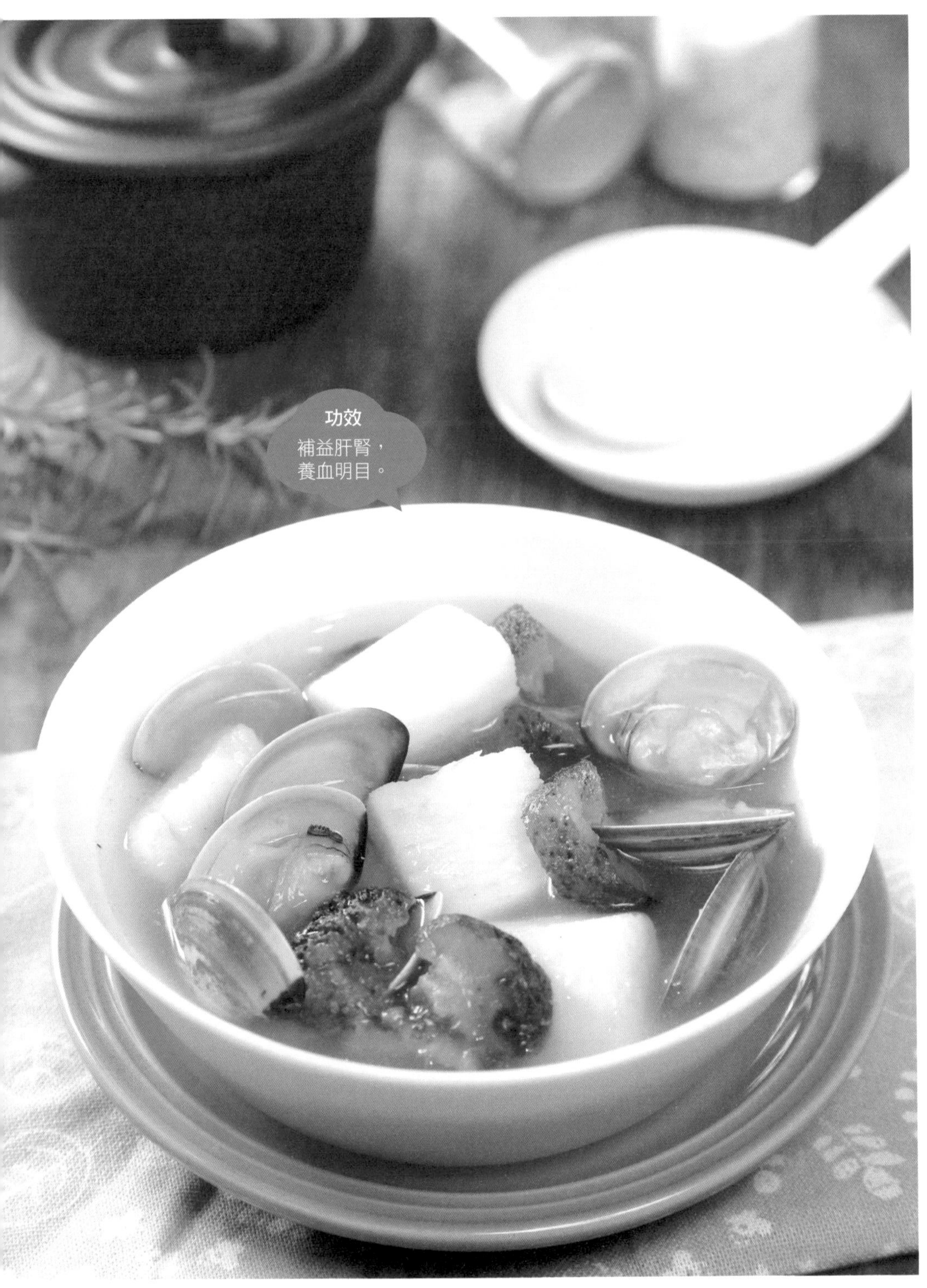
功效
補益肝腎，
養血明目。

盜汗

睡著後的異常出汗、醒後則汗止稱為盜汗。《明醫指掌》：「盜汗者，睡而出，覺而收，如寇盜然，故以名之。」意思是睡覺狀態，無意識的出汗，流汗的方式就像小偷出沒，無聲無息。中醫認為大多數是體質虛，建議選擇可補滋陰補腎，補氣養血的食物。

好發體質

氣虛體質、
陽虛體質、
陰虛體質、
血虛體質、
氣血兩虛體質

常見證型 陰虛證

對應症狀

夜間睡著後汗出、醒來汗止、腰酸、疲勞、頭暈、目眩、耳鳴、健忘、失眠多夢、腰酸、口乾舌燥、煩熱、臉部烘熱、午後潮熱、舌紅、少苔

山藥銀耳滋陰粥

盜汗往往是體質較差，氣血虛、肝腎陰虛等引發，山藥可滋陰補腎，紅棗與枸杞子補氣養血，白木耳健脾益氣，調理胃氣。

材料：

白木耳 30 克、山藥 150 克、紅棗 20 克、枸杞子 12 克、白米 120 克、水 800 毫升。

步驟：

1. 山藥洗乾淨，切塊。
2. 白木耳、紅棗泡水 30 分鐘。
3. 白米泡水 1 小時。
4.. 鍋中倒入水，大火燒開後，放入白米、山藥、紅棗，中火煮 20 分鐘，轉小火煮 30 分鐘。

Tips

如果汗出嚴重者，可加五味子 10 克（放入中藥布包），可加強斂汗效果。

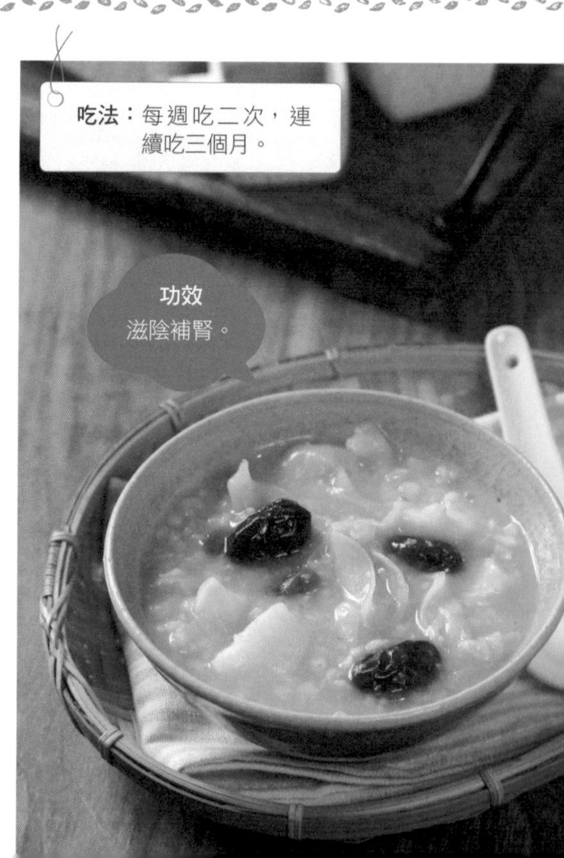

宿醉

工作應酬，免不了喝酒。飲酒過量後，因為肝無法正常代謝酒精與有毒物質，出現一系列的不適感，頭昏腦脹、噁心嘔吐、精神不濟等，可選擇解酒的食物幫助代謝。

好發體質

陽盛體質、
痰濕體質、
濕熱體質、
氣鬱體質

常見證型

胃熱證

對應症狀

飲酒過量後出現頭痛、頭暈腦脹、疲勞、噁心、想吐、胸悶、泛酸、胃熱、出汗、口臭、牙齦腫痛、食欲不振、乾嘔、燥熱、心神不寧、煩躁、口乾舌燥、大便乾結、屁臭、舌紅、苔黃

解酒小菜

飲食過量後，酒精透過肝代謝後，經常出現胃部不適，胃熱、反胃、泛酸等症狀都是胃熱引起，白蘿蔔與高麗菜有解酒、清熱健脾的功效。

材料：

高麗菜 100 克、白蘿蔔 100 克、白醋 10 毫升、白糖 10 克。

步驟：

1. 白蘿蔔洗淨，去皮，切絲。
2. 高麗菜洗淨，切絲。
3. 把白糖、白醋、白蘿蔔絲與高麗菜絲一起拌勻後食用。

Tips

如果酒醉嚴重者，可用烏梅 20 克，煮 350 毫升熱水服用，加強解酒的效果。

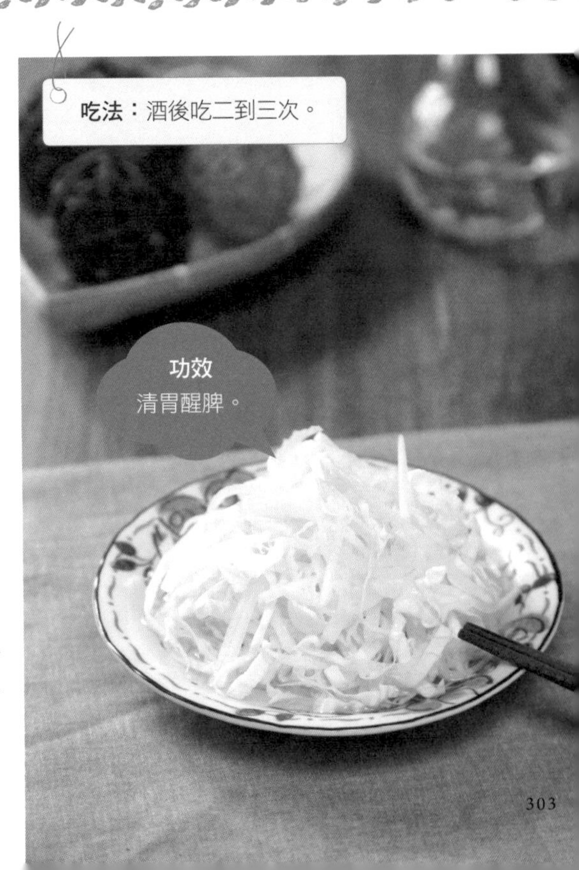

疲勞

朝九晚五的上班族群，老覺得身體不舒服，不是腰酸背痛，眼睛乾澀、疲勞，就是頭腦不清，經常覺得上班時，無法集中精神、專心思考，是許多上班族常見的毛病，故要提醒上班族，工作上忙歸忙，還是要重視身體提出的抗議警訊。 可選擇補益氣血的食物，緩解症狀。

好發體質

氣虛體質、
陽虛體質、
陰虛體質、
血虛體質、
氣血兩虛體質、
氣鬱體質

常見證型 氣血兩虛證

對應症狀

血壓偏低、貧血、疲勞、眩暈、耳鳴、頭虛痛、面色偏白、胸悶、歎氣、精神不濟、情緒低落、舌淡紅、口淡、心跳變慢或心悸、健忘、手腳怕冷、舌色淡紅、苔少或色白

耆桂紅棗茶

疲勞大多數是氣血兩虛引起，身體容易疲乏、精神不濟、頭暈耳鳴等。黃耆、桂圓、紅棗、枸杞子，可補氣養血。所謂：「氣為血之帥，血為氣之母」。人體的氣血充足，則疲勞就可緩解。

材料：

黃耆 15 克、紅棗 10 克、桂圓 5 粒、枸杞子 6 克、熱水 400 毫升。

步驟：

1. 桂圓去殼。
2. 杯子倒入熱水，放入黃耆、桂圓肉、紅棗、枸杞子，泡 5 分鐘再喝。

Tips

如果口乾、心煩明顯，可加麥冬 10 克，可生津除煩。

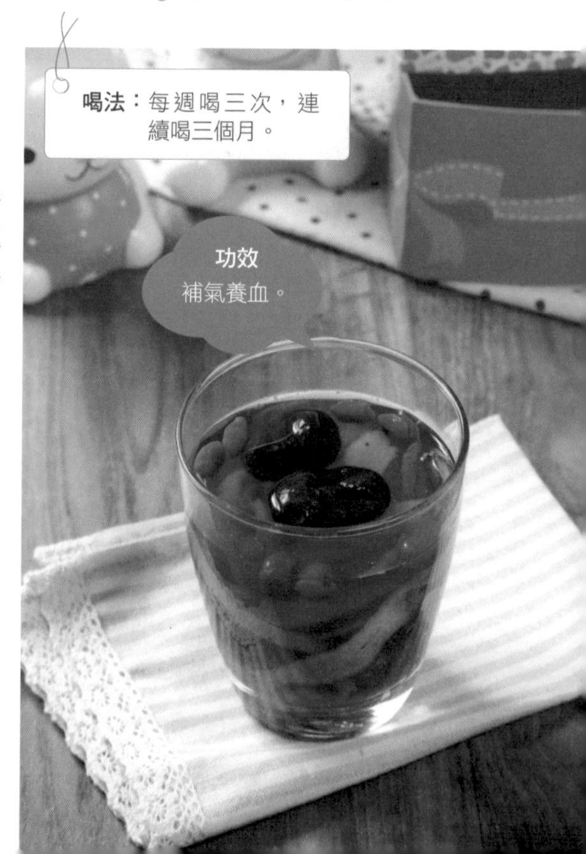

喝法：每週喝三次，連續喝三個月。

功效
補氣養血。

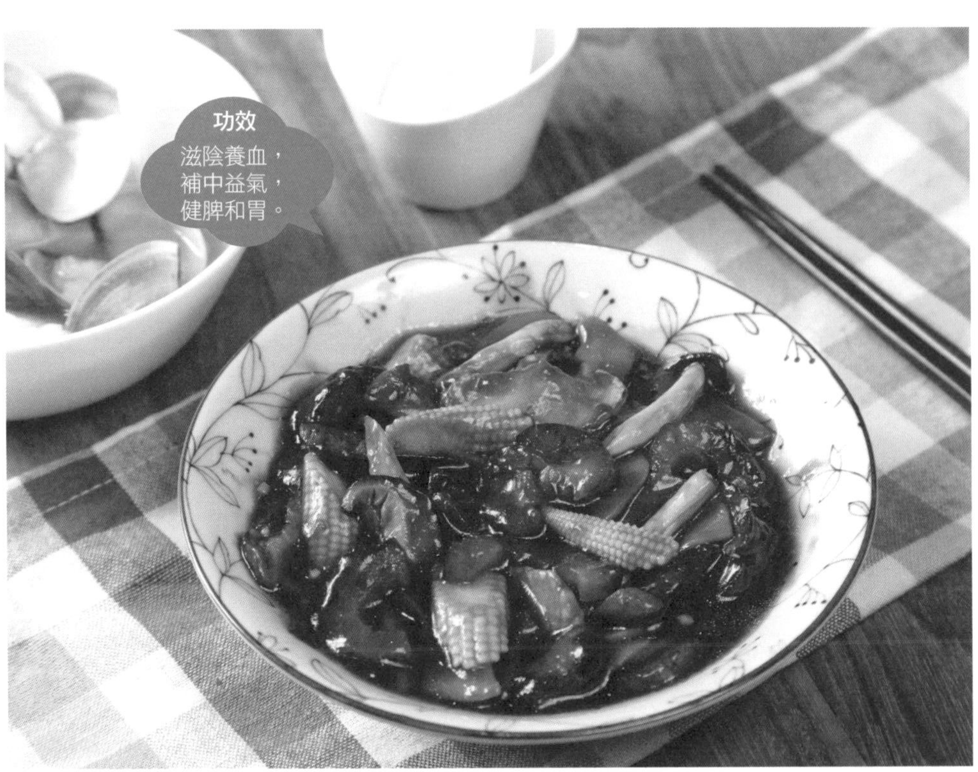

時蔬燴海參

喝法： 每週吃一次。連續吃一到三個月。

疲勞是身體能量被消耗後造成的，往往是各種健康問題的第一個警兆。海參、胡蘿蔔可滋陰補血，香菇與四季豆可健脾，益氣和胃，幫助食慾。蔥、薑、蒜與酒可幫助氣血運行。

材料：

鮮海參2條、鮮香菇2朵、胡蘿蔔適量、四季豆適量、蔥段2支量、老薑片數片、玉米筍1小盒。

調味料：

米酒2大匙、水100cc、蠔油1.5大匙、糖1小匙、太白粉水少許。

步驟：

1. 鮮海參洗淨、切斜刀，用滾水加米酒煮一下瀝乾備用。
2. 香菇切成絲；四季豆切小段；胡蘿蔔切片；玉米筍洗筍橫切半，再放入滾水中汆燙至熟，玉米筍、胡蘿蔔、四季豆備用。
3. 起油鍋，下老薑片、蔥段爆香，加入米酒、水等調味料於後鍋中，再放入所有食蔬及海參拌炒，蓋上鍋蓋小火燜3分鐘，勾芡收汁即可。

Tips

富含維生素B1、B6、B12的堅果類、牛奶、蛋黃、瘦肉、蘆筍、啤酒酵母、全穀類、豆類、海藻、深海魚、深綠色蔬菜，都是有利於消除疲勞的好食物。

中暑

夏季出遊，因氣候炎熱，汗出多，喝水量不足，體內散熱變差，容易缺水而出現中暑的症狀，大多數是燥熱、口乾舌燥、頭暈眼花、心悸、嚴重者會休克與昏迷。建議選擇及時補充水分外，食用清熱涼血的食物改善症狀。

好發體質

陽盛體質、
痰濕體質、
濕熱體質、
氣鬱體質

常見證型 暑濕證

對應症狀

心悸、低熱不退、燥熱、汗出多、煩躁、口乾舌燥、胸悶、氣短、頭暈目眩、頭痛、神疲乏力、噁心想吐、小便量少而灼熱、食欲不振、腹瀉、舌色紅、苔黃膩

薄荷解暑茶

喝法：每週喝四次。連續喝一週。夏季多喝可防止中暑。

中暑往往是暑熱夾濕氣，會出現燥熱、噁心嘔吐、口乾舌燥、煩躁等症狀。綠豆可清熱解毒，大麥可生津止渴，清熱解暑，薄荷可發汗解熱，清熱解毒。

材料：

綠豆 25 克、大麥 12 克、薄荷 6 克、熱水 400 毫升。

步驟：

1. 綠豆與大麥，放鍋裡乾炒 10 分鐘，大麥會出現香氣即可。
2. 杯子倒入熱水，放入綠豆、大麥與薄荷，泡 5 分鐘再喝。

Tips

如果暑熱嚴重者，可加藿香 10 克與佩蘭 10 克，可加強解暑化濕。

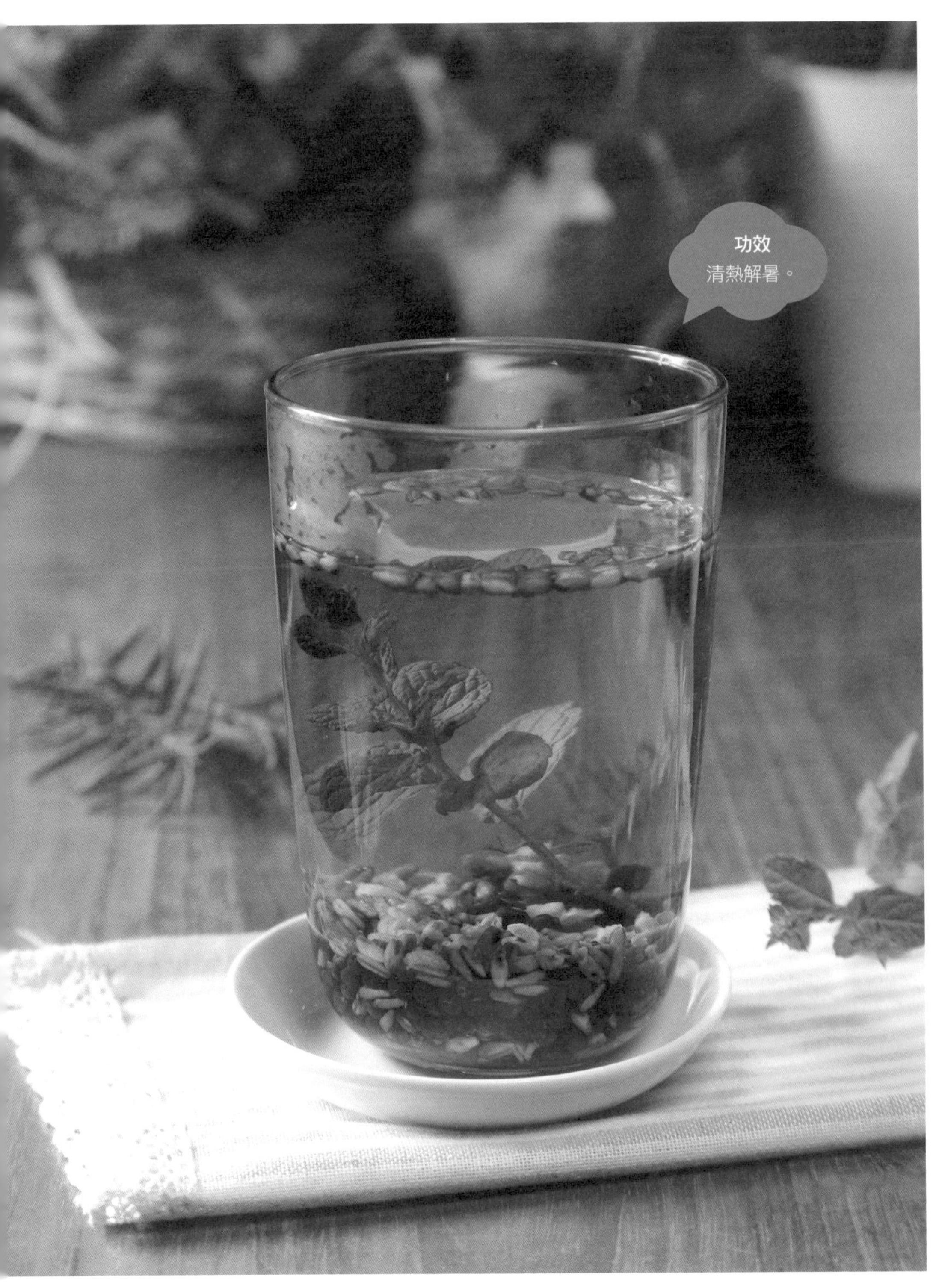

功效
清熱解暑。

腰痛

腰肌勞損是慢性腰痛的常見疾患之一，有人稱之為「虛勞性腰痛」或「腰背肌筋膜炎」等，主要病症在腰背肌肉筋膜等軟組織纖維化或僵硬的現象。多見於青壯年，常與職業和工作環境和工作壓力有極大之關係，但不一定有外傷病史。發病緩慢，腰部痠痛，病程纏綿不絕，陰雨天氣或勞動之後痠痛常常加重，適當休息可以得到緩解。可選擇活血化瘀、補腎益氣、養血的食物緩解。

好發體質

氣虛體質、
陽虛體質、
陰虛體質、
血虛體質、
氣血兩虛體質、
氣鬱體質

常見證型 氣滯血瘀證

對應症狀

腰酸、嚴重時疼痛、轉身或彎腰困難、腰部活動不便、疲勞、眩暈、耳鳴、面色偏白、歎氣、精神不濟、舌紫、手腳怕冷、舌色淡紫、苔少或色白

活血牛肉煲

吃法： 每週吃二次，連續吃三個月。
禁忌： 備孕者與孕婦忌用。

氣滯血瘀的腰痛，主要是氣血運行不暢導致，可選擇桃仁與紅花活血化瘀，當歸可補血活血，蓮子養心安神，牛肉補氣養血，增加造血功能，促進血液循環。氣血運行通暢則腰痛緩解，氣血通則不痛，不通則痛。

材料：

桃仁 10 克、紅花 6 克、當歸 10 克、蓮子 20 克與牛肉 200 克、水 800 毫升。

步驟：

1. 桃仁、當歸、蓮子泡水 30 分鐘。
2. 牛肉洗淨，切塊。
3. 鍋中加水，大火燒開後，放入桃仁、紅花、當歸、蓮子、牛肉，中火煮 20 分鐘，轉小火煮 30 分鐘。

Tips

如果疼痛嚴重者，可加黃耆 15 克、川芎 12 克，可加強行氣活血。

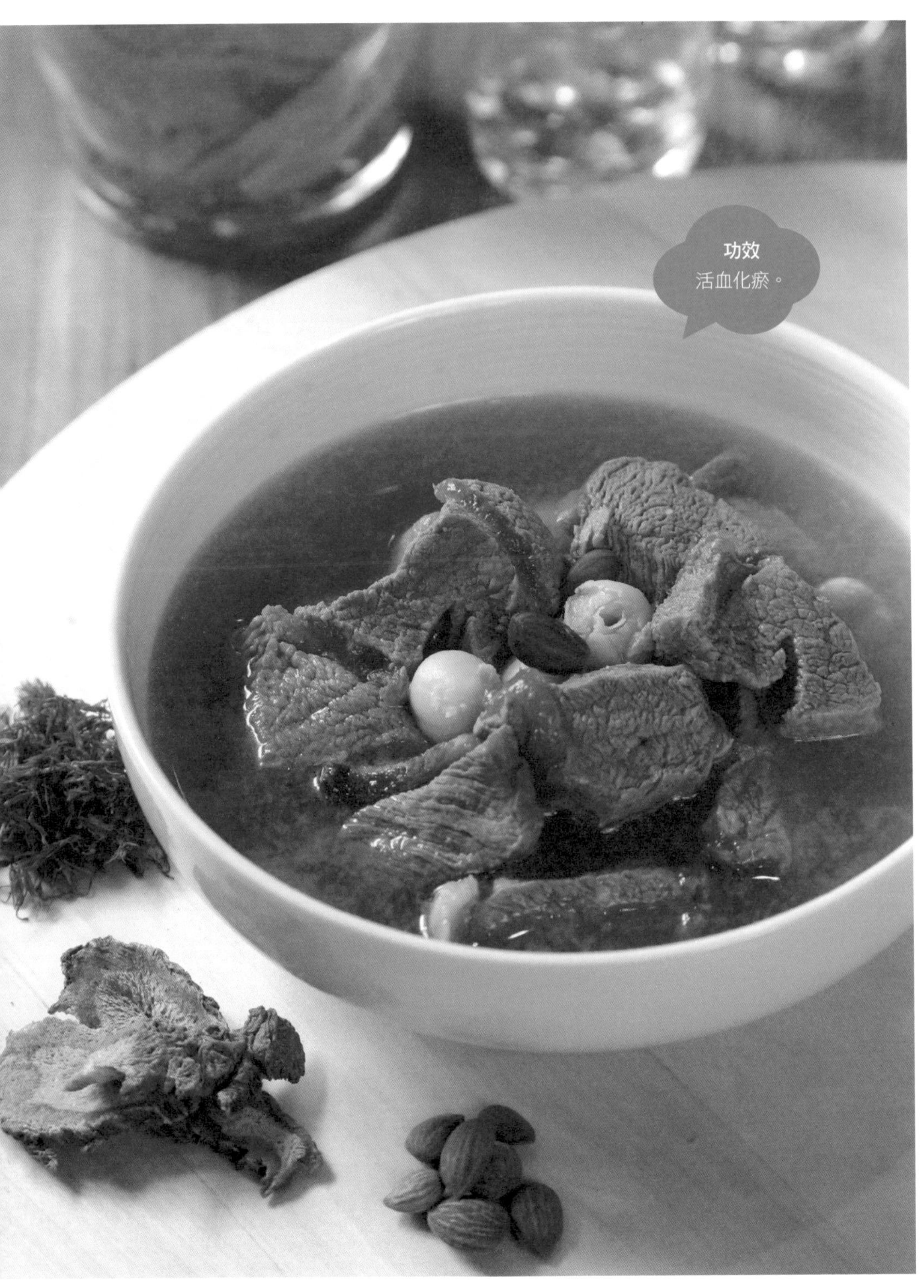
功效
活血化瘀。

鱔魚湯

腰痛是門診中僅次於感冒的常見病因，由於以辦公室工作為中心的生活型態，除了運動傷害造成的腰痛之外，姿勢不良以及缺乏運動肌肉僵硬等等，都會造成腰痛。除了休息、按摩及整骨之外，也可以透過飲食來預防

材料：

新鮮黃鱔 250 克、蔥、薑、鹽。

步驟：

洗淨切成段煮熟成湯，加蔥薑鹽調味。

Tips

此湯較適用於腎虛腰痛。《滇南本草》中載：鱔魚添精益髓，壯筋骨。

吃法：每週吃二次，連續吃三個月。

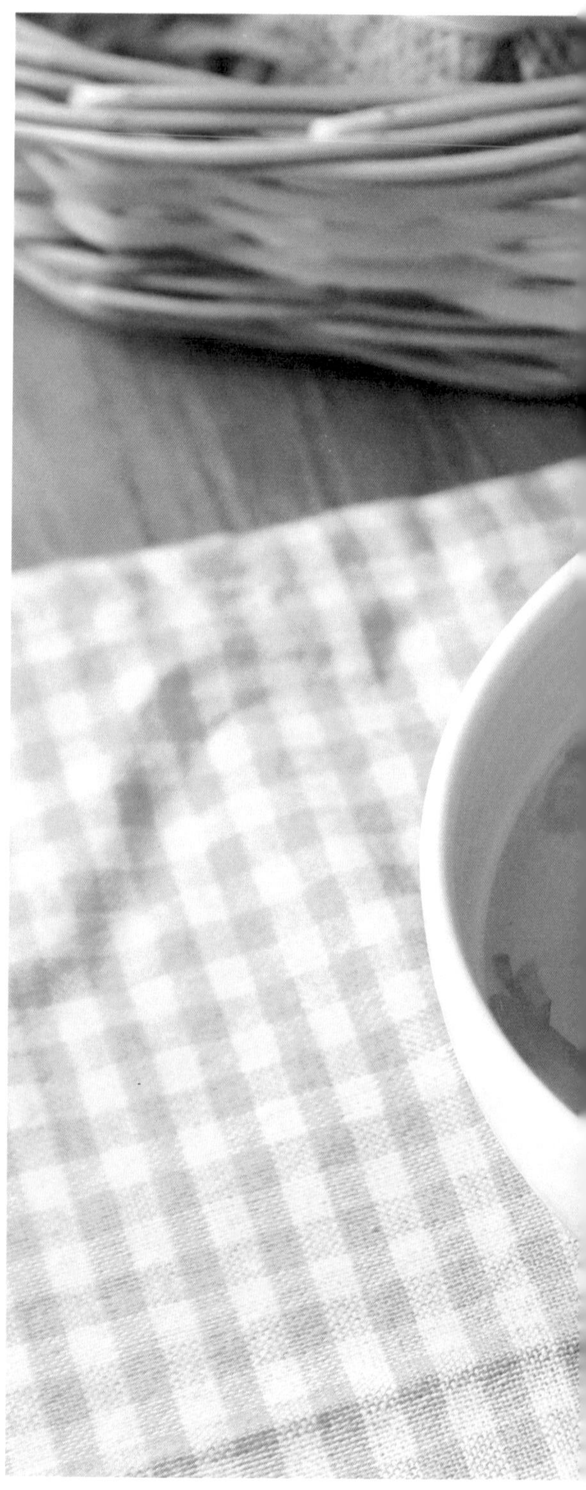

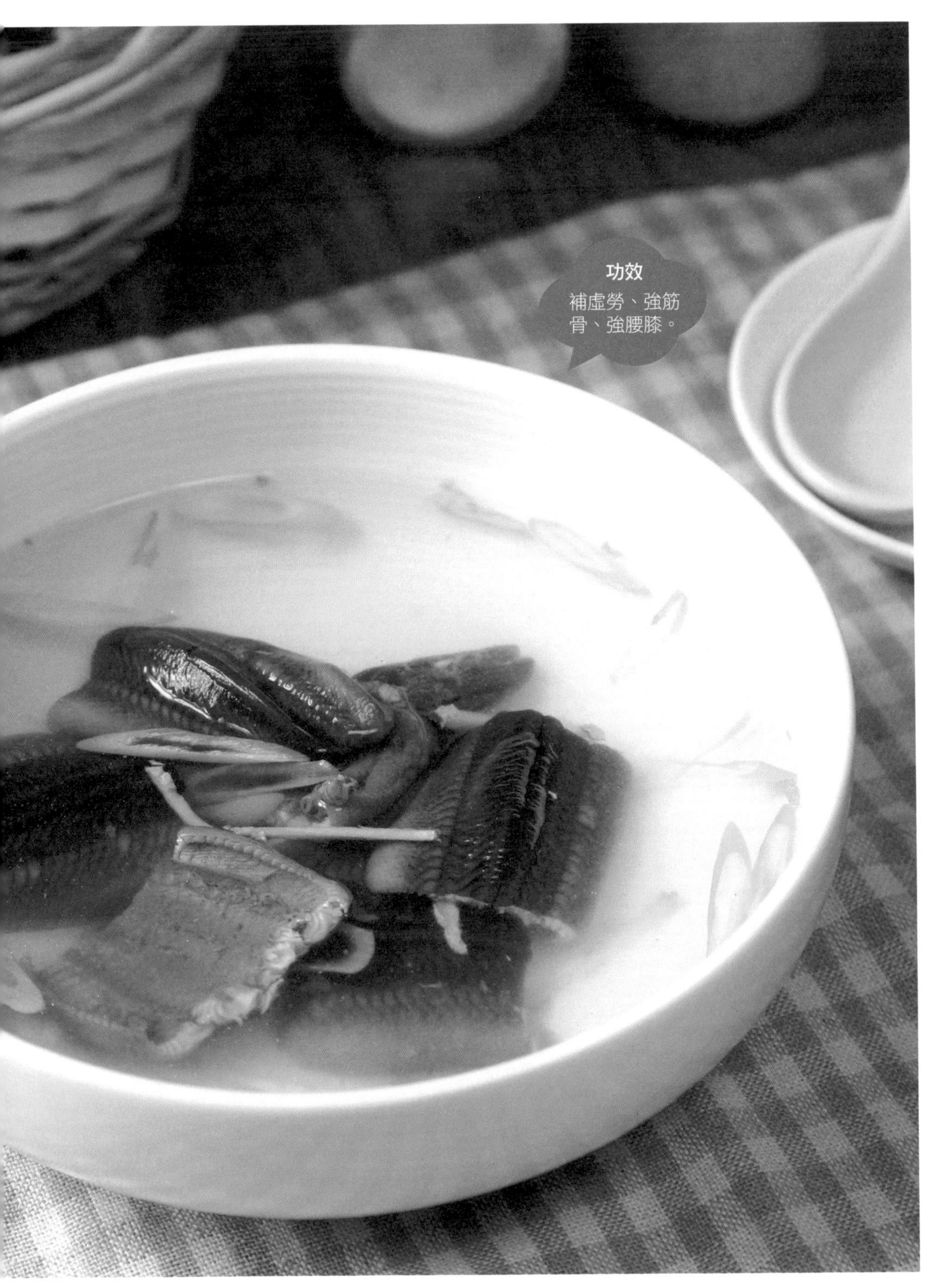
功效
補虛勞、強筋骨、強腰膝。

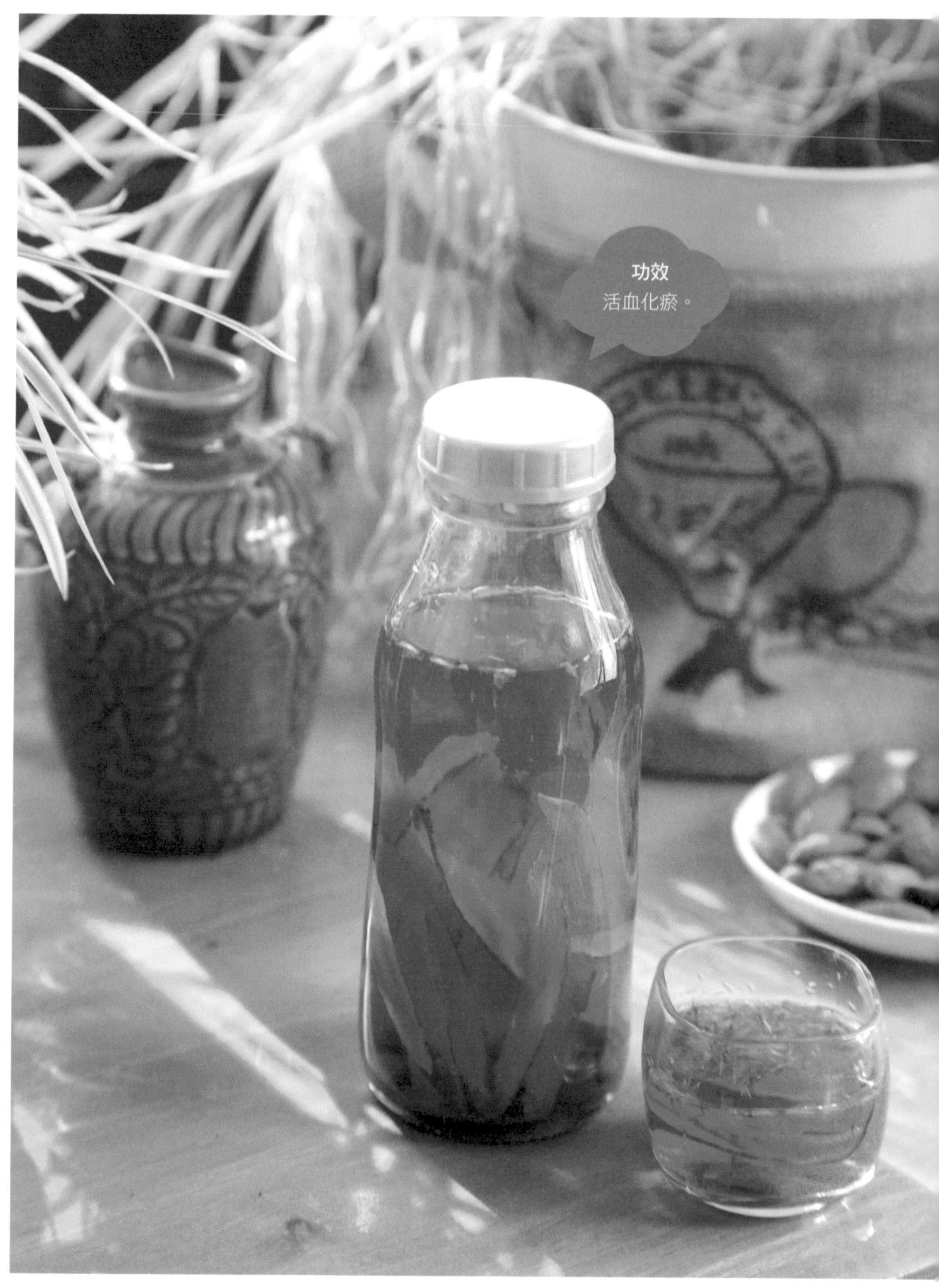
功效
活血化瘀。

肩頸酸痛

肩頸酸痛是上班族最常見的問題之一，上班的無形壓力，加上長時間坐在辦公桌前、或電腦前面，就很容易出現肩膀僵硬與頸部酸痛的症狀。這是因為長時間都保持同一姿勢，若再加上坐姿不正確、或打電腦時重覆一個動作，壓力導致肩膀無意識的聳起，就容易引起疼痛，主要是氣血運行不暢，可選擇活血化瘀，補氣養血的食物，改善氣血的循環。

好發體質

氣虛體質、
陽虛體質、
陰虛體質、
血虛體質、
氣血兩虛體質、
氣鬱體質

常見證型

氣滯血瘀證

對應症狀

肩頸僵硬，頸部酸痛、腰酸背痛、手指麻木、疲勞、眩暈、耳鳴、面色偏白、歎氣、精神不濟、舌紫、手腳怕冷、舌色淡紫、苔少或色白

活血舒筋酒

禁忌：備孕者與孕婦忌用。

氣滯血瘀的肩頸酸痛，主要是氣血運行不暢導致，不通則痛，可選擇黃耆、紅花、桃仁補氣活血，白酒溫通經絡，促進氣血循環。

材料：

白酒 1 公升、桃仁 40 克、紅花 40 克、黃耆 120 克、白糖 60 克。

步驟：

1. 把桃仁、紅花、黃耆、白糖放入白酒裡，浸泡 2 週再喝。
2. 早、晚各一次，每次喝 10 毫升，高血壓者酌量少喝。

Tips

如果疼痛嚴重者，可加延胡索 15 克與川芎 15 克，可加強行氣活血的效果。

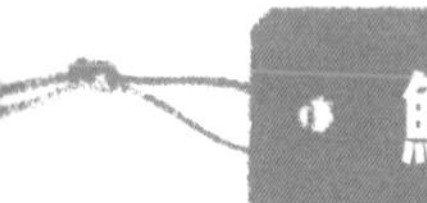

鰻魚蒜頭湯

吃法：每週吃一次，連續吃三個月。

鰻魚每100公克約含2000 IU的維生素A，超過一般肉類及蛋類，維生素A具抗氧化功能。此外，還有EPA和DHA，這兩種多元不飽和脂肪酸有助預防血管栓塞，且DHA是腦部發育的重要物質。鰻有溫暖身體的功效，透過溫暖腸胃，加速血液循環，便可緩和肩頸僵硬；大蒜含有能分解肌肉內乳酸的維生素B1，也富含促進血液循環的烯丙基硫化物，當它與維生素B1結合，就會形成大蒜硫胺素，提高維生素B1的吸收率並可消除痠痛。

材料：

鰻魚 600 克、蒜頭 150 克、薑絲 10 克、水 800 毫升、酒 1 茶匙、鹽 1 茶匙、油 1 茶匙、白胡椒粉少許。

步驟：

1. 鰻魚片洗淨切一吋半長段後備用。
2. 鍋中入油，炒香蒜頭、薑絲、鰻魚片後加水。
3. 以中火煮 5 分鐘，加入酒、鹽調味，再煮 5 分鐘後，最後加入白胡椒粉即可。

Tips

肩頸若容易酸痛，建議可適時使用圍巾來保暖可緩和肌肉僵硬、促進肩頸血液循環避免痠痛產生。

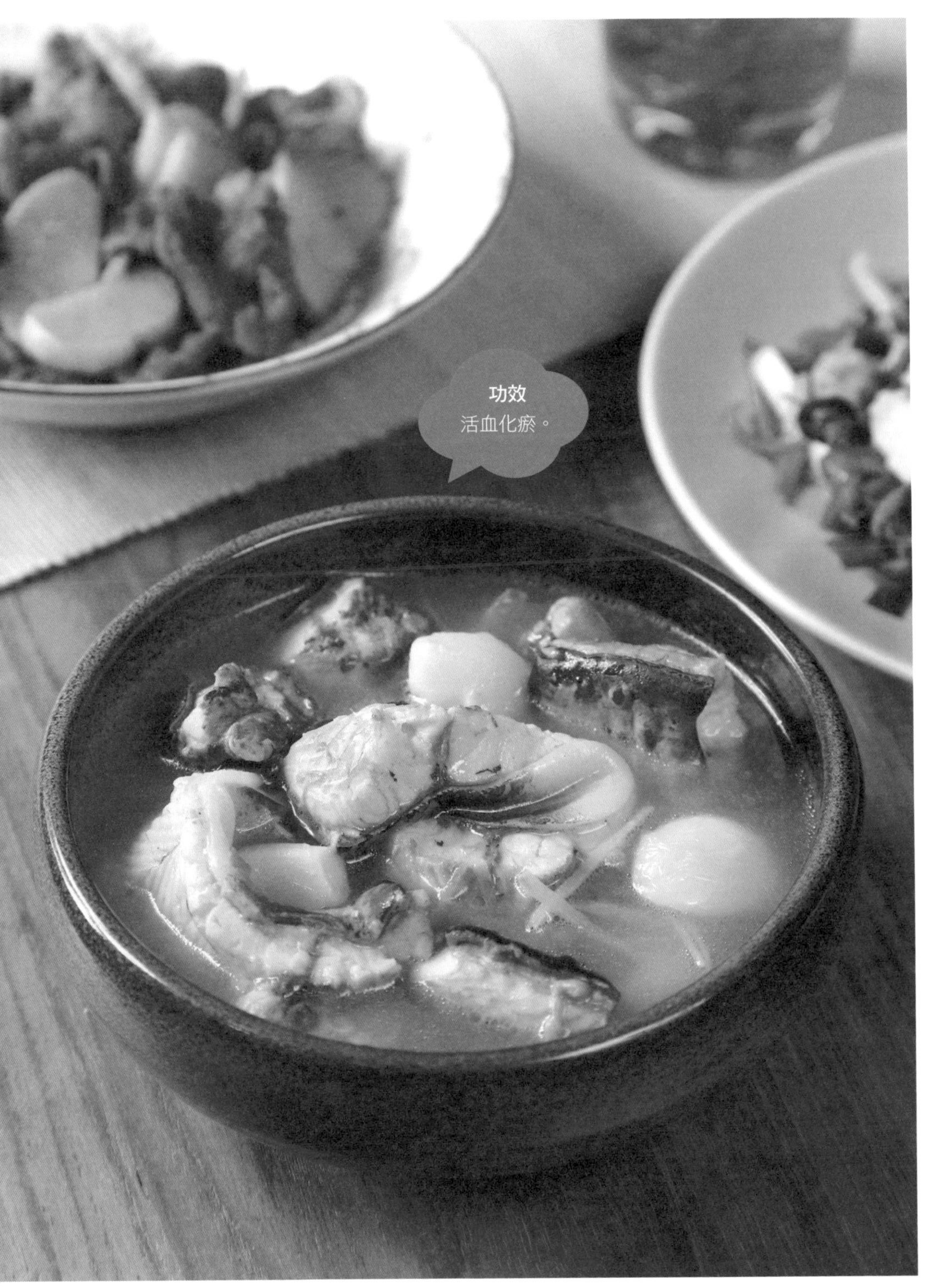
功效
活血化瘀。

手腳冰冷

手腳怕冷的人群，大多數是體質較虛弱，氣血運行不佳，西醫說的血液循環不良，無法供養末梢神經，導致指端冰涼，嚴重者唇甲的顏色發紫、僵硬、關節活動不靈活。可選擇活血化瘀，溫陽的食物，溫陽氣血，疏通經絡，改善氣血循環。

好發體質

氣虛體質、
陽虛體質、
陰虛體質、
血虛體質、
氣血兩虛體質、
氣鬱體質

常見證型 寒凝血瘀證

對應症狀

手腳怕冷、指頭冰涼、發麻、指關節活動不方便、全身怕冷、唇色與指甲色紫、疲勞、精神不濟、面色偏白、胸悶、舌色紫、苔少或色白

紅花黑糖茶

寒凝血瘀的手腳冰冷，主要是體內寒氣嚴重，氣血運行不暢導致，經脈失去溫養，不通則痛，可選擇黃耆、紅花補氣活血，乾薑可溫中散寒，幫助祛寒、行氣活血的作用。

材料：

紅花 6 克、乾薑 10 克、黃耆 10 克、黑糖 5 克、熱水 350 毫升。

步驟：

1. 茶杯倒入熱水，放入紅花、乾薑、黃耆、黑糖泡 5 分鐘再喝。

Tips

如果怕冷嚴重者，可加肉桂 3 克，可加強溫經活血的效果。

吃法：每週喝二次，連續喝一到三個月。
禁忌：孕婦忌用。
功效
活血化瘀，溫中散寒。

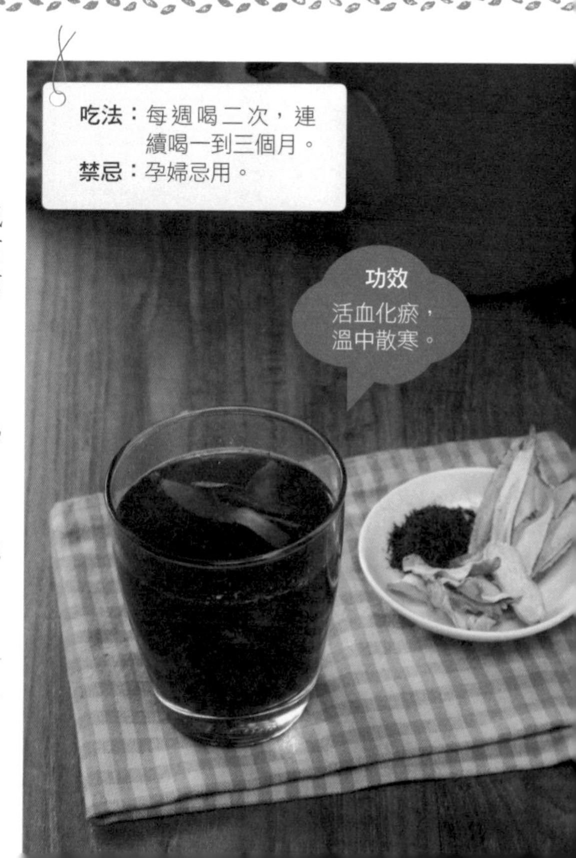

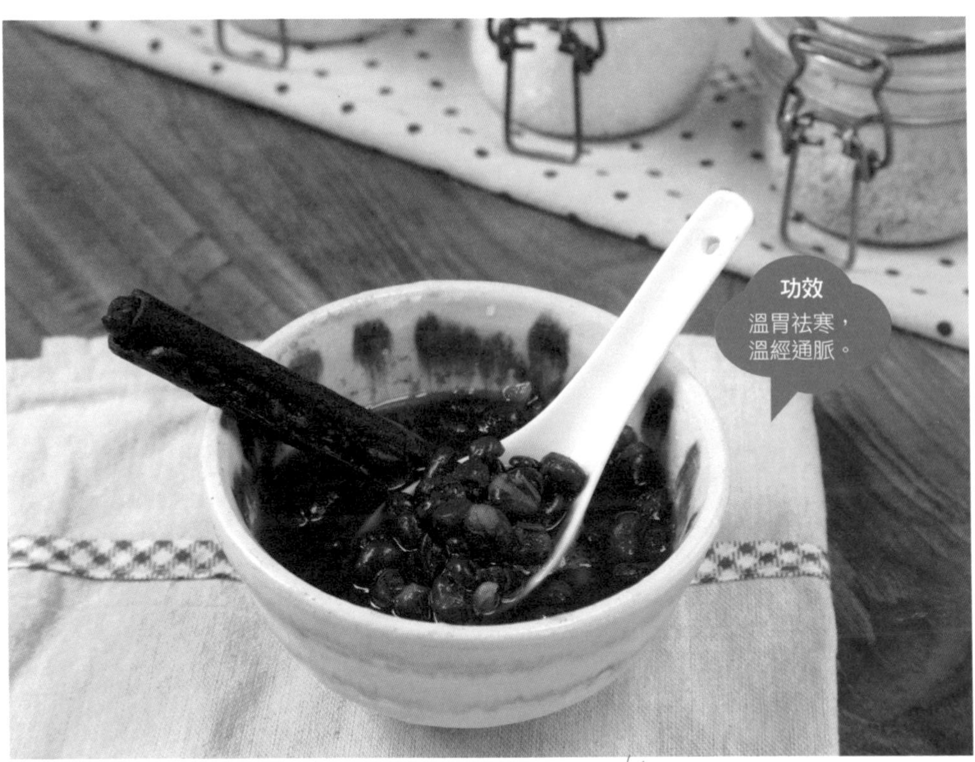

紅豆桂皮暖身茶

吃法：每週喝一次，連續喝一到三個月。

手腳冰冷，在中醫稱之為手足厥冷，又稱厥逆，指的是不管任何原因所造成陰陽氣血失調和，使得氣血不易通達四末而產生的手腳冰冷。尤其是在陰長陽消、陽氣內伏的季節，而您又屬於年老、虛寒、血虛等體質，在冬季的「陽氣內守，不達四末」，特別容易出現手腳冰涼的現象。可自製暖身茶來改善手腳冰冷：紅豆性平，味甘酸，入心、小腸經，有健脾利水、行氣補血之功；桂皮有補元陽，暖脾胃，除積冷，通脈止痛的功效。

材料：

紅豆 30 克、桂皮 5 克、紅糖適量。

步驟：

1. 紅豆煮之前要先浸泡二至三個小時。
2. 所有材料加 5 碗水煲滾後改小火再煲 30 分鐘。
3. 入口時可加入少許紅糖調味。

Tips

女性在每個月的生理期前後都是吃紅豆的最佳時機。

水腫

體內的水液代謝異常就會出現水腫，大多數是腎功能異常引起的。中醫認為是外邪侵襲人體、體質虛弱、臟腑失衡導致水液無法正常代謝而儲留體內，皮膚按下去後，無法自動恢復，出現凹陷。建議選擇健脾化濕、補氣活血的食物，人體的氣血足則推動水分代謝正常。

好發體質

氣虛體質、
陽虛體質、
陰虛體質、
血虛體質、
氣血兩虛體質、
氣鬱體質

常見證型 水濕浸漬證

對應症狀

全身水腫明顯、皮膚按下後出現凹陷無法恢復、皮膚缺乏彈性、小便量少、肢體困重、疲勞、胸悶、腹脹、舌淡、苔白膩

冬瓜利濕湯

水濕浸漬證的水腫，多伴有氣虛的症狀。黃耆可補中益氣，幫助行氣排水。冬瓜與薏苡仁可清熱化濕，幫助排出水分。

材料：

冬瓜200克、薏苡仁40克、黃耆25克、水850毫升。

步驟：

1. 薏苡仁泡水2小時。
2. 黃耆泡水30分鐘。
3. 冬瓜洗乾淨，去皮，切塊。
4. 鍋中倒入水，大火燒開後，放入冬瓜、薏苡仁、黃耆煮30分鐘，再轉小火煮15分鐘。

Tips

如果水腫嚴重者，可加白朮15克，可加利濕的效果。

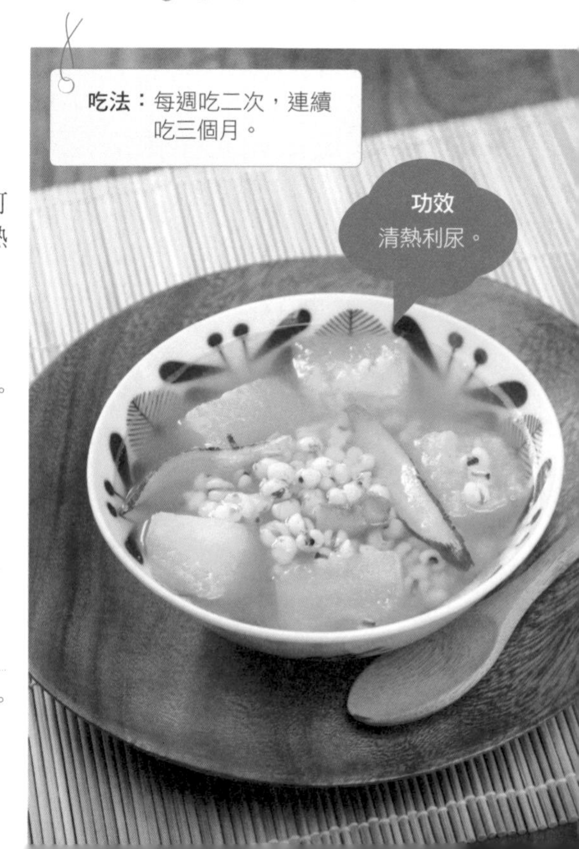

吃法：每週吃二次，連續吃三個月。

功效
清熱利尿。

尿路感染

最常見的憋尿後遺症為「泌尿道感染」，排尿後有澀澀感，感覺尿不乾淨，雖無發燒，但大多數會出現排尿灼熱或疼痛感，嚴重者導致腎臟發炎，甚至長期住院。可大量補充水分，加速細菌排出，或選擇清熱利尿的食物緩解症狀。

好發體質

陽盛體質、
痰濕體質、
濕熱體質、
氣鬱體質

常見證型 膀胱濕熱證

對應症狀

小便次數多、灼熱疼痛、尿量少或點滴即止、尿色黃或渾濁、小腹脹痛、腰酸痛、惡寒發熱、口苦、口乾舌燥、乾嘔、大便偏乾、舌質紅、舌苔薄黃或黃膩

玉米鬚茶

尿路感染大多數是膀胱濕熱，建議多喝水排尿解毒，玉米鬚可清熱利尿，緩解症狀。

材料：

玉米鬚 100 克、熱水 1 公升。

步驟：

1. 鍋中倒入水，大火燒開後，放入玉米鬚煮 30 分鐘。

Tips

如果排尿灼熱疼痛明顯者，可加川楝子 12 克、車前草 12 克、茵陳 20 克，可加清熱利濕、止痛的效果。

吃法：每週喝四次，連續喝二週到一個月。

功效
清熱利尿。

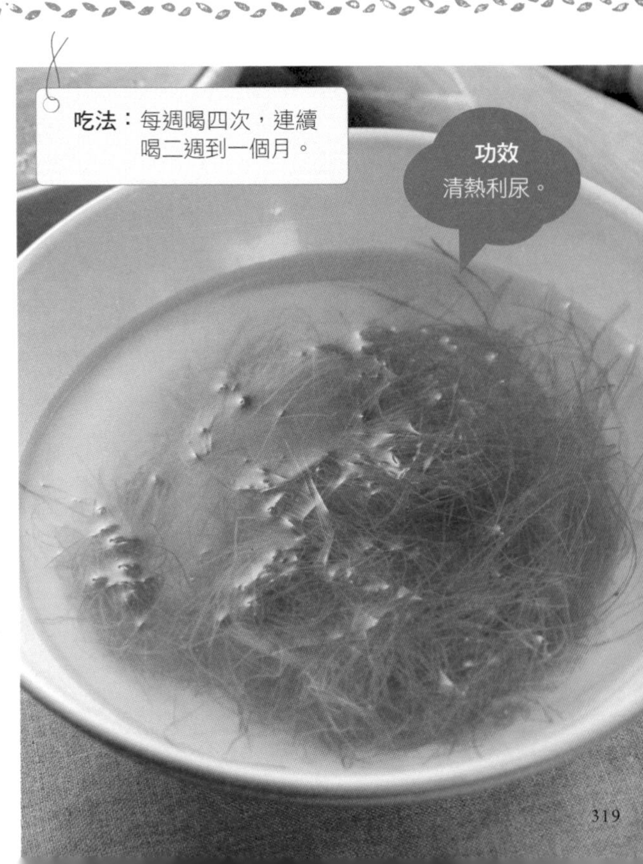

食材&藥膳對照表

Chapter4 豆類、穀物、堅果				
食材	性味	歸經	功效	主治症狀
小麥	涼；甘	心、脾、腎	清熱除煩，滋陰潤燥	神經衰弱、煩躁、失眠
開心果	溫；甘	脾、肺	理氣寬中，和胃止痛	便秘、體重過輕、皮膚乾燥
藜麥	涼；甘	脾、胃	補益氣血	高血脂、高血壓、高血糖
薏苡仁	微寒；甘	脾、肺	清熱滲濕，除痹止瀉	水腫、肥胖、白帶多
小米	涼；甘	脾、胃、腎	健脾和胃，補益氣血	便秘、助眠、胃熱
燕麥	微寒；甘	脾、胃	養心除煩	高血脂、肥胖、便秘
綠豆	寒；甘	心、肝、胃	清熱解毒，止渴利尿	暑熱、解毒
花生	平；甘	脾、胃、大腸	健脾和胃，益氣調中	胃痛、便秘
稻米	平；甘	脾、胃	補中益氣，健脾和胃	煩躁、精神不濟、疲勞
芝麻	平；甘	肝、腎、大腸	補肝腎，益精血	白髮、便秘、產後乳汁分泌過少
高粱	溫；澀、甘	肺、脾、胃	健脾和胃，澀腸止瀉	失眠、心神不寧、痰濕
核桃	溫；甘	肺、腎、大腸	補腎固精，潤腸通便	便秘、健忘、寒性咳嗽
糯米	平；甘	肺、脾、胃	補中益氣	疲勞、汗症、體重不足
糙米	溫；甘	脾、胃	健脾養胃，補中益氣	貧血、高血脂、肥胖
蕎麥	涼；甘	脾、胃、大腸	消食化滯，補中益氣	高血脂、高血壓
黃豆	平；甘	脾、胃	健脾寬中，潤燥消水	高血脂、高血壓、高血糖
豌豆	平；甘	脾、胃	和中下氣，通利小便	煩躁、胸悶
榛子	平；甘	脾、胃	補氣健脾，益睛明目	疲勞、眼睛乾澀、食欲不振
松子	平；甘	肺、肝、大腸	補益氣血，潤腸通便	便秘、健忘、皮膚乾燥
紅豆	平；苦	肝、脾	理氣活血，清熱解毒	月經量少、血塊多
黑豆	溫；甘	心、脾、腎	滋陰補腎，補血明目	腰酸、眼睛酸澀
杏仁	溫；甘、苦	肝、心、胃	止咳平喘，潤腸通便	外感咳嗽、喘促
栗子	溫；甘	脾、胃	養胃健脾，補腎強筋	腰膝酸軟、疲勞
腰果	平；甘	脾、腎	補氣養血，補腎健脾	高血脂、心血管疾病
西穀米	溫；甘	脾、胃、肺	健脾養胃，補益肺氣	食欲不振、咳嗽、疲勞
玉米	平；甘	脾、胃	益肺寧心，健脾開胃	高血壓、高血脂、冠心病

Chapter5 水果

草莓	寒；甘	肝、腎、肺	補血益氣，潤肺生津	貧血、尿血、燥熱咳嗽
枇杷	涼；甘、酸	脾、肺	益胃生津，潤肺止咳	咳嗽、咽痛、口乾舌燥
桃子	溫，甘、酸	脾、胃、大腸	生津潤腸，補益氣血	便秘、疲勞、口乾舌燥
櫻桃	溫；甘	肝、脾	補益氣血	貧血、消化不良、食欲不振
美濃瓜	寒；甘	心、胃	清熱解暑，生津止渴	中暑、咽乾、便秘
哈密瓜	寒；甘	心、胃	清熱除煩，利尿解毒	心煩、咽乾、便秘
梅子	溫；酸	肝、脾、肺、大腸	生津止渴，澀腸止瀉	腹瀉、口乾、食欲不振
鳳梨	平；甘、酸	腎、胃	健脾和胃	腹脹、食欲不振
烏梅	平；酸、澀	脾、肺、大腸	澀腸固脫，安蛔止痛	腹瀉、嘔吐、食欲不振
水蜜桃	微溫；甘、酸	脾、大腸、小腸、胃	治溢汗、清血	貧血、便秘
榴蓮	熱；辛、甘	肝、肺、腎	大補氣血，益氣溫陽	體重過輕、虛弱、疲勞
龍眼	溫；甘	心、脾	益氣養血，健脾補心	失眠、健忘、貧血
楊梅	溫，甘、酸	肺、胃	生津止渴，和胃消食	腹脹、消化不良、嘔吐
紅毛丹	溫；甘	脾、胃	補益氣血	口乾舌燥、疲勞、貧血
芒果	涼；甘	脾、肺	益胃生津，祛痰止咳	尿少、口乾舌燥、頭暈目眩
荔枝	平；甘	心、肝、脾	補益氣血，健脾和胃	腹痛、痛經、疲勞
蓮霧	平；甘	肝、心	清熱利尿，寧心安神	牙齦腫痛、咽痛、煩躁
桑葚	寒；甘	心、肝、腎	滋陰補血，生津潤燥	眼部酸澀、腰酸、便秘
山竹	平；酸、澀、苦、甘	脾、肺、大腸	清熱生津，止渴止瀉	牙齦腫痛、咽痛、便秘
火龍果	涼；甘、酸	脾、胃、大腸	清熱解毒	肥胖、便秘、胃熱
酪梨	涼；甘、酸	肝、肺、大腸	健脾養胃，補益氣血	糖尿病、肥胖、高血脂
葡萄	平；甘、酸	肺、脾、腎	養陰生津，補益氣血	貧血、腰酸、疲勞
無花果	平；甘	心、脾、胃	健胃清腸，消腫解毒	腹瀉、咽痛、食欲不振
楊桃	涼；甘、酸	肝、胃、肺	生津止渴，利尿解毒	熱性咳嗽、咽痛、少尿
李子	平；甘、酸	肝、腎	健脾開胃，消食化滯	高血脂、嘔吐、食欲不振
番茄	微寒；酸、甘	胃、脾、肺	生津止渴，健胃消食	牙齦腫痛、咽痛、食欲不振
西瓜	寒；甘	心、肝、胃	清熱化濕，生津止渴	中暑、咽乾、便秘
香蕉	寒；甘	肺、大腸	清熱解毒，利尿消腫	便秘、鬱悶、疲勞

釋迦	寒；甘	脾、大腸	健脾和胃，清熱解毒	健忘、咽乾、便秘
石榴	溫，酸、澀	肺、腎、大腸	生津止渴，收斂固澀	口乾舌燥、腹瀉、出血
百香果	平，甘、酸	心、大腸	清熱解毒，潤腸通便	便秘、食欲不振、燥熱
檸檬	平；酸	肝、胃	生津止渴，利水消腫	水腫、口乾舌燥
梨	涼；甘、微酸	心、肺、胃	止渴生津，清心潤肺	痰多、煩熱、口渴、聲嘶失音
蘋果	涼；甘、酸	脾、胃	健脾益胃，養心除煩	口渴、咽乾、心煩、便秘
柿子	涼；甘、澀	脾、肺、大腸	潤肺止咳，澀腸止瀉	咽喉熱痛、咳嗽痰多
柚子	寒；甘、酸	肝、脾	化痰止咳，健胃消食	咳嗽、食欲不振、消化不良
橘子	微寒；甘	肺、胃	清胃利腸，通利小便	胃中熱毒、小便不暢
奇異果	寒；酸、甘	腎、肝、胃	補中益氣，生津潤澤	食欲不振、咽乾、消化不良
金桔	溫；甘、酸	肝、胃	健脾理氣，寬胸散結	腹脹、消化不良、嘔吐
甘蔗	寒；甘	肺、胃	清熱生津，滋陰潤燥	燥熱、便秘
橄欖	平，酸；澀	肝、脾、肺	清肺生津，利咽解毒	牙齦腫痛、咽痛、食欲不振
柳丁	涼；甘、酸	肺	和胃降逆，寬胸散結	煩躁、胸悶、腹脹
葡萄柚	寒；甘、酸	脾、肺	健脾和胃，化痰祛濕	肥胖、高血脂、高血壓
椰子	平；甘	脾、胃、大腸	清熱除煩，養陰生津	中暑、躁熱、煩躁
Chapter6 蔬菜				
菠菜	涼；甘	脾、腸、胃、膀胱	健脾和胃，生津止渴	腸胃積熱、小便不通、胸膈煩悶
韭菜	溫；辛	胃、肝、腎	溫中行氣，活血化瘀	反胃、陽痿、腰酸
甜椒	熱；辛	脾、胃	溫中散寒	減肥、高血脂
萵苣	寒；甘	心、胃、小腸	清熱涼血，利尿通乳	乳汁分泌不足、尿路感染
四季豆	微溫；甘、淡	脾、胃	健脾和胃，清熱化濕	便秘、貧血、水腫
白肉山藥	平；甘	肺、脾、腎、胃	健脾益胃，補肺益腎	脾虛泄瀉、久痢、遺精、小便頻
香椿	溫；苦、澀	肝、腎、胃	祛風利濕，止血止痛	風寒感冒、脫髮、眼睛腫痛
茼蒿	平；甘	脾、胃	健脾和胃，清氣化痰	頭暈耳鳴、高血壓、腹脹
小白菜	平；甘	肺	清熱除煩，利尿解毒	煩躁、咽炎、牙齦腫痛
金針	平；甘	心、肝	清熱利濕，疏肝解鬱	失眠、輕度憂鬱、尿路感染
青江菜	平；甘	脾、肝	清熱除煩，潤腸通便	煩躁、便秘、燥熱

海帶	寒；鹹	肝、胃、腎	消痰軟堅，瀉熱利水	疝氣下墮、痰熱壅膈、宿食不消
猴頭菇	平；甘	脾、胃、心	健脾開胃，安神益智	健忘、消化不良、食欲不振
蘑菇	平；甘	胃、大腸、肺	補脾益氣，解毒透疹	消化不良、腹脹、高血壓
油菜	涼；辛	脾、肝、肺	活血化瘀，消腫散結	痛經、產後惡露不下、丹毒
冬瓜	微寒；甘	肺、脾、大腸、小腸	利水消痰，清熱解毒	水腫、暑熱煩悶、消渴（糖尿病）
茄子	微寒；微甘	肺、大腸	活血化瘀，清熱解毒	尿路感染、便秘、高血脂
青椒	熱；辛	脾、心	溫中散寒，開胃消食	風寒感冒、食欲不振、寒性腹痛
皇宮菜	寒；甘	心、肝、脾、大腸、小腸	清熱解毒，潤腸通便	便秘、皮膚乾燥
竹筍	微寒；甘、苦	肺、胃	滋陰涼血，潤腸通便	便秘、風熱感冒、痰黃
苦瓜	寒；甘、苦	脾、大腸、胃	清熱生津，清肝明目	胃熱痛、濕熱痢疾、嘔吐腹瀉
苦瓜	寒；甘、苦	脾、大腸、胃	清熱生津，清肝明目	胃熱痛、濕熱痢疾、嘔吐腹瀉
白蘿蔔	涼；辛、甘	肺、胃、大腸	理氣寬中，健脾消食	食欲不振、腹脹、胸悶
肉豆	微溫；甘	脾、胃	健脾和胃，消暑化濕	食欲不振、嘔吐
地瓜葉	寒；微苦	脾、胃、大腸	清熱利濕，解毒消腫	高血脂、便秘、高血糖
綠花椰	平；甘	脾、腎、胃	補腎填精，健脾和胃	頭暈耳鳴、疲勞、腰酸
白花椰	平；甘	脾、腎、胃	補腎填精，健脾和胃	疲勞、便秘
莧菜	涼，苦；澀	脾、心	清熱解毒，止瀉止痢	尿路感染、腸胃炎、尿血
黑木耳	平；甘	脾、胃、大腸	補益氣血	貧血、腰酸、疲勞
黃瓜	寒；甘	脾、胃、小腸	清熱生津，止渴利尿	煩熱、口乾、小便不暢
空心菜	寒；甘	心、肝、小腸、大腸	清熱涼血，潤腸通便	肥胖、高血脂、高血壓
絲瓜	涼；甘	脾	清熱解毒，生津止渴	痰喘咳嗽、乳汁不通
秋葵	寒；淡	腎、胃、膀胱	清熱利濕，補腎壯陽	小便澀痛、咽喉腫痛、陽痿
甘薯	平；甘	脾、胃、大腸	補腎填精，補中益氣	便秘、疲勞、腰酸
茭白筍	寒；甘	脾、肝	除煩解毒，生津止渴	肥胖、高血糖、高血脂
芹菜	涼；微苦	肝、胃	平肝涼血，清熱利濕	失眠、煩躁、水腫
佛手瓜	涼；甘	脾、胃、肺	舒肝理氣，和胃止痛	煩躁、胸悶、腹脹
牛蒡	寒；苦	肺、胃	清咽利膈，清熱解毒	風熱感冒、利咽消腫、祛痰止咳

芫荽	溫；辛	脾、肺	健脾和胃，發汗透疹	食欲不振、便秘
胡蘿蔔	平；甘	脾、胃、小腸	健脾消食，養肝明目	夜盲症、營養不良、皮膚乾燥
豇豆	平；甘	脾、膀胱	健脾開胃，利尿除濕	小便不通、食欲不振
秀珍菇	寒；甘	脾、胃	健脾和胃，潤腸通便	肥胖、便秘
紫薯	平；甘	肝、脾、腎	補腎填精，益氣和血	疲勞、腰酸
菱角	平；甘、澀	脾、大腸、胃	清熱解暑，涼血止血	口乾舌燥、食欲不振、月經過多
芥菜	溫；辛	脾、胃	宣肺化痰，溫中行氣	腹冷、痰多、咳嗽
甘藍	平；甘	腎、胃	補腎益氣，填精益髓	健忘、胃痛、食欲不振
金針菇	涼；甘	脾、大腸	健脾和胃，補肝益腎	肥胖、高血脂、高血壓
芋頭	平；甘	脾、小腸、胃	補中益氣，健脾消腫	疲勞、腰酸、甲狀腺腫大
銀耳	平；甘	肺、腎、胃	滋陰潤肺，益胃生津	咽乾、燥熱、咳嗽
香菇	平；甘	肝、胃	健脾益氣，透托痘疹	食欲不振、疲勞、貧血
大白菜	微寒；平	脾、胃、大腸	清熱生津，健脾消食	腹脹、消化不良、便秘
蓮藕	寒；甘	心、脾、肺	除煩解渴，止血健胃	虛渴、病後口乾、解酒毒
蒟蒻	溫；辛	心、脾	散積消腫，活血化瘀	閉經、跌打損傷瘀血、癰腫疔瘡
紫菜	寒；甘、鹹	肝、肺、胃、腎	軟堅散結，清熱利尿	煩躁、甲狀腺疾病、肥胖
芥藍菜	涼；甘、辛	肝、胃	清肺利咽，降氣化痰	咳嗽、咽痛、牙齦腫痛
馬鈴薯	平；甘	肝、脾	補氣健脾，調中和胃	胃及十二指腸潰瘍、便秘、熱性胃痛
大頭菜	溫；苦	脾、胃	解毒消腫，醒腦提神	黃疸、便秘、腹脹
南瓜	寒；甘	脾、胃、大腸	除濕袪蟲，退熱止痢	下肢潰瘍、陰囊濕疹、胃痛
黃豆芽	涼；甘、苦	脾、大腸	清熱利濕，消腫除痹	便秘、貧血、高血壓
綠豆芽	涼；甘	脾、胃、三焦	清熱解毒	煩渴、酒毒、小便不利
蘆薈	寒；苦	肝、大腸	瀉下通便，清肝殺蟲	小兒驚癇、五痔、鼻癢
紫蘇	溫；辛	肺、脾	解表散寒，行氣寬中	風寒感冒、腹脹、食物中毒
蘆薈	寒；苦	肝、大腸	瀉下通便，清肝殺蟲	小兒驚癇、五痔、鼻癢
紫蘇	溫；辛	肺、脾	解表散寒，行氣寬中	風寒感冒、腹脹、食物中毒
Chapter7 肉類、海鮮				
甲魚	平；甘	肝	滋陰涼血，補腎健骨	月經過多、子宮脫垂

鯰魚	溫；甘	脾、胃、膀胱	補中益氣，通乳利尿	乳汁分泌不足、小便不通
鮪魚	平；甘	肝、腎	補腎助陽，祛風除濕	疲勞、腰酸、筋骨酸痛
鯖魚	平；甘	脾、肺	補氣養血，健脾和胃	疲勞、消瘦、貧血
鮑魚	平；鹹	肝、腎	滋陰清熱	燥熱、心煩、陰虛咳嗽
黃鱔	溫；甘	肝、脾、腎	祛風除濕，補中益氣	風濕痛、腰酸、疲勞
石斑魚	平；甘	脾	健脾益胃，補氣和中	消化不良、腹脹、皮膚乾燥
虱目魚	平；甘	肝、腎	補肝益腎	疲勞、腰酸、口角炎
蛤蜊	平；鹹	肺、膀胱	清熱利濕，化痰軟堅	口渴、煩熱、月經量多
花枝	平；鹹	肝、腎	健脾利水，止血止帶	水腫、腳氣、閉經
鴨肉	微寒；甘、鹹	胃、腎	滋陰養胃，利水消腫	燥熱、口乾、遺精
海參	溫；鹹	心、脾、肺、腎	滋陰補血，補腎助陽	遺精、陽痿、尿頻
羊肉	溫；甘	脾、腎	溫中健脾，補中益氣	手腳怕冷、痛經、陽痿
牡蠣	平；甘、鹹	肝、腎	滋陰潛陽，化痰軟堅	汗症、失眠、心煩
章魚	平；甘、鹹	肝、脾、腎	補氣養血，收斂生肌	痛經、乳汁分泌不足
蝦	溫；甘	腎	健脾和胃，補腎助陽	腰酸、陽痿、性慾減退
蟹	寒；甘、鹹	心、肝、腎	活血化瘀，解毒止痛	閉經、濕熱、瘀血
蜆	寒；甘、鹹	脾、胃、腎	清熱利濕，解毒	濕氣、癰毒
鮭魚	溫；甘	脾、胃	補中益氣，健脾和胃	消瘦、消化不良、食欲不振
秋刀魚	平；甘	脾、胃	補中益氣	疲勞、腹脹、食欲不振
鯛魚	平；甘	心、脾、胃、大腸	健脾和胃，補益氣血	疲勞、消化不良、食欲不振
鱸魚	平；甘	肝、脾、腎	健脾補氣，益腎安胎	疲勞、消瘦、頭暈目眩
鰻魚	平；甘	肺、肝	祛風解毒，活血通絡	風濕痛、瘡毒、疹
白帶魚	溫；甘	肝、脾	補氣養血，健脾養胃	消化不良、食欲不振、皮膚乾燥
豬肉	平；甘、鹹	脾、胃、腎	補氣養血，補肝益腎	疲勞、消瘦、貧血
雞肉	溫；甘	肝	溫中補氣，填精益髓	食欲不振、腰酸、尿頻
牛肉	平；甘	脾、胃	健脾養胃，補益氣血	疲勞、手腳怕冷、身體虛弱
Chapter8 蛋、奶				
雞蛋	平；甘	心、腎	滋陰潤燥，養血寧神	安神、失眠、貧血
皮蛋	涼；鹹、澀	脾、胃	清熱涼血，健脾和胃	眼睛腫痛、牙齦腫痛、食欲不振

牛奶	微寒；甘	脾、肺、胃	潤腸通便，生津止渴	食欲不振、大便乾結、營養不良
優格	平；酸、甘	肝、脾、肺	健脾和胃	便秘、消化不良、食欲不振
起司	平；甘	肺、脾、胃	滋陰補肺，潤腸通便	便秘、食欲不振、消瘦
Chapter9 調味料、加工食品				
美乃滋	溫；甘	脾、胃	健脾開胃，補氣養血	便秘、食欲不振、消瘦
蔗糖	溫；甘	肝、脾、胃	健脾和胃，補中益氣	消化不良、食欲不振
醬油	寒；鹹、甘	肝、脾、肺	清熱解毒	燥熱、消化不良、食欲不振
芥末	熱；辛	肺、胃	溫中散寒，行氣開胃	虛寒怕冷、消化不良、食欲不振
醋	溫；酸、苦	肝、胃	健脾消食	便秘、消化不良、食欲不振
味噌	涼；甘、鹹	脾、腎	健脾消食，理氣和胃	便秘、高血壓、癌症
咖喱	溫；辛	肝、脾、胃	活血化瘀，溫經散寒	手腳怕冷、腹部冷痛，食欲不振
麻油	涼；甘	肝、腎	潤燥通便，解毒生肌	皮膚乾燥、消化不良、便秘
蜂蜜	平；甘	肺、脾、大腸	補中益氣，潤燥解毒	腹部虛痛、乾咳、便秘
豆腐	涼；甘	脾、胃、大腸	健脾益氣，生津潤燥	燥熱、口乾舌燥、疲勞
豆漿	涼；甘	脾、胃、大腸	健脾益氣，生津潤燥	燥熱、高血脂、疲勞
咖啡	平；苦、澀	心、大腸	健脾和中，發散行氣	頭痛、熱症、便秘
綠茶	微寒；甘、苦、澀	心、脾、腎、大腸	清熱除濕，生津止渴	口乾熱渴、小便不利、消化不良
葡萄酒	寒；酸、甘	脾、肺、腎	活血化瘀	心血管疾病、高血脂
啤酒	涼；苦、澀	肝、脾、心	健脾消食，清熱利尿	消化不良、小便不通、燥熱
巧克力	平；甘	心	補氣養血	營養不良、食欲不振、心情鬱悶
柿餅	寒；甘、澀	脾、肺、大腸	潤肺，止血，澀腸	咽喉腫痛、咳血
龜苓膏	涼；苦	心、肺、脾、腎	滋陰潤燥，涼血解毒	牙齦腫痛、便秘、疔瘡腫毒
Chapter10 藥性食材與香料				
菊花	微寒；苦、甘	肺、肝	疏風清熱，平肝明目	風熱咳嗽、眼睛酸澀、高血壓
蒜頭	溫；辛、熱	脾、腎	殺蟲除濕，溫中消食	水腫、腹瀉、腹中冷痛

枸杞	平；甘	肝、腎	滋補肝腎，益精明目	腰酸、頭暈耳鳴、眼睛酸澀
紅棗	溫；甘	脾、胃	補中益氣，養血安神	貧血、疲勞、高血壓
蔥	溫；辛	肺、肝、胃	發表解肌，解毒消腫	感冒頭痛、無汗、鼻塞
薑黃	溫；辛、苦	肝、脾	破血行氣，通經止痛	痛經、閉經、產後惡露不下
洋蔥	溫；辛	肺	健脾和胃，驅蟲解毒	疲勞、陰道滴蟲病、便秘
薑	微溫；辛	肺、脾、胃	發汗解表，溫中止嘔	風寒感冒、胃寒嘔吐、虛寒性腹痛
胡椒	熱；辛	脾、胃、大腸	溫中散寒，消食止痛	痛經、消化不良、手腳怕冷
紅花	溫；辛	心、肝	活血通經，散瘀止痛	閉經、產後惡露不下、痛經
桂皮	溫；辛	心、肝、脾、腎	祛風散寒，溫經通絡	風寒感冒、寒性腹痛、手腳怕冷
丁香	溫；辛	腎、胃	溫中止嘔，補腎助陽	脾胃虛寒、惡心嘔吐、陽痿
茴香	溫；辛	肝、腎、脾、胃	散寒止痛，理氣和胃	寒性腹痛、風寒感冒、筋骨酸痛
人參	微寒；甘	脾、肺、心	大補元氣，復脈固脱	疲勞、術後、久病體虛
陳皮	溫；苦、辛	肺、脾	理氣健脾，燥濕化痰	便秘、消化不良、食欲不振
辣椒	溫；辛	心、脾	健胃消食，溫中散寒	寒性腹痛、惡心嘔吐、腹瀉
蓮子	平；甘、澀	脾、腎、心	補脾益腎，養心安神	腰酸、遺精、心煩失眠
八角	辛；甘	脾、腎	溫中散寒，行氣止痛	寒性腹痛、手腳冰涼、頭痛
薄荷	涼；辛	肺、肝	疏風清熱，利咽透疹	頭痛、喉嚨腫痛、眼睛腫痛
迷迭香	溫；辛	肺、胃、腎、肝	健脾和胃，疏風散寒，發汗	風寒感冒、汗出不暢
羅漢果	涼；甘	肺、大腸	潤肺止咳，生津止渴	風熱感冒、咳嗽、喉嚨腫痛
山楂	微溫；酸、甘	脾、胃、肝	健胃消食，行氣散瘀	便秘、消化不良、食欲不振
黃耆	溫；甘	肺、脾	補氣固表，利尿消腫，斂瘡生肌	氣虛疲勞、輕度水腫、子宮下垂、中氣不足

365日日食材&藥膳事典

中醫教你用200種日常食材／藥材＋300道料理對症食療，節氣調養，改變體質

作者　陳潮宗・中華民國中醫師公會全聯會
食譜示範　林志恆
食譜攝影　王銘偉
責任編輯＆內文整理　周曉慧
行銷企劃　黃怡婷
插圖繪製與設計　高瑀柔＆廖偉志
封面設計　詹淑娟
內頁設計&排版　詹淑娟

發行人　許彩雪
總編輯　林志恆
出版　常常生活文創股份有限公司
E-mail　goodfood@taster.com.tw
地址　台北市106大安區信義路二段130號
電話　02-2325-2332

讀者服務專線　02-2325-2332
讀者服務傳真　02-2325-2252
讀者服務信箱　goodfood@taster.com.tw
讀者服務網頁　http://www.goodfoodlife.com.tw

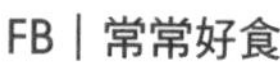

FB｜常常好食

網站｜食醫行市集

法律顧問　浩宇法律事務所
總經銷　大和書報圖書股份有限公司
電話　02-8990-2588
傳真　02-2290-1628

印刷製版　龍岡數位文化股份有限公司
定價　新台幣499元
初版三刷　2020年3月 Printed In Taiwan
I S B N　978-986-96200-6-2

◎部分圖片來源：食醫行、Pixta、Pixabay

◎特別聲明：本書內容僅供讀者基礎的養生保健知識，非作為醫療使用及治病功效。若自身患有任何疾病者，請及時就醫診療！關注健康，人人有責。

國家圖書館出版品預行編目(CIP)資料

365日日食材&藥膳事典：中醫教你用200種日常食材/藥材+300道料理對症食療,節氣調養,改變體質 / 陳潮宗作. -- 初版. -- 臺北市：常常生活文創, 2019.03

328面；17*23公分

ISBN 978-986-96200-6-2(平裝)

1.中醫 2.食療 3.養生

413.98　　108003300